Die Erfindung der Organtransplantation

C

Thomas Schlich, Dr. med., ist Privatdozent und Wissenschaftlicher Mitarbeiter am Institut für Geschichte der Medizin der Universität Freiburg i. Br.

Thomas Schlich

Die Erfindung der Organtransplantation

Erfolg und Scheitern des chirurgischen Organersatzes (1880 – 1930)

Campus Verlag
Frankfurt/New York

Für Jutta, Lea und Jannik

2. Auflage, unveränderter Nachdruck 2021
Druck und Bindung: Books on Demand

Die Deutsche Bibliothek – CIP-Einheitsaufnahme

Schlich, Thomas:
Die Erfindung der Organtransplantation: Erfolg und Scheitern des chirurgischen Organersatzes (1880–1930) / Thomas Schlich. – Frankfurt/Main; New York: Campus Verlag, 1998
ISBN 3-593-35940-5

Umschlaggestaltung: Atelier Warminski, Büdingen
Druck und Bindung: Druckhaus »Thomas Müntzer«, Bad Langensalza
Gedruckt auf säurefreiem und chlorfrei gebleichtem Papier.
Printed in Germany

Inhalt

1. Einführung

1.1. Kein alter Traum der Menschheit: Die Historizität der Organtransplantation

Das Thema

Eine Therapie, »welche bestrebt ist, dasjenige Organ, das funktionsuntüchtig geworden ist, dem Organismus zu ersetzen«[1] solle man nicht von vornherein belächeln, warnte der Chirurg Otto Lanz im Jahre 1894 seine Kollegen. Wenn heute Krankheiten durch den chirurgischen Ersatz eines Organs behandelt werden, belächelt das niemand mehr. Es erscheint uns selbstverständlich, daß bestimmte komplexe innere Krankheiten auf dem Versagen eines bestimmten Organs beruhen und daß man sie sinnvollerweise durch den Ersatz dieses Organs behandelt. Es überrascht daher zunächst, daß vor den 1880er Jahren niemand danach gestrebt hat, innere Krankheiten durch die Verpflanzung von Organen zu behandeln. Eine solche Herangehensweise war in der Medizin nicht vorgesehen. Die Organtransplantation kam zusammen mit den ihr zugrundeliegenden Vorstellungen erst in der Zeit von 1880 bis 1930 auf. Einen alten Traum der Menschheit von der Organtransplantation gab es nicht.

An dieser Stelle ist eine Abgrenzung notwendig: In der vorliegenden Arbeit geht es um die Organtransplantation, wie wir sie heute mit Nieren, Pankreas, Herz oder Leber kennen. Um Krankheiten wie die Niereninsuffizienz oder den Diabetes zu behandeln, wird dabei ein Organ oder Organgewebe in den Körper gebracht, wo es weiterlebt und funktioniert. Darin unterscheidet sich die Organtransplantation fundamental von den Transplantationen in der plastischen Chirurgie. Dort ging es darum, beschädigte Teile der Körperoberfläche chirurgisch zu ersetzen – eine seit Jahrhunderten ausgeübte Tätig-

1 Lanz 1894, S. 55.

keit, die in den traditionellen Zuständigkeitsbereich der Chirurgie fiel. Aus der Sicht der heutigen Organtransplantation bestand die entscheidende Neuerung darin, dieses bereits bekannte Vorgehen auf das Körperinnere und die Behandlung »innerer« Krankheiten zu übertragen.[2] Schon die Zeitgenossen sahen, daß die »Transplantation von Organen und Organtheilen zum Ersatz der specifischen Function entarteter oder aus anderen Gründen nicht functionirender Organe«[3] ein eigenes und neuartiges Tätigkeitsfeld war.

Bis etwa 1914 kam es zu einem raschen Aufstieg des neuen Therapiekonzeptes. »Wir befinden uns heute in einem Zeitalter der Transplantation«,[4] hieß es 1918. Allerdings schlug etwa zu dieser Zeit der Aufstieg der Organtransplantation in einen sich bis etwa 1930 erstreckenden Niedergang um. Auf dem Boden der Erfahrung der vorausgegangenen Jahrzehnte hatte sich die Ansicht durchgesetzt, daß die Organtransplantation wegen praktischer Probleme nicht durchführbar sei. Davon unberührt blieb allerdings die Überzeugung, in der Organtransplantation eine ideale Therapie vor sich zu haben. Dies war nun so selbstverständlich geworden, wie es uns noch heute erscheint. An dieser Überzeugung konnten die Chirurgen und Wissenschaftler nach 1945 anknüpfen, um den Wiederaufstieg der Transplantationsmedizin einzuleiten. Die Organtransplantation scheiterte zwar zunächst an der Praxis, als Konzept war sie aber äußerst erfolgreich.

In den fünf Jahrzehnten zwischen 1880 und 1930 ist etwas passiert, was man die »Erfindung« der Organtransplantation nennen kann. Die Organtransplantation konnte nicht »entdeckt« werden, sie existierte ja nicht vor den 1880er Jahren. Sie hat sich auch nicht selbst »entwickelt«, angetrieben etwa von Sachzwängen, durch einen Fortschrittsautomatismus oder den Zeitgeist. Sie mußte »erfunden« werden. Als »Erfindung« ist die Organtransplantation das Ergebnis einer bestimmten menschlichen Aktivität zu einer bestimmten Zeit, gebunden an bestimmte technische, gesellschaftliche und kulturelle Bedingungen.[5]

2 Welchen Schritt man als neu bewertet, hängt vom Erkenntnisinteresse des Betrachters ab. Vgl. Löwy 1993, S. 3-4.

3 Marchand 1901, S. 375. Vgl. auch Unterberger 1918, S. 903.

4 Unterberger 1918, S. 903

5 Vgl. Cunningham/Williams 1993, S. 428. Canguilhem 1989, S. 52-52, bezeichnete die Organtransplantation ebenfalls als eine »Erfindung«. Der Terminus spielt bewußt auf die große Zahl ähnlicher Titel, wie etwa »Die Erfindung des modernen Menschen«, an, da es auch hier um die Infragestellung scheinbarer Selbstverständlichkeiten geht.

Mit Erfindung ist ein komplexer, zeitlich ausgedehnter Vorgang gemeint. Die Organtransplantation und ihre Begründung wurden nicht von einer Person in einem einzigen Akt der Erfindung in ihrer endgültigen Form hervorgebracht. Man kann eher von einem »Prozeß der Erfindung« sprechen, an dem mehrere »Erfinder« beteiligt waren. Ohnehin genügte es nicht, daß die Organtransplantation irgendwo einmal erfunden wurde: Wie alle derartigen Innovationen bezog sie ihre Bedeutung aus der Rezeption, aus dem Aufgreifen durch interessierte Ärzte oder Wissenschaftler. Mit der Rezeption veränderte sich das Konzept und die Art der praktischen Umsetzung jeweils, die Rezeption war in diesem Sinne also ein Teil des Erfindungsprozesses und muß mit untersucht werden. Ebenso zum Erfindungsprozeß gehört die Begründung der Nützlichkeit des Erfundenen. Keine Innovation breitet sich von selbst aus, immer müssen andere davon überzeugt werden, daß es sich lohnt, sie zu übernehmen. In gewisser Weise wurde auch der »Bedarf« für die neue Behandlungsmethode mit erfunden. Damit soll keineswegs bestritten werden, daß die Organtransplantation eine segensreiche Erfindung war. Doch damit dies zutraf, mußte die medizinische Realität auf eine ganze bestimmte Weise strukturiert und wahrgenommen werden.

Daß es sich bei den frühen Organtransplantationen aus heutiger Sicht vielfach um die Übertragung nicht-vitalen Gewebes handelte,[6] ist für die beabsichtigte historische Analyse zunächst zweitrangig. Entscheidendes Kriterium im Rahmen der Fragestellung ist die Auffassung der historischen Akteure.[7] Sie lag sowohl dem anfänglichen Erfolg als auch dem späteren Aufgeben der Organtransplantation zugrunde.

Die Organtransplantation als »Erfindung« in einem historischen Kontext zu verankern, ist ist u.a. deshalb von besonderem Interesse, weil die Bedeutung dieser Therapiemethode weit über das Gewicht ihrer rein zahlenmäßigen Verbreitung hinausgeht. Wenn die Chirurgie als die wohl wichtigste Heiltechnik der Biomedizin[8] inszwischen als ein Symbol für die Macht der modernen Medizin wahrgenommen wird,[9] so gilt das in besonderem Maße für die Organtransplantation. Die Transplantationsmedizin ist ein geradezu paradigmatisches Beispiel für eine technologisch hochentwickelte, wissenschaftsorien-

6 Vgl. Wolff 1983.
7 Vgl. Löwy 1993, S. 4.
8 Ohnuki-Tierney 1994, S. 236.
9 Pickstone 1992, S. 2.

tierte, hochspezialisierte Heilkunde. Sie gilt vielfach als Medizin der Zukunft,[10] als Inbegriff der Möglichkeiten der modernen Medizin, als sichtbares Symbol für den Triumph der Wissenschaft. Im Umfeld der Transplantationsmedizin wurden allein vier Nobelpreise vergeben.[11] Gleichzeitig dient die Organtransplantation sozusagen stellvertretend als konkrete Zielscheibe einer Kritik, die sich aus einem allgemeinen Unbehagen an der modernen, wissenschaftlich-technologischen Medizin speist.[12] Die Diskussion um die Organtransplantation würde vermutlich sachbezogener geführt werden, wenn Befürworter und Kritiker sich klar machten, daß hier nicht ein zeitloses und von Menschen unabhängiges Phänomen diskutiert wird, sondern eine Behandlungsmethode, die in einer bestimmten historischen Situation »erfunden« wurde.

Aus der Perspektive der Medizin- und Wissenschaftsgeschichte bietet die Beschäftigung mit einer solchen medizinischen Innovation sozusagen »einen privilegierten Beobachtungspunkt«:[13] Anhand einer neuen Herangehensweise und Therapiemethode, durch die Untersuchung ihrer Ausbreitung und Etablierung läßt sich beispielhaft nachverfolgen, wie medizinisches Wissen erzeugt, bewertet und weitergegeben wird und wie es schließlich die medizinische Praxis verändert.

In dieser Darstellung der Erfindung der Organtransplantation geht es darum, zu untersuchen, in welcher historischen Situation von Wissenschaft und Medizin, aufgrund welcher praktischer, kognitiver, sozialer Bedingungen das Wissens- und Tätigkeitsgebiet der Organtransplantation gerade in der Zeit zwischen 1880 und 1930 entstand und wieder aufgegeben wurde, um sich erst nach 1945 neu zu etablieren.

---

10 Siehe z.B. Cartwright 1967, S. 296-301. Fox und Swazey haben Hämodialyse und Transplantation als paradigmatisches Fallbeispiel für den Prozeß der therapeutischen Innovation benutzt, Fox/Swazey 1974, S. viii-ix.

11 Theodor Kocher 1909 für die Aufklärung der Schilddrüsenfunktion, Alexis Carrel 1912 für seine Methode der Gefäßnaht und die experimentellen Organtransplantationen, Peter Medawar und MacFarlane Burnet 1960 für den Nachweis der erworbenen Immuntoleranz und Joseph Murray 1990 für die ersten erfolgreichen Nierentransplantationen.

12 Zu dieser Ambivalenz der öffentlichen Meinung gegenüber medizinischen Innovationen vgl. Löwy 1993, S. 1.

13 Löwy 1993, S. 3, zur historischen Beschäftigung mit medizinischen Innovationen

Die Dehistorisierung der Organtransplantation

Im Gegensatz zu den eben skizzierten Zielen, hat die bisherige Geschichtsschreibung eher zu einer Dehistorisierung der Organtransplantation geführt. Die meisten Aufsätze und Bücher zu diesem Thema stammen nicht aus der Geschichtswissenschaft sondern von den Transplantationsexperten selbst. In der Regel gehen sie davon aus, daß die Transplantation ein uralter Traum der Menschheit war und sich das Streben danach aus der Sache selbst ergab.[14]

Ganz am Anfang war man sich der Neuheit des Organersatzes noch bewußt. Otto Lanz mußte, wie erwähnt, seine Kollegen ermahnen, den Organersatz als eine ernstzunehmende Sache anzuerkennen. Der Transplantationschirurg Mathieu Jaboulay führte die Idee des Organersatzes 1897 auf die gerade einmal 14 Jahre zurückliegenden Schilddrüsenexperimente Moritz Schiffs zurück.[15] Noch 1919 wurde die Schilddrüsenforschung der 1880er Jahre als Ausgangspunkt der Organtransplantation aufgefaßt und von früheren, ähnlich scheinenden Unternehmungen abgegrenzt.[16] Mit der Etablierung der Organtransplantation setzte aber bereits ihre Dehistorisierung ein: Der Chirurg Theodor Kocher ignorierte bereits 1908 die anfänglichen Zweifel über den Sinn einer Schilddrüsentransplantation und meinte, der Organersatz habe von Anfang an auf der Hand gelegen.[17] Seitdem war in der Literatur immer wieder die Rede davon, daß die Organtransplantation schon immer eine logische und naheliegende Vorgehensweise gewesen sei.[18] Seit 1920 wurde sie als ein langgehegter Traum der Chirurgie bezeichnet.[19] Jetzt, da das Organersatzkonzept fest etabliert war, schien es im Rückblick schon immer so gewesen zu sein.[20]

---

14 Es ist wenig zweckdienlich, die sehr umfangreiche bisherige Literatur zum Thema vollständig aufzuführen. Statt dessen sollen die unterschiedlichen Herangehensweisen anhand von Beispielen vorgestellt werden. Vgl. zum folgenden auch Schlich, God and Saints 1995, mit ausführlichen Literaturangaben.

15 Jaboulay 1897, S. 399.

16 Sigfrid Knauer 1919, S. 15.

17 Kocher 1908, S. 231. Zu den Zweifeln vgl. Kap. 2.1.

18 Carrel 1912, S. 1. Avramovici 1924, S. 734. Heimann 1925, S. 857.

19 Dederer 1920, S. 45. Ibuka , Autogenous 1926, S. 407.

20 Ein Beispiel für die sofortige Rückprojektion der aktuellen Entwicklung in die Vergangenheit ist eine Äußerung des Chirurgen Rudolf Stich, der 1907 schrieb, die die Überpflanzung der Nieren hätte »begreiflicher Weise« die »Gefässexperimentatoren« »von jeher« interessiert. Dies war gerade fünf Jahre nach den allerersten Versuchen in diese Richtung. Stich 1907, S. 497.

Bis heute gehen praktisch alle Beiträge zum Thema implizit oder explizit von diesem ahistorischen Standpunkt aus. Zurückgehend bis zu antiken Sagen und Heiligenlegenden des Mittelalters wird eine Vielzahl unterschiedlichster kultureller Zeugnisse zu historischen Belegen über Transplantationen uminterpretiert. Es bleibt größtenteils undiskutiert, ob die moderne medizinische Terminologie den Berichten aus der Vergangenheit überhaupt angemessen ist. Daß es um Transplantationen im modernen Sinne geht, wird vorausgesetzt. Damit kann die Organtransplantation nur als ein alter Traum der Menschheit erscheinen. Die Transplantation scheint schon immer existiert zu haben, sie brauchte nicht von der modernen Chirurgie erfunden zu werden.[21]

Die Transplantationschirurgie sei »eine medizinische Entwicklung, die seit Jahrhunderten erwartet und erhofft wurde,«[22] postulierte auch der Transplantationschirurg Francis Moore in seiner populärwissenschaftlichen Darstellung der Geschichte der Organtransplantation, und ein führendes amerikanisches Fachjournal druckte 1968 die Schlagzeile »Nach 25 Jahrhunderten wurde 1968 das Jahr der Transplantationen«.[23] Jede Zuordnung zu Ort, Zeit, Kultur, zu bestimmten Vorgängen der Erfindung ist hier aus der Geschichte »herausgeschrieben« worden. Folgt man dieser Darstellung, so ist das, was die Transplantationschirurgen tun, selbstevident. In dieser Art historischer Beiträge lassen sich die Wissenschaftler und Chirurgen nicht auf die Ziele der Geschichtsschreibung ein, sie setzen lediglich ihr Engagement für die Organtransplantation auf einer anderen Ebene fort.[24]

Viele historische Rückblicke dienen ganz eindeutig dem Ziel, für die Transplantation zu werben.[25] Dieses Ziel ist keineswegs unehrenhaft, die daraus resultierenden Berichte laufen jedoch dem Erkenntnisinteresse und dem methodischem Anspruch des Historikers zuwider. Das heißt jedoch nicht, daß Rückblicke aus chirurgischer Feder für eine seriöse historische Betrachtung wertlos sind. Das 1960 von Michael Woodruff publizierte dickleibige Buch zur Transplantation von Geweben und Organen beispielsweise stellt mit seinen zahlreichen Rückblicken und Tausenden von Literaturhinweisen ein unübertroffenes Basiswerk der Transplantationsgeschichte in ihren technischen

21 Vgl. zum parallelen Phänomen in der Wissenschaftsgeschichte Woolgar 1988, S. 53-82.

22 Moore 1964, S. vi.

23 Anon. 1968, 2834-2835 (die Schlagzeile nimmt zwei Seiten in Anspruch).

24 Es liegt bei solchen Darstellungen letztlich ein Sonderfall des (natur-)wissenschaftlichen Aufsatzes vor, vgl. dazu Schlich 1995.

25 Vgl. z.B. Pichlmayr 1983; Küss/Bourget 1992; Hauck/Müller 1994, S. 15-35.

Aspekten dar.[26] Hier reihen sich auch manche Darstellungen von medizinhistorischer Seite ein, die sich nicht von Berichten der Transplantationsmediziner selbst unterscheiden.[27] Von großem dokumentarischen Wert für die Geschichtsschreibung sind auch die Erfahrungsberichte[28] und Autobiographien[29] der Transplantationschirurgen. Hier wird aus einer Teilnehmerperspektive berichtet. Meinungen, Details, Sichtweisen und Zusammenhänge, die aus anderen Quellen nicht erfahrbar sind, sind für die Nachwelt festgehalten.[30] Dabei hat man es jedoch eher mit Quellen als mit historischen Darstellungen zu tun.

Die Tatsache, daß es einen Anfang der Organtransplantation gab, daß Konzept und Praktik historisch einzuordnen sind, war bisher kein Thema für historische Untersuchungen. In den zahlreichen Darstellungen zur Geschichte der Transplantation von Haut und anderen Geweben der Körperoberfläche oder zum Problem der Verpflanzbarkeit lebender Gewebe aus biologischer Perspektive bleibt dieser Punkt schon von der Themenstellung her ausgespart.[31] Die trifft ebenso auf Themen zu, die mit dem Konzept und der Praktik der Organtransplantation selbst nicht direkt zu tun haben, z.B. der Geschichte des Begriffs der Transplantation.[32] Zudem beschränken sich viele historische Darstellungen auf die Phase seit den 1950er Jahren.[33] Es ist heute weitgehend vergessen, daß bereits zwischen 1880 und 1930 eine große Zahl von Aufsätzen und Büchern zur Organtransplantation erschien, daß Hunderte von Transplantationen, auch am Menschen, vorgenommen wurden.[34] Als Nebeneffekt

26 Woodruff 1960.

27 Z.B. Wolf-Heidegger 1965.

28 Z.B. Murray 1966; Murray at al 1976; Hume 1979; Billingham 1977; Calne 1985; Terasaki 1991. Zum Teil nähern sich die Darstellungen aber auch dem Genre der Abenteuergeschichten, z.B. Gutkind 1988.

29 Z.B. Starzl 1992. Barnard 1994.

30 Ähnliches ist von einer Oral History auf diesem Gebiet zu erwarten. Vgl. dazu das »Witness-Seminar« des Wellcome Institute for the History of Medicine, London am 30. September 1994, wo allerdings die Möglichkeiten der Oral History nur ansatzweise genutzt wurden, siehe dazu Schlich, The Early History 1995.

31 Vgl. Kapitel 1.2.

32 Fichtner 1968, ders. 1970.

33 Z.B. Wangensteen/Wangensteen 1978, S. 565, 573. De Moulin 1988, S. 345-346. Eckart 1994, S. 309-311.

34 Oppenheimer 1978, S. 154, spricht von einer »astronomischen« Zahl von Veröffentlichungen zur Transplantation in dieser Zeit, wobei hier allerdings Verpflanzungen im

bedingt dieser »Gedächtnisverlust« der Transplantationsmedizin eine Fülle falscher Prioritätszuschreibungen.[35] Auch die Vernachlässigung der gesamten Gründungsphase der Organtransplantation impliziert, daß diese Therapiemethode, zumindest als Idee oder Wunschvorstellung schon immer existiert habe.

Bereits dadurch, daß sie sich auf die (jeweilige) Gegenwart beschränkten, ändern auch soziologische Untersuchungen daran nichts.[36] Genausowenig fällt die Frage nach der »Erfindung« der Organtransplantation in den Interessenbereich der bisher erschienen Studien zur Technologieausbreitung. Schon der Titel einer solchen Untersuchung – die »Diffusion« der Transplantation in Europa[37] – offenbart die implizite Vorannahme, daß die Transplantation nicht erfunden werden mußte, sondern auf einer ahistorisch selbstevidenten Rationalität beruht, wodurch sie sich quasi von selbst verbreitete, sofern sie nicht von anderen, »sachfremden« Faktoren (Politik, Kultur, Rechtsprechung) daran gehindert wurde.

Eine systematische Untersuchung der Frühphase der Organtransplantation fehlt. Die isolierten Erwähnungen einzelner früher Transplantationen korrigieren das Bild nicht.[38] Häufig werden die in den ersten beiden Jahrzehnten des 20. Jahrhunderts publizierten Arbeiten Alexis Carrels zur Transplantation mit Gefäßanschluß als Gründung der modernen Organtransplantation angese-

Fortsetzung Fußnote 34

Rahmen biologischer Forschung, in der plastischen Chirurgie und Organtransplantationen zusammengefaßt sind.

35 Einige Beispiele: Carrel hat nicht die Organtransplantation erfunden. Systematische Nierenfunktionstests nach der Transplantation des Organs wurden schon vor 1923 gemacht (Moore 1970, S. 45). Voronoy war 1933 nicht der erste, der eine Nierentransplantation auf den Menschen vornahm (Küss/Bourget 1992, S. 38). Die Beobachtung, daß eine Zweittransplantation vom selben Spender eine heftigere Abwehrreaktion des Empfängers hervoruft (Medawars »second set reaction«) wurde nicht erstmals 1943 gemacht (Küss/Bourget 1992, S. 47).

36 So haben die Soziologin Reneé Fox und die Biologin und Wissenschaftshistorikerin Judith Swazey den Wiederaufstieg der Transplantationsmedizin nach dem Zweiten Weltkrieg begleitet und in ihrer mittlerweile klassischen Studie die Interaktionen von Ärzten und Patienten, von Wissenschaftlern und Politikern beschrieben. Fox/Swazey 1974. Dies., 1992.

37 Bos 1991.

38 Siehe z.B. Cartwright 1967, S. 297, Pichlmayr 1983, S. 74-75.

hen.[39] Abgesehen davon, daß es ähnliche Versuche schon vor Carrel gab, gerät damit der Anfang der Organtransplantation in den 1880er Jahren aus dem Blickfeld. Gelegentlich wird die Geschichte der Organtransplantation sogar ganz als Teilgebiet der Geschichte der Gefäßchirurgie abgehandelt.[40] Da dann Gefäßverpflanzung und Organtransplantation gleichgesetzt werden, gibt es keinen gesonderten Anfang der Organtransplantation. Ebenso werden im Rahmen allgemeinerer Darstellungen der Chirurgiegeschichte häufig alle chirurgischen Verpflanzungen gemeinsam abgehandelt.[41] Dadurch stellt sich auch hier die Frage des neuen Schritts zur Organtransplantation nicht. Dasselbe gilt, wenn im Rahmen anderer wissenschafts- oder medizinhistorischer Themen – beispielsweise der Geschichte der Immunologie, der endokrinen Chirurgie oder der Herzchirurgie – auf die Organtransplantation eingegangen wird. Auch dabei wird unausgesprochen vorausgesetzt, daß es medizinisch sinnvoll und erwünscht war, Organe zu transplantieren.[42]

Insgesamt muß festgestellt werden, daß es bisher keine Geschichte der Organtransplantation gibt, die der Dehistorisierung des Themas entgegenwirkt. Ernsthafte größere medizin- oder wissenschaftshistorische Untersuchungen zur Geschichte der Transplantation existieren nicht. Überhaupt hat man die Chirurgiegeschichtsschreibung weitgehend den Chirurgen selbst überlassen.[43] Chirurgisches Wissen und chirurgische Praktiken haben wenig ernsthaftes historisches Interesse auf sich gezogen. Dies ist angesichts der zentralen Position der Chirurgie in der modernen Medizin besonders bedauerlich. Das relative Desinteresse der Geschichtswissenschaft an der Chirurgie ist umso erstaunlicher, wenn man die möglichen weiteren Bedeutungszusammenhänge der Chirurgie in der Geschichte bedenkt. Die Tatsache, daß sich immer mehr Historiker für den Körper in der Geschichte interessieren, wäre ein Grund zu erwarten, daß auch die Geschichte des manuellen Eingreifens in das Körperinnere inklusive der dazu gehörenden Konzepte und Repräsentationen des Körpers ein beliebtes Thema historischer Untersuchungen sei. Das ist aber nicht der Fall: Abgesehen von der bemerkenswerten Ausnahme der Frauengeschichte[44] werden chirurgische Konzepte in der Geschichtswissenschaft nicht

39 Vgl. z.B. Dewey 1985.

40 Wangensteen/Wangensteen 1978, S. 264-265.

41 Siehe z.B. Winau 1993, S. 187-195. Tröhler 1993, S. 1022-1024.

42 Siehe z.B. Wellbourne 1990. Moulin 1991. Silverstein 1989. Shumacker 1992.

43 Dazu und zum folgenden: Lawrence 1992.

44 Vgl. z.B. jüngst Dally 1991.

als hinterfragbar wahrgenommen. Die Wissensbestände der Anatomie oder der pathologischen Morphologie bespielsweise, die als Grundlagen des chirurgischen Handelns dienen, werden meist als unproblematische Gegebenheit akzeptiert.

Ausgangspunkte für eine historische Betrachtung der Organtransplantation

Soziologie und Kulturanthropologie haben die Medizinhistoriker gelehrt, daß die Vorstellungen über Krankheit und Gesundheit überhaupt, ebenso wie die Unterteilung und Auffassung der einzelnen Krankheiten nicht universell gültig sind, daß man sie auch nicht unbedingt als mehr oder weniger gelungene Annäherung an eine objektive Wahrheit auffassen kann, sondern als je nach Kontext variierende »Konstrukte«.[45] Aus dieser Perspektive wurden bestimmte Teile der Medizin, meist Krankheitsvorstellungen, als sozial oder historisch »konstruiert« betrachtet.[46] Die moderne, naturwissenschaftlich orientierte Medizin blieb jedoch davon meist ausgeklammert. Stattdessen konzentrierte man sich auf frühere Zeiten oder auf »weiche« Fakten, d.h. auf die auch aus der Sicht der Medizin kulturell und sozial geprägten Konzepte und Praktiken, beispielsweise aus dem Bereich der Psychiatrie oder Psychosomatik. Den Anspruch der modernen Naturwissenschaft auf eine Realitätsabbildung und -gestaltung jenseits kultureller und gesellschaftlicher Einflüsse hinterfragen dagegen Ansätze aus der Wissenschaftsforschung (*Science Studies*). Sie machen auch den »harten Kern« der modernen Medizin, z.B. die Chirurgie oder die Laborwissenschaften Bakteriologie und Physiologie einer Historisierung zugänglich.[47]

Diese Möglichkeit wurde in der Medizingeschichte bisher wenig genutzt. Im Gegenteil, die Hinwendung zu bisher vernachlässigten Themenbereichen wie Außenseitermedizin, Hebammen, Handwerkschirurgen oder Patienten machte die Beschäftigung mit den »traditionellen« Themen der Medizingeschichte, z.B. den siegreichen Konzepten und ihren Vertretern, zunehmend

---

45 Lachmund/Stollberg 1992. Rosenberg/Golden 1992. Löwy 1993, S. 2. Schlich 1994, Cretinism.

46 Vgl. grundlegend: Wright/Treacher 1982. Siehe auch Rosenberg/Golden 1992, zum Teil auch Lachmund/Stollberg 1992, besonders die Einführung durch die Herausgeber. Zur Einordnung: Jordanova 1995.

47 Vgl. Latour 1988. Cunningham/Williams 1992. Jordanova 1995.

unattraktiv. Die Dynamik und der konzeptionelle Wandel der biomedizinischen Wissenschaften, der technische Inhalt medizinischen Wissens und Handelns erschien für eine Geschichtsschreibung, die sich als kritische verstand, uninteressant.[48] Damit blieben aber gerade diejenigen Ideen und Praktiken, die die größte Wirkungsmacht entfalteten und dadurch unser Leben heute am stärksten beeinflussen, aus der historischen Betrachtung ausgeklammert.

Die Chirurgie war deshalb zwar nicht ganz aus der neueren Geschichtsschreibung ausgeschlossen. Thematisiert wurden jedoch meist die sozialgeschichtlichen Aspekte, etwa die Geschichte des Berufstandes im Rahmen der Professionalisierung. Was Chirurgen in ihrer Berufsausübung taten, kam kaum in den Blick, und es war letztlich zweitrangig, ob man sich mit Chirurgen oder irgendeiner anderen Berufsgruppe befaßte.[49] So wie die traditionelle Chirurgiegschichte mehr oder weniger einen »technologischen Determinismus« vertrat, der den Aufstieg der Chirurgie auf die erweiterten technischen Möglichkeiten – Anästhesie, Asepsis, Blutstillung – zurückführte, so neigt die Sozialgeschichte zu einem »sozialen Determinismus«, der beispielsweise davon ausgeht, daß die Chirurgen kraft ihres sozialen Status das Körperinnere als ihre Domäne in Beschlag nehmen konnten.[50] Dadurch daß die Erforschung der sozialen oder politischen Aspekte der Medizin in der Vordergrund trat, wurde das medizinischen Wissen und die konkreten Geschehnisse am Krankenbett, im Operationsaal oder im Labor in den Hintergrund gedrängt.[51]

Dieses Defizit läßt sich beheben, indem man das historische Erkenntnisinteresse ausweitet und nicht nur die Interaktion zwischen Menschen betrachtet. Dann geht es nicht mehr um eine lediglich »soziale« Konstruktion: Die Materialität, das manuelle Manipulieren der Chirurgen und Wissenschaftler werden Teil der Geschichte.[52] Dazu gehört als weitere zu untersuchende Dimension der Chirurgie die jeweiligen Vorstellungen und Konzepte, die mit den Praktiken verbunden waren. Die Geschichtsschreibung der Chirurgie leidet darunter, daß chirurgisches Handeln und Denken meist als selbstevident hingenommen wird. Doch bereits der simpelste chirurgische Eingriff ist ein komplexes kulturelles Phänomen und keineswegs einfach aus der Natur der Sache abzuleiten. Die Praxis der Chirurgie enthält immer, explizit oder impli-

48 Warner 1995, S. 173 spricht von »Deligitimierung« solcher Themen.

49 Vgl. Lawrence 1992, S. 12-16.

50 Kritisch dazu Lawrence 1992, S. 15, 23-24.

51 Dazu kritisch Löwy 1993, S. 2.

52 Vgl. Schlich, »Wichtiger als der Gegenstand selbst«, 1995, S. 169-172.

zit, bestimmte Vorannahmen, eine bestimmte Auffassung vom Körper und von Krankheit. Andersherum formt chirurgisches Handeln auch das Wissen über den Körper. Praktiken und Konzepte beeinflußten sich gegenseitig, sie entwickelten sich »interaktiv«:[53] Dadurch ist in das chirurgische Wissen vom Körper und seinen Krankheiten die Möglichkeit, ja die Erwünschtheit, chirurgischer Intervention quasi eingebaut. Chirurgisches Wissen ist somit nicht der einzig mögliche Weg, den Körper zu beschreiben, es wird durch Ziele und Interessen der Chirurgen konstituiert.[54] Damit wären drei Themenbereiche in den Blick zu nehmen: Das Wissen und seine Produktion, die Beziehungen zwischen Menschen und die Beziehung zwischen Menschen und Objekten (zu denen auch Körper und Organe gehören).[55] Im Idealfall ist die moderne Medizin inklusive der Chirurgie gleichzeitig als Wissensgebiet, Praktik, Profession sowie als soziales, kulturelles und politisches Phänomen zu untersuchen.[56]

Eine solche Perspektive verändert auch den Blick auf die Gegenwart: Es wird klar, daß unsere heutige Medizin eine Konsequenz von Entscheidungen ist, die in der Vergangenheit getroffen wurden, eine Folge davon, welche Praktiken man anwendete, welche Fragen man gestellt hat, was man als Problem gelten ließ, was als Lösung. Medizinische Probleme, ihre Lösungen, der Bedarf für eine bestimmte Therapieform, sind ebenso wie die Therapieform selbst von bestimmten Menschen unter bestimmten historischen Umständen ausgeformt worden. Krankheit, Diagnose und Therapie sind ein komplexes Produkt menschlicher Tätigkeiten.[57] Medizinische Technologien enthalten immer bestimmte Entscheidungen, die nicht durch Sachzwänge vorgegeben sind. Auch die Organtransplantation ist eine von zahlreichen Möglichkeiten, mit bestimmten medizinischen Problemen umzugehen. So fiel hier unter bestimmten historischen Bedingungen die Entscheidung für einen bestimmten Typ von Medizin: für die Beherrschung von Lebensvorgängen, für ein aktives Eingreifen von Experten an einem bestimmten Ort des Körpers, und zwar dann, wenn der Schaden schon eingetreten ist. Die Transplantationsmedizin hat sich zudem für eine ganz bestimmte Gruppe von Kranken entschieden, nämlich für die relativ kleine Anzahl derjenigen, denen durch den Ersatz einer Organfunktion

53 Pickstone 1992, S. 14.
54 Vgl. Lawrence 1992, S. 13-16.
55 Vgl. Pickstone 1994, S. 15.
56 Löwy 1993, S. 1-4.
57 Vgl. Pickstone 1992, S. 13-14. Canguilhelm 1989, S. 57.

geholfen werden kann.[58] Welche dieser Entscheidungen gut oder schlecht waren, steht hier nicht zur Debatte. Die historische Betrachtung soll die Erfindung und Verbreitung der Organtransplantation lediglich in Raum und Zeit setzen. Man kann dabei zurückgehen an die Stelle, wo die fraglichen Entscheidungen fielen, in eine Zeit, die wissenschaftliche Tatsachen, Techniken und Methoden noch nicht als naturgegebene Realität empfunden wurden.[59] Es kann untersucht werden, wer welche Problemstellungen, Methoden und Theorien aufgegriffen hat, welche Kriterien dieser Auswahl zugrunde lagen, wie solche Entscheidungen durchgesetzt wurden, kurz, auf welche Weise ein bestimmter Teil heutiger medizinischer Wirklichkeit geschaffen wurde.[60]

Es kann in einer solchen Untersuchung nur um einen Auschnitt der medizinischen und historischen Realität gehen: Die Erfindung der Organtransplantation war keine Alltagsmedizin. Sie gehörte zum Tätigkeitsbereich einer abgrenzbaren Gruppe von Forschern und Ärzten, die sich in einer bestimmten wissenschaftlichen Kultur bewegten. Als Verständigungsmedium bediente sie sich der wissenschaftlichen Fachliteratur. Kein Universitätschirurg ließ eine interessante und neuartige Operation oder Beobachtung lange unveröffentlicht. Als Quellen bieten sich daher die Veröffentlichungen der Chirurgen und Wissenschaftler an. Die Fachliteratur dokumentiert, was sich in der Gemeinschaft der wissenschaftlich orientierten Chirurgen und anderer Wissenschaftler tat.[61]

Damit sind die Grenzen der Untersuchung bereits vorgegeben. Die außermedizinische Rezeption der Transplantationsmedizin wird nicht untersucht, obwohl die Transplantation auch außerhalb der Fachzeitschriften ein populäres Thema war. Sie fand ihren Niederschlag u.a. in der Presse (einschließlich der Karikatur) und in der Belletristik. Hier wäre mit anderen Quellen weiter zu forschen. Auch die Diskussion um die ethischen Probleme, die sich mit der Organtransplantation stellten, wird auf der Basis der Kommentare in der Fachliteratur lediglich in Ausschnitten behandelt. Ebenso kann die Problematik von Geschlechtsidentität und Wissenschaft, wie sie im Rahmen der Keim-

58 Eine »Patientenelite«, wie es der Wissenschaftshistoriker Georges Canguilhem ausgedrückt hat. Canguilhem 1989, S. 52-53.

59 Wegweisend für das Interesse von Historikern und Soziologen an der Schaffung wissenschaftlicher Realität waren Latour/Woolgar 1979; für die medizinisch-wissenschaftliche Wirklichkeit Wright/Treacher 1982.

60 Vgl. Schlich 1995, Medizingeschichte, S. 11-15.

61 Vgl. Pickstone 1993, S. 36, über die Physiologie.

drüsentransplantationen angesprochenen wird, nur ausschnitthaft behandelt werden. Schließlich ließe sich das Scheitern der praktischen Umsetzung der Organtransplantation detaillierter beschreiben und analysieren. Forschungsprogramme, Fragestellungen, das Zusammenspiel verschiedener Interessenkonstellationen, die Wechselwirkungen von Chirurgie, Genetik, Immunologie könnten noch genauer in den Blick genommen werden. All diese Fragestellungen gehen über das Thema der vorliegenden Arbeit hinaus. Zur Erforschung dieser und einer Fülle weiterer Anschlußthemen kann diese Arbeit mit ihrer angestrebten Einordnung der Organtransplantation in die Geschichte jedoch die Basis legen.

Aufbau der Darstellung

Zunächst werden in Kapitel 1.2. die verschiedenen Ziele und Vorgehensweise der Transplantationen in Chirurgie und Wissenschaft skizziert und von der eigentlichen Organtransplantation abgegrenzt. Der Abschnitt 2. untersucht im einzelnen, wie die Organtransplantation und das ihr zugrunde liegende Konzept in der noch heute vorliegenden Form und Selbstverständlichkeit etabliert wurde. Die Erfindung der Organtransplantation nahm ihren Ausgang von der Schilddrüsenforschung (2.1.). Hier wurde erstmals 1883 Organgewebe zur Behandlung einer inneren Krankheit verpflanzt. Anhand der Schilddrüse wird eingehend beschrieben, was das Neue an der charakteristischen Denk- und Vorgehensweise der Organtransplantation war. Die Schilddrüse wurde zum Leitorgan der Transplantationsmedizin, nach ihrem Beispiel wurde das Prinzip auf andere Organe und Gewebe übertragen. Dies belegen die Kapitel 2.2. bis 2.8. Hier werden Gemeinsamkeiten und spezifische Eigenheiten der Transplantation der verschiedenen Organe dargestellt. Daran können der Rezeptionsprozeß und die damit einhergehenden Modifikationen der Organtransplantation nachverfolgt werden. Bei der Transplantation von Keimdrüsen (2.5. und 2.6.) läßt sich die zeitspezifische Verbindung von Medizin und Geschlechterrolle als Biologisierung sozialen Verhaltens demonstrieren. Die Transplantation der Niere (2.8.), die im Laufe des Untersuchungszeitraumes ein immer größeres Interesse fand, stellt die Verbindung zur Wiederaufnahme der Organtransplantation nach 1945 her. Kapitel 2.8. belegt damit, daß in der Zeit zwischen 1880 und 1930 tatsächlich dieselbe Tradition begründet wurde, die in einer konzeptionellen Kontinuität zur heutigen Transplantationsmedizin führte, daß also damals »unsere« Organtransplantation erfunden wurde. Schon in der ersten Phase der Transplantationsmedizin stellten sich einige der noch heute relevanten ethischen Probleme: Kapitel 2.9. widmet sich den Fragen der Organbeschaffung, des Humanexperiments und der Diskussion um die Zeugung von Kindern aus transplantierten Keimdrüsen. In Kapitel 2.10. wird die Organtransplantation schließlich einem bestimmten Typ von Medizin spezifisch zugeordnet. Hier soll die besondere Vorgehens- und Argumentationsweise des chirurgischen Organersatzes zusammenfassend charakterisiert und mit den sozialen und professionellen Bedingungen ihrer Entstehens korreliert werden. Zusätzlich zu der bereits in den vorausgegangenen Kapiteln eingeführten Betrachtung medizinischen Kausalitätsdenkens nach dem Vorbild K. Codell Carters und dem von Bruno Latour stammenden Begriff des »obligatorischen Passagepunktes«, wird sich diese Analyse auf die Medizin- und Wissenschaftstypologie John Pickstones und die Periodeneinteilung der Chirurgiegeschichte durch Ulrich Tröhler beziehen.

Nachdem der konzeptionelle Erfolg der Organtransplantation beschrieben und analysiert wurde, ist Teil 3 der Untersuchung des praktischen Scheiterns der Organtransplantation vor 1930 gewidmet. Zunächst wird dargestellt, auf welche Weise man im Einzelfall zu einem Urteil über Erfolg und Mißerfolg gelangte, und wie sich die Methoden und Kriterien dafür im Laufe der Zeit änderten (3.1.). Dies erklärt einerseits, warum die Organtransplantation über fünf Jahrzehnte immer wieder probiert wurde, obwohl es uns im Rücklick so eindeutig erscheint, daß sie damals nicht funktionieren konnte. Andererseits macht die Beobachtung, daß die Erfolgskriterien zunehmend strenger wurden, verständlich, warum man die Transplantation dann doch aufgab. Wie sich die pessimistische Haltung gegenüber dem ursprünglichen Enthusiasmus durchsetzte, ist in Kapitel 3.2. dargelegt. Damit ist jedoch nur ein Teil dieser Entwicklung beschrieben: Die Chirurgen nahmen die praktischen Mißerfolge der Organtransplantation nicht tatenlos hin, sondern sie versuchten, die Resultate doch noch zu verbessern. Zunächst arbeiteten sie an der Perfektionierung der chirurgischen Technik (3.3.): Verschiedenste Einpflanzungsorte wurden erprobt, die Art der Verbindung zwischen Transplantat und Empfänger variiert, wobei besonders die neue Technik der Gefäßnaht ins Gewicht fiel. Die merkwürdige Tatsache, daß die Fachliteratur über so große Unterschiede im Erfolg von Transplantationen berichtete, sollte durch eine ganze Reihe von Faktoren erklärt werden. Dabei blieb jedoch zunächst unberücksichtigt, daß man es bei der Transplantation körperfremder Organe mit spezifischen Problemen zu tun hatte. Nachdem den meisten Forschern klar geworden war, daß die bisher angestrebten technische Verbesserungen nur bei der Autotransplantation zu einer gewissen Erfolgssicherheit führten, man es hinsichtlich xenogener und allogener[62] Überpflanzungen aber offensichtlich mit einem grundsätzlichen Hindernis biologischer Natur zu tun hatte, wurde eine neue Richtung eingeschlagen (3.4.). Da die Transplantation innerhalb desselben Organismus gute Ergebnisse brachte, sie in der Regel aber mißlang, wenn zwischen unterschiedlichen Individuen transplantiert wurde, mußte es eine biologische Differenz sowohl zwischen verschiedenen Spezies als auch zwischen Angehörigen derselben Spezies geben. Als Mechanismus, über den diese Differenz wirksam wurde, sah ein Teil der Wissenschaftler dieselbe Körperfunktion am Werk, die auch der Abwehr von Krankheitserregern diente, und interpretierte das Mißlingen körperfremder Transplantationen als eine Immunreaktion des Empfängerorganismus gegen das Transplantat. In der Zeit vor 1930 wurden die meisten Erklärungen und Gesetzmäßigkeiten der Abstoßungsreaktion formuliert und praktisch alle Methoden zu ihrer Überwindung in Ansätzen erprobt. Diese Erklärungen und Lösungsansätze gerieten jedoch in Vergessenheit und mußten nach dem Zweiten Weltkrieg von neuem entwickelt werden. Warum dies so war, und warum die Organtransplantation erst nach 1945 weitergeführt wurde, wird in Kapitel 3.5. diskutiert. Damit ergibt sich die grundsätzliche Frage, inwieweit sich Erfindung, Erfolg und Scheitern der Organtransplantation durch den Rückgriff auf übergeordnete historische Entwicklungen – zugespitzt formuliert: Notwendigkeiten – erklären lassen, oder auf Zufälligkeiten zurückgeführt werden müssen. Teil 4. dient der Zusammenfassung und abschließenden Bewertung der Ergebnisse.

62 Hinsichtlich des Verhältnisses von Herkunft und Bestimmungsort von Transplantaten folgt die Terminologie einheitlich dem heutigen Gebrauch: *Autotransplantation* oder *autogene Transplantation* bezeichnet die Verpflanzung innerhalb desselben Individuums, *allogene* oder *Allotransplantation* zwischen unterschiedlichen Individuen derselben Spezies, also z.B. von Mensch zu Mensch, die *xenogene* oder *Xenotransplantation* ist die Verpflanzung zwischen Individuen unterschiedlicher Spezies, beispielsweise vom Schwein auf den Menschen. Alle weiteren Fachtermini sind im Text erklärt.

1.2. Die Organtransplantation, ein Spezialfall der Verpflanzung lebenden Gewebes

Die Praktik, lebendes Gewebes zu verpflanzen, beschränkte sich nicht auf die Organtransplantation. Während des Zeitraums 1880 bis 1930 und davor war die Transplantation aus einer Reihe unterschiedlicher Zusammenhänge heraus interessant: Wie zu erwarten, lag das Problem des Zusammenwachsens getrennter Teile lebender Wesen den Chirurgen als den Spezialisten für die Versorgung von Wunden traditionell besonders am Herzen.[1] Ebenso interessierte die speziellere Frage der *Verpflanzbarkeit* lebenden Gewebes zuerst die Chirurgen, nämlich dann, wenn sie auf diese Weise Schäden an der Körperoberfläche beseitigen wollten – eine Tätigkeit, die man der plastischen Chirurgie zurechnet.[2] Da die Gefäßchirurgen und Augenärzte mit der Reparatur von Körperstrukturen befaßt waren, wandten auch sie sich der Frage der Verplanzbarkeit zu. Gelegentlich ergab sich aus der praktischen Beschäftigung mit der Verpflanzung aber auch ein weitergehendes theoretisches Interesse an den ihr zugrundeliegenden Prinzipien. Den Naturforschern, die sich im Rückblick den heutigen Biowissenschaften Biologie, Physiologie und zum Teil auch der Pathologie zuordnen lassen, ging es sogar primär um die Aufklärung solcher Prinzipien. Für sie war die Transplantation eine Forschungsmethode, um grundlegende Gesetzmäßigkeiten von Lebensvorgängen zu untersuchen.

---

1 Vgl. z.B. Marchand 1901, S. 1-33.

2 Die plastische Chirurgie beschäftigt sich nach moderner Definition mit der Beseitigung von angeborenen oder erworbenen Deformitäten und Defekten der Körperoberfläche und der darunterliegenden Muskel- und Skelettstrukturen, vgl. z.B. Ben-Hur/Converse 1980, S. 616 und die thematische Ausrichtung bei Wallace 1982, Wangensteen/Wangensteen 1978, S. 531-535 u.a.m. Einer engeren, heute nicht mehr gebräuchlichen Definition bediente sich Zeis 1863, S. XIV-XV.

Transplantation als traditionelle chirurgische Tätigkeit

Die Behandlung von Schäden oder die Korrektur von Anomalien am Körperäußeren und an den Körperöffnungen gehörte zum traditionellen chirurgischen Aufgabenbereich. Vom Mittelalter bis ins späte 18. Jahrhundert hinein teilte sich im Abendland der medizinische Wissens- und Tätigkeitsbereich in die Chirurgie einerseits und die (innere) Medizin andererseits. Chirurgen und Mediziner machten eine unterschiedliche Art der Ausbildung durch und bedienten sich jeweils eigener Organisationsformen. Zudem waren ihnen unterschiedliche Zuständigkeitsbereiche zugeteilt: Der Chirurg beschränkte sich im Prinzip (nicht immer jedoch in der Praxis) auf den lokal begrenzten Eingriff am Körper. Von der Grundtendenz waren die Ärzte den Wundärzten im Hinblick auf ihren Sozialstatus überlegen. Die Chirurgen waren in ihrer Tätigkeit in der Regel den Weisungen der Mediziner unterstellt, die für sich ein größeres Verständnis für die Gesamtheit der Körpervorgänge beanspruchten.[3]

Die plastische Chirurgie als Reparatur an der Körperoberfläche gehörte zu den grundlegenden Aufgaben des Chirurgen.[4] Daher war die Wiederanheilung abgetrennter Körperanteile und die Transplantation für die Chirurgie von großem Interesse.[5] Die chirurgische Literatur befaßte sich zu verschiedenen Zeiten immer wieder mit der Verpflanzung von Gewebe zur Wiederherstellung verstümmelter Körperpartien, so gab es schon früh Berichte über das Wiederansetzen abgetrennter Körperteile, meist Nasen oder Ohren. Als ein Höhepunkt in der Beschäftigung mit diesem Problem gilt die Chirurgie im Zeitalter der italienischen Renaissance.

Mit der technischen Weiterentwicklung der Chirurgie konnten Verletzungen und angeborene Deformitäten immer besser korrigiert werden. Der

---

3 Dies ist nur ein sehr vergröberter Überblick zur Gesamttendenz, vgl. z.B. G. Lawrence 1993, für eine diffenzierte Diskussion siehe Siraisi 1990, S. 153-186, vgl. auch Sander 1989 und Jütte 1991. Als Beispiel für die Bedeutung dieser Kompetenzzuteilung für die Formung medizinischen Wissens vgl. Nicolson 1988.

4 Noch heute befaßt sich buchstäblich jedes chirurgische Spezialfach in Teilen auch mit plastischer Chirurgie. Wangensteen/Wangensteen 1978, S. 531. Zur Geschichte der Beseitigung erworbener oder angeborener Deformitäten der Körperoberfläche durch unterschiedliche plastische Operationen siehe Gabka/Vaubel 1983; Murray nennt die plastische Chirurgie die neben der Geburtshilfe älteste chirurgische Spezialität, Murray 1965, S. 340.

Gewebsverpflanzung von einem Ort des Körpers an einen anderen, um beispielsweise einen Substanzdefekt zu beheben, dienten unterschiedliche Techniken. Für den Erfolg kam es vor allem auf die Ernährung des verpflanzten Gewebes an. Um diese zu gewährleisten, setzte man das Transplantat auf den neuen Grund, beließ zunächst aber einen »Stiel« als Verbindung mit dem Ursprungsort. Erst in einem zweiten Schritt, nachdem am neuen Ort Gefäßverbindungen zwischen Transplantat und Untergrund gewachsen waren, wurde der Stiel durchtrennt. Waren Dicke und Ausdehnung der Gewebsstücke nicht allzu groß, so konnten sie auch *frei* – ohne Stiel – verpflanzt werden. Das Gewebe ernährte sich dann sofort über den neuen Untergrund. Solche Techniken fanden in verschiedenen Körperregionen zu jeweils unterschiedlichen reparativen Zwecken Anwendung.

Freie Hauttransplantationen soll es in Indien bereits vor dem 19. Jahrhundert gegeben haben.[6] In Italien experimentierte Giuseppe Baronio 1804 mit der Autotransplantation von Haut. Er entnahm einem Schaf Hautstücke, um sie etwa 80 Minuten nach Entnahme wieder einzupflanzen. Baronios erfolgreiche Versuche wurden allerdings von den Chirurgen wenig beachtet. Ohne Erfolg waren derartige Experimente bereits in den Jahren 1663 und 1664 von den Gründungsmitgliedern der *Royal Society* in London an Hunden vorgenommen worden. Die erste belegbar erfolgreiche freie Hauttransplantation am Menschen wurde im Jahre 1817 von Astley Cooper an Guy's Hospital in London durchgeführt. Es folgten weitere vereinzelte Versuche, so die ebenfalls gelungene Nasenplastik durch Christian Heinrich Bünger in Marburg 1819. Im Jahre 1869 beschrieb der in Paris tätige Schweizer Chirurg Jacques Louis Reverdin die gelungene Verpflanzung von kleinen Stücken oberflächlicher Hautanteile, die ihm als Sproßpunkte für die Deckung von Hautdefekten dienten. In den Jahren 1869 bis 1872 gab es dann eine ganze Reihe von Erfolgsberichten über Transplantationen von Hautstücken verschiedener Ausdehnung und Dicke. Dabei wurde 1870 erstmals, ohne Erfolg, die Verpflanzung zwischen unterschiedlichen Individuen versucht. 1872 beschrieb Louis Xavier E.L. Ollier in Lyon die gelungene Verpflanzung von Spalthautlappen, d.h. von Stücken, die die Haut nicht in ihrer ganzen Dicke umfaßten. Ein anderes Ver-

---

5 Zur Geschichte der plastischen Chirurgie siehe Zeis 1863. Marchand 1901, S. 391-400. Wangensteen/Wangensteen 1978, u.a. S. 531-535. Wallace 1982.

6 Zur Hauttransplantation siehe Marchand 1901, S. 391-439; Wallace 1982, S. 133-141. Speziell und ausführlich zur freien Hauttransplantation: Klasen 1981.

fahren der Spalthauttransplantation wandte Carl Thiersch in Deutschland seit 1874 an, publizierte es aber erst 1884. In den 1870er Jahren erschienen Berichte über die erfolgreiche Verpflanzung von Schleimhaut, unter anderem mit dem Ziel, Bindehaut am Auge zu ersetzen. Die Transplantation von Vollhaut (John Reissberg Wolfe 1875, Feodor Victor Krause 1893) und von Spalthaut wurden in den 1870er bis 1890er Jahren weiterentwickelt. Besonders Kriegsverletzungen regten die Chirurgen zu immer neuen Verfahren für die Transplantation von Haut und Muskelgewebe an.[7]

Dem reparativen Aufgabengebiet der Chirurgie ist auch die Transplantation von Knochen, Knochenhaut, Knorpel oder Sehnen zuzurechnen.[8] Diese dienten zur Substitution von Defekten oder zur Anregung der Frakturheilung. Berichte über die angebliche Verpflanzung von Knochen gehen bis ins 17. Jahrhundert zurück. Ollier veröffentlichte 1858 experimentelle Arbeiten zu diesem Thema. 1861 kam es zur ersten Anwendung am Menschen, als Ollier im Rahmen einer Nasenrekonstruktion auch ein Stück Stirnknochen verpflanzte. William MacEwen in Glasgow erforschte in den 1880er Jahren die Knochentransplantation im Tierversuch. Er benutzte das Modell der experimentellen Knochentransplantation unter aseptischen Bedingungen, um die Vorgänge der Knochenheilung zu verstehen. 1896 verwendete James Israel beim Menschen ein freies (autogenes) Transplantat aus der Tibia, um einen Nasenrücken aufzubauen. Versuche zur Transplantation von Knochen zwischen verschiedenen Individuen gab es bereits in den 1930er Jahren, sie wurde aber erst nach dem Zweiten Weltkrieg in größerem Ausmaß durchgeführt. Knorpel wurde erstmals 1896 verpflanzt, und zwar von der Rippe auf die Nase.

Ebenfalls der Reparatur dienten die Transplantationen von Muskeln, Faszien und Fettgewebe.[9] Seit 1861 wurde mit der Transplantation von Nervenstückchen experimentiert, zunächst am Tier unter biologischen Fragestellungen, später auch am Menschen mit therapeutischem Ziel.[10] Auch vor der Ver-

---

7 Wallace 1982, S. 161-175.

8 Vgl. Marchand 1901, S. 450-504. Garrè 1907. Woodruff 1960, S. 293-307 (Sehnen), 347-379 (Knochen), 382-397 (Knorpel). Oppenheimer 1978, S. 157-159. Wallace 1982, S. 149-153. Peltier 1990, S. 207-208. Tröhler/Maehle 1991, S. 30.

9 Siehe z.B. Marchand 1901, S. 519-522; Woodruff 1960, S. 280-284 (Fett), 286-293 (Faszien), 308-317 (Muskel).

10 Marchand 1901, S. 522-528. Woodruff 1960, S. 318-346. Oppenheimer 1978, S. 156-157.

pflanzung von Hirngewebe am Tier (1890) machte man nicht halt.[11] Verpflanzungen gehörten ebensfalls zur plastischen Rekonstruktion von Teilen des Magen-Darm- oder Urogenital-Traktes. Es ging dabei nicht um den Ersatz einer spezifischen Organfunktion, sondern um die Rekonstruktion von anatomischen Hohlräumen und Passagewegen und ihrer mechanischen Funktionen.[12] Überhaupt verlief die Entwicklung der plastischen Chirurgie bis etwa zur Wende des 20. Jahrhunderts weitgehend unabhängig von der Organtransplantation.[13]

Ein wichtiger Teil der rekonstruktiven Chirurgie war die Chirurgie der Blutgefäße.[14] Um das Problem der Blutstillung zu meistern, erfanden die Chirurgen schon früh Methoden der Gefäßunterbindung. Die Blutgefäßnaht jedoch wurde erst spät eingeführt. Zwar gab es in dieser Richtung schon vereinzelte Versuche im 18. Jahrhundert, die Grundlagen für die später stürmische Entwicklung der Gefäßchirurgie stammen aber erst aus der Zeit um die Wende zum 20. Jahrhundert. In den 1890er Jahren entwickelte eine Reihe von Chirurgen experimentell erfolgreiche Methoden der Gefäßnaht. 1888 gelang es erstmals, Blutgefäße über eine Naht miteinander zu verbinden.[15] Andere Chirurgen favorisierten Gefäßverbindungen mit Hilfe von Ringen oder ähnlichen Verbindungsstücken. So führte Erwin Payr 1900 die Verwendung kleiner Magnesiumröhrchen als Verbindungsstück ein und verwendete dieselbe Technik auch bei der Organtransplantation. Erst im 20. Jahrhundert jedoch wurde die Gefäßnaht zu einem allgemein akzeptierten Verfahren der Chirurgie.[16]

In den ersten beiden Jahrzehnten des 20. Jahrhunderts erlebte die Gefäßchirurgie einen unerhörten Aufschwung.[17] Diese Entwicklung ging vor allem auf die technische Weiterentwicklung der Gefäßnaht durch Alexis Carrel zurück. Carrel erprobte auch die autogene, allogene und xenogene Transplantation von Venen und Arterien. Am Tier erfolgte die erste erfolgreiche Arterientransplantation 1903, die erste erfolgreiche Venenverpflanzung im Jahre 1906 durch Carrel und Guthrie. Im darauffolgenden Jahr überbrückte Erich Lexer

11 Oppenheimer 1978, S. 157.

12 Zur Geschichte siehe z.B. Woodruff 1960, S. 553-615.

13 Moulin 1991, S. 190.

14 Zur Geschichte der Gefäßchirurgie siehe Jeger 1913. Woodruff 1960, S. 412-451. Wangensteen/Wangesteen 1978. Nielubowicz 1981. Friedmann 1981, besonders S. 15-31, 73-84. Barker 1991.

15 Siehe Woodruff 1960, S. 413.

16 Morel/Papin 1913, S. 401, mit einem Überblick zu den frühen Versuchen.

17 Stich 1907. Borst/Enderlen 1909, S. 54-114. Unger 1909, S. 1057. Carrel 1912, S. 1-13.

erstmals am Menschen einen Defekt durch das Einsetzen eines an anderer Stelle entnommenen Venenstückes. In den 1950er Jahren wurden die allogenen Gefäßtransplantationen in die klinische Paxis eingeführt.[18] Eng verbunden mit der Gefäßchirurgie waren die Versuche zur Wiederanpflanzung bzw. Transplantation abgetrennter Gliedmaßen – eine Thema, das im ersten Jahrzehnt des 20. Jahrhunderts ebenfalls durch Carrel experimentell erforscht wurde.[19]

Im Rahmen der traditionellen Vorgehensweise der reparativen Chirurgie ist auch die Transplantation der Hornhaut am Auge zu sehen.[20] Der erste datierbare Bericht zu diesem Thema liegt aus dem Jahre 1823 vor. In den darauffolgenden Jahrzehnten wurde die Corneatransplantation immer wieder im Tierversuch ausprobiert. Der Erfolg blieb jedoch aus, denn, selbst wenn die Transplantate gut anwuchsen, kam es später immer zur Eintrübung. Dadurch ließ das Interesse an der Hornhautverpflanzung nach. Erst in den 1870er Jahren nahm eine Reihe von Forschern das Thema wieder auf, diesmal gleich am Patienten. Anhaltende Erfolge im Sinne einer Visusverbesserung ließen sich jedoch nicht erzielen. Der Durchbruch kam 1906, als Eduard Zirm in Ölmütz den ersten Fall einer dauerhaft erfolgreichen Hornhauttransplantation bekanntgab. Wichtig für die endgültige Verbreitung des Verfahrens war die Lösung des Materialproblems durch die Verwendung von Leichenhornhäuten seit 1911. Insgesamt entwickelte sich die Corneatransplantation relativ unabhängig sowohl von der Organtransplantation als auch von der eigentlichen plastischen Chirurgie.[21]

Transplantation als Forschungsmethode in den Lebenswissenschaften

Neben der Reparatur am Körperäußeren diente die Verpflanzung lebenden Gewebes als experimentelle Methode der Erforschung von Gesetzmäßigkeiten der Lebensvorgänge.[22] Für das Pflanzenreich kannte man seit alters her das Pfropfen von Obstbäumen. Dasselbe wurde auch mit Tieren ausprobiert:

---

18 Nielubowicz 1981, S. 8-14. Payr 1908, S. 623-629. Carrel 1913, S. 8-14. Zu Carrel vgl. Malinin 1979.

19 Carrel 1912, S. 14-18. Jeger 1913, S. 215-226.

20 Hierzu Göschel 1992 mit zahlreichen weiteren Literaturhinweisen.

21 Silverstein 1989, S. 278.

22 Vgl. z.B. Woodruff, S. 183-209.

Der Naturforscher Henri-Louis Duhamel de Monceau verglich 1746 den Vorgang der Vereinigung abgetrennter Körperteile im Tier- und Pflanzenreich miteinander. Er pfropfte Zweige von Bäumen, ebenso wie er, einer häufig geübten Praxis auf Hühnerhöfen folgend, Sporne vom Bein junger Hähne auf deren Kamm pflanzte.[23] Die planvolle experimentelle Transplantation wurde zu einer grundlegenden Methode, um Phänomene wie Wundheilung und Regeneration zu erforschen. Die Bandbreite der Objekte solcher Versuche erstreckte sich vom Einzeller über einfach gebaute Tiere bis hin zum Wirbeltier. Mit Hilfe der embryonalen Transplantation studierte man, wie die Entwicklung bestimmter Körperabschnitte durch das Versetzen in eine andere Umgebung verändert wurde, um so auf die zugrundeliegenden Mechanismen rückzuschließen.[24] Aus dieser biologischen Perspektive unterscheidet sich die Organtransplantation nicht grundsätzlich von anderen Verpflanzungen. So diskutierte der Biologe Eugen Korschelt 1907 z.B. alle Arten von Verpflanzungen gemeinsam, ganz gleich, ob sie zur Defektdeckung oder zum Organersatz dienten, und ob sie an Pflanze, Tier oder Mensch vorgenommen worden waren.[25]

Auch Chirurgen, die sich mit der plastischen Chirurgie beschäftigten, führten Tierversuche durch, um die Gesetzmäßigkeiten der Verpflanzung zu untersuchen.[26] Als angebliche Präzendenzfälle der späteren Organtransplantation sind die Verpflanzungsexperimente des Chirurgen John Hunter berühmt geworden.[27] Hunter transplantierte Sporne von Hähnen und Hühnern. Wenn er den kleinen Sporn eines jungen Hahnes auf ein ausgewachsenes Tier verpflanzte, sah er, daß dieser auf die Größe eines normalen Hahnensporns heranwuchs, was nach dem Verpflanzen auf ein weibliches Tier nicht geschah. Zu Hunters Experimenten gehörte auch die Transplantation eine Hahnenhodens in den Bauch einer Henne. Hunter ging es jedoch nicht, wie man aus heutiger Perspektive vermuten könnte, um den Zusammenhang von Geschlechtsdrüsen und Geschlechtsmerkmalen. Mit seinen Transplantationen wollte er heraus-

23 Jørgensen 1971, S. 18. Zur Tradition der Hahnenspornverpflanzungen vgl. Marchand 1901, S. 395. Auch Baronio unternahm derartige Experimente, Marchand 1901, S. 395.

24 Korschelt 1907. Barfurth 1913. Oppenheimer 1967. Oppenheimer 1971. Rudolph 1977. Oppenheimer 1978. Dinsmore 1991.

25 Korschelt 1907.

26 Z.B. Dieffenbach, vgl. Marchand 1901, S. 396-397.

27 Vgl. dazu Jørgensen 1971, S. 10-20. Zu Hunters Zielen allgemein siehe Maulitz 1987, S. 114-117.

bekommen, welchen Gesetzmäßigkeiten das Zusammenwachsen getrennter Körperteile unterliegt. Als Chirurgen interessierte ihn das Abtrennen und Wiedervereinigen lebender Gewebe in Hinsicht auf die Wundheilung.[28] Was Hunter bei der Transplantation von Spornen und Hoden beim Hahn sowie Zähnen beim Menschen sah, deutete er als Wirkung eines Lebensprinzips, das unabhängig von den Einflüssen des Nervensystems oder der Zirkulation für den Erhalt der körperlichen Kontinuität sorgt. Der Erfolg der Zahntransplantation, so schrieb er, »basiert auf der Disposition aller lebenden Substanzen, sich zu vereinigen, wenn sie in Kontakt miteinander gebracht werden; selbst wenn sie von unterschiedlicher Struktur sind, oder wenn die Zirkulation nur in einem von ihnen erhalten ist«.[29] Hunters Verpflanzungsexperimente waren Teil seines Strebens nach einer rationalen und wissenschaftlichen Basis für das chirurgische Handeln. Sein Ausgangs- und Endpunkt war die traditionelle Chirurgie, er zielte auf die lokale Behandlung von Abszessen, Schußwunden, Entzündungen oder Gefäßveränderungen.[30]

Hunters Versuche wurden von verschiedenen Forschern mit unterschiedlichen Ergebnissen wiederholt. Lange Zeit blieb es jedoch umstritten, ob lebendes Gewebe überhaupt verpflanzt werden kann. Die Ansicht, daß Transplantationen im Prinzip möglich sind, setzte sich erst im Verlaufe des 19. Jahrhunderts durch. Bis in die 1880er Jahren ging es dabei jedoch lediglich um die Verpflanzungfähigkeit, nicht um den Ersatz einer Organfunktion.[31] So dienten die frühen Hodentransplantationen Arnold Adolf Bertholds in Göttingen[32] primär der Erforschung der Verpflanzbarkeit. Angeregt durch die Versuche Hunters transplantierte Berthold 1849 Hoden auf kastrierte Küken. Diejenigen Tiere, die Hodentransplantate erhalten hatten, entwickelten sich zu normalen Hähnen, die Gruppe ohne Transplantat und ohne eigenen Hoden jedoch nicht. Im Verlaufe seiner Versuche wandte sich Berthold mehr und mehr der systemischen Wirkung der Hodentransplantation, also einer physiologischen Fragestellung zu. Man kann diese Versuche deshalb als ersten experimentellen Beleg für eine durch den Blutkreislauf vermittelte Funktion zur Integration verschie-

28 Siehe Marchand 1901, S. 16-21.

29 Hunter 1778, S. 126-127.

30 Kritisch zur Rolle Hunters als »Begründer« oder Vorläufer der Endokrinologie siehe auch Simmer 1980, S. 102,

31 Vgl. Jørgensen 1971, S. 19-20.

32 Berthold 1849.

dener Körperteile – eine endokrinen Steuerung – ansehen. Zu den vergleichbaren Untersuchungen, die einige Jahrzehnte später in Verbindung mit der Organtransplantation stattfanden, besteht aber keine Kontinuitätslinie.[33] Die Versuche Hunters und Bertholds gerieten nämlich bald in Vergessenheit, als andere Forscher die Ergebnisse nicht bestätigen konnten.[34] Ohnehin war in diesem Zusammenhang nie der Gedanke einer Anwendung am Menschen aufgekommen.[35] Die Hodentransplanteure im späten 19. Jahrhundert entdeckten Hunter und Berthold als ihre Vorgänger wieder, nachdem sie bereits mit eigenen Forschungen zu diesem Thema begonnen hatten.[36]

Die Frage der Verpflanzbarkeit beschäftigte auch die experimentellen Physiologie. Die Experimentalphysiologen versuchten die Gesetzmäßigkeiten der Lebensvorgänge zu ergründen, indem sie die natürlichen Lebensbedingungen für ein Lebewesen oder eines seiner Bestandteile gezielt veränderten, um dann zu registrieren, wie das lebende Gewebe oder der ganze Organismus darauf reagierte.[37] Paul Bert, Physiologe und Schüler Claude Bernards, setzte dieses Programm in den Jahren 1862 bis 1866 mit Hilfe der Transplantation um. Er veränderte die Umgebungsbedingungen für ganze Stücke lebenden Gewebes, indem er die Schwänze von Ratten auf die Rückenhaut der Tiere verpflanzte. Diese Autotransplantate wuchsen an, und Bert schloß daraus, daß lebendes Gewebe eine gewisse Autonomie besitzt, die es ihm ermöglicht, unabhängig von der Organisation des Organismus als Ganzem an einem anderen Ort weiter zu wachsen, vorausgesetzt, die restlichen Lebensbedingungen – Bernards »inneres Milieu« – entsprechen seinen Bedürfnissen.[38] Die Frage nach dem Verhalten lebender Gewebe unter veränderten Umgebungsbedingungen war immer wieder Anlaß zu experimentellen Transplantationen.[39]

Die Verpflanzbarkeit von Körperteilen fügte sich gut in die Lehren der seit Mitte des 19. Jahrhunderts einflußreichen Zellularpathologie. Ihr Begründer Rudolf Virchow führte 1880 »die Ueberpflanzung lebender Theile von einem

---

33 Zum Problem der Unterscheidung von Ähnlichkeit und historischer Kontinuität in der Wissenschaftsgeschichte vgl. Oppenheimer 1971, S. 32. Löwy 1989, S. 357.

34 Vgl. den Rückblick bei Lode 1895, S. 345.

35 Sigfrid Knauer 1919, S. 17.

36 Jørgensen 1971, S. 25-37. Simmer 1980. Vgl. Kap. 2.6.

37 Holmes 1963, S. 323-331.

38 Holmes 1963, S. 333-335. Zu Berts Zielen und zu weiteren ähnlichen Versuchen, z.B. mit der Parabiose, vgl. Marchand 1901, S. 380, 397-398. Moulin 1991, S. 181-184.

39 Vgl. z.B. Oppenheimer 1971, S. 28-30.

Platze auf einen andern, von einem Individuum auf das andere« als Beleg für die relative Autonomie der Zellen als Träger des Lebens an.[40] Anderen Pathologen diente die Gewebstransplantation zur Erforschung der Krebserkrankungen: Dadurch daß man das Wachstum von normalem Gewebe oder Tumoren an verschiedenen Körperstellen bzw. innerhalb unterschiedlicher Wirtsorganismen beobachtete, versprach man sich Aufschluß über die Gesetzmäßigkeiten der Krebsentstehung und -ausbreitung. Pathologen verpflanzten Gewebestückchen unterschiedlicher Herkunft an die verschiedensten Stellen im Körper desselben Individuums und beobachteten ihr Verhalten unter den so veränderten Lebensbedingungen.[41] Es ging bei diesen Versuchen also nicht um Reparatur oder Organersatz. Die Autoren selbst wiesen eine Zuordnung ihrer Experimente zur Transplantationsmedizin ihrer Zeit ausdrücklich zurück.[42] Dennoch waren diese Arbeiten für die entstehende Transplantationsmedizin relevant, denn sie wurden von den Transplantationschirurgen als Beitrag zu ihrem eigenen Gebiet rezipiert, häufig zitiert und gelegentlich sogar unter transplantationchirurgischer Fragestellung wiederholt.[43] Speziell mit Hilfe der Tumortransplantation wollte man außerdem die Wachstumsbedingungen von Geschwulstgewebe untersuchen und erforschen, auf welche Weise sich der Organismus gegen den Krebs wehren könne. Diese Forschungsrichtung führte später dazu, die Abstoßung transplantierten Gewebes als Folge der Immunabwehr des Empfängers zu betrachten.[44]

Die Organtransplantation als Spezialfall

Für die praktische Anwendung der Organtransplantation war die Frage der Verpflanzbarkeit von größter Bedeutung. Seit etwa 1900 wurden die Transplantationen der plastischen Chirurgie und der Organersatzchirurgie häufig gemeinsam betrachtet, wenn es um Fragen der Verpflanzbarkeit ging.[45] Damit kam es zu einer Annäherung der verschiedenen Strömungen.[46] Erfahrungen

40 Virchow 1880, S. 185. Siehe auch Schmiedebach 1992, S. 38.
41 Ribbert 1898, Ueber Veränderungen. Lubarsch 1898. Ribbert 1904.
42 Ribbert 1898, Ueber Veränderungen, S. 136.
43 Z.B. von Haberer 1907, S. 4.
44 Woodruff 1960, S. 199-208. Oppenheimer 1978, S. 159-161. Mehr darüber in Kap. 3.4.
45 Enderlen 1898, S. 502. Ribbert 1898, S. 688-689.
46 Vgl. auch: Moulin 1991, S. 180.

mit der Gewebsverpflanzung an der Körperoberfläche kamen nun immer wieder der Organtransplantation im Körperinneren zugute[47] und Gesetzmäßigkeiten, die man bei der Hauttransplantation beobachtet hatte, wurden ohne weitere Diskussion auf andere Transplantationen übertragen.[48] Die Beantwortung einer biologischen Frage konnte ebenso für die medizinische Organtransplantation von Nutzen sein wie umgekehrt.[49] Auch die Zeitgenossen sahen die Gemeinsamkeiten von Organtransplantation und plastisch-chirurgischer Transplantation, unterschieden beides aber auch voneinander.[50]

Es gilt festzuhalten, daß die Verpflanzung lebenden Gewebes nicht das spezifische und neue Element der Organtransplantation darstellte. Daß man lebendes Gewebe transplantieren kann, war in den 1880er Jahren weitgehend anerkannt. Auf diese Vorstellung konnten sich die Chirurgen dieser Zeit stützen, um ihr Vorgehen zu entwickeln, es zu begründen und zu rechtfertigen. Der chirurgische Organersatz als ein besonderes Anwendungsgebiet der Verpflanzung jedoch stützte sich auf ein Konzept, das einer eigenen und neuen Logik folgte.

47 Vgl. z.B. Marchand 1901. Papin 1908, S. 45-48. Murray 1965; Ben-Hur/Converse, 1980.

48 Siehe z.B. Tschernischoff 1914, S. 187.

49 Korschelt 1907, S. 202-212. Oppenheimer 1978, S. 157-161.

50 Marchand 1901, S. 375. Vgl. auch Unterberger 1918, S. 903.

2. Der konzeptionelle Erfolg der Organtransplantation

2.1. Der Anfang: Die Erfindung der Organtransplantation mit der Schilddrüse

Als im Juli 1883 der Berner Chirurg Theodor Kocher einem jungen Mann frische menschliche Schilddrüse unter die Halshaut pflanzte, war dies die erste Organtransplantation im heutigen Sinne. Im Rahmen der Schilddrüsenforschung wandte sich die Chirurgie »zum ersten Mal« der Organtransplantation zu, wie es in einer Übersicht von 1919 heißt, daraufhin habe »ein großes allgemeines Interesse« eingesetzt, »und so kam dieses Problem nicht mehr zur Ruhe«.[1] Die Schilddrüse wurde zum Leitorgan der frühen Transplantationsmedizin, sie lieferte das Vorbild für die weiteren Organtransplantationen bis hin zur Niere. Bis zum ersten Jahrzehnt des 20. Jahrhunderts dominierte sie die Organtransplantation auch zahlenmäßig.[2] Die Definition und Behandlung von Schilddrüsenkrankheiten war ein entscheidender Schritt im Erfindungsprozeß der Organtransplantation: Bestimmte Krankheiten – die Schilddrüsenmangelkrankheiten – wurden über den Ausfall einer Organfunktion definiert und erklärt; der Behandlung dieser Organmangelkrankheiten diente der Organersatz. Um zu verstehen, was das Krankheitsverständnis des Organersatzkonzeptes charakterisiert, muß zunächst betrachtet werden, wie man die späteren Schilddrüsenmangelkrankheiten vorher aufgefaßt hatte.

---

1 Sigfrid Knauer 1919, S. 17. Zur Priorität Kochers vgl. auch Tröhler 1984, S. 153.

2 Garrè 1907, S. 211.

Identität, Ursachen und Bekämpfung der späteren Schilddrüsenmangelkrankheiten

Die Krankheiten, gegen die der Ersatz der Schilddrüse helfen sollte, gab es in anderer Form schon früher: Die beiden wichtigsten Krankheitsbilder oder Krankheits-»Entitäten« waren der Kretinismus und das Myxödem. In einer Krankheitsentität werden diejenigen Krankheitsfälle zusammengefaßt, die dieselbe Bezeichnung tragen. Sie kommt zustande, indem man den Krankheiten einzelner Menschen eine Krankheitsbezeichnung zuordnet.[3] Das kann nach unterschiedlichen Gesichtspunkten geschehen. Die Art und Weise, wie sich die Zuordnung einzelner Fälle vor allem zum Kretinismus wandelte, und wie gleichzeitig Definition, Erklärung und Therapie geändert wurden, zeigt, daß die Erfindung der Organtransplantation einer neuen Herangehensweise an diese medizinischen Probleme gleichkam.

Zunächst bezogen sich Erklärung, Definition und Behandlung der beiden späteren Schilddrüsenkrankheiten noch nicht auf ein Organ.[4] Die typische Art des Herangehens an das Problem Kretinismus vor 1883 repräsentiert das 1844 publizierte zweiteilige Werk von Carl Rösch und Johann Jacob Maffei.[5] Bis zur Zeit Kochers diente es häufig als zentrales Referenzwerk. Rösch und Maffei praktizierten als Ärzte in Gebieten, in denen Fälle von Kretinismus häufig auftraten. Um diesem Problem auf den Grund zu gehen, sammelten sie zunächst einmal Daten: Ganz ähnlich wie zur selben Zeit Naturforscher und

---

3 Der Begriff »Diagnose« ist, entgegen dem alltäglichen Sprachgebrauch, im deutschsprachigen Raum von der Medizintheorie nach normativen Gesichtspunkten redefiniert worden (vgl. Hess 1993, S. 9-16) und daher mißverständlich. Der Begriff »Krankheitsidentität« (vgl. Schlich, Changing 1994) zieht die Frage nach sich, womit die Krankheit »identisch« ist. »Krankheitsbild« wiederum bezieht sich auf die von außen wahrnehmbaren Aspekte und würde daher nicht zu einer Krankheitsauffassung passen, die sich auf die Krankheitsursache bezieht. Daher ist hier und im folgenden von »Krankheitsentität« die Rede. Dies impliziert keine eigenständige »ontologische« Existenz von Krankheiten. Die Diskussion darum, ob Krankheitsentitäten überhaupt existieren oder ob man nur von gestörten Funktionen sprechen darf, soll hier ausgeklammert bleiben. Voraussetzung für alle besprochenen Konzepte ist es allerdings, daß Krankheitserscheinungen individueller Menschen verallgemeinert, klassifiziert und auf gemeinsame Ursachen zurückgeführt werden, vgl. Temkin 1981.

4 Zum folgenden detaillierter: Schlich, Changing 1994.

5 Maffei/Rösch 1844. Damit soll keinerlei Aussage über eine Priorität verbunden sein. Als Übersichten vgl. Bornhauser 1951; Mauri 1976.

Entdeckungsreisende ihre Expeditionen unternahmen, erforschten die beiden Ärzte das Phänomen Kretinismus in dem Gebiet, wo es vorkam. Sie sahen sich die Kretins an, sprachen mit den Einheimischen, schrieben alles auf, sammelten, verglichen und selektierten ihre Daten. Röschs und Maffeis betont empirische Vorgehensweise war Teil einer Hinwendung der wissenschaftlichen und medizinischen Diskussion zur Empirie, die der eher theoretisch interessierten Periode der »romantischen Naturphilosophie« folgte.[6] Allerdings benutzten die Empiriker häufig die Konzepte der »naturphilosophischen« Mediziner als Basis ihrer eigenen Auffassungen. Auch Rösch und Maffei übernahmen die Krankheitsentität Kretinismus von ihren Vorgängern ebenso wie das Bewußtsein, es hierbei überhaupt mit einem medizinischen Problem zu tun zu haben.[7] Ähnlich den Anhängern der naturhistorischen Schule Johann Lukas Schönleins zielten Rösch und Maffei darauf, eine Krankheitseinheit zu definieren, die Ätiologie, Krankheitsprozeß, pathophysiologische Mechanismen, beobachtete Symptome und anzuwendende Therapie in eine rationale Verbindung brachte.[8] Eine Krankheit wurde wie eine Tier- oder Pflanzenart in der Natur empirisch erforscht. Die dazu verwendeten Methoden schlossen die postmortale Autopsie ein, deren Ergebnisse, wie andere Beobachtungen, Auskunft über die pathologischen Vorgänge im kranken Organismus geben sollten.[9] Aber weder der pathologischen Anatomie noch der Physiologie kam eine besondere Bedeutung zur Klärung der Krankheitsursache zu. Nach Maffei durfte man Krankheits-»Produkte«, wie sie anatomische Veränderungen oder ein Ungleichgewicht der Säfte darstellten, nicht als Krankheits*ursachen* ansehen. Kausale Erklärungen müßten außerhalb des vom Kretinismus betroffenen Menschen gesucht werden.[10] Die Medizin kannte traditionellerweise eine ganze Hierarchie von Ursachen. Sie unterschieden sich jeweils nach ihrer Lokalisierung innerhalb oder außerhalb des Körpers sowie nach der angenom-

---

6 Maffei 1844, S. 1. Zur »romantischen« Medizin vgl. Lohff 1990.

7 Rösch und Maffei befaßten sich ausgiebig mit den Konzepten ihrer Vorgänger. Als Überblick dazu siehe Bornhauser 1951, S. 7-39.

8 Vgl. Maffei 1844, S. 175-176; Die »Naturhistorische Schule« in der Medizin der ersten Hälfte des 19. Jahrhunderts darf nicht mit der Naturgeschichte des vorangegangenen Jahrhunderts verwechselt werden. Über Schönleins »naturgeschichtliche« Methode siehe Bleker 1981, besonders S. 43-80; zur weiteren Einordnung: Hess 1993.

9 Siehe Rösch 1844, S. 148-149, 164-166, 188-189.

10 Maffei 1844, S. 135-141, 196-199; vgl. dieselbe Haltung in der Herangehensweise Schönleins, Bleker 1981, S. 56-57.

menen Nähe zum Phänomen (prädisponierend, unmittelbar, auslösend usw.) und erfüllten so in der kausalen Argumentation eine jeweils unterschiedliche Funktion.[11]

In Analogie zur komparativen Betrachtung botanischer und zoologischer Probeexemplare sollte der Vergleich klinischer Fälle zu Krankheitsentitäten führen, die der »Natur« entsprachen.[12] Rösch und Maffei wollten die typischen, die »pathognomonischen« Zeichen der Krankheiten individueller Personen bestimmen und sie von anderen Symptomen, die beim selben Patienten zufällig ebenfalls vorlagen, unterscheiden. Dies solle, so Maffei, ohne Vorurteil geschehen, ohne schon vorher einen »Prototyp« von Kretinismus im Kopf zu haben.[13]

Rösch und Maffeis Krankheitsentitäten sind insgesamt weiter gefaßt als der heutige Kretinismus. Rösch z.B. schloß unterschiedliche Arten von Schwachsinn, Kropf (als mögliches Vorstadium), Kleinwüchsigkeit, Albinismus, eine Reihe von Augenleiden sowie bestimmte Arten von Taubheit ein.[14] Nach heutigem (organzentriertem) Verständnis faßten Rösch und Maffei in ihrem Kretinismus verschiedene Krankheiten zusammen, z.B. werden Fälle beschrieben, die die heutige Medizin wohl als Down-Syndrom oder Epilepsie diagnostizierte. Ein großer Teil der beschriebenen Kranken würde aber auch heute dem Kretinismus zugeordnet.

Die Breite der Krankheitsentität ergab sich aus dem Streben nach einer empirischen Grundlage des Krankheitsverständnisses: Nur eine vollständige Registrierung aller seiner Formen erlaubte es, den Kretinismus sicher in eine »natürliche« Klassifizierung einzuordnen. Die Basis dafür war nicht ein einzelnes, willkürlich gewähltes Symptom, wie im Falle der »künstlichen Syste-

---

11 Über diese verschiedenen Kausalstufen vgl. z.B. King 1982, Kapitel 9 und 10. Vgl. auch Peset 1993.

12 Rösch und Maffei taten dies im Hinblick auf Kretinismus, Rachitis und Skrofulose, wobei sie explizit die Analogie zu Tier- oder Pflanzenspezies zogen. Rösch 1844, S. 184-191; Maffei 1844, S. 175. Zur Vorstellung einer Analogie von Krankheitseinheiten zu botanischen und zoologischen Spezies in der »Naturhistorischen Schule« siehe Bleker 1981, S. 53-57.

13 Maffei 1844, S. 194-195.

14 Rösch 1844, S. 1-2, genauer auf S. 145-178. Maffei 1844, S. 5-9; er schloß ausdrücklich einige von Röschs Katgorien des Kretinismus aus (S. 139). Vgl. auch Maffeis Liste von Differentialdiagnosen, S. 126-134; diese Breite der Krankheitsentität ist typisch für diese Zeit, vgl. Mauri 1976, S. 74-84.

me« des 18. Jahrhunderts, sondern die Totalität aller registrierten Merkmale. Erst auf der Grundlage der vollständigen Erfassung durfte entschieden werden, welches die charakteristischen Symptome der Krankheit waren.[15] Die ausgiebigen Fallbeschreibungen reihten daher Detail an Detail.[16] Außer körperlichen Einzelheiten umfaßten sie etwa Angaben zum Verhalten oder zur Kleidung der betroffenen Individuen.

Die Schwierigkeit bestand darin, zu entscheiden, welche Fälle dem Kretinismus zuzurechnen war. Zunächst gab es ja keine charakteristischen Symptome, da diese *per definitionem* erst das Resultat der noch anzustellenden Erhebungen sein konnten. In der praktischen Durchführung ihrer Forschungen bedienten sich Rösch und Maffei daher eines anderen Kriteriums. Sie gingen davon aus, daß die Menschen von der Landschaft, die sie bewohnten, geformt würden. Da die landschaftlichen Einflüsse die physische Konstitution und damit die Krankheiten der Einwohner bestimmten, war es für Rösch und Maffei entscheidend, an welchem Ort eine Krankheit auftrat.[17] Rösch zählte Fälle von Albinismus, Taubstummheit und Schwachsinn immer dann als Kretinismus, wenn sie in solchen Gebieten vorkamen, in denen der Kretinismus verbreitet war.[18] Ein angeblicher Fall von Kretinismus außerhalb des normalen Verbreitungsgebietes gliche, so Maffei, zwar sehr dem Kretinismus, wurzele »aber in einer ganz anderen Erde.«[19] Entgegen der Programmatik war also der Ort des Auftretens, nicht das klinische Bild, die eigentliche Basis der Krankheitsentität. Dies zeigt sich ebenfalls in Maffeis Definition des Leidens. Danach war der Kretinismus »eine durch endemische Einflüsse erzeugte, nur in den Alpenketten vorkommende, chronische, angeborene oder erworbene Krankheit des ganzen Körpers, eigener Art, mit Mangel des gemeinen gesunden Menschenverstandes, mit Mangel der artikulierten menschlichen Sprache und mit dem bestimmten Ausdruck von Dummheit oder Brutalität auf dem Anlitze des daran Leidenden.«[20]

---

15 Maffei 1844, S. 5-9; für Parallelen zu Schönleins Schule, siehe Bleker 1981, S. 24-26, 72-80.

16 Rösch 1844, S. 131-189. Maffei 1844, S. 9-61.

17 Maffei 1844, S. 5-9; Rösch 1844, S. 131. Das geschilderte Dilemma ist typisch für diese Zeit. Die Diagnose des Kretinismus im Einzelfall stellte die zeitgenössischen Untersucher immer wieder vor große Probleme, vgl. Mauri 1976, S. 74-84.

18 Rösch 1844, S. 142, 147.

19 Maffei 1844, S. 156.

20 Maffei 1844, S. 202.

Mit dieser empirischen und beobachtenden Forschungsmethode verband sich ein bestimmtes Vorgehen bei der Ermittlung der Krankheitsursachen. Dies ist deshalb von besonderem Interesse, weil sich mit der Erfindung der Organtransplantation die Betrachtung der Krankheitsverursachung in charakteristischer Weise verändern sollte. Neu war dabei die Konzentration auf eine *notwendige* Ursache. Eine *notwendige* Ursache ist ein bestimmter Faktor immer dann, wenn die Krankheit ohne diesen Faktor nicht auftritt. Wenn hier von Ursache und Wirkung die Rede ist, handelt es sich also um eine empirische Regularität in der zeitlichen Abfolge unterschiedlicher Phänomene. Es soll nicht darum gehen, ob es aus philosophischer Sicht Kausalbeziehungen überhaupt gibt oder wann es erlaubt ist, das Aufeinanderfolgen bestimmter Phänomene als Ursache und Wirkung zu interpretieren.[21] Von Interesse ist vielmehr die Art, wie in bestimmten historischen Situationen über den Zusammenhang zwischen sichtbaren Effekten und unsichtbaren Ursachen geredet wurde.[22] Vor allem das Beispiel der Bakteriologie belegt, daß sich das medizinische Interesse seit der Mitte des 19. Jahrhunderts verstärkt auf notwendige Krankheitsursachen richtete.[23] Dieser Perspektivenwechsel war aber, wie zu zeigen ist, auch für die Erfindung der Organtransplantation von zentraler Bedeutung.

Rösch und Maffei sammelten in ihren Schriften eine Vielzahl unterschiedlicher Ursachen des Kretinismus. Was sie alle verband, war die »Endemie«. Darunter verstand man die Summe der Eigenheiten des Ortes, an dem eine Krankheit auftrat. Rösch und Maffei präsentierten die Endemie als denjenigen Faktor, ohne den der Kretinismus nicht auftrat. Auf dem ersten Blick scheint hier also eine notwendige Krankheitsursache isoliert vorzuliegen. Schaut man aber genauer hin, so ergeben sich mindestens zwei Probleme mit dieser Erklärung: Das erste ist ein methodischer Vorbehalt. Ihrem Programm folgend beanspruchten die Autoren, die Ursache des Kretinismus auf der Basis empirischer Daten zu bestimmen. Faktisch jedoch hatten sie die noch zu bestimmende Krankheitsursache bereits im Stadium der Datenerhebung in die Untersuchung eingeführt, nämlich dann, als zu entscheiden war, ob ein Kranker als Kretin zählte oder nicht. Dies ist ein offensichtlicher Zirkelschluß: Bereits die Wahl

21 Daß grob kausale Erklärungen mit notwendigen und hinreichenden Ursachen aus philosophischer Sicht nicht haltbar sind, ist ohnehin demonstriert worden (vgl. z.B. Jensen 1984). Zur genaueren Eingrenzung des hier angesprochenen kausalen Denkens vgl. Fagot-Largeault 1993.

22 Vgl. Schlich, Konstruktion 1995.

23 Vgl. Carter, Development 1991, S. 528-529.

einer bestimmten Krankheitsdefinition bestimmte den Ausgang der Suche nach der Krankheitsursache.

Das zweite Problem wird offenbar, wenn man versucht nachzuvollziehen, welche konkreten Bedingungen die Endemie ausmachten. Dann nämlich zerfällt die Endemie als notwendige Krankheitsursache in eine Fülle von Teilursachen. Für sich betrachtet ist keine davon notwendig. – Wie haben die Autoren die Endemie beschrieben? Für Rösch hing sie von bestimmten Eigenschaften des Terrains ab – von der Höhe, dem geographischen Längen- und Breitengrad, der Landschaftsform usw.[24] Kretinismus finde sich an eingeschlossenen Orten, in den engen Krümmungen der Täler, in Kesseln mit schmalen Ausgängen, in kleinen und tiefen Bergspalten. Zusätzlich muß dort viel Wasser vorkommen, der Boden beständig feucht und sumpfig sein.[25] Dazu kommen hohe Luftfeuchtigkeit und häufig auftretende plötzliche Temperaturänderungen. Hier scheint es, als habe Rösch eine notwendige Ursache identifiziert – ein Eindruck, der sich jedoch bei weiterer Lektüre schnell verflüchtigt. Was Rösch beschreibt, ist nämlich nur eine »relative« Notwendigkeit der Ursache: Es gibt Fälle, in denen bereits ein Teil der angesprochenen Bedingungen genügte, um Kretinismus hervorzubringen. Die beschriebenen Faktoren müssen zudem nicht in maximaler Ausprägung vorliegen, ihre Wirkung hängt davon ab, wie sie sich miteinander und mit diversen nicht-endemischen Teilursachen kombinieren. Je größer die Anzahl kausaler Einflüsse, desto höher ist die Inzidenz des Kretinismus und umgekehrt. Im Extremfall – beim »sporadischen Kretinismus« – tritt die »notwendige« Ursache überhaupt nicht auf, hier bringen die nicht-endemischen Ursachen allein den Kretinismus hervor. Die von Rösch angegebenen Ursachen waren also letztlich gar nicht notwendig.

Auch hinreichend waren diese Ursachen nur bedingt: Abgeschlossene feuchte und häufigem Temperaturwechsel ausgesetzte Luft war nur *ein* Kausalfaktor. Aufgrund seines reichen Erfahrungsschatzes und seiner Belesenheit wußte Rösch von Tälern, wo all die aufgeführten Bedingungen erfüllt waren, ohne daß dort auch nur ein Fall von Kretinismus auftrat. Zur Krankheitserzeugung mußten weitere Teilursachen hinzukommen. Sie umfaßten ungünstige soziale Verhältnisse, Armut, Unbildung, schlechte Wohnbedingungen, mangelhafte Kleidung oder Ernährung, verminderte Luftelektrizität u.a.m. Rösch fügte in seinen Ausführung immer weitere Faktoren hinzu, ohne irgendeinen davon

---

24 Rösch 1844, S. 192-221.

25 Rösch 1844, S. 217.

als irrelevant ausschließen zu können. So berichtete er zum Beispiel über »die abentheuerlichsten und possierlichsten Geschichten«, die »unter dem Volke« kursierten,[26] und denen zufolge Mütter durch das »Versehen«, also durch den Schreck beim Anblick eines taubstummen oder »simpelhaften« Menschen während der Schwangerschaft, selbst kretinöse Kinder zur Welt gebracht hätten. Ausschließen konnte Rösch aber nicht einmal diese Kausalbeziehung,[27] und er griff sogar selbst darauf zurück, um die Zunahme des Kretinismus in bestimmten Gebieten zu erklären.[28]

Was also zunächst wie eine notwendige Ursache des Kretinismus anmutete, stellt sich bei genauer Betrachtung als ein Faktor heraus, der weder notwendig noch hinreichend für die Erzeugung dieses Leiden ist. Die Schwierigkeiten, die Krankheitsursache faßbar zu machen, werden noch deutlicher bei Maffei.[29] Anders als Rösch sah er keinen einzelnen notwendigen Faktor als Ursache des Kretinismus an. Dies ließen seine Erfahrungen nicht zu.[30] Maffei stellte ganze Listen von Krankheitsursachen zusammen. Um das Entstehen des Kretinismus zu erklären, zählte Maffei schließlich alle von ihm beobachteten Besonderheiten der Endemiegebiete auf, ohne jedoch in der Lage zu sein, sie zu gewichten oder einige davon als unerheblich auszusondern.[31] Alle Unterschiede zwischen Gebirge und Flachland schloß er mit ein. Er registrierte natürliche Eigenheiten wie Pflanzen- und Tierwelt oder Klima. Die Bevölkerung charakterisierte er nach Ernährung, Kleidung, Wohnen, Beschäftigung usw. Nicht ein einziger Faktor davon war notwendig.[32] Nie konnte man im voraus wissen, welches Detail im jeweiligen Einzelfall von Bedeutung war.[33]

So kamen Rösch und Maffei dazu, eine riesenhafte Menge von Daten zu sammeln. Der empirischen Tradition der Medizinischen Topographie folgend[34]

---

26 Rösch 1844, S. 204.

27 Rösch 1844, S. 205; das »Versehen« als Ursache des Kretinismus taucht in der Literatur der Zeit häufig auf, vgl. Mauri 1976, S. 52-54.

28 Rösch 1844, S. 205-206.

29 Maffei 1844, S. 8, 135-201.

30 Siehe z.B. Maffei 1844, S. 152-154.

31 Maffei 1844, S. 120-122.

32 Maffei 1844, S. 177-178.

33 Maffei 1844, S. 133.

34 Über dieses Genre und seine Verbindungen zur medizinischen Wissenschaft und zur öffentlichen Gesundheitspflege siehe Brügelmann 1982; über Verbindungen zu Schönleins Herangehensweise vgl. ebd. S. 161-179.

berichteten sie im Detail über die Endemiegebiete des Kretinismus.[35] Sie führten geographische Besonderheiten, Geologie, Vegetation, Landwirtschaft, Bevölkerungsdichte, Klima, Trinkwasser, Bebauung, Wohnverhältnisse und Kleidung auf. Die Bewohner der Endemiegebiete wurden charakterisiert hinsichtlich Abstammung, Berufstätigkeit, sozialer Verhältnisse, Ernährung, Reinlichkeit, Moral, Sitten, Religion, körperlicher und seelischer Konstitution sowie der Häufigkeit von Krankheiten. Das Ziel war die vollständige Beschreibung, jedes Detail konnte wichtig sein.

Auf der Grundlage seiner Daten gelangte Maffei zu dem Schluß, daß nur die Gesamtheit, das »Convolut aller endemischen Einflüsse einer bestimmten Gegend«, als die »einzige wesentliche, unerlässliche, apodiktisch *nothwendige* Erzeugungsursache des Kretinismus« aufgefaßt werden könne, diese endemischen Einflüsse seien »beinahe zahllos«. Er bezeichnete es als »eine platte Unmöglichkeit, die ganze Anzahl der endemischen Einwirkungen und Combinationen zu erkennen und anzugeben,« deshalb sei es ebenfalls »unmöglich, die erzeugenden Ursachen des Kretinismus einzeln aufzuzählen und zu beschreiben, die Entstehung des Leidens mit Bestimmtheit nachzuweisen – und zu erheben, wieviel Antheil einzelne Einflüsse an seiner Hervorbringung hatten.«[36]

Dies hatte Folgen für den Umgang mit der Krankheit: Erklärtermaßen war es Röschs und Maffeis Ziel, die Wissensbasis für die Prävention und Therapie des Kretinismus zu vermehren.[37] Dennoch kommt das Thema Therapie bei beiden Autoren sehr schlecht weg. So lag für Maffei die Krankheitsbekämpfung außerhalb seines Themenbereichs (die Abhandlung war als erster Band einer größeren Arbeit geplant). Rösch widmete diesem Punkt lediglich zwölf von insgesamt 234 Seiten.[38]

Die radikalste Prophylaxe[39] bestünde im Verlassen der endemischen Gebiete, meinte Rösch. Da dies nicht praktikabel war, sollten die Elemente der Endemie einzeln angegangen werden, ebenso die zusätzlichen Auslösefaktoren, die zusammen mit der endemischen Konstitution das Leiden hervorriefen. Man

---

35 Rösch 1844, S. 35-130; Maffeis rein topographische Beschreibung ist kürzer (Maffei 1844, S. 1-9); bei ihm sind die meisten topographischen Einzelheiten in die Fallbeispiele integriert.

36 Maffei 1844, S. 195- 196. Hervorhebung nachträglich.

37 Siehe z.B. Maffei 1844, S. 8.

38 Rösch 1844, S. 222-234.

39 Über Prophylaxe siehe Rösch 1844, S. 222-229.

war also darauf angewiesen, eine ganze Reihe nicht-notwendiger Teilursachen zu beeinflussen. Zur Sanierung der vom Kretinismus betroffenen Gebiete plädierte Rösch für öffentliche Maßnahmen: Entwässerung der Täler und Niederungen, Umleitung von Flüssen und Bächen, Reinhaltung der Ortschaften, Bau neuer und besserer Straßen. Eine detaillierte Bauordnung müsse bestimmen, daß Wohnhäuser nur an erhöhten Standorten fern von Gewässern zu errichten seien. Die alten Stadtmauern und Tore gehörten abgerissen. Hohe Bäume mit dichtem Laub seien in der Nähe von Wohnhäusern nicht zu dulden. Trinkwasser hoher Qualität müsse bereitgestellt werden, der Alkoholgenuß sei drastisch einzuschränken. Der Kampf gegen den Kretinismus besaß zusätzlich eine politische Dimension: Rösch betonte, daß große Teile der Bevölkerung sich keine angemessene Ernährung leisten könnten. So besäßen die Bauern nicht genügend eigenes Land, um davon ihren Lebensunterhalt zu bestreiten. Hier müsse der Staat regulierend eingreifen, um so den Kretinismus zu verhindern.[40] Diese Wendung ins Politische war charakteristisch für die empirische Medizin um die Mitte des 19. Jahrhunderts, die sich typischerweise mit einer hohen Sensibilität für die sozialen Probleme der Bevölkerung verband,[41] was nicht selten zu politischen Forderungen von seiten der Ärzte führte. Auch Röschs politische Sympathien sind unverkennbar, wenn er beschreibt, wie der Kretinismus »vor der Revolution« im ärmeren Teil der Bevölkerung einer Stadt weit verbreitet gewesen sei, aber zurückging, »nachdem die Verhältnisse der Bewohner in jeder Rücksicht verbessert worden« waren »und die Armen Land auf der Höhe bekommen haben, wo die Frauen arbeiten und wohin ihnen die Kinder folgen u.s.w.«[42] Rösch beließ es nicht bei Andeutungen der politischen und sozialen Implikationen des Kretinismusproblems, er schlug konkrete Maßnahmen vor: vom Staat organisierte und geleitete »Auswanderung in grösserem Maassstabe«, Steuernachlässe für Ärmere, Anregung der Wirtschaft durch staatlichen Straßenbau, Verbesserung der Landwirtschaft, Einführung neuer Industriezweige usw.[43]

Röschs Forderungen waren weitreichend und kostspielig. Und sie waren

40 Rösch 1844, S. 226-227.

41 Vgl. Bleker 1988, S. 18. Über die Wahrnehmung sozialer Mißstände durch die Verfasser Medizinischer Topographien, siehe Brügelmann 1982, S. 158-159. Speziell zum Kretinismus in diesem Zusammenhang vgl. Mauri 1976, S. 45-51.

42 Rösch 1844, S. 13.

43 Rösch 1844, S. 227.

politisch. Rösch war nicht nur Philantrop und Vorsitzender einer anti-alkoholischen Vereinigung (daher die Forderung nach Beschränkung des Alkoholkonsums)[44], er war zudem an den revolutionären Unruhen von 1848 beteiligt. Nach deren Niederschlagung enthoben ihn die Behörden sämtlicher Ämter, und er floh nach Nordamerika, wo er 1866 starb.[45] Röschs medizinische Arbeit war also eng verbunden mit seinem politischen Programm. Seine Theorie des Kretinimus, die wiederum auf einer bestimmten Definition des Leidens basierte, war gleichzeitig ein Ausdruck seiner politischen Position.

Darüber hinaus vertrat Rösch ein therapeutisches Programm zur Heilung der vom Kretinismus betroffenen Individuen: Entgegen der vorherrschenden Auffassung hielt Rösch den Kretinismus für heilbar.[46] Als Beleg stützte er sich auf die positiven Berichte, die von Johann Jakob Guggenbühls Schweizer Kretinenheilanstalt auf dem Abendberg bei Interlaken kamen. Der Abendberg war das Vorbild einer regelrechten Welle vergleichbarer Gründungen. Guggenbühl behauptete, Kretins zu heilen, indem er sie den schädlichen Einflüssen ihrer Herkunftsorte entzog. Dazu wurden die von dem Leiden befallenen Individuen in seine 1841 gegründete Heilanstalt gebracht, die an einem von solchen Einflüssen freien Ort errichtet war. Den Umgebungwechsel ergänzten Maßnahmen zur Beseitigung der zusätzlichen, auslösenden Ursachen des Kretinismus: Geistiges und körperliches Training sowie emotionale Zuwendung, pharmazeutische, chirurgische oder andere medizinische Maßnahmen. Röschs Bemühungen um die Einrichtung solcher Anstalten in Württemberg führten dazu, daß ihn der württembergische König Wilhelm I. drei Jahre nach der Publikation seiner Schrift mit der Errichtung einer Anstalt nach dem Vorbild des Abendbergs beauftragte.[47]

So verband sich Röschs Definition und Erklärung des Kretinismus mit seiner politischen Haltung sowie seinem professionellen Interesse an der Errichtung einer Heilanstalt. Andersherum beeinflußte die Wahrnehmung des Kretinismusproblems seine politischen und professionellen Vorhaben. Die

44 In seine Forderungen nahm Rösch die dem König zugestellte Liste von Vorschlägen des »Mässigkeitsvereins« Schwenningen komplett auf, Rösch 1844, S. 226.

45 Virchow 1856, S. 935, Fußnote 6. Hirsch 1929, Bd. 4, S. 849.

46 Rösch 1844, S. 229; über die individuelle Behandlung insgesamt, ebd., S. 229-234.

47 Kanner 1959, S. 494; zu diesem Konzept und anderen ähnlichen Unternehmungen in dieser Zeit vgl. Mauri 1976, S. 116-126; für genauere Angaben zu Röschs Projekt siehe ebd., S. 106-107.

Ausrichtung dieser Art von Medizin unterschied sich jedenfalls grundsätzlich von der des Organersatzes. Letztlich führte sie nicht zum Erfolg: Statt sich auf ein zentrales Argumentationsmuster konzentrieren zu können, hatte man unzusammenhängende Fakten akkumuliert, ohne daß es eine Handhabe gab, irgendetwas als unwichtig auszuscheiden. Da nie sicher war, welche Ursache im Einzelfall wirksam wurde, mußte an allen Fronten gleichzeitig gekämpft werden. Trotzdem konnte das Auftreten von Krankheiten nicht verhindert werden. Trat eine Krankheit trotz aller Vorsichtsmaßnahmen auf, mußte man den für diesen Fall beschuldigten Faktor der Liste von Ursachen anfügen.[48] Rösch konnte die Behörden nicht davon überzeugen, daß es sich lohnte, seine mannigfaltigen und weitgehenden, aber letztlich unsicheren Vorbeugungsmaßnahmen tatsächlich durchzuführen.[49]

Auf der Ebene der Individualtherapie war es nicht besser. Das Guggenbühlsche Konzept scheiterte spektakulär. Nach einigen Jahren größter Begeisterung, begleitet von einer Flut von Spenden und Stiftungen und von Ruhm und Ehre für Guggenbühl selbst, schlug die öffentliche Meinung um. Offenbar konnte Guggenbühl nicht halten, was er versprach.[50] 1858 ließen die Behörden die Anstalt auf dem Abendberg schließen. Die nach ihrem Beispiel errichteten Einrichtungen, einschließlich der von Rösch gegründeten Institution, wurden geschlossen oder in psychiatrische Anstalten für Kinder umgewandelt.[51]

Ein besseres Konzept zur Erklärung und Behandlung des Kretinismus existierte zunächst aber nicht. Die einschlägigen Übersichtsartikel bezogen sich in den darauffolgenden Jahrzehnten immer wieder auf Röschs und Maffeis Abhandlungen. Mit einigen Variationen finden sich dieselbe Breite der Krankheitsentität, dieselbe Vielzahl nicht-notwendiger Krankheitsursachen, dieselbe Bedeutung des Ortes in der Krankheitsgenese. Aus all dem ergab sich auch dieselbe Unsicherheit hinsichtlich der Erklärung sowie der vorgeschlagenen Gegenmaßnahmen.[52] 1883, im selben Jahr als Kocher seine neue Herangehens-

---

48 Vgl. Latour 1988, S. 19-22.

49 Vgl. Mauri 1976, S. 113-118. Vgl. auch die Schwierigkeiten der französischen Hygieniker, Latour 1988, S. 20-21, 33.

50 Kanner 1959, S. 496-500.

51 Griesinger 1861, S. 352-399; Wildermuth, 1902, S. 761, 763-764; Schön 1903, S. 921; Mauri 1976, S. 99-103.

52 Siehe z.B. Vötsch 1867. Hirsch 1883, Bd. 2, S. 83-140 mit einer Literaturzusammenstellung. Vgl. auch Bornhauser 1951, S. 34-43; Mauri 1976, S. 11-54.

weise an den Kretinismus in die Diskussion einführte, hieß es noch: »Allein je weiter die Forschung ging, über je zahlreichere Beobachtungsorte sich die Untersuchungen ausdehnten, um so grössere Differenzen traten in den Ansichten der einzelnen Beobachter hervor, um so mehr häuften sich verschiedenartige Theorieen und man muss bei unbefangener Prüfung heute das Bekenntniss ablegen, dass die *Ursache der Kropf- und Cretinismus-Endemieen* noch in Dunkel gehüllt ist.«[53]

Eine weitere Krankheit, die nach 1883 zur Schilddrüsenmangelkrankheit umdefiniert wurde, war das Myxödem, das man heute als Folge von Schilddrüsenhormonmangel im Erwachsenenalter versteht. Da diese Diagnose selten war, gab es dazu entsprechend weniger Literatur als zum Kretinismus. Die ersten Beschreibungen des Myxödems stammen aus dem Kontext der klinisch-pathologischen Tradition Englands, die nach französischen Vorbild in der ersten Hälfte des 19. Jahrhunderts an den großen Lehrhospitälern Londons aufblühte. In dieser Tradition wurden Krankheitsentitäten definiert, indem man bestimmte gemeinsam auftretende Krankheitssymptome mit bestimmten anatomisch-pathologischen Läsionen im Körperinneren verknüpfte. Methodisch wurde also die klinische Untersuchung des lebenden Patienten mit dem Befund der anatomisch-pathologischen Sektion nach seinem Tode kombiniert. Die Medizin verdankt der britischen klinisch-pathologischen Tradition eine ganze Reihe klassischer Krankheitskonzeptionen von der Brightschen bis zur Hodgkinschen Erkrankung.[54]

Bereits 1860 erschien in England ein Bericht über zwei Patienten von »kretinoiden« Habitus. Neben anderen Besonderheiten hatte die Obduktion ihrer Leichen ergeben, daß ihnen die Schilddrüse fehlte.[55] Im Jahre 1870 berichtete wiederum ein englischer Arzt über verschiedene Fälle von »sporadischem Kretinismus« und unterschied sie vom endemisch vorkommenden Kretinismus. 1873 erschien die klassische Beschreibung des Krankheitsbildes aus der Feder von William Gull von Guy's Hospital in London. Er faßte die Krankheit als eine Art Kretinismus des Erwachsenenalters auf.[56] William Ord am Lon-

53 Hirsch 1883, Bd. 2, S. 123, Hervorhebung wie im Original. Hirsch war mit seiner »historisch-geographischen Pathologie« sozusagen ein Erbe der »Naturhistorischen Schule« sowie der Medizinischen Topographie bzw. medizinischen Geographie, vgl. Bleker 1984, S. 46.

54 Vgl. Maulitz 1987, S. 161-223. Bynum 1994, S. 46-50.

55 Für dies und das folgende siehe Bornhauser 1951, S. 42-43 und Report 1888, S. 9-11.

56 Gull 1873.

doner St. Thomas' Hospital gab diesem Zustand 1878 wegen der schleimig-ödematös veränderten Beschaffenheit der Körperhaut den Namen »Myxödem«. Da man vegetative Störungen und neurologische Erscheinungen wie Kälte und Trockenheit der Haut, fehlende Schweißsekretion, Darmträgheit und Parästhesien der Extremitäten beobachtet hatte, wurde das Myxödem als Nervenkrankheit aufgefaßt. Die starke Verlangsamung der psychischen Funktionen bis hin zur Apathie sowie das Auftreten von Depressionen ließen auch an eine Psychose denken. Die Ödeme dagegen deuteten auf einen Zusammenhang mit der Brightschen Erkrankung der Nieren. Die schon 1860 in der Sektion nachgewiesene Atrophie der Schilddrüse betrachtete man als sekundäre Krankheitserscheinung. Einer 1882 vorgeschlagenen Theorie zufolge bildete sich beim Myxödem durch vasomotorische Störungen eine Gefäßverengung aus, die in einer sekundären Atrophie der Schilddrüse resultierte.[57] Die Schilddrüsenveränderung galt also zunächst nicht als Ursache sondern als Begleiterscheinung der Krankheit.

Die Entwicklung des Organersatzkonzepts an der Schilddrüse

Die erste Organtransplantation 1883 wurde vorgenommen, um die unerwünschten Folgen einer vorausgegangenen Schilddrüsenentfernung rückgängig zu machen. Der Anlaß der Organentfernung war eine Kropfoperation, bei der Theodor Kocher die vergößerte Schilddrüse nicht nur wie üblich partiell, sondern komplett herausgenommen hatte. Kocher hatte die chirurgische Technik der Kropfoperation soweit perfektioniert, dies er dies bei einer ganzen Reihe von Patienten tun konnte, ohne daß sie daran starben. Die Folgen bemerkte er erst später.

Der Kropf war ein ernsthaftes medizinisches Problem. Früher hatten die Ärzte nicht selten hilflos mit ansehen müssen, wie Patienten an ihren Kröpfen erstickten. An die chirurgische Lösung des Kropfproblems wagten sie sich zu einer Zeit, als die Chirurgie mit Hilfe von Antisepis und Anästhesie sowie verbesserter Operationstechniken immer weitere bisher verschlossene Bereiche des Körpers »eroberte«. Es war vor allem eine resezierende Chirurgie, die betrieben wurde: Basierend auf einem lokalistischen Krankheitsverständnis

57 Bornhauser 1951, S. 43.

und gestützt durch die morphologische Herangehensweise der anatomischen Pathologie entfernten die Chirurgen pathologisch veränderte Gewebe, wie Tumoren, Entzündungen oder Abszesse.[58] Eine solche lokalisierte und damit chirurgisch zu entfernende Krankheit war auch der Kropf. Die Kropfoperation ist mit anderen typischen Resektionseingriffen der Zeit wie Amputation oder Ovariotomie in eine Reihe zu stellen.[59] Die meisten Chirurgen lehnten den Eingriff jedoch lange Zeit ab, da er wegen der schwer beherrschbaren Blutungen eine sehr hohe Letalität aufwies. Erst seit den 1860er und 1870er Jahren wagte sich eine Anzahl von Chirurgen an die Operation – eine Entwicklung, die für Kocher »ein glänzender Beweis von dem Aufschwung der operativen Chirurgie« war.[60] Im Vertrauen auf sein großes chirurgisches Können entwikkelte der Berner Chirurg den Eingriff bis zur Perfektion. Er konnte der Wundinfektion Einhalt gebieten, meisterte die Blutung und löste sogar das ästhetische Problem der Narbenbildung am Hals.[61]

Die Funktion des Organs Schilddrüse lag jedoch im Dunkeln. Es gab darüber nur Mutmaßungen, selbst führende Physiologen wie Claude Bernard bekannten ihre Ahnungslosigkeit.[62] Daher gingen die Chirurgen stillschweigend davon aus, daß der Schilddrüse überhaupt keine Funktion zukomme, wie Kocher im Rückblick schrieb.[63] Ohne einen speziellen Anlaß, noch einmal genauer nachzuforschen, und angesichts des Eindrucks, »dass auf dem Felde der Blutgefässdrüsen, speciell auch der Schilddrüse, kein physiologischer Lorbeer zu ernten sei,«[64] wie ein Beobachter im Jahre 1886 bemerkte, zog das Organ wenig Interesse auf sich. Die Gefährlichkeit des Kropfes dagegen war eindeutig. Selbst nach der Kropfexstirpation kam es nicht selten von den Resten der Drüse ausgehend zu Rezidiven. Daher war es aus chirurgischer Sicht ein logischer Schritt, dieses unheilbringende Organ, wo möglich und erwünscht, vollständig zu entfernen. Kocher berichtete 1882 über bisher 125 Fälle von Totalexstirpation in der Literatur mit einer Letalität von lediglich 14,1 Pro-

58 Tröhler 1993, S. 987.

59 Sick 1867, S. 199; Kocher 1882, S. 226.

60 Kocher 1882, S. 226. Zur Kropfchirurgie vgl. ebenfalls Bornhauser 1951, S. 44-53. Tröhler 1984, S. 121-126.

61 Tröhler 1984, S. 122-123.

62 Tröhler 1984, S. 124.

63 Kocher 1883, S. 20. Über andere Chirurgen vgl. Bornhauser 1951, S. 54.

64 Fuhr 1886, S. 397.

zent.[65] Zwar waren erste Hinweise auf die Schädlichkeit der Totalentfernung des Organs schon vor 1882 aufgetaucht,[66] sie fanden aber wenig Beachtung. Da zu dieser Zeit die Operationssterblichkeit im Vordergrund des chirurgischen Interesses stand, galt ein Fall nach der Heilung der Operationswunde als erledigt.[67]

Am 7. September 1882 traf Kocher anläßlich des internationalen Hygienekongresses in Genf den dortigen Chirurgen Jaques-Louis Reverdin.[68] Reverdin waren schon im Jahr zuvor zwei erwachsene Patienten mit Spätstörungen nach Schilddrüsenentfernung aufgefallen. Das Aussehen eines der Patienten erinnerte ihn an einen Kretin. Als er Kocher nach gleichartigen Fällen fragte, erinnerte sich dieser an die bereits einige Jahre zurückliegenden vagen Hinweise in diese Richtung. Reverdin teilte seine Beobachtungen eine Woche später, am 13. September 1882, in der *Société Médicale de Genève* mit, warnte vor dem Eingriff und ließ bei zukünftigen Kropfentfernungen immer einen Teil der Schilddrüse zurück.[69]

Kocher seinerseits stellte nun umfangreiche Nachuntersuchungen an.[70] Das Ergebnis traf ihn hart: Zwar erfreuten sich die lediglich Teiloperierten bester Gesundheit, diejenigen Patienten aber, die eine Totalexstirpation hinter sich hatten, waren kaum wiederzuerkennen. Sie klagten über Müdigkeit, Schwäche, Schwere und Kältegefühl in den Gliedern, Abnahme der geistigen Regsamkeit, Langsamkeit im Denken und Sprechen, Schwellungen an Händen und Füßen, Haarausfall und Anämie. Ihr gedunsenes Gesicht verlieh ihnen das Aussehen von Idioten. Am schlimmsten betroffen waren die jüngeren, noch in der Wachstumsperiode operierten Patienten. Sie blieben im Wachstum zurück und sahen aus wie Kretins. Bei den beiden einzigen trotz vermeintlicher Totalexstirpation nicht erkrankten Fällen war bemerkenswerterweise ein kleines Kropfrezidiv vorhanden. Für Kocher war nun »die Beziehung zu Idiotismus und Cretinismus unverkennbar.«[71] Als »unverfänglichen Namen« des

---

65 Kocher 1882, S. 267; vgl. auch Sick 1867. Zur Quantifizierung bei Kocher vgl. Tröhler 1984, S. 97-120.

66 Sick 1867, S. 204-205. Kocher 1883, S. 20. Tröhler 1984, S. 125.

67 Tröhler 1984, S. 125.

68 Dies und das folgende nach Tröhler 1984, S. 126-130; vgl. Kocher 1883, S. 20-30.

69 Société Médicale de Genève, Séance de 13 Septembre 1882.

70 Kocher 1883, S. 20-32. Bornhauser 1951, S. 53-64. Tröhler 1984, S. 127-128.

71 Kocher 1883, S. 31.

Leidens schlug er die Bezeichnung »Cachexia strumipriva« vor.[72] Seine Theorie zum Krankheitsmechanismus bewegte sich noch völlig im Rahmen der lokalistisch-chirurgischen Herangehensweise: Demnach regulierte die Schilddrüse auf mechanischem Wege die Durchblutung der Halsorgane und des Kopfes, und der Ausfall dieser Funktion zog die beobachteten Symptome nach sich.[73]

Kocher teilte seine Beobachtungen und Schlüsse am 4. April 1883 in einem Vortrag auf dem 12. Kongreß der »Deutschen Gesellschaft für Chirurgie« mit. Die Reaktion der Zuhörer war jedoch geteilt: Man hielt ihm in der Diskussion entgegen, daß beides, Kretinismus und Kropf nur verschiedene Stadien derselben Erkrankung darstellte. Die von ihm beschriebenen Patienten nach Totaloperation seien unabhängig von der Schilddrüsenentfernung vom einen Stadium in das nächste übergetreten. Das Auftreten von Kretinismus nach Kropfentfernung war ja in solchen Gegenden beobachtet worden, wo beide Leiden häufig in Kombination vorkamen.[74] Diese Erklärung stand noch ganz auf dem Boden der herkömmlichen Auffassung einer Ortsgebundenheit der beiden Phänomene.

Im Juni 1883 schilderten Auguste und Jacques-Louis Reverdin in einer größeren Arbeit 22 Fälle von Schilddrüsenexstirpation im Detail. Die Autoren beschrieben zunächst die unmittelbar nach der Operation auftretenden Störungen, darunter eine ausgeprägte Krampfneigung, die Tetanie, die sie von den Spätfolgen unterschieden. Als Krankheitsmechanismus dieser Spätfolgen erwogen sie zum einen eine spezifische Wirkung der Drüse auf das Blut, möglicherweise in Form einer Sekretion oder des Entzugs einer bestimmten Substanz. Wahrscheinlicher schien ihnen jedoch, daß die Hauptwirkung über eine Schädigung des Nervensystems vermittelt würde.[75] Da aber die Operationsnebenwirkungen nur bei vollständiger Schilddrüsenentfernung auftraten, mußte dem Organ in irgendeiner Form eine zentrale Rolle zukommen. Die Reverdins

---

72 Kocher 1883, S. 32.

73 Kocher 1883, S. 32-47; Tröhler 1984, S. 128-130.

74 Bardeleben 1883. Vgl. ebenfalls Kochers rückblickenden Kommentar dazu: Kocher 1895, S. 10. Zu den widersprüchlichen und wenig beachteten physiologischen Experimenten mit der Schilddrüsenentfernung, wie sie vor 1883 – u.a. 1841 von Bardeleben – durchgeführt worden waren, vgl. Bornhauser 1951, S. 39-42.

75 Diese These wurde auch von anderen übernommen, z.B. Mayor 1883. Vgl. Bornhauser 1951, S. 115-121.

brachten die Operationsfolgen nun nicht nur, wie zuvor, mit dem Kretinismus in Zusammenhang, auffälliger noch schien ihnen die Analogie zu dem von den Briten beschriebenen und mit einer Atrophie der Schildrüse in Zusammenhang gebrachten Myxödem, weshalb sie die Bezeichnung »myxoedème opératoire« vorschlugen. Sie forderten die Erforschung der Schilddrüsenfunktion durch die Experimentalphysiologie, damit die Verbindung von Kretinismus, Myxödem und den von ihnen beschriebenen Operationsfolgen aufgedeckt würde.[76]

Mit den später als »Entdeckung« der Schilddrüsenfunktion aufgefaßten Feststellungen Kochers und Reverdins war die Frage jedoch noch keineswegs entschieden. Die These einer spezifischen Funktion der Schilddrüse und ihrer Rolle für bestimmte pathologische Phänomene mußte erst nach und nach gegen andere Sichtweisen durchgesetzt werden. So hieß es z.B. 1886, »der heutige Stand der Schilddrüsenfrage« sei »kein anderer wie vor 20 Jahren«.[77] Unbeeindruckt von Kochers Warnungen hielten viele Chirurgen noch 1888 an der Totalextirpation der Schilddrüse fest.[78] Es bedurfte »langer Zeit und vieler Arbeit«, um das neue Konzept durchzusetzen.[79]

Die Schilddrüsenentfernungen der Chirurgen waren von manchen Beobachtern als unbeabsichtigtes physiologisches Experiment, als *vivisection humaine*[80], bezeichnet worden. Nach den ersten Meldungen über die Folgen der Schilddrüsenexstirpation nahmen sich nun die Experimentalphysiologen des Themas an, als erster bereits im Januar 1884 Moritz Schiff, der schon 1856-57 ähnliche Beobachtungen nach Thyroideaentfernung beim Tier gemacht hatte, der Sache damals aber nicht weiter nachgegangen war.[81] Angeregt durch die neuen Meldungen nahm er nun seine Untersuchungen wieder auf. Als kurzfristige Folgen nach Schilddrüsenentfernung sah Schiff bei seinen Tieren Muskelzuckungen, Zittern und Krämpfe bis hin zur Starre. Dies war das am Menschen bereits von Reverdin beschriebene Phänomen, das als

---

76 Reverdin/Reverdin 1883, S. 352-361; vgl. auch Bornhauser 1951, S. 64-71; die nahezu zeitgleichen Stellungnahmen von Kocher und den Reverdins waren später Anlaß zu einem erbitterten Prioritätsstreit hinsichtlich der Entdeckung der Schilddrüsenfunktion, siehe dazu Bornhauser 1951, S. 74-113.

77 Fuhr 1886, S. 413.

78 Vgl. Report 1888, S. 94-137.

79 Vgl. Biedl 1916, S. 10, über die innere Sekretion.

80 Lombard 1883, S. 593.

81 Schiff, Bericht 1884, S. 25.

Nebenwirkung der Kropfoperation unter der Bezeichung »Tetanie« bekannt war. Der Physiologe glaubte an eine Beteiligung der Schilddrüse an der Ernährung des Zentralnervensystems, möglicherweise über eine in das Blut abgegebene Substanz.[82] Mit der Ablation, der Organentfernung, wandte Schiff eine Methode an, der für die Erforschung von Organfunktionen eine entscheidende Bedeutung zuwuchs. Dabei war die Schilddrüsenforschung beispielgebend für die Untersuchung der anderen Organe.[83]

Nach 1883 häuften sich die Berichte über die negativen Folgen der Schildddrüsentotalentfernung am Menschen. Sie wurden meist als Bestätigung der Lebensnotwendigkeit des Organs bewertet, der Nachweis des kausalen Zusammenhangs von Organentfernung und Symptomatik stand aber noch aus.[84] Die Unzufriedenheit mit der Mehrdeutigkeit klinischer Beobachtungen ließ viele Forscher zu den Methoden der Experimentalphysiologie greifen, so daß in den 1880er Jahren in »fast allen Ländern Europas« eine »grosse Zahl von Versuchsreihen« stattfand.[85] Bereits 1891 verwies Eugène Gley auf 300 Publikationen derartiger Versuche.[86] Da die Thyroideaentfernung in den meisten Fällen bestimmte Krankheitszeichen und schließlich den Tod der Versuchstiere nach sich zog, wurde das Organersatzkonzept immer überzeugender.[87]

Die experimentalphysiologische Methode erlaubte es, die Auswirkungen unterschiedlicher Manipulationen am lebenden Organismus genau zu untersuchen und voneinander abzugrenzen. So imitierte z.B. der Chirurg Ferdinand Fuhr[88] am Tier planvoll alle Schäden einer normalen Kropfentfernung, um den Einfluß der operativen Nebenwirkungen zu überprüfen. Eine bloße Obliteration der dem Organ benachbarten Halsgefäße führte nicht zu den typischen postoperative Symptomen. Dies sprach gegen die Theorie, nach der die Regulierung des Blutzuflusses zum Gehirn durch die Schilddrüsenentfernung gestört würde und daher die beboachteten Symptome kämen. Daß auch die selektive Zerstörung der Nerven nicht die typischen Symptome der Organ-

82 Schiff, Bericht 1884, S. 34.

83 Bynum 1990, S. 404-411.

84 Fuhr 1886, S. 389.

85 Drobnick 1889, S. 137.

86 Gley, Sur les effets 1891.

87 Versuche von G. Zesau in Glarus 1884, Wagner in Wien, Sanquirico und Canalis in Italien, siehe Bornhauser 1951, S. 129-131. Weitere Arbeiten sind bei Fuhr 1883 zitiert.

88 Fuhr 1886. Zur Person: Fischer 1929, S. 465.

entfernung nach sich zog, sprach gegen die vielfach vertretetene neurale Erklärung des Phänomens. Es war nämlich zunächst naheliegend gewesen, die Operationsfolgen über eine Schädigung der Nerven zu erklären, denn nach dem bis dahin üblichen Erklärungsmodell der Physiologie war es die Tätigkeit des Nervensystems, die bewirkte, daß ein Eingriff an einer bestimmten Körperstelle ein generalisiertes Phänomen zur Folge hatte. Die Physiologen griffen damit auf ein bewährtes Erklärungskonzept zurück. Sie hatten mit der experimentellen Unterbrechung oder Reizung von Nerven und Nervenzentren viele zuvor unerklärte Lebensvorgänge verständlich machen können, das Prinzip ließ sich gut zu umfassenden Steuerungstheorien ausbauen und versprach weitere Erfolge.[89] Es war daher bis in die 1890er Jahre nicht selten, die Symptome nach Thyroideaentfernung auf lokale Schädigungen des Nervensystems zurückzuführen.[90] Man vermutete u.a. eine chemische Beeinträchtigung des Sympathikus, verursacht durch die bei der Operation gebrauchte Karbolsäure[91] oder die Beschädigung des *Nervus recurrens* mit anschließender Verengung der Luftwege.[92] Manchen erschien der Sympathikus als der eigentliche Sitz des Myxödems, die Schilddrüsenatrophie war dann lediglich eine Sekundärfolge.[93] Besonders die Tetanie mit ihrem neurologischen Charakter hatte viele Untersucher an eine Nervenschädigung als Ursache der Exstirpationsfolgen denken lassen.[94]

Wollte man nun zeigen, daß es für die Verursachung der *Cachexia strumipriva* auf den Wegfall der Schilddrüse ankommt, und nicht z.B. auf Schädigungen des Nervensystems, dann mußte dieser Faktor *isoliert* sein. Man mußte also Experimente miteinander vergleichen, die sich nur hinsichtlich dieses Faktors unterschieden, während alle anderen Bedingungen konstant gehalten wurden. Um nur die Wirkungen einer Abwesenheit des Organs zu beobachten, durfte man möglichst keine weiteren Strukturen zerstören, man mußte die allgemeinen chirurgischen Nebenwirkungen wie Blutverlust oder

89 Schlich, Making Mistakes 1993, S. 432.

90 Z.B. Kaufmann 1884; vgl. Bornhauser 1951, S. 119-120. Drobnick 1889. Kommentar dazu: Fuhr 1889. Artaud/Magon 1891, Quinquaud 1891.

91 Eugène Rapin, vgl. Bornhauser 1951, S. 115.

92 Bornhauser 1951, S. 117-118. Report 1888, S. 172, mit einer Gegenargumentation.

93 Mayor 1883; Bornhauser 1951, S. 116.

94 Vgl. Fuhr 1886, S. 399. Siehe ebenso Report 1888, S. 170-171.

95 Vgl. z.B. den Überblick von Horsley im Report 1888, S. 61-74.

Infektion so gut wie möglich vermeiden und andere Umweltfaktoren, z.B. die Bedingungen der Tierhaltung, neutral halten.[95]

Wie wichtig dies sein konnte, zeigt ein Beispiel: Einer der streitbarsten Zweifler an der Rolle der Schilddrüse für die Krankheitsverursachung war der Berliner Physiologe Hermann Munk.[96] Ein beachtlicher Teil der Schilddrüsenexperimente entstand in Auseinandersetzung mit Munks Thesen.[97] Er berichtete 1887 über seine Ablations- und Transplantationsversuche mit Affen, die ihn zu der Ansicht brachten, daß die Schilddrüse kein lebenswichtiges Organ sei. Krankheit und Tod der Versuchstiere (und Patienten) erklärte er nicht durch das Fehlen des Organs, sondern mit anderweitigen Schäden, die mit dem Eingriff gesetzt wurden, vor allem Nervenläsionen. Für die häufig (aber nicht ausnahmslos) beobachteten Gesundheitsstörungen der Labortiere nach der Organentfernung machte er zusätzlich deren Stallaufenthalt, die einseitige Nahrung und erzwungene Inaktivität verantwortlich. Diese Gegenargumente machen deutlich, daß die experimentalphysiologische Argumentation die sorgfältigste Beachtung aller technischen Details erforderte. Schon der kleinste nachweisbare Fehler, z.B. in der Ernährung der Versuchstiere, in der Asepsis oder der Identifizierung anatomischer Strukturen, nahm einem solchen Experiment die Überzeugungskraft.

Die Isolierung mußte darüber hinaus die Schilddrüsenfunktion komplett erfassen: Ein Vorgänger Ferdinand Fuhrs hatte berichtet, daß einige seiner Hunde die Totalentfernung der Drüse überlebten und daraus auf die Unwichtigkeit des Organs geschlossen. Der Hinweis Fuhrs, daß sich beim Hund häufig akzessorisches Schilddrüsegewebe am Aortenbogen findet, und daß dieses Gewebe bei den genannten Versuchen offensichtlich noch im Körper verblieben war, machte diese Argumentation gegenstandslos.[98] Die Frage der Vollständigkeit der experimentellen Organentfernung war ein zentraler Punkt in den Diskussionen um das Organersatzkonzept.

Wollte man den Wegfall der spezifische Organfunktion abgrenzen von einer rein lokal-anatomischen Auswirkung der Organexstirpation auf Nervenbahnen oder Gefäße am Hals, dann konnte man den Ort des Organs verändern, es verpflanzen, und sehen, ob die typischen Symptome auftreten oder nicht. Schiff nahm eine solche Transplantation vor, um seine These einer orts-

96 Munk 1897, ders. 1898. Bornhauser 1951, S. 120-121.

97 Vgl. z.B. Report 1888, S. 64-74, besonders S. 73-74; Horsley, Remarks 1892, S. 215.

98 Fuhr 1889, S.365-366, vgl. auch die Argumentation bei Gley, Sur les effets 1891.

unabhängigen »chemischen Wirkung« (*action chimique*) des Organs nachzuprüfen und verpflanzte die Schilddrüse eines Hundes in die Bauchhöhle eines Artgenossen. Wurde dem Empfängertier nun die eigene Schilddrüse entfernt, so zeigten sich an ihm die Folgen der Entfernung überhaupt nicht oder in geringerer Ausprägung. Die Schilddrüse besaß also offensichtlich eine spezifische Funktion, die sie auch fern von ihrem normalen Sitz ausüben konnte. Die Folgen ihrer Entfernung waren damit nicht auf die Schädigung von Nervenzentren, Gefäßen oder der Trachea zurückzuführen. Diese Faktoren blieben durch die Anwesenheit von Schilddrüsengewebe im Bauchraum ja unbeeinflußt.[99]

Die Fähigkeit, die nach Schilddrüsenentfernung auftretenden (und mit Kretinismus und Myxödem gleichgesetzten) Veränderungen nur durch Wegnehmen und Hinzufügen von Schilddrüsengewebe (später auch Schilddrüsenextrakt) unabhängig von anderen Faktoren zu provozieren und wieder zu beseitigen war ein sehr wirkmächtiges Argument für die Durchsetzung des Organersatzkonzeptes. Dieses Vorgehen, eine Organfunktion zu isolieren, dem lebenden Organismus zu entnehmen und dann wieder hinzuzufügen wurde zu einer wichtigen Methode zur Erforschung der Organfunktionen und ihrer Ausfallserscheinungen überhaupt.[100] Für die Betrachtung der Krankheitsursachen ergibt sich dabei folgendes: Die *Entfernung* des Organs war der Test dafür, daß dessen Abwesenheit für die Krankheitsverursachung *hinreichte*. So schrieb Kocher 1895: »Die seitherigen Erfahrungen und Thierexperimente haben [...] zu genüge erwiesen, dass die Totalentfernung der Schilddrüse die *zureichende Ursache* der Cachexie ist.«[101] Um umgekehrt zu prüfen, ob diese Ursache außerdem *notwendig* war, d.h. daß ohne diese Ursache das Phänomen nicht auftrat, konnte man den Vorgang rückgängig machen und das Organ wieder in den Körper *einfügen*.

Die Organtransplantation war hier eine Methode der experimentellen Physiologie und verband sich mit deren spezifischer Herangehensweise: Für die Experimentalphysiologie war ein Phänomen dann erklärt, wenn man seinen Entstehungsmechanismus aufgedeckt hatte und es künstlich reproduzieren konnte.[102] Es ging also darum, Lebensvorgänge zu beherrschen, es reichte nicht

99 Schiff, Résumé 1884.

100 Vgl. z.B. Drobnick 1889.

101 Kocher 1895, S. 10, Hervorhebungen wie im Original.

102 Fagot-Largeault 1993, S. 111.

aus, sie etwa nur zu beobachten und zu beschreiben. Die Beherrschung war mit dem Herausarbeiten notwendiger Ursachen verbunden: Claude Bernard stellte 1865 in seiner »Einführung in die experimentelle Medizin« den Forschern die Aufgabe, die *notwendigen* Bedingungen bestimmter Lebensphänomene zu identifizieren. Dazu müsse der Untersucher seine Macht über die natürlichen Erscheinungen so weit ausdehnen, daß er sie nach Belieben hervorrufen oder verhindern könne.[103] Im Idealfall führt eine Intervention des Experimentators zu einer bestimmten Reaktion des untersuchten Organismus, für die diese Intervention sowohl hinreichend als auch notwendig ist.

Bei aller Überzeugungskraft konnte man einen Konsens dennoch nicht erzwingen. Auch Beobachtungen unter experimentellen Bedingungen waren immer unterdeterminiert, d.h. sie ließen unterschiedliche Deutungen zu. Wenn z.B. nach einer Thyroidektomie keine oder nur geringe Wirkungen zu sehen waren, nahmen die Befürworter des Organersatzkonzeptes an, daß noch Schilddrüsengewebe zurückgeblieben sein mußte. Munk dagegen wertete dies ganz einfach als einen Hinweis darauf, daß die Organersatztheorie falsch war. Variationen der Versuchsbedingungen und der Ergebnisse – überlebende Tiere nach Thyroidektomie, ohne Thyroidektomie gestorbene Tiere etc. – konnten nicht vollständig vermieden werden und boten immer neuen Anlaß zum Zweifel. Selbst die Transplantationsexperimente überzeugten Munk nicht, da man in manchen Fällen, in denen von dem Zurückgehen der Symptome nach der Einpflanzung berichtet worden war, das transplantierte Organ später nicht mehr auffand. Wie hätte es da wirken können? Entgegen der zunehmenden Einigkeit der meisten Forscher hielt Munk in seinen Veröffentlichungen bis 1898 an seiner ablehnenden Haltung fest.[104]

Ein wichtiger Schritt auf dem Weg zum allgemeinen Konsens war der 1888 publizierte Bericht der englischen Myxödem-Kommission. Nach der Schweiz war England früh zu einem zweiten Zentrum der Schildrüsenforschung geworden. Am 23. November 1883 berichtete der nach London emigrierte deutsche Arzt für Halskrankheiten Felix Semon vor der »Clinical Society of London« über die Beobachtungen Kochers, von denen er auf dem Chirurgenkongreß im April erfahren hatte, und brachte die These vor, daß *Cachexia strumipriva*, Kretinismus und Myxödem auf die gemeinsame Ursache eines

103 Bernard 1865, S. 98-104. Vgl. dazu auch Coleman 1985.

104 Munk 1897, ders. 1898. Bornhauser 1951, S. 120-121.

Mangels an Schilddrüsengewebe zurückzuführen seien.[105] Das große Interesse der Briten führte zur Gründung eines speziellen Kommittees der *Clinical Society* mit dem Ziel der weiteren Erforschung des Myxödems am 3. Dezember 1883.[106]

In dem 1888 publizierten Bericht dieses mit dreizehn hochrangigen Wissenschaftlern besetzten Myxödem-Kommittees finden sich die bis dahin etablierten Fakten sorgfältig gesammelt und in autoritativer Weise evaluiert. Den experimentellen Beitrag zu dieser Aufgabe hatte der Chirurg Victor Horsley übernommen. Horsley, der zeitweise ebenso als Chirurg wie als Experimentalphysiologe tätig war, wollte die Rolle der Schilddrüse im Krankheitsgeschehen des Myxödems, wie er schrieb »vom wissenschaftlichen Standpunkt aus« untersuchen. »Wissenschaftlich« hieß für ihn durch »exakte Experimente«.[107] Seine Ablationsexperimente an Affen bestätigten eindrucksvoll die Bedeutung der Schilddrüse. Die Ergebnisse Horsleys wurden ergänzt durch detaillierte klinische Beobachtungen, pathologisch-anatomische und klinisch-chemische Befunde. Felix Semon unternahm eine weltweite Umfrage unter allen Chirurgen, die Totalentfernungen der Schilddrüse durchgeführt hatten. Es kamen 64 Mitteilungen aus zehn verschiedenen Ländern zur Auswertung. Das Ergebnis war jedoch unbefriedigend: Zu groß waren die Unterschiede in der chirurgischen Technik und der Befunderhebung. So konnte Semon z.B. nie sicher sein, ob bei den Totalentfernungen nicht doch noch Schilddrüsengewebe zurückgeblieben war, ob die Patienten richtig und lange genug beobachtet worden waren usw.[108]

Die zusammengetragenen Fakten erlaubten es jetzt allerdings, die Theorie der endemischen Verursachung von Kropf, Kretinismus und *Cachexia strumipriva* zu den Akten zu legen. Diese traditionelle Auffassung war noch recht verbreitet: Bis in den frühen 1890er Jahre vertraten nicht wenige Chirurgen weiterhin die Ansicht, die Totalexstirpation der Drüse sei völlig unschädlich. Sie beriefen sich speziell auf die geologisch-miasmatische Kropftheorie des Chirurgen Heinrich Bircher aus Aarau in der Schweiz. Als Ergebnis langjähri-

105 Clinical Society of London 1883, S. 1072-1074. Reverdins Berichte wurden in England erst später wahrgenommen, Report 1888, S. 10. Zur Person Semons: Fischer 1929, Bd. 2, S. 1440.

106 Bornhauser 1951, S. 74. Report 1888, S. 7-11.

107 Horsley 1885, S. 111.

108 Report 1888, S. 149.

ger Beschäftigung mit dem Problem hatte Bircher im Jahre 1883 eine umfassende Arbeit über Kropf und Kretinismus publiziert.[109] Darin verband er die traditionelle Auffassung der ortsgebundenen Endemie als Ursache für Kretinismus und Kropf mit den neuen Erkenntnissen der Bakteriologie. Der bakterielle Erreger dieser Krankheiten gedeihe nur unter ganz bestimmten Lebensbedingungen, die er nur im Boden der Endemiegebiete anträfe, mutmaßte Bircher. Ausdrücklich zog Bircher die Parallele zur Entdeckung des Tuberkuloseerregers durch Robert Koch 1882.[110] Das mit der Bakteriologie verbundene Versprechen der Krankheitskontrolle übte eine starke Anziehungskraft aus: Gelegentliche Versuche, den Erreger von Kropf und Kretinimus zu isolieren, reichten noch bis weit ins 20. Jahrhundert hinein.[111] Wenn man davon ausging, daß Kropf und Kretinismus die Folge ein und derselben chronischen Infektion waren, die im ersten Stadium zur Bildung des Kropfes führte, im zweiten die kretinoiden Erscheinungen hervorrief, dann konnte man annehmen, daß die Operierten nur deshalb kretinartig würden, weil sie nach der Operation in den Endemiegegenden weiterlebten. Dies war ja bereits Kocher 1883 entgegengehalten worden. Demnach hatten die Kretinismussymptome nichts mit Schilddrüsenmangel zu tun, die Totalexstirpation konnte weiterhin als Mittel zur Vermeidung von Kropfrezidiven empfohlen werden.[112]

Semon hielt diese These jedoch nach den vielen Berichte über das Auftreten der *Cachexia strumipriva* in allen möglichen Gegenden Europas für unhaltbar.[113] Auch tierexperimentelle Beobachtungen konnten hier als überzeugendes Argument dienen: Professor Horsleys Affen belegten, so Semon, »daß es nicht notwendig ist, in einem Land von Kretins zu leben, um nach der Thyroidektomie myxödematös zu werden.«[114]

Als wichtigstes Resultat kam der Bericht zu dem Schluß, daß die gemeinsame Ursache von Myxödem, sporadischem und endemischen Kretinismus, *Cachexia strumipriva* sowie dem tierexperimentellen Myxödem im Funktionsverlust der Schilddrüse liege. In der Abfolge von Krankheitsursachen konzentrierte man sich jetzt bewußt auf die unmittelbare, »direkte« Ursache. Sie war

109 Fantini 1992. Bornhauser 1951, S. 134-136. Lanz 1894, S. 35.

110 Bircher 1883, S. V-VI.

111 Fantini 1992.

112 Fuhr 1886, S. 400. Bornhauser 1951, S. 119.

113 Report 1888, S. 173. Ähnlich: Fuhr 1886, S. 400.

114 Report 1888, S. 173.

faßbar, während die entfernteren, mittelbaren Ursachen nach wie vor unbekannt blieben. Zudem konnte man sie »konstant« nachweisen, sie stellte also eine *notwendige* Ursache dar.[115]

Was genau zum Organschaden führte, war nun zweitrangig:[116] »Ob die endemische Krankheit der Drüse vor allem durch ungesundes Wasser, Nahrung oder Luft hervorgerufen wird, bleibt noch ein Rätsel, und es ist auch nicht von direktem Interesse für uns,« schrieb Horsley.[117] Für ihn war die Störung der Schilddrüsenfunktion die »wahre«[118] Ursache der Krankheit. Die Aufmerksamkeit richtete sich ganz auf das Organ – *ein* Punkt im Krankheitsgeschehen wurde herausgegriffen und isoliert, sowohl im experimentell-praktischen Vorgehen als auch in der Argumentation. Im Organ trafen alle krankheitsverursachenden Einflüsse zusammen, vom Organ gingen alle Symptome aus: »Kretinismus, das echte Myxödem, die Cachexia strumipriva und die Kachexie nach Thyroidektomie bei Tieren sind ganz einfach die Symptome, die auf dem Verlust der Funktion der Schilddrüse folgen.«[119]

Die Konzentration auf diesen Punkt war in mehrfacher Hinsicht attraktiv: Diese Ursache war nicht nur faßbar und konnte entsprechend der geltenden wissenschaftlichen Normen nachgewiesen werden, sie stellte gleichzeitig einen potentiellen Ansatzpunkt der Krankheitsbeeinflussung dar: Wenn eine notwendige Krankheitsursache beseitigt wird, tritt die entsprechende Krankheit nicht auf.

Die Redefinition von Krankheiten über die »Engstelle« der notwendigen Ursache

Zum Organersatzkonzept der Schilddrüse gehörte eine entsprechende Krankheitsentität, die Schilddrüsenmangelkrankheit. Damit das Thema für die experimentalphysiologische Erforschung zugänglich wurde, benötigte man eine entsprechende künstlich am Tier erzeugte Krankheit, ein »Tiermodell«.[120] Bei der Erstellung solcher Tiermodelle von Krankheiten konvergierten die Me-

115 Report 1888, S. 180-182, 185, 199-202.

116 Report 1888, S. 87.

117 Horsley 1885, S. 212.

118 Horsley 1885, S. 212.

119 Horsley 1885, S. 213. Ähnlich: Report 1888, S. 87.

120 Zum Tiermodell Bynum 1990.

thoden und Zielsetzungen der experimentellen Physiologie zur Erforschung der normalen Lebensphänomene mit denen der »experimentelle Pathologie«, die auf eine Erforschung der Krankheiten zielte. Die Trennlinie zwischen experimenteller Physiologie und Pathologie war unscharf, Krankheit bedeutete nach der physiologischen Betrachtungsweise eines Claude Bernard nichts anderes als die Veränderung normaler Lebensprozesse unter veränderten Umweltbedingungen.[121] Normale Funktion und Krankheit hingen zusammen: Mit den Ablationsversuchen am Tier erforschte man gleichzeitig die Schilddrüsenfunktion und die Konsequenzen ihrer Störung. Der entscheidende Anstoß dafür war von den Krankheitsberichten der klinischen Medizin gekommen. Erst als die Kliniker über ihre *vivisection humaine* ein bestimmtes Krankheitsbild mit der Schilddrüsenentfernung in Verbindung brachten, wußten die Physiologen überhaupt, auf welche Phänomene sie nach der Organentfernung achten mußten.[122] So waren Schiffs Ablationsversuche der 1850er Jahre isoliert geblieben,[123] und die Physiologen hatten, wie von chirurgischer Seite bemerkt wurde, seitdem kaum Interesse an der Erforschung der Schilddrüsenfunktion gezeigt.[124]

Es war jedoch gar nicht einfach, ein wirklich überzeugendes Tiermodell zu entwickeln. Im Gegensatz zu Kochers Berichten über die chronische Kachexie und deren Gleichsetzung mit Kretinismus und Myxödem standen bei den Tierversuchen die tetanischen Symptome so sehr im Vordergrund, daß man die Gültigkeit dieses Modells für die Phänomene am Menschen in Zweifel ziehen konnte.[125] Mit der erhöhten Erregbarkeit der Nerven, mit Krämpfen, die schon auf kleinste Reizungen hin auftraten, boten die betroffenen Versuchstiere geradezu das entgegengesetzte Bild der trägen Myxödem- und Kretinismuspatienten.[126] Reverdin und Kocher sahen vor allem die Ähnlichkeit zwischen den Symptomen nach Thyroideaentfernung und dem Myxödem, Kritiker wie Munk wiesen dagegen auf die Unterschiede zwischen diesen Zuständen hin. Diese Diskrepanz blieb ein Schwachpunkt der Organersatztheorie der Schilddrüse. Sie wurde erst damit beseitigt, daß man nach der Jahrhun-

121 Bynum 1990, S. 400-401. Zur Krankheitsauffassung vgl. Temkin 1981.

122 Allgemein dazu: Borell, Origins 1976, S. 114.

123 Schiff, Bericht 1884, S. 25.

124 Fuhr 1886, S. 396-397.

125 Vgl. Abelous 1893, S. 274.

126 Drobnick 1889, S. 156-157.

dertwende die Nebenschilddrüse anatomisch und physiologisch von der eigentlichen Thyroidea abtrennte.

In diesem Zusammenhang war es wichtig, daß die Ablations-Experimente an Affen schon früher ein wichtiges Argument für die Gleichsetzung von Myxödem und *Cachexia* lieferten. Horsley sah nämlich nach den üblichen tetanischen Frühsymptomen noch ein zweites, chronisch verlaufendes Krankheitsbild: Die nach und nach auftretenden Symptome glichen so sehr dem Myxödem und dem Kretinismus des Menschen, daß Horsley überzeugt war, bei seinen Affen dieselbe Krankheit vor sich zu haben. In einer Tabelle stellte er die Symptome von Kretinismus, Myxödem, Kochers *Cachexia strumipriva* und der Cachexie seiner Affen nebeneinander mit dem Effekt, daß alle Spalten denselben Wortlaut aufwiesen.[127] Horsley präsentierte damit erstmals ein überzeugendes Tiermodell des Myxödems.

Es war, wie erwähnt, ein wichtiges Ergebnis der Arbeit des Myxödem-Komittees, aus mehreren Krankheitsbildern eine neue gemeinsame Krankheitsentität geschaffen zu haben. Die Gleichsetzung dieser Krankheiten wurde damit begründet, daß alle diese Zustände auf den Funktionsverlust der Schilddrüse als notwendige Ursache zurückgingen. Die Unterschiede in der klinischen Symptomatik wurden durch den Effekt jeweils spezifischer Zusatzbedingungen, beispielsweise das Alter des Patienten beim Beginn des Organversagens, erklärt.[128]

Wie Krankheiten umdefiniert wurden, damit sie zum Organersatzkonzept paßten, wird aus in einem 1892 publizierten Aufsatz Theodor Kochers über den Kretinismus deutlich.[129] Für die künstlich erzeugten Fälle von Kretinismus, die *Cachexia*, war die Kausalitätsbeziehung zwischen Symptomatik und Thyroideaentfernung überzeugend belegt.[130] Jetzt ging es darum, dies ebenso für den »spontanen«, also ohne vorherige Operation auftretenden, Kretinismus zu zeigen. Dazu mußte jedoch die Krankheitsentität stimmen: Explizit wies Kocher die von seinen Vorgängern gebildeten Krankheitsentitäten zurück. Diese konnten, so Kocher, das spezifische Krankheitsbild ohnehin nicht erkennen, da sie die Ursache der Krankheit nicht kannten. Basis der Redefinition mußte die notwendige Krankheitsursache sein, die, wie Kocher schrieb,

127 Horsley 1885, S. 212. Siehe auch Report 1888, S. 78-87.

128 Report 1888, S. 199.

129 Kocher 1892. Vgl. Schlich, Changing 1994.

130 Kocher 1892, S. 594, 587. Kocher 1909, S. 336-337.

conditio sine qua non der Entwicklung des echten Kretinimus. In der Literatur – er bezog sich insbesondere auf Rösch und Maffei – ließ er nur diejenigen Fallbeschreibungen als Beispiele von echtem Kretinismus gelten, die in sein Konzept paßten. Die restlichen Fälle ordnete er anderen Krankheitseinheiten zu, z.B. der Taubstummheit oder der Idiotie. Genauso ging er vor, wenn er Krankheitsfälle selbst in Augenschein nahm. In seinem Aufsatz berichtete er über eine Forschungsreise ins Wallis und Berner Oberland, die er 1883 unternommen hatte, um die dort vorkommenden Fälle von Kretinismus zu untersuchen. Er wollte herausfinden, ob der Kretinimus ohne vorherige Thyroideaentfernung mit pathologischen Veränderungen der Drüse einherging.[131] So ließ er sich an den Orten, die er aufsuchte, alle Kretins zeigen. Was er aber zu Gesicht bekam, waren für ihn in der Mehrzahl gar keine Kretins. Von 32 der ihm vorgestellten Kranken akzeptierte er nur sechs als Kretins. Bei den restlichen diganostizierte er andere Leiden. Kochers entscheidendes Kriterium war die Ähnlichkeit des klinischen Bildes mit dem Symptomenkomplex, den er von seinen totalthyroiedektomierten Patienten kannte, der *Cachexia strumipriva.*[132] Nachdem er auf diese Weise nur sechs Fälle zu echten Kretins erklärt hatte, untersuchte er im nächsten Schritt deren Schilddrüse und fand, daß drei davon einen Kropf hatten und zwei weitere nicht die Spur einer Schilddrüse aufwiesen. Für Kocher war dies der Beweis dafür, daß der endemische Kretinismus, wie die *Cachexia strumipriva*, durch einen Mangel an Schilddrüsenfunktion verursacht ist. Es ist offensichtlich, daß Kocher bereits mit der Auswahl seiner Fälle das Ergebnis der Untersuchung vorherbestimmte. Mit der Schilddrüsenveränderung präsentierte Kocher hier tatsächlich die notwendige Ursache des Kretinismus, nur das es sich dabei um einen *neuen* Kretinismus handelte, ein Kretinismus der so definiert war, daß er den Mangel an Schilddrüsenfunktion tatsächlich als notwendige Ursache besaß. Der »echte Kretinismus« war deshalb mit der operativen Kachexie und dem Myxödem identisch, *weil* er ein »threopriver Kretinismus« war, wie der Kocher-Schüler Otto Lanz 1894 schrieb.[133] Der Kretinismus war also nur dann »echt«, wenn er auf Schilddrüsenmangel beruhte.

131 Siehe Kocher 1892, S. 596-601.

132 Ganz ähnlich überzeugten sich William Gull und Theodor Kocher 1884 durch den Austausch von Fotografien betroffener Patienten von der Gleichartigkeit von Myxödem und *Cachexia strumipriva.* Clinical Society of London 1883, S. 1072-1074.

133 Lanz 1894, S. 30.

In der Diagnose gab sich Kocher viel sicherer als seine Vorgänger. »Wir sind gegenwärtig so weit«, schrieb er, »sofort einen Cretin von jedem anderweitig Kranken, Taubstummen, Blödsinnigen, überhaupt von anderen Idioten so zu unterscheiden, dass jeder Student der Medicin mit Sicherheit die Diagnose stellt.«[134] Dabei muß man sich daran erinnern, daß die von Kocher genannten Ausschlußdiagnosen von seinen Vorgängern nicht etwa versehentlich dem Kretinismus zugeteilt wurden, sondern im Sinne der damaligen Auffassung von der Krankheit – und im Sinne übrigens auch der Bevölkerung der Endemiegebiete, die solche Fälle Kocher ja als Kretins zeigte – tatsächlich dem Kretinismus zugehörten. Diese neuerworbene Sicherheit gründete Kocher auf die Kenntnis der notwendigen Ursache: »Wir wissen jetzt, dass die krankhafte Störung ein bestimmtes Organ betrifft, dass die Erkrankung desselben und nur dieses Organs die Conditio sine qua non der Entwicklung des echten Cretinismus ist. Wir können diese Behauptung auch so formulieren, *dass wir gegenwärtig die Ursache des Cretinismus kennen*, soweit von einer Ursache gesprochen werden kann, wenn man die pathologisch-anatomische Grundlage eines Uebels nachzuweisen vermag.«[135] Im Zentrum des Interesse stand die direkte, innerhalb des Körpers gelegene Krankheitsursache. Als notwendige Ursache war sie eine Engstelle im Krankheitsgeschehen. Wie Kocher selbst feststellte, stand die Konzentration auf eine einzige, notwendige Ursache im Gegensatz zur Akkumulation von Teilursachen vor 1883: »Statt dass also eine grosse Zahl von zusammenwirkenden Ursachen sich vereinigten, deren Wirksamkeit man sogar als auf grosse Zeitabschnitte fortdauernd gedacht hatte, um eine so erschreckende Verkümmerung menschlicher Wesen herbeizuführen, zeigte sich, das der Ausfall einer ganz kleinen, bislang für bedeutungslos gehaltenen Drüse binnen wenigen Jahren, ja Monaten das Bild des Cretinismus zu Wege zu bringen vermochte.«[136]

Im Gegensatz zu Rösch und Maffei, deren Programm in der Aufstellung von Krankheitsentitäten von den Symptomen aus bestand, um anschließend deren Ursachen zu ergründen, war es Kochers erklärtes Ziel, von der Ursache der Krankheit ausgehend die Symptome der Krankheitseinheit zu beschreiben. Genausowenig wie Rösch und Maffei in ihrem Vorgehen diesem Programm folgten, hielt sich Kocher im praktischen Vorgehen an seine Argumen-

---

134 Kocher 1892, S. 566.

135 Kocher 1892, S. 570-571. Hervorhebungen wie im Original.

136 Kocher 1892, S. 594.

tationsweise: Er benutzte nämlich die Symptome, die seine »künstlichen« Kretins aufwiesen, um zu entscheiden, bei welchen der Fälle »spontanen« Kretinismus' es sich um »echte« Kretins handelte.

Kocher fand nicht etwa eine von der Natur gegebene Krankheit vor, er selbst konstruierte die Krankheit entsprechend seiner Konzeption. Die jetzt im Mittelpunkt stehende notwendige Krankheitsursache Organversagen konnte nicht dem alten, endemisch definierten Kretinismus zugeteilt werden.[137] Die Zuschreibung der neuen Kausalbeziehung setzte die gleichzeitige Restrukturierung der betreffenden Krankheitsentitäten voraus. Gleichzeitig konnte man sich bei den auf dem Boden einer notwendigen Ursache aufgebauten Krankheitsentitäten sicher sein, daß sie diese Ursache tatsächlich besaßen.

Wie beschrieben, schloß der neue Kretinismus viele der bis dahin als Kretins klassifizierten Individuen aus. Auf der anderen Seite enthielt die neue Krankheit »Schilddrüsenminderfunktion« zahlreiche zusätzliche Fälle. Um sie zu identifizieren, waren neue Kriterien notwendig. Die Bekanntmachung dieser Erkennungsmerkmale unter den Fachkollegen wurde von Kocher so wichtig genommen, daß er seine Nobelpreisansprache im Jahre 1909 diesem Thema widmete.[138] Seine Kriterien zur Diagnose der Schilddrüsenfunktionsstörung geringen Ausmaßes bezog Kocher aus den Symptomen von *Cachexia strumipriva*, Myxödem und Cretinismus. Die Gleichsetzung dieser drei Krankheiten bildete ja die Basis der neuen Krankheitseinheit Schilddrüsenunterfunktion. Je nach Größe des Organausfalls ergab sich »eine ganze Stufenleiter leichter bis zu ganz schweren Störungen«.[139] Daß nicht alle Fälle von Schilddrüsenmangel gleich aussahen, erklärte Kocher, wie schon das Myxödem-Kommittee vor ihm, mit dem unterschiedlichen Ausmaß oder dem unterschiedlichen Zeitpunkt der Organschädigung.[140] Bezeichnenderweise konnte die Diagnose im Zweifelsfall mittels eines Therapieversuches mit Schilddrüsenzubereitung *ex juvantibus* gestellt werden: Wenn die Schilddrüsengabe dem Patienten half, so lautete die Diagnose Schilddrüsenminderfunktion.[141] Die Krankheitsentität wurde hier sozusagen »rückwärts« von der Therapie her auf-

---

137 Für diesen Zusammenhang zwischen ätiologischer Charakterisierung und notwendiger Ursache von Krankheiten siehe ebenso Carter, Ignaz Semmelweis 1985, S. 33-34.

138 Kocher 1909, S. 335-358. Siehe auch Kocher 1906, S. 61, 74-81.

139 Kocher 1906, S. 97.

140 Kocher 1892, S. 607.

141 Kocher 1909, S. 346.

gebaut,[142] die nur dann zuverlässig funktionierte, wenn die Krankheitsentität in entsprechender Weise gebildet worden war.[143]

Kochers Aufsatz ist ein Beleg für den zunehmenden Konsens innerhalb der Medizin. Die neue Theorie war 1892 offensichtlich soweit stabilisiert und akzeptiert, daß er auf dieser Basis eine neue Vorgehensweise zur Verhinderung des Kretinismus vorschlagen konnte. Die Machtlosigkeit seiner Vorgänger hinsichtlich der Kretinismusverhütung erklärte er damit, »dass man bei einer solchen Summe zusammenwirkender Ursachen nicht daran denken konnte, den Cretinismus durch prophylaktische Maassregeln in absehbarer Zeit zu verdrängen.«[144] Da ein zentrales Argumentationsmuster fehlte, hatten die früheren Versuche der Kretinismusbekämpfung ein aufwendiges Engagement an allen Fronten gleichzeitig erfordert, ohne daß der Erfolg garantiert war. Als bekanntestes Beispiel für die Machtlosigkeit der alten Herangehensweise nannte Kocher das, wie er schrieb, »Fiasco« der Guggenbühlschen Heilanstalt.[145] In seinem Aufsatz wollte Kocher jetzt »zeigen, auf was es ankommt«, um den Kretinismus mit vorhersehbarem Erfolg zu bekämpfen.[146]

Schlüsselfaktor im Krankheitsgeschehen war also die unmittelbare Krankheitsursache, das Organversagen. Das bedeutet allerdings nicht, daß Kocher keine weiteren Ursachen des Kretinismus bekannt waren. Einem Organversagen konnten alle möglichen Schädigungen der Schilddrüse zugrunde liegen. So hielt Kocher es für möglich, daß eine noch unbekannte Substanz oder ein »organischer Erreger« indirekt über eine Schädigung der Schilddrüse den Kretinismus verursachte. Dadurch würde auch plausibel, warum Kropf und Kretinismus in denselben Gebieten vorkamen: Die Einwirkungen derselben Schädlichkeiten resultierten einerseits im Kropfwachstum als einer möglichen Art der Schilddrüsenschädigung oder, andererseits, im Kretinismus. Immer jedoch schließe die Krankheitsentstehung eine Schilddrüsenschädigung ein, niemals würde der Kretinismus auf direktem Wege hervorgerufen, betonte Kocher.[147]

142 Beim Schilddrüsenmangel kam es immer wieder vor, daß der Behandlungserfolg »rückwärts« als Zeichen für das Vorliegen der Krankheit gelesen wurde, vgl. Kraus 1906, S. 58 für den Kretinismus und Kocher 1906, S. 74.

143 Kocher 1909, S. 335.

144 Kocher 1892, S. 574.

145 Kocher 1892, S. 558. Zum Mißerfolg der Heilanstalt Guggenbühls vgl. die Ausführungen weiter oben.

146 Kocher 1892, S. 560.

147 Kocher 1892, S. 578-579, 595.

Die Bekämpfung des Kretinismus kam damit der Bekämpfung des Schilddrüsenmangels gleich. Angesichts des Wissens um die entscheidende Engstelle im Krankheitsgeschehen zeigte sich Kocher optimistisch hinsichtlich der Möglichkeit, den Kretinismus in Zukunft unter Kontrolle zu bekommen: »Menschenfreunden und Regierungen der betreffenden Länder« eröffne sich »ein ungeahntes Feld von Erfolgen.«[148] Voraussetzung dafür sei lediglich das Umsetzen der wissenschaftlichen Erkenntnisse in die Praxis.

Wo immer in einer Ursachenkette die notwendige Ursache auch liegen mochte, sie bildete eine unumgehbare Engstelle in der Krankheitsentstehung, einen »obligatorischen Passagepunkt«.[149] Von dieser Stelle aus konnte man die Krankheit kontrollieren. Hier lohnte es sich, die Kräfte zu konzentrieren. Mit der Beherrschung seiner notwendigen Ursache konnte man sich sicher sein, ein Phänomen verhindern oder beseitigen zu können.[150] Beides, die neue Sicherheit in der Behandlung ebenso wie die Konstruiertheit der neuen Krankheitseinheit gemäß des obligatorischen Passagepunktes wird in einer Aussage Kochers von 1906 deutlich, in der er betonte, daß »die richtige ätiologische Therapie mit einer Sicherheit Resultate gibt, welche durch keine andere Therapie auch nur entfernt so rasch und vollständig zu erreichen sind.« Um aber die richtige Diagnose zu treffen, müsse man sich an das Symptomenbild halten, das er 1883 in seinem Vortrag über die Folgen der Thyroideaentfernung geschildert habe.[151]

Sowohl der Bericht der Myxödem-Kommission 1888 als auch Kochers Aufsatz von 1892 kann man als Etappen auf dem Weg der allgemeinen Anerkennung des Organersatzkonzeptes bei der Schilddrüse betrachten. In den 1890er Jahren dominierte dieses Konzept bereits die Wissenschaft, es war aber noch nicht ganz unumstritten. 1890 nannte Horsley zwei,[152] 1892 sechs Skeptiker, bewertete sie aber als Ausnahmefälle. Ansonsten würde angesichts der Forschungsergebnisse keiner mehr ernsthaft die organzentrierte Auffassung bezweifeln.[153] Während aus dem Bericht des Myxödem-Kommittees 1888 hervorgeht, daß fünf Jahre nach Kochers Warnung die Totalexstirpation der

148 Kocher 1892, S. 610.

149 Vgl. Latour 1987, S. 150-153, 243-247. Latour 1988, S. 43-49.

150 Vgl. Carter, The Development 1991, S. 543-544. Fagot-Largeault 1993, S. 111.

151 Kocher 1906, S. 81.

152 Munk und Drobnick, siehe Horsley, Note 1890, S. 287.

153 Horsley, Remarks 1892, S. 215.

Schilddrüse vielerorts noch praktiziert wurde, belegte Horsley 1892 den Konsens der Fachwelt mit der Feststellung, daß die Operation (mit Ausnahme der Fälle von malignen Erkrankungen) jetzt von keinem Chirurgen mehr durchgeführt werde.[154] 1891 meinte der französische Physiologe Eugène Gley, angesichts der Fülle experimenteller Gegenbeweise erübrige sich eine ernsthafte Widerlegung von Munks neuronaler These.[155] 1894 glaubte Kochers Schüler Otto Lanz auch »bei dem Ungläubigsten den letzten Zweifel hinweggeräumt.«[156]

In den 1890er Jahren zeichnete sich damit immer klarer ein Konsens der Mehrheit von Wissenschaftlern und Ärzten hinsichtlich der spezifischen Funktion der Schilddrüse ab. Bis etwa zur Jahrhundertwende gab es jedoch noch widersprüchliche Forschungsergebnisse, und immer wieder erschienen skeptische oder ablehnende Kommentare. Munks letzte kritische Publikation stammt aus dem Jahr 1898,[157] stieß aber auf allgemeine Ablehnung, da sie, wie es im selben Jahr hieß, »allen Arbeiten der letzten Jahre« widersprach und sich mit den klinischen Erfahrungen ebenfalls nicht in Einklang bringen ließ.[158]

Die Beobachtung, daß die Folgen der Organentfernung nach einer Transplantation zurückgingen, wurde allgemein als ein besonders überzeugendes Argument für die Organersatztheorie angesehen.[159] Zahlreiche Forscher in Italien, Deutschland, Österreich und der Schweiz führten Transplantationsexperimente durch.[160] Viele davon nahmen sich Anton von Eiselsberg, einen Mitarbeiter des berühmten Wiener Chirurgen Theodor Billroth, zum Vorbild. Seit 1890 hatte von Eiselsberg bei Katzen Schilddrüsen in das Peritoneum oder die Bauchdecke desselben Tieres verpflanzt, also im Unterschied zu seinen Vorgänger *Auto*transplantationen vorgenommen. Dies bewahrte die Tiere solange vor den Folgen der Schilddrüsenentfernung bis das Transplantat ebenfalls entfernt wurde. Die histologische Untersuchung des transplantierten Gewebes ergab, daß es am neuen Ort normal weitergewachsen war.[161] Verschwin-

154 Horsley, Remarks 1892, S. 266.

155 Gley, Sur les effets 1891.

156 Lanz 1894, S. 29.

157 Munk 1898.

158 Enderlen 1898, S. 497.

159 Vgl. z.B. Horsley, Remarks 1892, S. 268.

160 Vgl. Enderlen 1898, S. 489-497. Ausführlicher Überblick: Sigfrid Knauer 1919, S. 24-43.

161 Von Eiselsberg 1892.

den und Wiedererscheinen der *Cachexia* konnten also mit dem Zustand des Transplantats korreliert werden. Die Versuche von Eiselbergs galten darüberhinaus als der erste »stricte Nachweis der Möglichkeit einer functionsfähigen Einheilung«[162] verpflanzten Schilddrüsengewebes, sie waren ein wichtiger Schritt für die Ausbreitung der Transplantation als potentieller Therapiemethode[163] und wurden im nachhinein als ein Wendepunkt für die Bewertung der Schilddrüsentransplantation gesehen.[164]

Fast alle Forscher gingen nun bei ihren Transplantationsversuchen davon aus, daß die innersekretorische Funktion der Schilddrüse nachgewiesen sei und konzentrierten sich darauf, die Bedingungen für eine erfolgreiche und dauerhafte Transplantation des Organs zu erforschen. Einige Untersucher[165] hatten es gezielt auf eine histologisch-pathologische Untersuchung der Transplantate abgesehen. Alexis Carrel berichtete 1905 mit C.C. Guthrie über die Entfernung und Replantation der Thyroidea beim Hund. Dabei schloß er die Arterien an die Venen an, so daß sich der Blutfluß durch das Organ umkehrte.[166] Auch eine Reihe anderer Chirurgen bezog nun die Schilddrüse in die Versuche zur Organtransplantation mit Gefäßnaht ein.[167] Hinsichtlich ihrer Zielsetzung dienten die Tierexperimente jetzt ganz offensichlich nicht mehr der Erforschung des Organkonzeptes, sondern der Erkundung und Vorbereitung therapeutischer Organtransplantationen am Menschen.[168]

Nach der Jahrhundertwende findet man dann keine Diskussionen mehr darüber, ob eine Organinsuffizienz der Schilddrüse für bestimmte Krankheitserscheinungen verantwortlich zu machen ist. Daran, so Kocher 1906, zweifele zur Stunde »kein unbefangener Forscher« mehr.[169] Lediglich der Mechanismus der Schilddrüsenwirkung war noch eine ganze Zeit lang Gegenstand von Auseinandersetzungen.[170] Solange man die Nebenschilddrüsen nicht von der

---

162 Payr 1906, S. 504.

163 Horsley, Remarks 1892, S. 269. Zur Bewertung siehe Sigfrid Knauer 1919, S. 26.

164 Garrè 1907, S. 212.

165 Sultan 1898. Enderlen 1898.

166 Carrel/Guthrie, Extirpation 1905, S. 413-414. Carrel 1912, S. 18-19.

167 Borst/Enderlen 1909, S. 114-135. Enderlen/Borst 1910, S. 1867.

168 Woodruff 1960, S. 483-486. Überblick über Tierexperimente mit der Schilddrüsentransplantation: ebd., 483-487.

169 Kocher 1906, S. 61.

170 Siehe z.B. Blum 1906, der die innersekretorische Auffassung zugunsten einer Intoxikationstheorie zurückweist. Vgl. die Übersicht von Kraus 1906.

Thyroidea differenzierte, gaben vor allem die tetanischen Erscheinungen nach der Organentfernung Anlaß, an eine Vergiftung durch normalerweise von der Drüse unschädlich gemachte Stoffwechselprodukte zu denken. Nach und nach setzte sich die Ansicht durch, daß die Schilddrüse den Stoffwechsel beeinflusse und beim Kind eine wichtige Funktion hinsichtlich Wachstum und genereller Entwicklung ausübe. Für die Geschichte der Organtransplantation ist dies von untergeordneter Bedeutung. Kocher wies 1906 darauf hin, daß die günstigen Resultate der Transplantation durchaus mit unterschiedlichen Theorien über den Mechanismus der Schilddrüsenfunktion vereinbar seien.[171] Organtransplantationen wurden durchgeführt, sobald das Organ als entscheidender Punkt im Krankheitsgeschehen galt, unabhängig davon, was im einzelnen an diesem Punkt geschah.

Organotherapie und Organersatz

Die Vorstellung über Art und Weise der Schilddrüsenfunktion wurde in den 1880er bis 90er Jahren präzisiert, indem man der Drüse die Sekretion einer physiologisch wirksamen Substanz in die Blutbahn, eine »innere Sekretion« zuschrieb. Das Organersatzkonzept und die Lehre von der inneren Sekretion entwickelten sich bis etwa 1900 gemeinsam. Organersatz bedeutete anfangs generell meist den Ersatz einer inneren Sekretion, Organtransplantationen wurden zunächst mit innersekretorischen Drüsen vorgenommen. Erst zu Beginn des 20. Jahrhunderts entwickelten sich die entstehende Endokrinologie und die Organtransplantation auseinander.

Mit dem Konzept der inneren Sekretion floß ein weiterer machtvoller Argumentationsstrang in die Entstehung des Organersatzkonzeptes ein. Als Schiff 1884 vermutete, daß die Schilddrüse eine Substanz ins Blut abgebe und damit an der Ernährung des Zentralnervensystems beteiligt sei,[172] griff er auf die bereits existierende Vorstellung einer inneren Sekretion zurück. Die These, daß bestimmte Drüsen eine solche »innere Sekretion« besitzen, stammte vom Physiologen Claude Bernard. Er hatte den Begriff 1853 erstmals verwendet, um das von ihm gezeigte Phänomen der Glukoseausschüttung der Leber in den Kreislauf von der Gallesekretion desselben Organs in den Darm – der

171 Kocher 1906, S. 63. Siehe auch Kraus 1906, S. 28.

172 Schiff, Résumé 1884. Schiff, Bericht 1884, S. 34.

äußeren Sekretion – zu unterscheiden. Seit 1859 weitete Bernard diese Theorie auf weitere Organe wie Milz, Thyroidea und Nebennieren aus. Moritz Schiff selbst hatte Bernards Arbeiten zur Glukosesekretion der Leber weitergeführt und zusätzlich mit der Entfernung potentieller innersekretorischer Organe wie Thyroidea und Nebenniere experimentiert,[173] war also mit dem Konzept so eng vertraut, daß es für ihn nahe lag, es jetzt auf die neuen Beobachtungen an der Schilddrüse zu übertragen.

Seit Beginn der 1890er Jahre stellte die Untersuchung innerer Sekretionen einen beliebten Gegenstand der Forschung dar. Ein Grund dafür waren die Erfolge der Schilddrüsenforschung. Aber es gab noch eine weitere Entwicklung, die die Aufmerksamkeit der Wissenschaftler auf die innere Sekretion lenkte: Zeitlich parallel zur Konsensbildung hinsichtlich der Schilddrüsenfunktion wurde die sogenannte »Organotherapie« populär.[174] Organotherapie und Organersatzkonzept konvergierten und stärkten sich gegenseitig. So verdankte die Organotherapie ihre Glaubwürdigkeit teilweise den Ergebnissen der Schilddrüsenforschung, umgekehrt wurde das Interesse der Wissenschaft am Organersatz durch die Organotherapie verstärkt. Diese Therapie verband sich mit dem Namen des weltweit bekannten und renommierten französischen Physiologen und Neurologen Charles-Éduard Brown-Séquard. Brown-Séquard nahm an, daß die körperliche und geistige Schwäche alter Männer zum Teil auf das Konto einer verminderten Hodenfunktion ging. Die Theorie, daß dem Organ Hoden eine vitalisierende Wirkung zukomme, stützte sich auf allgemein verbreitete Vorstellungen über die männliche Sexualität, insbesondere auf die Annahme, daß der Verlust von Sperma zu einer intellektuellen und körperlichen Schwächung führte. Dazu kamen die eindrucksvollen Folgen von Kastrationen bei Tier und Mensch. Bereits 1869 hatte Brown-Séquard erstmals vorgeschlagen, alten Männern Spermaflüssigkeit intravenös zu verabreichen, um sie in Hinsicht auf intellektuelle und körperliche Leistungsfähigkeit zur verjüngen. Interessant für die Erfindung der Organtransplantation ist die Tatsache, daß er im Jahre 1875 versuchte, ganze Meerschweinchen oder Teile davon auf alte Hunde zu transplantieren, wobei lediglich eine dieser Transplantationen erfolgreich gewesen sein soll.[175] Ähnlich wie bei Bertholds Hodenverpflanzungen am Hühnchen wurde hier die Methode der Transplan-

173 Schiff 1859.

174 Borell, Origins 1976; dies., Brown-Séquard 1976; dies. Organotherapy 1976; dies. 1978.

175 Borell, Origins 1978, S. 7.

tation in einem die spätere Entwicklung durchaus vorwegnehmenden Art und Weise angewandt, ohne daß daraus die Organtransplantation hervorging. 1889 führte Brown-Séquard dann zunächst Experimente mit Injektionen von Hodenflüssigkeit am Kaninchen durch. Schließlich ging er zum Selbstversuch mit Hodenextrakten über und berichtete über erstaunliche Verjüngungseffekte. Am 1. Juni 1889 trat er in der *Société de Biologie* in Paris vor die Öffentlichkeit. Seine Berichte riefen sowohl in der Fachwelt als auch bei vielen Laien lebhaftes Interesse hervor. Ärzte und Wissenschaftler, ebenso wie Wunderdoktoren, versuchten es Brown-Séquard gleichzutun. Umfangreiche klinische Versuche wurden eingeleitet. Brown-Séquard verschickte kostenlos Extrakt aus seinem Labor, wenn die Empfänger im Austausch dafür über ihre Erfahrungen damit berichteten. Ende 1889 erprobten weltweit 12.000 Ärzte den Extrakt. Innerhalb kürzester Zeit war Hodenflüssigkeit als Mittel gegen alle möglichen Krankheiten im Gebrauch.[176]

Wie Schiff bei seiner These zur Schilddrüsenfunktion knüpfte auch Brown-Séquard an Claude Bernards Konzept der »inneren Sekretion« an. Zunächst übertrug er es auf den Hoden. In der Folge aber schrieb er allen Organen und Geweben des Körpers eine innere Sekretion zu. Im April 1891 probierten Brown-Séquard und sein Mitarbeiter d'Arsonval Extrakte vom Pankreas beim Diabetes, von der Milz beim Wechselfieber, von Milz und Knochenmark kombiniert bei Anämie, aus der Nebennierenrinde bei Morbus Addison, Thyroideaextrakt bei *Cachexia strumipriva* und Muskelextrakt bei Muskelschwäche. 1893 publizierte Brown-Séquard eine Auswertung der gesammelten Therapieergebnisse. Die Basis bildeten 1.200 klinische Berichte über die Behandlung mit dem Extrakt aus seinem Labor. Besonders erfolgreich war demnach die Behandlung neurologischer Leiden. Insgesamt schien aber eine Vielfalt von Zuständen auf die Therapie anzusprechen: Lungentuberkulose, Krebs, Paralysis agitans, Diabetes, Anämie, Asthenie, Arteriosklerose, Herzsklerose, Albuminurie, verschiedene Arten von Lähmung, Neuritis, Gangrän, Morbus Addison, exophthalmischer Kropf, fibröse Geschwulste, Altersschwäche und Influenza ebenso wie Hysterie, Chorea, Neuralgie, Migräne, bestimmte Formen von Rheumatismus, Gicht und Malaria. Die Therapie der Neurasthenie war in 50-60 Prozent der Fälle erfolgreich – eine Wirkung, die Brown-Séquard auf eine Stärkung des Nervensystems und die Unterstützung der Zellneubildung zurückführte.[177]

---

176 Borell, Origins 1978, S. 18-23.

177 Borell, Origins 1978, S. 20.

Die Rezeption der Organotherapie war jedoch nicht einheitlich positiv. Für viele wissenschaftlich orientierte Ärzte roch diese Methode nach Scharlatanerie, man »erwartet füglich«, so der Kocher-Schüler und Chirurgieprofessor in Amsterdam Otto Lanz im Jahre 1895, »einen solchen Vorschlag eher in dem Thierbuche des Quacksalbers zu finden«, als in der modernen Medizin.[178] Brown-Séquards Organotherapie unterschied sich in entscheidenden Punkten vom Organersatzkonzept und wich damit von den damaligen wissenschaftlichen Idealen der Medizin ab: Sie zielte nicht auf eine Engstelle im Krankheitsheitsgeschehen, sondern versprach eine unspezifische, allgemein stärkende Wirkung im Sinne einer Verjüngung. Häufig wurden damit Krankheiten behandelt, die selbst nicht scharf definiert waren, schon gar nicht gemäß einer notwendigen Ursache. Dies machte schließlich auch eine Evaluierung, die dem wissenschaftlichen Standard entsprochen hätte, unmöglich. Um die Jahrhundertwende sah man daher weder die klinischen Daten noch die experimentellen Ergebnisse als ausreichend an, um eine Wirksamkeit der Organotherapie zu belegen.

Die Theorie der inneren Sekretion blieb jedoch erhalten. Zwei Entwicklungen verliehen dem Konzept zusätzliche Glaubwürdigkeit und Attraktivität und lenkten es gleichzeitig in eine neue Richtung: Dies war zum einen die erfolgreiche Therapie von Kranken mit Schilddrüsenextrakt, über die George Murray 1891 berichtete. Hier wurde eine mittels Organentfernung wohldefinierte Krankheit mit Erfolg behandelt. Dazu kam 1894 die Messung eines vasopressorischen Effekts von Nebennierenextrakt durch George Oliver und Edward Schäfer in London.[179] Die Nebennierenstudien entsprachen den Kriterien einer exakten experimentellen und messenden Wissenschaft und trugen so dazu bei, die Labors der Physiologen für dieses Forschungsthema zu öffnen. Damit begannen die Ärzte und Laborwissenschaftler, die spezifischen Effekte von Organextrakten mit anerkannten physiologischen Methoden zu messen. Auf der dadurch geschaffenen physiologischen Basis konnten sich auch die an der Laborwissenschaft orientierten Ärzte der Organtherapie bedienen, ohne mit Quacksalbern und Scharlatanen in einen Topf geworfen zu werden.[180]

---

178 Lanz 1895, S. 48. Zu Lanz: Fischer 1929, Bd. 2, S. 865-866. Die französischen Mediziner waren zuerst interessiert, dann folgten die Amerikaner und mit Verzögerung die Briten. Die deutschsprachigen Physiologen und Kliniker zeichneten sich durch besondere Skepsis aus. Tattersall 1995, S. 295-296.

179 Mehr dazu in Kap. 2.4.

180 Borell, Origins 1978, S. 58-99.

Die Methoden zur Untersuchung der inneren Sekretion wurden nun durch die Verabreichung von Extrakten ergänzt, deren Effekte leichter abzugrenzen und besser zu kontrollieren waren, als die Folgen einer Drüsentransplantation. Die Transplantation bildete nur noch eine Vorstufe der Extraktgabe. Die Erforschung der inneren Sekretion eines Organs erfolgte in drei Schritten: zuerst die Organexstirpation mit Beobachtung der Ausfallerscheinungen, dann die Transplantation, die von einem Rückgang der Erscheinungen gefolgt sein sollte, und schließlich die Messung eines spezifischen physiologischen Effekts nach Verabreichung von Organextrakt.[181]

Das Prinzip der inneren Sekretion war ein wichtiger Schrittmacher für die Entwicklung des Organersatzkonzeptes. Dieses Konzept erlaubte es, die Beobachtungen aus innerer Medizin, Chirurgie, Experimentalphysiologie und Chemie zusammenzuführen und logisch miteinander zu verbinden. Die Forscher entwickelten Fragestellungen, die sie mit Hilfe der zunehmend standardisierten physiologischen Techniken beantworten konnten. Innere Sekrete wurden nachgewiesen, isoliert und mit exakten physiologischen Methoden auf ihre Wirkung erprobt. Die Erforschung der inneren Sekretion und das Organersatzkonzept blieben zunächst eng miteinander verbunden. So widerlegte die nachweisbare Wirkung von Thyroideaextrakt beim Myxödem die These, daß die Schilddrüse einen giftigen Stoff aus dem Körper entferne, der sich beim Ausfall des Organs ansammele. Die Wirkung von Schilddrüsenextrakt auf das Gefäßsystem war sogar tierexperimentell meßbar.[182] Organextrakte ergänzten nun das Werkzeugarsenal der Experimentalphysiologen und traten bei der Erforschung der Körperfunktionen neben Skalpell und Schere, elektrische, thermale und mechanische Reizung.[183]

Entlang dieser Entwicklungslinie ging aus der Lehre von der inneren Sekretion schließlich die Endokrinologie hervor. Die Organotherapie basierte noch auf der Vorstellung, daß die Organe und Gewebe bestimmte Substanzen in den Körper abgeben, um damit ein für sie günstiges *Milieu interieur* zu erzeugen. Die Endokrinologie ging dagegen davon aus, daß diese Substanzen der Integration verschiedener Körperanteile dienten, sie also eine dem Nervensystem analoge Kommunikationsfunktion ausübten. Aus dem inneren Sekret wurde das *Hormon* als ein spezifisch wirksamer Botenstoff des Körpers.

---

181 Borell, Origins 1978, S. 105.

182 Borell, Origins 1976, S. 90-92.

183 Borell 1985, S. 5.

Eine ganze Reihe von Funktionen, die zunächst dem Nervensystem als Steuerungsinstanz zugeschrieben worden waren, erklärte man später endokrinologisch.[184] Daneben existierte die Organotherapie als solche weiter. Seit der 1890 Jahren entwickelte die pharmazeutische Industrie zahlreiche Präparate aus tierischen Organen, zum Teil als Flüssigkeit, später vor allem in Tablettenform. Dieser Geschäftszweig war ein großer öknomischer Erfolg. Es gab kaum ein Gewebe, das nicht im Sortiment der Organpräparate vorhanden war, kaum eine Leiden, das nicht damit behandelt wurde.[185]

Die Macht des Labors für die Klinik: Die Schilddrüsenersatztherapie

Das organzentrierte Krankheitskonzept wies einen neuen Weg der Therapie: Die Macht des Laborwissenschaftlers, das Phämonen der *Cachexia* nicht nur nach Belieben hervorzurufen, sondern ebenso verschwinden zu lassen, sollte – ganz dem Bernardschen Paradigma der experimentellen Medizin folgend – auf den Arzt übertragen werden. Kocher sprach von »physiologischen Heilmitteln«, die »mit der Verläßlichkeit eines physiologischen Experimentes« zu »wirklicher Heilung« führten.[186]

Als Therapiemethode hatte Theodor Kocher die Thyroideatransplantation bereits 1883 erstmals ausprobiert.[187] Bei einem der durch die Totalexzision der Struma kachektisch gewordenen Patienten nahm er »eine ganze Serie von Transplantationen, sowohl in die Bauchhöhle als auch unter die Haut und selbst in die großen Gefässe hinein« vor und beobachtete mehrfach einen »sehr raschen Erfolg«. Da aber die eingepflanzte Schilddrüse durch Resorption zugrundeging und sich die eingetretene Besserung des Zustandes sehr schnell wieder verlor, gab Kocher die Behandlungsmethode auf.[188] Er war ganz im traditionell reparativen Sinne auf eine lokale Einheilung des Transplantats aus, so daß ihm das Ergebnis als glatter Mißerfolg erschien.[189]

---

184 Young 1970, S. 127-128, 131-136.

185 Tattersall 1995, S. 301-302.

186 Kocher 1909, S. 334-335, 346.

187 Die Datierung bei Woodruff 1960, S. 487, auf 1878 ist ein Fehler, der darauf beruht, daß Albert Kocher 1923, S. 569, fälschlicherweise angibt, sein Vater Theodor Kocher habe vor 45 Jahren die ersten Schilddrüsentransplantationen durchgeführt.

188 Kocher 1895, S. 9.

189 Tröhler 1984, S. 132, 136.

Ein anderer nahm den Faden sechs Jahre später wieder auf: Heinrich Bircher in Aarau verpflanzte am 16. Januar 1889 ein frisches, eben reseziertes Stück einer strumösen Schilddrüse in die Bauchhöhle einer an schwerer *Cachexia strumipriva* und epileptiformen Krämpfen leidenden Patientin.[190] Kropf und Kretinismus hielt Bircher, wie erwähnt, für bakteriell bedingt und wollte diese Leiden ganz traditionell durch Ortswechsel behandelt wissen. Davon unterschied er jedoch streng *Cachexia strumipriva* und Myxödem, denen er den »Wegfall der Schilddrüse« als notwendige Ursache zuordnete.[191] Wie Kocher zog Bircher die Parallele zur Experimentalphysiologie: Der Krankheitsfall »steht«, so schrieb er, »dem physiologischen Experiment vollständig gleich«.[192] Man konnte folglich am Menschen genauso vorgehen wie Moritz Schiff am Hund und die Kachexie heilen, indem »die Funktion dieses Organs wieder hergestellt wird. Das einzige bisher gelungene Mittel hierzu ist die Implantation in die Bauchhöhle.«[193]

Als Transplantat verwandte Bircher Gewebe vom Kropf einer jungen Frau. Bereits vier Wochen nach der Überpflanzung waren die Schwellungen der Kachexiepatientin weitgehend verschwunden, die Intelligenz hatte sich gebessert. Da sich aber bereits Anfang März 1889 ein Rezidiv einstellte, wurde nochmals transplantatiert, wiederum in die Bauchhöhle, wiederum mit Kropfgewebe, allerdings in fünffacher Menge. Vom ersten Transplantat fand Bircher bei dieser zweiten Operation keine Reste mehr. Auch der Erfolg der zweiten Transplantation war anfangs ausgezeichnet. Bircher nahm daher an, »daß das implantierte Schilddrüsengewebe sich in der Bauchhöhle organisirt und förmlich funktionsfähig in den Kreislauf eingeschaltet ist.«[194] Das Implantat ersetzte das eigene Organ offensichtlich vollständig. In einem Nachtrag zu seinem Aufsatz mußte Bircher jedoch feststellen, daß das implantierte Gewebe wohl »nach und nach in der Bauchhöhle doch gänzlich resorbirt« wird.[195]

Nachdem er von Birchers Versuchen erfuhr, verpflanzte Kocher seinerseits im Frühjahr 1889 Kropfgewebe in die Bauchhöhle. In einem Fall soll die Wirkung positiv gewesen sein.[196] Zusammen mit seinem Assistenten Otto Lanz

---

190 Bircher 1890; Bornhauser 1951, S. 147.

191 Bircher 1890, S. 3415.

192 Bircher 1890, S. 3408.

193 Bircher 1890, S. 3423, vgl. auch S. 3408.

194 Bircher 1890, S. 3408.

195 Bircher 1890, S. 3424.

196 Horsley, Further Note 1890, S. 202.

probierte er nun Transplantationen mit Gewebe vom Tier und vom Menschen in die Bauchhöhle oder subkutan, gegen Cachexia strumipriva und Kretinismus. Der Erfolg war jeweils nur von kurzer Dauer. Lanz verpflanzte Hundeschilddrüse in die Hodenhülle (Tunica vaginalis testis) und in die Oberschenkelarterie eines Kretins, ebenfalls mit vorübergehendem Effekt.[197] 1890 schlug auch Victor Horsley vor, Schilddrüse auf myxödematöse Patienten zu transplantieren.[198] Horsley erfuhr von Birchers Verpflanzung erst später. Er berief sich statt dessen auf die Tierversuche Schiffs und von Eiselsbergs und empfahl, auf dieselbe Weise das bisher unheilbare Myxödem beim Menschen zu behandeln. Organgewebe vom Schaf sollte den Patienten unter die Haut oder in die Bauchhöhle eingepflanzt werden, dort weiterwachsen und die Organfunktion ersetzen.

Gleichzeitig wurde eine internistische Form des Organersatzes entwickelt: Bereits 1884 schlug Moritz Schiff vor, zerkleinerte Thyroidea in die Bauchhöhle oder als Einlauf in das Rektum von Versuchstieren einzubringen. Er erwartete davon einen der Transplantation »analogen Effekt«[199] des Organersatzes, versuchte dies selbst jedoch nicht. Bis dieser Ansatz weiterentwickelt wurde, dauerte es noch einige Zeit. So ging der Report von 1888 zwar kurz auf einen Versuch mit der Injektion einer Zubereitung aus zerkleinerter Schilddrüse in den Kreislauf von Versuchtieren ein, jedoch nur, um auf dessen toxische Wirkung hinzuweisen.[200] Unter der Überschrift »Behandlung« fanden dort weder die Transplantation noch die Schildddrüsengabe Erwähnung.[201]

Mit Beginn der 1890er Jahre beschäftigte sich dann gleichzeitig eine ganze Reihe von Untersuchern mit der Injektion von Schilddrüsenzubereitungen. Schon 1890 hatte der Professor für allgemeine Pathologie in Modena Giulio Vassale bei Experimenten mit thyreoidektomierten Tieren eine Wirkung intravenös verabreichter Schilddrüsenextrakte beobachtet.[202] 1891 überprüfte der Physiologe Eugène Gley an der Medizinischen Fakultät in Paris tierexperimentell die Wirkung von Gewebsextrakt aus verschiedenen Drüsen, insbe-

197 Lanz 1894, S. 53-54.

198 Horsley, Note 1890. Horsley, Further Note 1890, S. 202. Borell, Origins 1976, S. 45.

199 Schiff 1884, S. 440.

200 Report 1888, S. 74.

201 Report 1888, S. 180.

202 Siehe dazu die Notiz im Centralblatt für die medicinischen Wissenschaften 29 (1891), S. 14. Vgl. Borell, Origins 1976, S. 34. Zur Person: Fischer 1929, Bd. 2, S. 1607.

sondere aus der Schilddrüse.[203] Ein ehemaliger Student Horsleys, George Redmayne Murray, berichtete im Oktober 1891 über subkutane Thyroidea-Injektionen zur Behandlung des Myxödems. Murray erwähnte Brown-Séquard nicht, sondern bezog sich auf Kocher und Horsley. Als Argument für die Nützlichkeit seiner Methode führte er die Erfolge der therapeutischen Thyroideatransplantationen an, deutete sie aber nicht als tatsächliche Überpflanzung funktionstüchtigen Gewebes, sondern als Effekt der Resorption der Schildrüsenflüssigkeit aus dem sich langsam auflösenden Transplantat. So gesehen war es ein logischer Schritt, die Flüssigkeit »direkt« als Schilddrüsenextrakt subkutan zu verabreichen. Murrays Therapie mit Präparaten aus Lammschilddrüse war ein großer Erfolg.[204] Die Applikation von Organextrakten wurde rasch als rationaler Ersatz der Organtransplantation und wissenschaftlich begründete Therapie des Myxödems anerkannt.[205]

Transplantation und Injektion galten als unterschiedliche Anwendungsweisen desselben Therapieprinzips.[206] Es gab sogar den direkten Übergang von der Transplantation zur Injektion: So verpflanzte der Chirurg E. Harry Fenwick 1890 Schafsschilddrüse auf einen myxödematösen Patienten. Vor der Implantation spaltete er die Drüse und verrieb ihr Sekret in das subkutane Gewebe des Kranken. Als dieser am nächsten Tag eine positive Reaktion in Form einer Temperatursteigerung und erhöhter Urinsekretion zeigte, ging Fenwick beim nächsten Patienten dazu über, den Schilddrüsensaft gleich subkutan zu injizieren.[207]

Murrays Methode wurde von zahlreiche Ärzten erfolgreich angewendet.[208] 1892 berichtete Murray selbst über weitere geheilte Fälle. Zur argumentativen Untermauerung seines Vorgehens bezog er sich nun erstmals auf Brown-Séquard und d'Arsonval. Ausdrücklich empfahl er die von d'Arsonval entwickelte sterile Methode der Extraktgewinnung.[209] Dies bedeutete eine Kon-

---

203 Borell, Origins 1976, S. 33-34. Zur Person: Fischer 1929, Bd. 1, S. 507 und Bange 1995, S. 157.

204 Murray, 1891. Vgl. Borell, Origins 1976, S. 70-71, 73.

205 Borell, Origins 1976, S. 75, 95.

206 Jaboulay 1897. Groves/Joll 1910, S. 1966.

207 Fenwick 1891. Borell, Origins 1976, S. 74.

208 Z.B. Beatty 1892, Carter 1892 mit Schilddrüse vom Schwein ansstatt vom Lamm. Vgl. Borell, Origins 1976, S. 74.

209 Murray 1992.

vergenz von Organotherapie und Organersatzkonzept, die beiden Seiten nutzte: Die Beobachtung, daß die Gabe von Drüsenextrakt die Auswirkungen der Drüsenentfernung aufhob, machte auch Brown-Séquards Ansatz glaubwürdiger. Bei allem Mißtrauen hinsichtlich der Wirkung der Brown-Séquardschen Hodenextrakte griff Otto Lanz 1894 ausdrücklich auf dessen Konzept der inneren Sekretion zurück, um die Ausdehnung der Organersatztherapie von der Schilddrüse auf weitere Organe zu begründen.[210]

1892 erschien ein Bericht über eine neue erfolgreiche Applikationsart des Extraktes: Nachdem die Injektionsbehandlung einer Patientin wegen der lokalen Schmerzen und Abszeßbildung abgebrochen werden mußte, verabreichte der behandelnde Arzt der Patientin den Extrakt oral und stellte zu seiner großen Überraschung eine ausgezeichnete Wirksamkeit fest.[211] Auch in Pulverform bewies der Extrakt seine Effektivität.[212] 1893 behandelte Kocher Fälle von Kretinismus und Myxödem mit »Schilddrüse als Sandwich« zum Frühstück und merkte an, daß die Behandlung von Kretins sehr einfach geworden sei.[213] Ebenso diente die orale Zufuhr als Ersatz der Transplantation: Derselbe Patient, dem Kochers Schilddrüsentransplantation von 1883 nur vorübergehend geholfen hatte, war 1895 unter regelmäßiger »Schilddrüsenfütterung« arbeitsfähig geworden.[214] Die Schilddrüsenersatztherapie erwies sich seit 1893 auch zur Kropfbehandlung geeignet.[215] Kocher deutete den Kropf als Reaktion auf eine durch Jodmangel bedingte Herabsetzung der Schilddrüsenfunktion[216] und gab damit dem endemischen Vorkommen des Kropfes seine noch heute gültige Erklärung. Bald ersetzten die billigeren und praktischeren Tabletten das »Schilddrüsenfrühstück«.[217] Durch eine ständige Erweiterung der Indikation nahm die Schilddrüsenbehandlung bald den Charakter eines Allheilmittels an, entfernte sich also wieder von der ursprünglichen Funktion des spezifischen Organersatzes. Bereits 1895 warnte Otto Lanz vor einer solchen Entwicklung und betonte, daß es sich beim Schilddrüsensaft – im Ge-

---

210 Lanz 1894, S. 55-56.

211 Lundie 1893.

212 White 1893.

213 Kocher 1893. Tröhler 1984, S. 137.

214 Kocher 1895, S. 9.

215 Lanz 1895, S. 45

216 Kocher 1895, S. 3-8. Tröhler 1984, S. 137-138.

217 Kocher 1895, S. 9. Tröhler 1984, S. 138.

gensatz zu Brown-Séquards *liquide orchitique* – um eine spezifische und wissenschaftliche Therapiemethode handele.[218]

1899 wurde das in den Schilddrüsenfollikeln vorhandene Thyreoglobulin, ein jodhaltiger Eiweißkörper, isoliert, rein dargestellt und die Wirkidentität mit Schilddrüsenextrakt nachgewiesen. Im Jahre 1914 wurde das Schilddrüsenhormon Thyroxin erstmals in kristallisierter Form hergestellt. Mit der kristallinen Substanz lag nun für alle sichtbar und potientiell nutzbar die reinste Form der spezifischen Organfunktion vor. Dieses Stadium der Isolierung galt als endgüliger Beweis der Organfunktion. In der Therapie wurden die bis dahin üblichen Schilddrüsenpräparate seit 1927 durch das synthetisch produzierte Thyroxin verdrängt.[219]

Rückgang, Renaissance und Aufgeben der Schilddrüsentransplantation

Seit dem Jahre 1890 erschien eine ganze Reihe von Berichten über Schilddrüsentransplantationen, viele davon kamen aus Großbritannien, einige aber auch aus Frankreich, Portugal und der Schweiz. Die Indikation war das Myxödem, die Organe stammten meist vom Schaf.[220] Die Wirkung dieser Transplantationen wurde positiv beurteilt, ohne daß jedoch eine Entscheidung fiel, ob dies auf der bloßen Resorption des im Transplantat enthaltenen Schilddrüsensaftes beruhte oder ob ein echtes Einwachsen und Funktionieren des lebenden Gewebes vorlag.

Von Eiselsberg, der auf seine experimentellen Autotransplantationen von Katzenschilddrüse zurückblicken konnte, verpflanzte 1892 »in einem Falle von Tetanie« einer 54jährigen Frau nach nahezu totaler Exstirpation einer karzinomatösen Struma je ein Stückchen einer anderen, eben exstirpierten hyper-

218 Lanz 1895, S. 48. Vgl. auch Bynum 1990, S. 411.

219 Bornhauser 1951, S. 133-134, 152-153.

220 Bettencourt und Serrano 1890. Siehe ebenfalls die Berichte in BMJ 1890, 2, S. 525. Le Progrès Médical 12 (1890), S. 17. Merklen 1890. vgl. BMJ 1890, 2, S. 1258. Lannelongue 1890, auch: La semaine médicale 10 (1890), S. 85. BMJ 1890,2, S. 1467. Eine Variation in der Indikation stellte die Anwendungsweise des Billroth-Schülers und Spezialisten der Schilddrüsenchirurgie Anton Wölfler dar, der ein Stück Lammschilddrüse prophylaktisch nach einer Schilddrüsentotalentfernung in die Halswunde hinein transplantierte. Von Eiselsberg 1892, S. 84. Wölfler hatte jedoch ohnehin Schilddrüsenreste zurückgelassen, Enderlen 1898, S. 524.

trophischen Schilddrüse in die Bauchwand.[221] Er ging also technisch genauso vor wie bei seinen Katzen. Der Erfolg blieb aus, die Patientin starb an der Tetanie. Bei der Sektion fand von Eiselsberg das Transplantat nekrotisch und von Eiter umgeben. Den Mißerfolg führte er auf einen Fehler bei der Asepsis und auf den schlechten Zustand der transplantierten Organstücke zurück. Den aus heutiger Sicht entscheidenden Unterschied zu den erfolgreichen Katzenversuchen, nämlich daß das Transplantat jetzt von einem anderen Individuum stammte, erwähnte von Eiselsberg nicht einmal. Die Transplantation empfahl er als *ultima ratio.*[222]

Im selben Jahr berichtete John Macpherson in Edinburgh über eine subkutane Schilddrüsentransplantation vom lebenden Schaf zur Behandlungs des Myxödems. Die beobachteten Soforteffekte erklärte er mit der Resorption von übertragenem Wirkstoff, nahm aber an, daß ein großer Anteil des von ihm verpflanzten Drüsengewebes im Körper des Patienten eingeheilt war. Die Transplantation lebenden Gewebes hielt er der Extraktbehandlung, die letztlich nur palliativ sei, für überlegen.[223] Ebenfalls 1892 berichtete V. Robin in Lyon zunächst über die erfolgreiche Behandlung eines kretinösen Kindes durch Injektionen mit Schafsschilddrüsenextrakt. Da ausgeprägte lokale Nebenwirkungen, insbesondere Abszesse, auftraten, änderte Robin seine Therapie und nahm eine subkutane Thyroideatransplantation vom Schaf vor. Er berichtete von einer guten Wirkung und betonte, daß die Erfolgschancen der Transplantation durch eine regelmäßige Injektionsbehandlung des Empfängers stiegen.[224] Im folgenden Jahr, 1893, erschien ein Bericht aus Australien über eine zweifache Thyroideatransplantation vom Schaf auf den Menschen, wiederum gegen Kretinismus, wiederum mit großem Erfolg.[225] Mathieu Jaboulay in Lyon wandte 1897 die Transplantation als Mittel gegen Kropfrezidive an:[226] Nach einer Kropfoperation, bei der er Teile der Struma wegen technischer Schwierigkeiten zurückließ, plazierte er an die Stelle des entfernten Drüsengewebes Thyroidea vom Schaf. Wie von Jaboulay erwartet, wurde das Xenotransplantat resorbiert, und die Strumareste verkleinerten sich innerhalb kurzer Zeit.

221 Von Eiselsberg 1892, S. 84.

222 Von Eiselsberg 1892, S. 85.

223 Macpherson 1892.

224 Robin 1892.

225 Gibson 1893. Gibson hatte zuvor experimentell über die Schilddrüse gearbeitet.

226 Jaboulay 1897.

Jaboulay empfahl die Transplantation daraufhin als »direkte Methode« der Kropfbekämpfung. Das Transplantat diente hier als eine Art Arzneimitteldepot, nicht als dauerhafter Organersatz.

Um die Wende zum 20. Jahrhundert standen die meisten Forscher der Transplantation als Behandlungsmethode skeptisch gegenüber. Im Jahre 1897 schrieb Kocher, daß man sich bezüglich der Schilddrüsentransplantation »keine großen Hoffnungen machen« dürfe.[227] Allgemein wurde angenommen, »dass das transplantierte Schilddrüsengewebe atrophisch zugrunde gehen müsse,«[228] und sich die Methode zur »Anwendung in der Praxis« nicht eigne.[229] Nachdem in den Jahren 1892-93 eine ganze Reihe von Chirurgen das therapeutische Potential der Thyroideatransplantation erkundet hatte,[230] gab es nach 1895 kaum noch derartige Versuche. Payr schrieb 1906, der Eingriff sei in den letzten Jahren »nahezu aus dem Arbeitsgebiet der klinischen Chirurgie verschwunden«, zumal der Transplantation in der Schilddrüsenfütterung »ein durch seine Einfachheit und Harmlosigkeit besonders gefährlicher Gegner entstanden« sei.[231]

Die zu Anfang des neuen Jahrhunderts publizierten Arbeiten des Genfer Chirurgen Hector Christiani zur therapeutischen Schilddrüsenverpflanzung markierten in der Entwicklung der Schilddrüsentransplantation einen Wendepunkt zum positiven. Christiani hatte in jahrzehntelangen Exstirpations- und Transplantationsexperimenten am Tier[232] Schiffs Arbeiten systematisch weitergeführt und hatte trotz des Stimmungsumschwungs hartnäckig an der Entwicklung der Transplantation festgehalten. Er war die treibende Kraft für die Wiederbelebung der Thyroideatransplantation, »der eifrigste und konsequenteste Forscher« auf diesem Gebiet.[233] Im Gegensatz zu seinen Vorgängern war er sich sicher, daß sich ein Schilddrüsentransplantat nach der Übertragung auf einen anderen Menschen im Empfängerkörper regeneriere, eine neue Blutversorgung erlange und als *organe néo-thyroïdien* seine Funktion ausübe. Im

227 Kocher 1897, S. 143.

228 Christiani/Kummer 1906, S. 2377.

229 Enderlen 1898, S. 524. Vgl. im Rückblick Sigfrid Bornhauser 1919, S. 48.

230 Zu den oben erwähnten kommen noch weitere Berichte über Thyroideatransplantationen, vgl. Payr 1906, S. 571. Sigfrid Knauer 1919, S. 43-65.

231 Payr 1906, Zitate: S. 503 und 504.

232 Z.B. Christiani 1892, siehe auch Sigfrid Knauer 1919, S. 33-43; Bornhauser 1951, S. 148.

233 Kocher 1914, S. 499. Ähnlich: Groves/Joll 1910, S. 1966. Sigfrid Knauer 1919, S. 33.

Falle des Gelingens der Überpflanzung erhoffte sich Christiani nicht nur die begrenzte Wirkung eines langsam verschwindenden Hormondepots, sondern einen dauerhaften und vollwertigen Ersatz des eigenen Organs. Die Transplantation stellte für ihn die beste Art des Organersatzes dar, denn sie erspare dem Patienten die Gratwanderung zwischen zu geringer und zu hoher Schilddrüsenmedikation.

Christiani knüpfte den Erfolg der Schilddrüsentransplantation an bestimmte Bedingungen: Als Transplantat sei lebendes und möglichst normales Gewebe zu benutzen. Die Tatsache, daß bisher für die Transplantationen am Menschen immer Kropfgewebe benutzt wurde, erkläre deren Mißerfolge. Das Gewebe müsse in Form kleiner, multipler Transplantate in den Empfängerorganismus eingebracht werden. Schließlich schloß er die Xenotransplantation aus. Den Unterschied zwischen autogener und allogener Übertragung thematisierte Christiani allerdings nicht, statt dessen präsentierte er z.B. Erfolge autogener Verpflanzungen kommentarlos als Beleg für die Möglichkeit auch der Allotransplantation,[234] war sich also offensichtlich der Bedeutung des Unterschieds nicht bewußt. 1904 berichtete Christiani von einer Serie von Transplantationsexperimenten an Patienten, wobei er verschiedene Kombinationen von gesunden oder strumösen Schilddrüsentransplantaten auf gesunde oder kranke Empfänger ausprobierte und den Erfolg jeweils durch eine histologische Untersuchung der später wieder entfernten Transplantate überprüfte.[235] Je gesünder das verwendete Transplantatgewebe, desto besser war das Ergebnis. Da es Schwierigkeiten machte, gesundes menschliches Schilddrüsengewebe zu beschaffen, akzeptierte er aber auch Kropfgewebe, solange es lediglich geringe pathologische Veränderungen aufwies. Wichtig für den Erfolg sei zudem, daß auf seiten des Empfängers tatsächlich ein Bedarf an Organfunktion herrsche. Dieser Bedarf sollte allerdings nicht so hoch sein, daß die Transplantate durch eine Überbeanspruchung zugrunde gingen. Im Jahre 1905 berichtete Christiani dann über seine erste wirklich therapeutische Schilddrüsentransplantation.[236] Das Transplantat stammte aus den gesunden Anteilen eines exstirpierten Kropfes. Christiani zerteilte das Organgewebe in viele weizenkorngroße Stückchen und pflanzte diese der Empfängerin im Brustbereich unter die Haut. Den weiteren Verlauf teilte er in drei Perioden: Eine initiale

234 Das fiel auch Sigfrid Knauer 1919, S. 63, und Woodruff 1960, S. 485, 487, ins Auge.

235 Christiani 1904. Zu den ethischen Aspekten vgl. Kap. 2.9.

236 Christiani 1905. Siehe auch Christiani/Kummer 1906.

Wirkstoffresorption bedinge die häufig sehr eindrucksvolle Sofortwirkung solcher Transplantate. Dann folge die je nach Transplantatgröße unterschiedlich lange Phase der Vaskularisierung. Bei sehr kleinen Drüsenstückchen, wie er sie verwendete, sollte schon nach höchstens sechs Wochen der »Erhaltungszustand« eingetreten sein – die dritte und endgültige Phase, in der die »Neothyroidea« wie das normale Organ funktioniere. Christiani beurteilte den Erfolg seiner Transplantation sehr positiv. Die Empfängerin benötigte trotz größerem Wohlbefindens und höherer Leistungsfähigkeit merklich weniger Schilddrüsenmedikamente als zuvor. Um ein noch besseres Ergebnis zu erzielen, transplantierte er dreieinhalb Monate später noch einmal die doppelte Menge an Gewebe, verteilt auf 28 Stücke, die diesmal von der hypertrophen Schilddrüse einer jungen Frau stammten. Danach war überhaupt keine zusätzliche Medikation mehr erforderlich. Dies war für Christiani der »unwiderlegbare Beweis«, daß ebenso wie beim Tier auch beim Menschen eine dauerhafte Transplantation mit voller Funktion des transplantierten Organs möglich sei.

Damit trat die Schilddrüsentransplantation, über die zu diesem Zeitpunkt bereits eine »ungemein ausgedehnte Literatur« existierte,[237] in eine neue Phase.[238] Ziel war jetzt die therapeutische Transplantation eines lebenden und auf Dauer funktionierstüchtigen Organs. Viele Autoren hielten damit eine »radikale Heilung« für erreichbar.[239] Da die bis dahin häufig durchgeführten Transplantationen vom Tier auf den Menschen jetzt in der Regel ausgeschlossen waren,[240] blieb nur die Allotransplantation. Thema der wissenschaftlichen Diskussion war nun nicht mehr die Gültigkeit des Organersatzkonzeptes. Ebensowenig ging es um die Frage, ob Verpflanzungen im Prinzip möglich sind – beides galt als geklärt. Jetzt stand die Überlebenszeit der Transplantate im Mittelpunkt des Interesses. Diese sah man als den entscheidenden Faktor hinsichtlich des therapeutischen Wertes an.[241] Da man sich mit kurzfristigen Soforterfolgen nicht mehr zufrieden gab, waren einige Autoren hinsichtlich des Nutzens der Transplantation skeptisch: So konnte sich Payr 1906, »nicht der Vorstellung entziehen«, daß das Transplantat lediglich »eine Art chemisch wir-

237 Payr 1906, S. 562. Übersicht zu den klinischen Transplantationen: Woodruff 1960, S. 487-489.

238 Überblicke: Kocher 1914, S. 484-512.

239 Vgl. z.B. den Internisten Kraus 1906, S. 26.

240 Christiani 1905. Im Rückblick: Kocher 1914, S. 503.

241 Siehe z.B. Payr 1906, S. 525.

kenden Depots darstellt, von dem fortwährend kleine, absolut zum Leben nothwendige Mengen entzogen werden«, wenn das Depot eines Tages aufgebraucht sei, träten die Folgen des Organverlustes mit umso größerer Heftigkeit in Erscheinung.[242]

Die Extraktbehandlung war inzwischen voll etabliert und anerkannt, sie wurde von vielen Chirurgen jedoch als unbefriedigend empfunden, da die Wirkung aufhörte, sobald man die Behandlung »auch nur einen Tag« aussetzte.[243] Ein Schilddrüsenpräparat wirkte nur, so Kocher 1906 vor dem Internistenkongreß in München, »solange es in richtiger Dosis verabfolgt wird, also immerhin bloss palliativ. Das radikale Heilmittel ist die Implantation gesunder Schilddrüse.«[244]

Als Faktor für das Gelingen der Transplantation wurde der Ort der Einpflanzung diskutiert. Üblicherweise pflanzte man das Schilddrüsengewebe an verschiedenen Körperstellen unter die Haut, intramuskulär, von außen auf das Bauchfell (properitoneal) oder in den Bauchraum sowie in das große Netz. Die Beobachtung, daß Zellen von Thyroideageschwülsten sich gern in den Markraum der Knochen ansiedelten, führte dazu, diese Stelle zur Transplantation zu nutzen.[245] Die Suche nach einem Einpflanzungsort mit besonders günstigen Ernährungsbedingungen führte den Chirurgen Erwin Payr zur gut durchbluteten Milz. Sein Ziel war es, dem »der Schilddrüse entbehrenden Organismus« »ein dauernd lebens- und functionsfähiges Organ« zu geben.[246] Die Technik dazu entwickelte Payr im Tierversuch. Dabei wurde das Schilddrüsengewebe in Scheiben geschnitten und in eine vorbereitete Tasche der Milz eingelegt. Der Verschluß erfolgte unter Verwendung von Teilen des großen Netzes. Im Dezember 1905 wurde das Verfahren erstmals beim Menschen angewendet:[247] Payr pflanzte einem vierjährigen Kind mit der Diagnose Kretinismus und ungünstigem Verlauf unter der Behandlung mit Thyroidintabletten Schilddrüsengewebe von der gesunden Mutter in die Milz. Kurzfristig war eine deutliche Wirkung auf Intelligenz und körperliche Entwicklung des Kindes zu bemerken. Die längerfristige Entwicklung blieb jedoch weit hinter den

242 Payr 1906, S. 526.
243 Kocher 1906, S. 68.
244 Kocher 1906,. S. 97-98.
245 Payr 1906, S. 506. Mehr dazu in Kap. 3.3.
246 Payr 1906, S. 590-591.
247 Payr 1906, S. 573-589.

Erwartungen zurück, wie Payr nach 28 Monaten berichtete.[248] Den negativen Ausgang seines ersten Falles empfand der Chirurg als einen »tiefen Rückschlag«, der ihn für die nächsten Jahre vor ähnlichen Versuchen zurückschrecken ließ.[249] Noch 1914 hielt er jedoch die Milz für den prinzipiell besten Einpflanzungsort.[250]

Die Renaissance der Schilddrüsentransplantation nach 1905 ließ Großbritannien weitgehend unberührt. Hier hatte sich die von Murray eingeführte innere Schilddrüsentherapie vollständig durchgesetzt. Der anfangs mit der Schilddrüsenforschung beschäftigte Chirurg Victor Horsley hatte sich inzwischen weitgehend anderen Themen zugewendet, prominente Fürsprecher der Transplantation fehlten. Erst 1910 gab es eine Publikation im *British Medical Journal* über den neueren Stand der Thyroideatransplantation. Zusätzlich wurde darin über eine erfolgreiche klinische Anwendung berichtet: Auf persönliches Anraten Victor Horsleys hin pflanzten die beiden Autoren einer Patientin, die wegen eines Morbus Basedow strumektomiert worden war und nun unter tetanischen als auch kachektischen Symptomen litt, Schilddrüsengewebe von einem Kropfpatienten ein. In die Übertragung schlossen sie zwei deutlich identifizierbare Epithelkörperchen ein, die sie getrennt transplantierten.[251]

Nach 1905 griff auch Theodor Kocher die Thyroideatransplantation wieder auf. Unter Betonung der eigenen Priorität versuchte er bis an sein Lebensende, die chirurgische Schilddrüsentherapie zu verwirklichen.[252] Wie Christiani transplantierte er unter die Haut, vor allem aber in die Bauchhöhle und Milz. Dies tat er nicht nur bei Unverträglichkeit der Schilddrüsenmedikation, sondern ebenso in unkomplizierten Fällen, weil er sich dadurch ein wirklich physiologisches Ergebnis versprach. Kochers Klinik wurde ein Zentrum der Thyroideatransplantation: Bis 1914 hatte er 93 Patienten, darunter solche aus Irland, Italien, London, Paris und Stuttgart menschliche oder Lammschilddrüse einoperiert.

Die Bedingungen für den Dauererfolg glaubte er schließlich durch die Einpflanzung ins rote Knochenmark der Tibia gefunden zu haben. Damit sich zwischen Transplantat und Einpflanzungsstelle beim Einheilen kein für das

248 Diskussionsbeitrag Payr, VDGC 37 (1908), S. 31-34.

249 Payr 1914, S. 681.

250 Payr 1914, S. 677.

251 Groves/Joll 1910. Zur Konzentration des Interesses auf das kontinentale Europa siehe Woodruff 1960, S. 487-488. Zur Nebenschilddrüse siehe Kap. 2.2.

252 Kocher 1914. Tröhler 1984, S. 149.

Einwachsen von Gefäßen hinderliches Bindegewebe bildete, ging er zweizeitig vor.[253] In einer ersten Sitzung wurde in lokaler Betäubung nach Bildung eines Periost-Knochenlappens eine kleine Höhle an einer proximal gelegenen Stelle im Knochenmark der Tibia ausgelöffelt. Nach Blutstillung legte Kocher zur Verhinderung einer Nachblutung eine Silberkugel in den Hohlraum ein. Periost- und Hautnähte schlossen die Wunde. Nach wenigen Tagen, zu einem Zeitpunkt, an dem sich um den eingelegten Fremdkörper zwar eine Granulationsschicht gebildet hatte, die sich jedoch noch nicht zu einer bindegewebigen Kapsel verdichtete,[254] erfolgte die eigentliche Transplantation. Nach Entfernung der Silberkugel nahm ein Drüsenstück entsprechender Größe deren Platz ein, und die Wunde wurde verschlossen. Die Beachtung aller technischen Details bei seinem komplizierten Vorgehen hielt Kocher für ausschlaggebend für den Erfolg.[255] In der Bilanz konnte er nur in einem Viertel der Fälle über Erfolge berichten. Wie er selbst zugab, waren diese Erfolgsmeldungen zudem recht angreifbar: Sie beruhten auf den Einschätzungen der Patienten oder ihrer Angehörigen; außerdem war in der Regel zusätzlich noch eine Schilddrüsenmedikation erfolgt.[256]

Die von Carrel entwickelte Übertragung der Schilddrüse mit Gefäßnaht wurde ebenfalls im Tierversuch und am Menschen erprobt. Die Gefäßchirurgen Borst und Enderlen berichteten 1909 über drei Fälle, in denen sie Schilddrüsenlappen mit Anschluß an die Gefäße des Halses oder der Ellenbeuge beim Menschen allogen transplantiert hatten, zweimal bei Kretins, einmal bei einem Zustand nach Schilddrüsenentfernung. Trotz technisch perfekter Ausführung war kein Effekt festzustellen und die Drüsenteile verschwanden mit der Zeit.[257]

Insgesamt breitete sich zwischen 1905 und 1914 hinsichtlich der Thyroideatransplantation eine immer größere Skepsis aus, 1914 beschäftigten sich »nur noch sehr wenige Arbeiten« mit dem Thema.[258] Die Skepsis bezog sich nicht

253 Kocher 1908, S. 233-235. Serman 1909.

254 Kocher 1908, S. 235.

255 Tröhler 1905, S. 149-151.

256 Kocher 1914, S. 509. Zum Problem der Erfolgsbewertung vgl. Kap. 3.1.

257 Stich 1907, S. 500-504; ders., 1913, S. 1867 (Tierversuche). Diskussionsbeitrag Garrè, VDGC 37 (1908), S. 34-35. Borst/Enderlen 1909, S. 123-135. Diskussionsbeitrag Enderlen, VDCG 43 (1914), S. 78.

258 Payr 1914, S. 673. Vgl. die Diskussionseinführung des Vorsitzenden der Sitzung vom 16.4.1914, VDGC 43 (1914), S. 75.

auf den Sinn der Transplantation sondern auf die Durchführbarkeit. Zu sehr hatten sich die Berichte über Mißerfolge mit allogenen Transplantationen gehäuft. Besonders die Ergebnisse der Tierversuche zeigten an, daß derzeit nicht mit Dauererfolgen zu rechnen war.[259] Ein deutliches Indiz für diesen Stimmungsumschwung sind die apologetischen Beiträge Kochers, von Eiselsbergs und Payrs auf dem Kongreß der *Deutschen Gesellschaft für Chirurgie* im Jahre 1914. Die drei Chirurgen mußten sich argumentativ sehr anstrengen, um die Schilddrüsentransplantation als eine realisierbare Heilmethode gegen das Urteil zu verteidigen, daß sie »keine Gegenwart, kaum eine Zukunft« habe.[260] Den ursprünglichen Anspruch einer dauerhaften und funktionell ergiebigen Einheilung konnten sie ohnehin nur noch sehr beschränkt aufrechterhalten. Unbestritten war lediglich der vorübergehende Erfolg. Sie schlugen vor, beim Nachlassen der Wirkung die Transplantation zu wiederholen und den Effekt mittels Schilddrüsenpräparaten zu ergänzen. Sicher nachgewiesen war für Kocher lediglich die Funktion als Depot für Schilddrüsenhormon. Die Schilddrüsentransplantation wurde 1914 selbst von ihren eifrigsten Verfechtern nur noch als eine besonders sinnvolle Art der Schilddrüsenmedikation empfohlen.[261] Kocher und Payr hoben die Bedeutung der richtigen Indikationsstellung hervor.[262] Als Indikation für den operativen Organersatz galt allgemein eine Erfolglosigkeit des konservativen Vorgehens. Außerdem vermied man mit der Transplantation die Gefahr der Über- und Unterdosierung und brauchte sich nicht mehr um die Compliance der Patienten hinsichtlich der regelmäßigen Medikamenteneinnahme zu sorgen.[263] Aus der Perspektive des Patienten bedeute die Befreiung von der regelmäßigen Medikation, so Kocher, »eine wahre Erlösung«.[264] Payr betonte, die Wirkung der Transplantation sei gegenüber anderen Formen der Hormonzufuhr potenziert und beschleunigt, möglicherweise sogar umfassender, da man nicht ausschließen könne,

259 Stich 1913, S. 1867-1868. Jeger 1913, S. 208. Übersicht: Woodruff 1960, S. 485.

260 Payr 1914, S. 670.

261 Kocher 1914, S. 498, 551-557, 565-566. Ähnlich: Payr 1914, S. 674. Von Eiselsberg 1914, S. 656-662. In dieselbe Richtung wiesen die in der Diskussion vorgebrachten Erfahrungsberichte: Stieda (Halle) (der auch über von Bramanns Operationen berichtete), Schaack (St. Petersburg), Müller (Rostock) und Enderlen (Würzburg) (der auch über die Transplantationen von Hotz, Freiburg berichtete), VDGC 43 (1914), S. 75-78.

262 Kocher 1914, S. 557. Payr 1914, S. 670-673.

263 Groves/Joll 1910, S. 1966. Payr 1914, S. 684.

264 Kocher 1914, S. 559.

daß mit der Verpflanzung noch zusätzliche »Produkte der inneren Sekretion der Drüse« übertragen würden.[265] »Das Versagen beim Vorgehen auf dem bisherigen Weg ist kein Grund, das Gelingen als unmöglich zu bezeichnen«, machte Payr sich Mut, man müsse die zukünftigen Versuche nur »auf Grundlage unserer verbesserten Kenntnisse über die biologischen Grundlagen« anstellen.[266] Als Quelle für transplantierbares Gewebe wurden nach wie vor gesunde Anteile entfernter Kröpfe empfohlen. Gewebe von hypothyreoten Individuen solle gemieden werden, statt dessen sei die Verwendung von Kropfgewebe von Hyperthyreose-Kranken ideal.[267]

Die Indikation zur Thyroideatransplantation wandelte sich: In den 1890er Jahren erstreckte sie sich auf postoperative Tetanie, *Cachexia strumipriva*, Myxödem und sporadischen Kretinismus.[268] Nach 1900 wurde die Tetanie abgetrennt und spezifisch der Parathyroidea zugeschrieben. Auch die *Cachexia strumipriva* nach Kropfoperation wurde aus der Liste der Indikationen gestrichen, »da es ja eigentlich so gut wie immer gelingt, genügend Schilddrüsengewebe zurückzulassen,« wie von Eiselsberg 1914 meinte.[269] Ebenso wurde der Kretinismus aus der Indikationsliste herausgenommen. Er hatte sich je nach Einzelfall als mehr oder weniger resistent gegen die Schilddrüsentherapie inklusive der Transplantation erwiesen. Die während der Kindheit aufgetretenen Entwicklungsstörungen ließen sich nachträglich nicht mehr beheben.[270]

Nach dem Ersten Weltkrieg war die allgemeine Skepis hinsichtlich der Allotransplantation der Schilddrüse noch weiter angewachsen. Einen klinischen Nutzen billigte man ihr lediglich als eine besondere Art der Wirkstoffzufuhr zu oder alternativ über eine »reaktive Reizwirkung« auf die eigene Schilddrüse des Empfängers.[271] 1923 warb noch einmal Theodor Kochers Sohn Albert für die Schilddrüsentransplantation. Sie würde kaum noch durchgeführt, stelle aber bei Hypothyreose eigentlich die Therapie der Wahl dar. Er selbst konnte auf 214 Thyroideatransplantationen am Menschen zurückblikken. Das erklärte Ziel war es jetzt, eine Schilddrüseninsuffizienz solange zu

265 Payr 1914, S. 678-679.

266 Payr 1914, S. 684.

267 Kocher 1914, S. 546-547, 559, 563. Payr 1914, S. 676, 679.

268 Payr 1906, S. 572.

269 Von Eiselsberg 1914, S. 655.

270 Diskussionsbeitrag Payr, VDGC 37. Kongreß (1908), S. 31-34. Kocher 1914, S. 498, 557.

271 Sigfrid Knauer 1919, S. 57-65.

überbrücken, bis die eigene Schilddrüsenfunktion des Patienten sich erholt habe. Bei technisch korrekt durchgeführten Überpflanzungen könnten Allotransplantate jahrelang funktionstüchtig bleiben, meinte er.[272] Auch später erschienen noch vereinzelte Berichte über den Versuch allogener Schilddrüsentransplantationen beim Menschen.[273] Im Tierexperiment diente die Transplantation der Schilddrüse weiterhin der Erforschung von Funktionsabläufen im Körper oder der Aufklärung der biologischen Gesetze der Verpflanzbarkeit.[274] Nach dem Zweiten Weltkrieg wurde die Niere das neue Leitorgan der Transplantationsmedizin. Für die Allotransplantation der Schilddrüse sah man definitiv kein Anwendungsgebiet mehr. Die Resultate der leicht durchführbaren Hormonbehandlung waren weit besser als alle Ergebnisse der Transplantation.[275]

272 Albert Kocher 1923.

273 Z.B. DMW 53,1 (1927), S. 83. Stone et al 1934, S. 1323-1324. Übersicht: Woodruff 1960, S. 487-489.

274 Übersicht: Woodruff 1960, S. 494-487.

275 Selbst wenn sich dies ändern sollte, würden die meisten Patienten die tägliche Pille dem Einpflanzen fremden Gewebes vorziehen, meinte Woodruff 1960, S. 489.

2.2. Die Entdeckung und Transplantation der Nebenschilddrüse

Die Entdeckung der Nebenschilddrüse und ihrer Funktion

Das spezifische Symptom des Nebenschilddrüsenausfalls, die Tetanie, wurde nach Kropfoperation sowie nach experimentellen Schilddrüsenentfernungen häufig beobachtet. Viele Forscher sahen darin sogar die hauptsächliche Folge der Thyroideaexstirpation, denn die Nebenschilddrüse existierte für die Medizin zunächst nicht als ein eigenes Organ mit eigener Funktion und entsprechenden Ausfallserscheinungen. Gerade bei der experimentellen Schilddrüsenentfernung stand die Tetanie als frühestes und dominierendes Mangelsymptom oft im Vordergrund. So zielten die Schilddrüsentransplantationen an Katzen, über die Anton von Eiselsberg seit 1890 berichtete, auf die Verhinderung der postoperativen Tetanie, nicht auf die Kachexie.[1] Die von Kocher beobachteten Langzeitfolgen, die *Cachexia strumipriva*, wurden angesichts der dramatischen Tetanie zum Teil gar nicht wahrgenommen.[2] Die Anhänger der Organersatztheorie waren froh, daß Horsley 1885 überhaupt einmal ein experimentelles Myxödem am Tier erzeugen konnte, da die chronischen Folgen der Thyroideaentfernung bis dahin nur am Menschen gesehen worden waren.[3]

Schon früh gab es allerdings Ansätze zu einer Unterscheidung der Krankheitsbilder. Häufig teilte man die Folgen der Thyroideaexstirpation in zwei Grundformen auf: die tetanieartige Sofortwirkung einerseits und die langfristige Kachexie andererseits.[4] Horsley unterschied zwischen dem »akuten Myxödem« und dem chronischen Myxödem oder Kretinismus. Die von ihm operierten Affen zeigten mit ihrer Tetanie nach Thyroidektomie exakt das Bild, das auch nach Kropfentfernung beim Menschen beschrieben wurde. 1892 bemerkte er, daß das Auftreten der Frühform von der Vollständigkeit der Organentfernung abhing.[5] Es setzte sich jedoch keine verbindliche Terminologie

1 Von Eiselsberg 1892. Vgl. auch Horsley, Note 1890, S. 287. Als *Neben*schilddrüsentransplantation wurden von Eiselbergs Versuche erst nachträglich aufgefaßt. Vgl. z.B. Halsted 1909, S. 175.

2 Siehe z.B. Drobnick 1889.

3 Abelous 1893, S. 274.

4 Siehe z.B. Fuhr 1886, S. 388.

5 Report 1888, S. 68, 80, 82. Horsley, Remarks 1892, S. 266.

durch. So schloß die Bezeichnung »Kachexie« nicht selten die Tetanie mit ein.[6]

Lange Zeit bot die Verschiedenartigkeit der Symptome einen Angriffspunkt für die Kritiker der Organersatztheorie. Die extreme »Reflexerregbarkeit« der thyroidektomierten Tiere stand in einem auffälligen Gegensatz zu den Krankheitsbildern von Myxödem und Kretinismus, und es erschien nicht plausibel, beides auf dieselbe Ursache zurückzuführen. Gerade die tetanischen Symptome legten den Gedanken an neural bedingte »Reflexerscheinungen von der Wunde aus« nahe.[7] Außerdem war die Tetanie nach Entfernung der Schilddrüse nicht immer zu beobachten, ihr Auftreten ließ sich also nicht streng mit dem Eingriff korrelieren. Kocher konstatierte 1895, daß die Tetanie – von ihm als akute Form der *Cachexia strumipriva* aufgefaßt – bei Tieren häufig, beim Menschen dagegen nur selten vorkomme.[8] Die Unterschiede der Reaktion auf eine Schilddrüsenentfernung stellten 1897/98 einen Hauptangriffspunkt für Munk dar.[9] Die Erklärung, daß verschiedene Spezies oder verschiedene Individuen eine unterschiedliche Empfindlichkeit gegenüber der Drüsenentfernung aufwiesen, ließ er nicht gelten. Akzeptierte man dieses Argument, könnten alle Diskrepanzen zwischen experimentellen Resultaten so erklärt werden. Munk bezweifelte, daß es außer der Tetanie überhaupt eine konstant nachweisbare Folge der Schilddrüsenentfernung gebe. Die Tetanie faßte er nicht als spezifische Folge der Organentfernung auf, sondern als Konsequenz von Nervenschädigungen bei der Operation.

Besser erklären ließen sich diese Ungereimtheiten erst dadurch, daß man die als Nebenschilddrüsen, Parathyroideae oder Epithelkörperchen bezeichneten Drüsen anatomisch und funktionell von der Hauptschilddrüse abgrenzte und als eigenständige Organe ansah. Zunächst bezog sich die Bezeichnung »Nebenschilddrüse« einfach auf das außerhalb des Hauptorgans selbst vorkommende Schilddrüsengewebe.[10] Sogar eine im Rückblick ganz eindeutige Beschreibung der späteren Epithelkörperchen bezog sich für den Autor selbst »zweifellos« auf »abgesprengtes Schilddrüsengewebe.«[11] Vereinzelt war die

6 Z.B. Lanz 1894, S. 42.

7 Drobnick 1889, S. 156-157.

8 Kocher 1895, S. 10.

9 Munk 1897, ders. 1898. Vgl. Kap. 2.1.

10 Siehe z.B. Fuhr 1896.

11 Drobnick 1889, S. 141.

Nebenschilddrüse schon früh als ein anatomisch eigenständiges Organ beschrieben worden, so z.B. 1852 von dem britischen Chirurgen und Naturforscher Richard Owen beim Rhinozeros und 1877 von dem schwedischen Anatomen Ivar Sandström zuerst beim Hund, dann auch bei anderen Tieren und beim Menschen. Sandström, der vielfach als Entdecker der Nebenschilddrüse gilt, nahm aufgrund der histologischen Struktur an, daß es sich dabei um embryonale Thyroidea handele und nannte die Gebilde zur Unterscheidung von den akzessorischen Schilddrüsen »Glandulae parathyroideae«.[12]

Ob nach Thyroidektomie eine Tetanie auftrat oder nicht, hing unter anderem davon ab, welche Tierart für die Experimente verwendet wurde. So hatte man beim Kaninchen im Gegensatz zu den anderen Versuchstieren keine tödliche Tetanie nach Schilddrüsentotalentfernung beobachtet. Diese Diskrepanz wollte Eugène Gley 1891 experimentell aufklären. Es gelang ihm schließlich, die tetanischen Symptome auch beim Kaninchen zu erzeugen, indem er die bei diesem Tier abseits vom Hauptorgan gelegenen Nebenschilddrüsen mit exstirpierte.[13] Gley hielt diese Organe ebenfalls für Schilddrüsen im embryonalen Zustand, die bei Bedarf das ausgewachsene Organ ersetzen könnten, unterschied sie also funktionell nicht von der Schilddrüse. Er zog die Parallele zum Menschen und vermutete, daß in denjenigen Fällen, in denen nach totaler Thyroideaexstirpation die typischen Tetaniesymptome ausblieben, die Nebenschilddrüsen erhalten geblieben waren.[14] Zwischen 1888 und 1895 wurde mehrfach festgestellt, daß die Nebenschilddrüsen bei manchen Spezies direkt mit der Hauptschilddrüse verbunden waren, bei anderen dagegen abseits lagen, so daß sie bei der Schilddrüsenentfernung entweder mit erfaßt oder aber zurückgelassen wurden. Dies erklärte die speziesabhängigen Variationen der Versuchsergebnisse.[15]

Gley machte 1891 einen Ansatz, die Krankheitsbilder Tetanie und Kachexie voneinander abzutrennen, ohne jedoch die Funktion der Drüsen zu differenzieren. Er entfernte beim Kaninchen die Schilddrüse und alle Nebenschilddrüsen bis auf ein kleines Epithelkörperchen. Es zeigten sich keine lebensbedrohlichen Störungen bis zu dem Augenblick, als Gley zusätzlich noch das verbliebene Epithelkörperchen herausnahm, worauf die typischen Kon-

12 Maluf 1980; Breimer/Sourander 1981.

13 Gley, Sur les fonctions 1891. Maluf 1980, S. 33, 36.

14 Gley, Sur les fonctions 1891. Vgl. auch Bange 1995, S. 158-159.

15 Christiani 1892, S. 730-732. Maluf 1980, S. 40.

vulsionen und Lähmungen eintraten und das Tier verendete. Wenn man also beim Hund oder Kaninchen nicht die akute Tetanie, sondern das chronische Krankheitsbild, »eine wirkliche *Cachexia strumipriva*«, sehen wolle, müsse man durch das Belassen eines Nebenschilddrüsenrestes die Tetanie verhindern, meinte Gley.[16] Für ihn lag der entscheidende Unterschied also darin, ob die Schilddrüse vollständig, inklusive der Nebenschilddrüse, entfernt war oder ob in Form der Nebenschilddrüse ein Organrest zurückblieb. Weitere Beobachtungen deuteten aber darauf hin, daß sich die Drüsen in ihrer Funktion doch unterschieden: So half die Verabreichung von Thyroideaextrakt offensichtlich nicht gegen die tetanischen Symptome nach Schilddrüsenentfernung.[17] Umgekehrt verhinderte die Anwesenheit der Nebenschilddrüse allein nicht die Entwicklungsstörungen von Jungtieren nach dem Eingriff.[18]

Zu einer grundsätzlich neuen Einschätzung der Funktion der Nebenschilddrüsen führten aber erst die in den Jahren 1896 bis 1900 von Giulio Vassale und Francesco Generali vom pathologischen Labor der Universität Modena publizierten Versuchsergebnisse. Vassale und Generali konnten beim Hund regelmäßig tödliche klonische Kontraktionen hervorrufen, indem sie alle vier Nebenschilddrüsen selektiv aber vollständig entfernten und die Hauptschilddrüse beließen. Die Exzision von lediglich drei Drüsen dagegen führte zu keinerlei Störungen. Damit hatten sie die Tetanie selektiv mit der Abwesenheit der Nebenschilddrüsen korreliert.[19] Wie andere Forscher sofort mit weiteren Tierspezies bestätigten, traten also gerade die gravierendsten Symptome der kompletten Schilddrüsenentfernung auch nach alleiniger Exstirpation der *Neben*schilddrüsen auf.[20] Fast alle Symptome, die bis dahin als Manifestation der *akuten* Form der *Cachexia thyreopriva* interpretiert worden waren, stellten sich nun als Folgen der Entfernung der winzigen Nebenschilddrüsen dar, wie Kocher 1909 rückblickend feststellte.[21] Die Unterschiede in den Exstirpationsfolgen beim Menschen konnten später ebenfalls mit den anatomischen Verhältnissen und dem chirurgischen Vorgehen erklärt werden: Interes-

16 Gley, Sur les fonctions 1891. Vgl. ebenfalls Bange 1995, S. 158-159.

17 Horsley, Remarks 1892, S. 219. Kraus 1906, S. 44.

18 Bange 1995, S. 159-163.

19 Maluf 1980, S. 48.

20 Gley, Des effets 1897; siehe auch die Zitate bei Gley, Sur la fonction 1897, S. 46. Rouxeau 1897, S. 18. Bange 1995, S. 165.

21 Kocher 1909, S. 351.

santerweise hatte Kocher bei seinen Patienten kaum akute Tetanien beobachtet. Die Billrothsche Klinik in Wien dagegen, von wo die ersten Beschreibungen der Tetanie nach Kropfoperation kamen, hatte in einem Fünftel der Totalexstirpationen solche Folgen gesehen.[22] Da in Wien das tetanische Krankheitsbild so sehr im Vordergrund stand, habe man dort, so Kocher später, an das Vorkommen der chronischen »Cachexia thyreopriva lange wegen Mangels eigener Beobachtungen nicht recht glauben wollen.«[23] Im nachhinein konnte man dies mit Unterschieden in der Operationstechnik erklären: Kochers »sorgfältige subkapsuläre Methode der Kropfexstirpation« eignete sich zur Schonung der außen auf der Schilddrüse aufliegenden Parathyroideae besser, als das Verfahren der Billrothschen Schule.[24] Kocher entfernte bei seinem Vorgehen die Schilddrüse selbst vollständig, ließ dafür aber die Nebenschilddrüsen zurück, bei der Wiener Vorgehensweise war es genau umgekehrt. Ob man eine Tetanie oder eine Kachexie sah, hing beim Menschen also vom Operationsverfahren ab.[25]

Die neue Sichtweise setzte sich erst nach und nach durch.[26] Noch 1898 versuchte Kocher vergeblich, das Leben einer Patientin, die nach Totalentfernung einer karzinomatösen Schilddrüse unter einer Tetanie litt, durch die Gabe von Schilddrüsenpillen zu retten.[27] 1905 warnte Christiani seine Leser davor, hypertrophe akzessorische Schilddrüsen mit Nebenschilddrüsen zu verwechseln.[28] 1906 sah man es »als vollständig sicher gestellt« an, »dass Schilddrüse und Epithelkörperchen Organe mit durchaus verschiedener Function sind«, deren Entfernung je nach Organ entweder *Cachexia strumipriva* oder Tetanie bedinge.[29] 1909 waren Eigenständigkeit und funktionelle Spezifität des Organs so weit etabliert, daß man die Gegenargumente angesichts der überwältigenden Menge an Beweisen als unbedeutend bewertete.[30] Folgerich-

22 Lanz 1894, S. 59. Eiselsberg 1921, S. 387.

23 Kocher 1906, S. 61.

24 Kocher 1906, S. 88. Dies erklärte auch Halsted, der sowohl die Wiener als auch die Berner Chirurgie kannte, siehe Maluf 1980, S. 38-39. Vgl. Kocher 1909, S. 351.

25 Vgl. für später: Wilmoth 1931, S. 1650.

26 Beobachtungen wie die von von Vassale und Generali wurden zunächst garnicht in ihrer Tragweite rezipiert, vgl. z.B. Enderlen 1898, S. 516-522.

27 Kocher 1898, S. 551.

28 Christiani 1905, S. 110.

29 Payr 1906, S. 563.

30 MacCallum/Voegtlin 1909, S. 120.

tig wurde jetzt großer Wert darauf gelegt, die Nebenschilddrüsen bei der Kropfoperation zu schonen.[31]

Damit war die Nebenschilddrüse in das Organersatzkonzept eingefügt. Auch hier war mittels Isolierung, Wegnehmen und Wiederhinzufügen einer notwendigen Krankheitsursache eine Engstelle, ein obligatorischer Passagepunkt mit einer passenden Krankheitsentität errichtet worden. Die »Engstelle« Schilddrüse wurde noch einmal in zwei noch »engere«, präzisere obligatorische Passagepunkte unterteilt. Anstatt einer Krankheitsentität mit der Abwesenheit der Schilddrüse als notwendiger Ursache gab es jetzt zwei Krankheitsentitäten, die sich auf die Abwesenheit jeweils unterschiedlicher Organe bezogen. Dies erhöhte tatsächlich die Kontrollmöglichkeit weiter und machte das Konzept noch überzeugender. Das neugefaßte Krankheitsbild nannte Kocher 1906 analog zur Cachexia strumi- oder thyreopriva *Cachexia parathyreopriva.*[32]

Den Mechanismus der Nebenschilddrüsenwirkung erklärte man zuerst als Entgiftung. Wegen der tetanischen Konvulsionen nach Ausfall der Drüse vermuteten manche Autoren die Akkumulation eines dem Tetanustoxin analogen Giftstoffs nach Organausfall.[33] Gegen die Entgiftungstheorie sprach die 1899 erstmals publizierte Beobachtung, daß die Tetanie beim parathyroidektomierten Tier rückgängig gemacht werden konnte, indem man Nebenschilddrüsenextrakt subkutan, intraperitoneal oder intravenös injizierte.[34] Im ersten Jahrzehnt des 20. Jahrhunderts gelangten die beiden Laborwissenschaftler William MacCallum und Carl Voegtlin an der Johns Hopkins Universität zu der heute gültigen Auffassung, daß die Nebenschilddrüse der Regulierung Aufrechterhaltung eines ausreichenden Kalziumgehaltes des Blutes dient, und ihr Ausfall zum Absinken des Blutkalziums führt, was wiederum die tetanischen Symptome bedingt.[35] Diese These blieb allerdings umstritten, bis man 1924 das aktive Prinzip des Nebenschilddrüsenextraktes isolierte und die experimentellen Untersuchungen mit der neuen Substanz schließlich zum Konsens führten.[36]

31 Kocher 1906, S. 83, 85, 72. Leischner 1907.

32 Kocher 1906, S. 83, 85, 72.

33 Maluf 1980, S. 50.

34 Maluf 1980, S. 51.

35 MacCallum/Voegtlin 1909. Zu MacCallum vgl. Fischer 1929, Bd. 2, S. 959, zu Voegtlin ebd., S. 1623.

36 Dolev 1987, S. 186-198. Li 1992.

Die spezifische Therapie der Tetanie: Organextrakte und Transplantation

Analog zur Schilddrüse begann man bald, die Ausfallserscheinungen nach Verlust der Epithelkörperchen mit einem Extrakt dieses neu entdeckten Organs zu behandeln.[37] Eine Therapie mit Kalziumsalzen erwies sich ebenfalls als effektiv. Wie bei der Schilddrüseninsuffizienz ließen sich nun bestimmte Symptome, wie Kocher 1909 feststellte, *ex juvantibus* über die Wirksamkeit der Therapie »definitiv« zur endokrinen Insuffizienz der Nebenschilddrüsen zurückverfolgen.[38] Auf dem Markt erschien eine ganze Reihe von Präparationen aus desikkierter Parathyroidea, deren Nutzen jedoch zweifelhaft blieb. Sie wurden seit 1925 von wirksameren Hormonpräparaten abgelöst.[39]

Nach dem Vorbild der Schilddrüse lag auch hier die Transplantation nahe. Payr meinte 1906, daß die Frage nach der Funktion der Epithelkörperchen experimentell »durch die Transplantation in einwandsfreier Weise gelöst werden könne«.[40] Dies war aber gar nicht nötig, da schon die Ergebnisse der Ablationsexperimente zu einer weitgehenden Einigkeit in dieser Frage geführt hatten. Die meisten Versuche mit der Transplantation gingen daher in eine therapeutische Richtung.[41] Hugo Leischner, Chirurg und Assistent von Eiselsbergs in Wien, erweiterte 1907 das experimentelle Vorgehen seiner Vorgänger und nahm an der Ratte autogene und allogene Transplantationen der Nebenschilddrüsen in die Bauchwand vor. Er überprüfte sowohl histologisch als auch funktionell, ob die Transplantate überlebt hatten. Die positiven Resultate führten ihn zu der Empfehlung, die Nebenschilddrüsen auch beim Menschen autogen zu verpflanzen, wenn sie durch Ischämie oder Operation gefährdet seien. Bei bereits bestehender Symptomatik empfahl er 1907 die »Transplantation von einem anderen Individuum«,[42] widerrief dies jedoch 1910, nachdem Tierversuche ihn davon überzeugt hatten, daß allogene Transplantationen grundsätzlich nicht zum Erfolg führten.[43] MacCallum und Voegtlin meinten 1909, daß nur die Implantation von Nebenschilddrüse die Heilung des Organausfalls auf

37 MacCallum/Voegtlin 1909, S. 123.

38 Kocher 1909, S. 351.

39 Li 1992, S. 409, 432-438.

40 Payr 1906, S. 563.

41 Übersicht experimenteller und klinischer Versuche: Woodruff 1960, S. 489-492.

42 Leischner 1907. Maluf 1980, S. 48-49.

43 Leischner 1910.

Dauer ermögliche.[44] Im Rückblick stellte man fest, daß es die therapeutische Nebenschilddrüsentransplantation sozusagen »implizit« schon gegeben hatte, denn, so Kocher 1908, »nach jetzigen Anschauungen« muß für die zahlreichen Schildddrüsentransplantationen gegen Tetanie angenommen werden, »dass wir Parathyroidea mit transplantirt hatten, denn der Ausfall dieses Organs macht die Tetanie.«[45] Die Argumentation des Organersatzkonzeptes funktionierte auch retrospektiv.

Die Parathyroidea galt als besonders widerstandsfähig und daher gut zur Transplantation geeignet.[46] Seit 1906 wurde die Nebenschilddrüse in die Tierexperimente zur Einpflanzung von Organgewebe in die Milz einbezogen. Das Auftreten oder Wegbleiben der Tetanie bot einen bequemen Indikator des funktionellen Erfolgs.[47] William Halsted am Johns Hopkins Hospital in Baltimore beschäftigte sich seit Herbst 1906 mit der Nebenschilddrüsentransplantation und versuchte, eine tierexperimentelle Grundlage für die allogene Parathyroideatransplantation beim Menschen zu schaffen.[48] Als Bestimmungsorte der Transplantate erprobte er am Hund die Schilddrüse, die Milz und die Bauchwand. Für ihn war der Mangel an Nebenschilddrüsenfunktion für das Angehen eines Transplantates entscheidend. Ohne einen funktionellen Bedarf des Körpers werde das Transplantat nicht in den Organismus integriert. Außerdem stellte er einen großen Unterschied zwischem autogener und allogener Verpflanzung fest: Während immerhin 60 Prozent der Autotransplantationen funktionell erfolgreich waren, überlebte keines der Allotransplantate. Die histologischen Untersuchungen ergaben eine Nekrose oder Resorption.

Die erste »explizite« Verpflanzung der Nebenschilddrüse am Menschen[49] wurde 1907 von Eugene H. Pool am *College of Physicians and Surgeons* der *Columbia University* in New York vorgenommen. Gegen eine postoperativ aufgetretene Tetanie transplantatierte er fünf Epithelkörperchen von drei frisch Verstorbenen in die Bauchdecke und ins Ohrläppchen seines Patienten. Die danach aufgetretene Besserung führte er allerdings nicht auf die Transplantation, sondern auf die Hypertrophie eines verbliebenen eigenen Epithelkörperchens zurück. Im selben Jahr transplantierte von Eiselsberg einer Patientin, die 25 Jahre nach Strumektomie an einer heftigen Tetanie litt, ein normales Stück Schilddrüse in die Bauchhöhle und zwischen die Bauchdecken.

44 MacCallum/Voegtlin 1909, S. 141.

45 Kocher 1908, S. 236. Ähnlich Sigfrid Knauer 1919, S. 67.

46 Christiani, Propriétés 1905.

Die erwartete Besserung der Tetanie trat nicht ein. Daraufhin erhielt die Kranke ein Epithelkörperchen eingepflanzt, das einer anderen Patientin mit ihrem Kropf entnommen worden war. Diesmal kam es zu einer anhaltenden Besserung der Beschwerden. Als die Symptome Jahre später doch wieder auftraten, wurde eine weitere Nebenschilddrüsentransplantation vorgenommen. Diesmal verwendete der Chirurg alle vier Epithelkörperchen eines 17jährigen Dachdeckers, der nach einem Sturz vom Dach innerhalb kurzer Zeit *ad exitum* gekommen war. Wiederum kam es zu einer raschen Besserung, die jedoch nicht lange anhielt. Im Zeitraum von 1908 bis 1911 transplantierte von Eiselsberg in einem parallelen Fall eines strumektomierten Patienten mit Tetanie zweimal menschliche (auch hier bei einer Kropfoperation gewonnene) Epithelkörperchen in den Bauchraum, und einmal zwei Nebenschilddrüsen vom Affen, mit jeweils vorübergehendem Erfolg. Weitere allogene Parathyroideatransplantationen von menschlichen Lebendspendern nahm er in den Jahren 1908, 1910 und 1919 vor, alle mit wenig überzeugenden Resultaten. 1912 pflanzte er einer Patientin mit postoperativer Tetanie ohne Erfolg Epithelkörperchen und Schilddrüsenanteile »eines lebenswarmen, eben an *Vitium cordis* verstorbenen 3 Tage alten Kindes«[50] in die Bauchhöhle. Eine zeitweise Besserung brachte dann die im selben Jahr durchgeführte »neuerliche Implantation von Epithelkörperchen eines soeben an Verblutung nach Bruststich verstorbenen 29jährigen Mannes.«[51] Auch bei nicht operationsbedingten, »spontanen« Tetanien probierte von Eiselsberg die Transplantation, 1908 vom Affen, 1910 vom Lebendspender. Beide Male sah er eine Besserung, die sogar über eine gewisse Zeit hin anhielt.

In einem Übersichtsartikel von 1921 berichtete von Eiselsberg über die Literatur, die bis dahin zur allogenen Parathyroideaverpflanzung gegen die postoperative Tetanie erschienen war. Die meisten dazu verwendeten Transplantate stammten vom lebenden Menschen und wurden anläßlich eine Kropfoperation entnommen. Es kamen aber ebenso Entnahmen von frisch Verstor-

---

47 Payr 1906, S. 509, 523. Diskussionbeitrag Biedl, WKW 21 (1908), S. 304. Borst/Enderlen 1909, S. 121.

48 Halsted 1909. Maluf 1980, S. 49.

49 Überblick: Sigfrid Knauer 1919, S. 65-84. Von Eiselsberg 1921, Woodruff 1960, S. 491-492, Jacob/Dunphy 1963. Zu Pool vgl. Fischer 1929, Bd. 2, S. 1234.

50 Von Eiselsberg 1921, S. 396.

51 Von Eiselsberg 1921, S. 396-397. Vgl. von Eiselsberg 1914, S. 662-665.

benen vor, außerdem wurden Organe vom Hund, Ochsen und Affen gewonnen. Eingepflanzt wurden sie in die Bauchdecke, die Bauchhöhle, das Ohrläppchen, unter den Kopfnickermuskel, in das Knochenmark der Tibia, die Diaphyse des Oberschenkelknochens, subkutan am Oberschenkel und in den Retroperitonealraum.[52] Viele der Chirurgen berichteten über eine zumindest vorübergehende Besserung.[53] Von Eiselsberg zeigte sich seit 1914 skeptisch: Ein sicherer Nachweis, daß ein überpflanztes Epithelkörperchens dauerhaft überlebt habe, sei am Menschen noch nicht erbracht. Nur wenn die medikamentöse Behandlung versage, solle man zur Transplantation schreiten.[54] In den 1920er und 30er Jahren wurden in einigen Fällen von postoperativer Tetanie Xenotransplantationen von Pferdeepithelkörperchen vorgenommen.[55] Man erwartete jedoch lediglich eine vorübergehende Wirkung und rechnete damit, daß regelmäßige Einpflanzungen neuen Gewebes nötig würden.[56]

Da inzwischen weitgehende Einigkeit bestand, daß sowohl Xeno- als auch Allotransplantate meist nicht auf Dauer überlebten, wurde vor allem die Autotransplantation weiter entwickelt. So gelangte man 1936 experimentell zu dem Schluß, daß es für den Erfolg einer Autotransplantation doch nicht, wie zunächst von den meisten Untersuchern beobachtet, darauf ankam, daß im Empfängerorganismus ein Mangel an Nebenschilddrüsenhormon herrscht.[57] 1963 wurde in einem auf 72 Fallberichten basierenden Übersichtsartikel festgestellt, daß der Nutzen der bis dahin veröffentlichten Parathyroideatransplantationen nur sehr schwer zu beurteilen sei. Die Dokumentation der Zustandes vor und nach Transplantation war zu unvollständig und zu uneinheitlich. Positive Veränderungen des Beschwerdebildes ließen sich nicht eindeutig auf die Implantation von Nebenschilddrüsengewebe beziehen, zumal die Symptome des Hypoparathyroidismus häufig spontan variierten. Die Autoren kamen zu dem Schluß, daß es unbestreitbar Soforterfolge durch Resorption von Parathormon gebe, daß man die gemeldeten Langzeiterfolge jedoch bes-

52 Von Eiselsberg 1921, S. 401-405, 408-410.

53 Als zuverlässige Beurteilungen des Erfolges der Transplantationen sind sie wegen der völlig unterschiedlichen und häufig nicht nachvollziehbaren Bewertungskriterien und Versuchsbedingungen nicht zu verwerten. Vgl. dazu Woodruff 1960, S. 491-492. Jacob/ Dunphy 1963. Siehe auch Kap. 3.1.

54 Von Eiselsberg 1914, S. 668-669.

55 MMW 71,1 (1924), S. 145.

56 Wilmoth 1931, S. 1650-1652. Woodruff 1960, S. 491-492.

57 Shambaugh 1936.

ser mit einer Gewöhnung des Organismus an den hypoparathyroiden Zustand erklären könne.[58]

Die Tetanie nach Kropfoperation blieb die Hauptindikation der autogenen und allogenen Nebenschilddrüsentransplantation, wie sie auch später immer wieder durchgeführt wurde.[59] Der Nutzen solcher Transplantationen war umstritten.[60] Der allogenen Nebenschilddrüsentransplantation wurde seit den 1960er Jahren kein Platz mehr in der Chirurgie zugebilligt.[61] Lediglich die Autotransplantation schien empfehlenswert. So sollte etwa bei einer Kropfoperation unabsichtlich entferntes Parathyroideagewebe an einem anderen Ort wieder eingesetzt werden. Als eine weitere Indikation wurde die Hyperplasie der Nebenschilddrüse eingeführt. Anstatt nach Verkleinerung des Organs einen Rest des hyperplastischen Gewebes *in situ* zu belassen, und dann bei eventuellen Rezidiven zu einer erneuten Operation im Halsraum gezwungen zu sein, wurde ein Teil des entnommenen Gewebes an gut zugänglicher Stelle – Axilla, Arm oder Oberschenkel – unter die Haut implantiert.[62]

---

58 Jacob/Dunphy 1963.

59 Peycelon/Guillemin 1946; Jordan et al. 1958 mit Gewebe von Parathyroidea-Adenomen und totgeborenen Säuglingen, sowohl unter die Haut als auch mit Gefäßanschluß eingepflanzt.

60 Brooks/Levy 1968, S. 279-282.

61 Woodruff 1960, S. 492.

62 Gittes 1972, S. 706-708.

2.3. Physiologie und Therapie: Organersatz beim Diabetes

Der Diabetes vor dem Organersatzkonzept

Nach der Schilddrüse wird in der zeitgenössischen Fachliteratur das Pankreas als zweites wissenschaftlich nachgewiesenes Beispiel für die Bedeutung der Organfunktion und die Chancen einer organbezogenen Therapie genannt.[1] Bevor die Bauchspeicheldrüse mit dem Diabetes in Zusammenhang gebracht wurde, hatte die Zuckerkrankheit die Medizin vor ähnliche Rätsel und Schwierigkeiten gestellt wie Kretinismus und Myxödem. Die Krankheitseinheit Diabetes war jedoch älter und eindeutiger definiert als die späteren Schilddrüsenkrankheiten. Sie wurde anhand eines Leitsymptoms, des zuckerhaltigen Harns (Glykosurie), gebildet, so daß sich eine Kontinuität der Beschreibung des Diabetes bis in die Antike zurückverfolgen läßt. In den 1880er Jahren war der Diabetes nach allgemeinem Konsens durch Glykosurie, erhöhte Harnausscheidung, Durst, fortschreitenden Gewichtsverlust und körperliche Schwäche charakterisiert.[2] Die Definition folgte also dem klinischen Bild.

In seinen 1877 veröffentlichten Vorlesungen über den Diabetes rekapitulierte Claude Bernard den bisherigen Stand der Suche nach einer schlüssigen Diabetestheorie: Weder die klinisch klassifizierende Beobachtung noch die anatomisch-pathologische Vorgehensweise hatten Ursache und Krankheitsentstehung erklären können. Die Krankheit ließ sich keiner morphologisch feststellbaren Läsion eines bestimmten Organs zugeordnen, die Pathologen hatten vielmehr eine Vielzahl einander widersprechender Thesen zum Sitz des Diabetes (Leber, Nieren, Magen, Duodenum) hervorgebracht, ohne daß eine davon als bewiesen galt.[3] Das Pankreas war als ein Organ mit externer Sekretion in den Darm bekannt. Funde von pathologischen Veränderungen der Bauchspeicheldrüsen bei Diabetikern gaben seit den 1870er Jahren vereinzelt Anlaß zu Vermutungen über eine Beteiligung des Organs am Pathomechanismus der Krankheit.[4] Der Diabetes war aber nicht, wie z.B. der Morbus Bright der Niere oder der Morbus Addison der Nebenniere, als Organkrankheit neu definiert worden. Das geschah erst über eine experimentelle Vorgehensweise.

Schon einige der früheren Erklärungsversuche des Diabetes basierten auf

1 Z.B. Abelous 1893, S. 273. Kocher 1909, S. 334.

2 Tattersall 1995, S. 290.

3 Bernard 1877, S. 60-62, 85.

4 Z.B. Lancereaux 1877. Weitere Beispiele u.a. bei Mering/Minkowski 1890, S. 283-283.

den Resultaten der Experimentalphysiologie. Ein Konsens über die Verursachung oder die Pathologie des Diabetes war dadurch jedoch nicht zustande gekommen. Nachdem Bernard in den 1840er und 1850er Jahren die Bildung und Ausschüttung von Glukose durch die Leber nachgewiesen hatte, bot sich eine Störung dieses Organs als Ursache des Diabetes an, der ja dadurch gekennzeichnet war, daß sich zuviel Glukose im Blut befand.[5] Dazu kam Bernards Beobachtung von 1849, daß sich eine Glykosurie einstellte, wenn man beim Versuchstier einen Stich an einer bestimmten Stelle am Boden des IV. Hirnventrikels setzte (*piqûre diabétique*).[6] Es war vor allem Moritz Schiff, der auf dem Boden dieser Ergebnisse weiter experimentierte. Er vermutete den folgenden Mechanismus bei der Pathogenese des Diabetes: Einflüsse des Nervensystems führten über eine Reizung der Blutgefäßnerven in der Leber zu einer Gefäßerweiterung. Diese bewirke dann die Abgabe von Zucker ins Blut.[7] Fast alle Diabetestheorien vor 1890 bauten auf diesen experimentell festgestellten Gegebenheiten auf – Leber und Nervensystem bildeten die Grundbausteine der Gedankengebäude zum Diabetes.[8] Hier wurde ein weiteres Phänomen, das man später dem endokrinen System zuordnete, von der Experimentalphysiologie zunächst über das Nervensystem erklärt.[9]

Die Experimentalphysiologie hatte bis 1890 keine Engstelle im Krankheitsgeschehen ausfindig machen können. Es war nicht gelungen, das Phänomen des Diabetes unter die Kontrolle des Untersuchers zu bringen, die diabetischen Symptome ließen sich nicht willkürlich hervorrufen und beseitigen. Der britische Physiologe Michael Foster hielt es 1879 für »extrem wahrscheinlich«, daß der Überschuß an Zucker in Blut und Urin je nach Einzelfall aus vielen verschiedenen Quellen stammen könne, so daß eine ganze Reihe unterschiedlicher Arten des Diabetes existiere.[10] Wie bei Kretinismus und Myxödem vor 1883 kannte man auch hier keine notwendige Krankheitsursache. Die klinisch definierte Krankheit konnte durch die verschiedensten Ursachen

5 Naunyn 1898, S. 38-39.

6 Bernard 1849.

7 Schiff 1859, S. 71-128.

8 Von Düring 1868, S. 9-15. Eulenburg/Guttmann 1873, S. 188-194. Bernard 1877 stellt eine Reihe pathophysiologischer Theorien zum Diabetes vor. Als Überblick siehe z.B. Schuhmacher/Schuhmacher 1989, S. 275-281. Für England vgl. Tattersall 1995, S. 290-292.

9 Vgl. auch Young 1970, S. 127-128, 131-136.

10 Nach Tattersall 1995, S. 291.

bedingt sein. Da somit kein »obligatorischer Passagepunkt« im Krankheitsgeschehen vorhanden war, gab es auch keine Behandlungsmethode mit vorhersehbarem Erfolg, der Diabetes blieb eine Krankheit mit raschem und tödlichem Verlauf. Die regelmäßig auftauchenden Meldungen über Wunderdrogen stellten sich genauso regelmäßig als falsch heraus. Die Diabetesexperten glaubten in den 1870er und 1880er Jahren ohnehin nicht an die Möglichkeit einer pharmazeutische Behandlung des Diabetes.[11] Statt dessen gab es die unterschiedlichsten Ernährungstherapien, vom Verspeisen rohen oder gar faulen Fleischs bis zur Haferkur. Eine strenge Hungerdiät erwies sich in einem gewissen Ausmaß als krankheitsverzögernd, sie war jedoch so restriktiv, daß sich die Frage stellte, ob die Patienten nicht besser an der Krankheit sterben sollten, anstatt langsam zu verhungern.

Experimente mit dem Pankreas

Der Wendepunkt im Krankheitsverständnis kam 1889.[12] In diesem Jahr meldeten Joseph von Mering und Oscar Minkowski, daß sie eine »besondere, bisher unbekannte Funktion des Pankreas« gefunden hätten. Anläßlich einer Auseinandersetzung darüber, ob es möglich sei, ein Versuchstier trotz der Entfernung der Bauchspeicheldrüse am Leben zu erhalten, hatten sie einem Hund das Organ entfernt und daraufhin Symptome des Diabetes mellitus beobachtet. Dies führte sie zu der These, daß die Ursache des Diabetes im Ausfall der inneren Sekretion dieses Organs liege.[13] Mering und Minkowski waren Internisten, wandten aber die Methoden der Experimentalphysiologie Bernardscher Prägung an. Minkowski entwickelte in seinen Tierversuchen besondere chirurgische Fertigkeiten, hörte aber nie auf, sich in erster Linie als Internist zu verstehen.[14] Dennoch war es chirurgisches Vorgehen und Geschick, was ihn in die Lage versetzte, willkürlich diabetische Symptome beim Tier hervorzurufen. Die Pankreasentfernung stellte eine chirurgische Leistung ersten Ranges dar,[15] viele andere Forscher scheiterten an ihr. Seit Mitte des Jahrhunderts hat-

11 Tattersall 1995, S. 292.

12 Die Resultate wurden erstmals 1889 auf einem Kongreß präsentiert, im selben Jahr berichtete bereits der »Lancet« darüber, Tattersall 1995, S. 293.

13 Mering/Minkowski 1890, 371-387.

14 Vgl. Krehl 1932.

15 Houssay 1952.

te man sich im Tierversuch bemüht, das Pankreas durch Unterbindung des Ausführungsganges, gelegentlich auch durch die Exstirpation des ganzen Organs unwirksam zu machen. Die Exstirpationen waren jedoch entweder unvollständig oder sie führten zum raschen Tod des Versuchstiers. Selbst der operationsgeübte Claude Bernard hielt die komplette Pankreasentfernung für unausführbar. Schon allein aus technischen Gründen hatte man also die von Minkowksi beobachteten Folgen der Organentfernung bisher nicht feststellen können. Ohnehin war bei allen früheren Versuchen nicht berücksichtigt worden, daß dem Pankreas noch andere Funktionen zukommen könnten als die Absonderung von Verdauungssaft.[16]

An diese Möglichkeit hatten Mering und Minkowski allerdings ebensowenig gedacht. Minkowski – Mering hatte keinen großen Anteil an den Versuchen – wandte mit größter Sorgfalt die Errungenschaften der modernen Chirurgie an: Der Eingriff geschah in tiefer Äthernarkose, so daß er in Ruhe arbeiten konnte. Eine sorgfältige Blutstillung mit doppelter Unterbindung der Gefäße sorgte für die notwendige Übersicht im Operationsfeld. Dadurch konnte nicht nur das Organ ohne Zurücklassung von Geweberesten entfernt werden, es wurde auch möglich, trotzt der schwierigen anatomischen Verhältnisse die Versorgungsgefäße des benachbarten Zwölffingerdarms zu schonen, so daß das Absterben dieses Darmteils ausblieb. Als wichtigsten Faktor bewerteten die Operateure im nachhinein die strenge Antisepsis: Die Tiere waren nach der Pankreasentfernung ja diabetisch geworden und damit anfälliger für Infektionen.

Seit April 1889 hatten Mehring und Minkowski auf diese Weise 21 Hunde operiert. Nach vollständiger Exstirpation des Pankreas kam es regelmäßig nicht nur zur Ausscheidung von Traubenzucker im Urin, sondern darüber hinaus zu weiteren typischen Diabetessymptomen: vermehrtes Nahrungsbedürfnis, gesteigertes Durstgefühl und erhöhte Urinausscheidung, Abmagerung mit rapidem Kräfteverfall, Ausscheidung von Ketonkörpern, Erhöhung des Blutzukkerspiegels und bei Obduktion ein fast völliges Fehlen von Glykogen in Leber und Muskulatur. Keines der Tiere überlebte länger als vier Wochen.[17] Die weiteren experimentellen Forschungen sollten nun klären, ob der Diabetes nur bei einem Wegfall der Funktion der Bauchspeicheldrüse auftritt, daß es sich also um eine, wie Minkowski schrieb, »spezifische Funktion« des Organs

16 Mering/Minkowski 1890, S. 371-375.

17 Mering/Minkowski 1890, S. 374-387.

handelte, die man da entdeckt hatte.[18] Falls dies der Fall war, handelte es sich bei der Abwesenheit um eine notwendige, also immer vorhandene, Ursache des Diabetes, eine Engstelle im Krankheitsgeschehen, deren Beherrschung die Kontrolle der Krankheit erlauben würde.

Wie bei der inneren Sekretion der Schilddrüse war Kritik hier ebenfalls vor allem von Anhängern einer neuronalen Auffassung der Krankheitsverursachung zu erwarten. Um eine derartige Kritik zu entkräften, mußte auch hier der zu beobachtende Effekt und die vermutete Ursache noch weiter und eindeutiger unter die Kontrolle des Untersuchers gebracht werden. Dazu war zunächst einmal eine vollständigere Isolierung der diskutierten Organfunktion erforderlich: Minkowksi mußte nachweisen, daß die beobachteten Phänomene auf die Abwesenheit des Organs selbst zurückzuführen waren und nicht auf andere Wirkungen der Operation. Um zu zeigen, daß zusätzliche operationsbedingte Läsionen, speziell der Nerven, keine große Rolle spielten, trennte Minkowski das Pankreas von seiner Unterlage bis auf eine versorgende Arterie ab und ließ nur die Verbindung zum Duodenum bestehen. Diese Versuchstiere wurden im Gegensatz zu den pankreatektomierten Tieren nicht diabetisch, trotz weiträumiger Beschädigung möglicher nervaler Verbindungen.[19]

Aber es galt noch einen weiteren Einwand zu widerlegen. Nach dem Bekanntwerden der Exstirpationsexperimente hatten sich andere Untersucher gemeldet und aufgrund eigener ähnlicher Versuche die These aufgestellt, daß die beobachtete Glykosurie durch den Wegfall der *exokrinen* Pankreassekretion in den Darm zu erklären sei.[20] Dieser Vermutung ließ sich nur durch eine weitergehende Isolierung, nämlich durch die Auftrennung von innerer und äußerer Pankreassekretion, begegnen. Minkowski verlagerte deshalb ein Stück des Organes mitsamt seiner Gefäßversorgung aus dem Abdominalraum unter die Bauchhaut. Nach dessen Einheilung entfernte er den Rest des noch intraabdominal gelegenen Pankreas. Durch die Verlagerung des Pankreasstückes und die Entfernung des Restpankreas aus dem Bauch konnte keine exokrine Sekretion in den Darm mehr stattfinden. Trotzdem trat kein Diabetes auf, solange das Transplantat nicht ebenfalls entfernt wurde.[21] Auch die Folgen der Ope-

18 Minkowski 1893, S. 135.

19 Mering/Minkowski 1890, S. 380.

20 Mehr dazu bei Lombroso 1910, S. 9, 58-61. McLeod 1913, S. 88-89. Schadewaldt 1989, S. 68-69.

21 Minkowski 1893, S. 118-135.

ration für das Nervensystem konnten damit völlig getrennt von den Auswirkungen der vollständigen Organentfernung studiert werden. In der Umgebung des natürlichen Sitzes des Pankreas waren dieselben Läsionen wie bei der reinen Exstirpation vorhanden, es kam aber nicht zur Glykosurie, solange sich noch Pankreasgewebe im Körper befand. Minkowski bezeichnete sein Vorgehen als »Transplantation«. Ausdrücklich verwies er auf die Analogie zur Schilddrüsenverpflanzung und auf Schiffs und von Eiselsbergs entsprechende Experimente.

Noch einen Schritt weiter ging 1892 der Physiologe Edouard Hédon in Montpellier: Er trennte nach Verlagerung des Organs unter die Bauchhaut jegliche Verbindung zur Bauchhöhle und erhielt so, wie er schrieb ein wirkliches Transplantat (»une véritable greffe«). Auch nach Entfernung aller Pankreasreste im Bauchraum entwickelte sich bei den Versuchstieren keine diabetische Stoffwechsellage. Wurde dagegen das Transplantat entfernt, trat binnen weniger Stunden eine starke Glykosurie, Polyurie und später eine ausgeprägte Kachexie ein. Nach Ansicht Hédons war dies der Beweis für die entscheidende Rolle der inneren Sekretion des Pankreas beim Zustandekommen des Diabetes.[22]

Analog zum Vorgehen bei der Schilddrüsenforschung erlangten Pankreasexstirpation und -transplantation eine große Bedeutung für die experimentelle Erforschung des Diabetes. Immer wieder wurde in der Folgezeit die innersekretorische Erklärung des Diabetes in Frage gestellt, wurden die Befunde nach den Exstirpationen und Transplantationen angezweifelt oder in einer anderen Weise interpretiert. Trotz der Transplantationsversuche hielt sich die Theorie einer neurogenen Verursachung des Diabetes ebenso wie die Erklärung, die Glykosurie nach Pankreasexstirpation beruhe allein darauf, daß das äußere Pankreassekret nicht in den Darm gelange. Die Beobachtung, daß nach der Verlagerung der Drüse in die Bauchhaut dennoch kein Diabetes auftrat, wurde damit erklärt, daß das Sekret doch irgendwie in den Darm gelange, sei es über neugebildete Gänge, sei es über Resorption und erneute Sekretion durch Darmdrüsen. Da die Nahrungsresorption nach Pankreasentfernung nur wenig beeinträchtigt schien, mußte das Pankreassekret doch wieder in den Darm gekommen sein. Besonders diese Auffassung provozierte eine ganze Reihe von Wiederholungen der Transplantation als Schlüsselexperiment.[23]

22 Hédon 1892. Zur Person: Fischer 1929, Bd. 1, S. 597.
23 Vgl. dazu Lombroso 1910, S. 9, 58-61.

Minkowski gab die anspruchsvolle Technik der Exstirpation und Transplantation weiter. In Straßburg und später in Greifswald wandte er die Methoden auf weitere Fragestellungen an.[24] Der italienische Physiologe Ugo Lombroso unternahm seit 1900 eine Reihe von Untersuchungen zur Bestätigung der Minkowskischen Versuche. 1908 wiederholte er auch Hédons Experiment. Es zeigte besonders ausgeprägt das Phänomen des neu auftretenden Diabetes nach Entfernung des Transplantates – in das verpflanzte Pankreasstück war nämlich, wie nachher festgestellt werden konnte, eine Arterie aus den Bauchdecken eingewachsen.[25] Derartige Versuche waren technisch nicht einfach, besonders die effiziente Pankreasentfernung ohne den Tod des Versuchstieres stellte hohe Ansprüche an den Operateur: So verlagerte z.B. der Pathologe Leonid Ssobolew in St. Petersburg bei seinen Transplantationsversuchen Organteile unter die Bauchhaut, war jedoch nicht in der Lage, das Restpankreas zu entfernen.[26]

Streit um das Organersatzkonzept: Die Diabetestheorie Eduard Pflügers als alternative Erklärung

Wie die Lehre von der inneren Sekretion der Schilddrüse mußte auch die innersekretorische Auffassung des Diabetes erst durchgesetzt werden: In einer ganz bestimmten historischen Situation, unter ganz bestimmten Bedingungen mußten andere Wissenschaftler durch allgemein anerkannte wissenschaftliche Forschungsmethoden von ihr überzeugt werden. Wissenschaftliche Auseinandersetzungen waren Teil solcher Durchsetzungs- und Rezeptionsprozesse. Anhand des Streits, der zwischen Minkowski und dem Physiologen Pflüger um das Organersatzprinzip beim Diabetes entbrannte, läßt sich der

24 So entstand unter Minkowskis Anleitung eine Dissertation unter Anwendung der Transplantationstechnik, vgl. Lombroso 1910, S. 58-61 und Houssay 1952, S. 391.

25 Lombroso 1910, S. 11-12. Zur Person: Fischer 1929, Bd. 938. Noch in Greifswald, mit der persönlichen Unterstützung Minkowskis, untersuchte Lombroso 1909 den Einfluß des verpflanzten Pankreas auf die Verdauung. Zwei Jahre später, jetzt in Rom, versuchte er wiederum mit Hilfe der Transplantation zu klären, ob die exokrine Sekretion des Pankreas dem Einfluß des Nervensystems unterliegt oder auf humoralem Wege geregelt wird. Lombroso 1909, ders. 1922.

26 Ssobolew 1902, S. 107.

Verlauf einer wissenschaftlichen Auseinandersetzung, wie sie für die damalige Universitätsmedizin typisch war, beispielhaft nachverfolgen.[27]

Der Bonner Physiologe Eduard Pflüger, der zu dieser Zeit bereits in seinen Siebzigern stand, war der prominenteste und einflußreichste Gegner der neuen organzentrierten Auffassung vom Diabetes. Seine Theorie des Diabetes konzentrierte sich auf das Nervensystem. Über die innersekretorische Auffassung des Diabetes äußerte sich Pflüger erstmals 1903. Er ordnete sie der älteren, von den Physiologen propagierten neuralen Theorie unter, indem er das innere Pankreassekret, sofern es denn existierte, als einen Mechanismus zur Umsetzung der nervalen Steuerung des Blutzuckerspiegels auffaßte. Demnach veranlaßte das Nervensystem bei Bedarf die Ausschüttung des Sekretes aus dem Pankreas in den Kreislauf. Pflüger hielt die Störung dieses Mechanismus' für eine von vielen möglichen Ursachen des Diabetes. Für ihn war das Organversagen also keine notwendige Krankheitsursache.[28] Ein Jahr später äußerte er sich noch einmal warnend über die seiner Ansicht nach nicht gerechtfertigte Sicherheit vieler Wissenschaftler hinsichtlich der neuen Diabetestheorie. Die Mehrheit der Forscher beurteilte die Experimente, bei denen Minkowski die Bauchspeicheldrüse samt Gefäßversorgung transplantiert hatte, als eindeutigen Beleg für die inneresekretorische Theorie. Man konnte sie aber auch anders interpretieren: Für Pflüger war der plötzlich einsetzende Diabetes nach der Entfernung der verpflanzten Drüse ein Reflex auf die Durchschneidung von Nervenbahnen, die im Stiel des Transplantates verliefen. Selbst die Experimente mit der freien Transplantation von Hédon und Thiroloix, bei denen nach der Stieldurchtrennung kein Diabetes auftrat, wohl aber nach der Transplantatentfernung, ließen Pflüger Raum für eigene Interpretationen: Erstens seien die Ergebnisse nicht konsistent, da manchmal schon *vor* der Organentfernung eine leichte Glykosurie auftrat. Zweitens hätten sich beim Einwachsen des Transplantates an neuer Stelle neue Nervenverbindungen bilden können, es bildeten sich ja nachweislich auch neue Gefäßverbindungen. Somit konnte der Diabetes nach Transplantatentfernung eine Folge der Durchtrennung dieser neugebildeten Nervenbahnen sein.[29]

1905 schritt Pfüger, der sich mit seiner Kritik offensichtlich nicht ernst

---

27 Detaillierter zu diesem Streit und seinen Hintergründen: Schlich, Making Mistakes 1993.

28 Pflüger 1903, S. 324, 360-394.

29 Pflüger 1904, S. 1-66.

genug genommen fühlte, zu eigenen Experimenten.[30] Da es sich bei der Pankreasentfernung um einen außerordentlich schwierigen Eingriff handelte, engagierte er den Bonner Chirurgen Oscar Witzel für die technische Ausführung. Das Ergebnis war exakt dasselbe wie bei den vorausgangenen Versuchen: Alle Hunde starben nach der Entfernung der Bauchspeicheldrüse unter ausgeprägter Glykosurie. Aber Pflüger berichtete zusätzlich über eine neue Beobachtung: Diejenigen Hunde, denen das Organ nur partiell entfernt worden war, zeigten neben der Glykosurie die typischen Diabetessymptome Gefräßigkeit, extremen Durst und erhöhte Harnausscheidung, während die Tiere, die eine Totalentfernung hinter sich hatten, diese zusätzlichen Symptome nur ansatzweise aufwiesen. Darauf baute Pflüger seine Schlußfolgerung auf: Da eine Pankreastotalentfernung lediglich Glykosurie, nicht aber die typischen Symptome des Diabetes nach sich ziehe, habe der Diabetes mit dem Fehlen von Pankreasgewebe nichts zu tun. Minkowski dagegen habe auch nach der kompletten Entfernung der Bauchspeicheldrüse die zusätzlichen Diabetessymptome beobachtet, folglich könnten diese Exstirpationen nicht wirklich vollständig gewesen sein, Minkowskis Operationen sei nicht zu trauen. Der Physiologe warnte nun alle Forscher, nicht auf solche offensichtlich durch eine fehlerhafte Technik bedingte Resultate zu bauen. Zusätzlich legte er den Finger auf einen wunden Punkt der innersekretorischen Diabetestheorie: Wenn der Diabetes durch ein Mangel der inneren Pankreassekretion zustande kommt, müßte er sich durch ein Hinzufügen des Pankreassekrets rückgängig machen lassen, und dies war bis dahin nicht gelungen.

Derart angegriffen verteidigte Minkowski seine Arbeiten.[31] Zunächst bestand er auf der Korrektheit seiner chirurgischen Technik, die identisch mit der Witzels sei. Dann aber aber verließ er den gemeinsamen Boden des experimentalphysiologischen Vorgehens und hob auf die Unterschiede zwischen den Disziplinen ab: Er sei nicht erstaunt, daß der Physiologe Pflüger keine Gefräßigkeit bei seinen Hunden beobachtet habe, denn, wie jeder *Kliniker* weiß, verlieren auch die meisten Patienten ihren Appetit unter derartigen Umständen. Seine Hauptverteidigungslinie errichtete Minkowski allerdings dann wieder auf experimentalphysiologischer Basis. Die Kontrolle des Forschers über die Lebensvorgänge war auch für ihn als Kliniker die zuverlässig-

30 Pflüger, Die Bedeutung 1905. Ders., Ob die totale Exstirpation 1905. Ders., Ein Beitrag 1905. Ders., Das Glykogen 1905, S. 457-512.

31 Minkowski, Bemerkungen 1905, S. 331-338.

ste Methode der Wissensgewinnung. Er habe die Polyphagie ebenfalls nicht bei allen Tieren gesehen, betonte der Internist, sondern nur bei einigen, oft assoziiert mit anderen typischen Symptomen des Diabetes. Daß die Diabetessymptome bei manchen Tieren fehlten, sei für das Ergebnis im ganzen allerdings unerheblich. Hier wird klar, daß Experimente von sich aus eindeutige Schlüsse nicht erzwingen: Welche der Operationsfolgen für die Fragestellung des Versuchs relevant waren, ging aus den Beobachtungen selbst nicht hervor.

Für Pflüger war Minkowskis Stellungnahme eine Kriegserklärung. Seine Bezichtigungen gingen nun in Beschimpfungen über. Er zog Minkowskis Sehkraft und chirurgisches Können in Zweifel und bestand darauf, daß es nach einer fachgerechten Totalexstirpation des Pankreas keine diabetischen Symptome gebe. Eine solche Argumentation, die einen postulierten kausalen Zusammenhang zwischen zwei beobachteten Ereignissen – Eingriff und Symptom – durch das Einwirken eines dritten Einflussen – Fehler in der Chirurgie Minkowskis – erklärte, ist nie ganz zu widerlegen. Man kann jede Kausalbeziehung unter Hinweis auf einen zusätzlichen dritten Wirkfaktor anzweifeln. Die Beobachtungen allein beweisen keine Kausalbeziehungen. Um in dieser Hinsicht zu einer Aussage zu kommen, müssen immer Gesichtspunkte mit bewertet werden, die nicht aus dem Experiment selbst hervorgehen. Dies können beispielsweise Plausibilitätskriterien sein, die man aus anderen Erfahrungen ableitet. Gerade für Pflüger war es typisch, daß er sich bei der Beurteilung von Versuchsergebnissen durch allgemeine Plausiblitätskriterien leiten ließ. Er glaubte »hundertmal an einen Versuchsfehler«, ehe er ein unpassendes Resultat akzeptierte.[32]

Pflüger konnte im Rahmen seiner neurogenen Diabetestheorie durchaus konsistent erklären, wieso es, wie von ihm postuliert, beim Zurückbleiben von Pankreasresten zu den typischen Diabetessymptomen komme, bei einer vollständigen Organentfernung jedoch nur das Einzelsymptom Glykosurie auftrete: Wenn kleine Portionen von Pankreasgewebe im Bauchraum zurückblieben, bewirke deren Degeneration und Entzündung eine Irritation der betroffenen Nervenendigungen. Da das Pankreas ein Ausführungsorgan des Nervensystems darstelle, reagiere das Nervensystem auf einen solchen Reiz besonders empfindlich. Wenn keine Zellen dieses Effektororgans zurückblieben, sei auch die Irritation geringer.[33]

---

32 Rosemann 1929, S. 562.

33 Pflüger, Professor O. Minkowskis 1905, S. 1-20.

In einem weiteren Schlagabtausch verhärteten sich die Fronten.[34] Pflüger startete nun ein größeres Forschungsprojekt mit Fröschen. Im Gegensatz zum Resultat seiner Hundeversuche sah er hier nun immer Diabetes nach Pankreasentfernung. Transplantationen von bis zu vier Bauchspeicheldrüsen unter die Haut eines Frosches konnten diesen nicht rückgängig machen. Dann probierte Pflüger etwas neues aus: Er entfernte nur das Duodenum und ließ das benachbarte Pankreas unberührt. Als Resultat verzeichnete er einen noch stärkeren Diabetes als nach Pankreasentfernung. Dasselbe kam heraus, wenn lediglich die Verbindung zwischen Duondenum und Pankreas durchschnitten wurde, die beiden Organe selbst aber *in situ* verblieben. Darauf begründete Pflüger eine neue Theorie: Da die Entfernung des Pankreas Diabetes verursacht, muß das Organ eine Funktion bei der Regulierung des Zuckerstoffwechsels besitzen. Dieser Diabetes kann jedoch nicht durch die Transplantation von Pankreasgewebe rückgängig gemacht werden, also benötigt das Pankreas einen zusätzlichen Faktor, um wirksam zu werden. Dieser zusätzliche Faktor ist die Nervenversorgung des Organs. Da aber die Entfernung des Duodenums ebenfalls einen Diabetes nach sich zieht, muß auch dieses Organ essentiell an der Blutzuckerregulierung beteiligt sein. Weil die bloße Unterbrechung der Verbindung zwischen beiden Organe sich genauso auswirkt, wie die Entfernung eines der Organe, ist darüberhinaus diese Verbindung von entscheidender Bedeutung. Nach Pflügers Auffassung waren Nervenzentren im Duodenum für die Steuerung der inneren Pankreassekretion zuständig. Über diesen Weg würde der Blutzuckerspiegel *gesenkt*. Eine *Erhöhung* des Blutzuckers erfolge über einen anderen neuronalen Weg, nämlich vom Zentralnervensystem über die Leber, wie schon Claude Bernard mit seinem Experiment der *piqûre diabétique* gezeigt habe. Pflüger entwarf also ein elegantes Modell einer antagonistischen neuronalen Blutzuckerregulierung mit Pankreas und Leber als jeweiligen Effektororganen. Er untermauerte seine These mit zahlreichen analogen Beispielen einer solchen Regelung von Körperfunktionen. Die Blutzuckerregulierung war für ihn ein weiteres Beispiel dieses generell gültigen Funktionsprinzips.[35]

---

34 Minkowski 1906. Pflüger , O. Minkowskis 1906. Ders., Über die chirurgischen Operationen 1906. Ders., Ob der Zucker 1906. Ders. Über die Zuverlässigkeit 1906.

35 Pflüger, Untersuchungen 1907. Ders. Über die Natur 1907. Ders., Über die durch Resektion 1908.

Pflüger befand sich mit dieser Kompromißtheorie *de facto* nicht mehr im Gegensatz zu Minkowskis organzentrierter Auffassung, bestand aber darauf, diese widerlegt zu haben. In den darauffolgenden Auseinandersetzungen verlor der Physiologe jedoch weiter an Boden: Viele der von ihm vorausgesagten Versuchsergebnisse trafen nicht ein. Pflüger hatte so große Teile der innersekretorischen Auffassung anerkannt und sich darüber hinaus mit seiner Argumentation so weit vorgewagt, daß ihm nicht mehr der Weg der abweichenden Interpretation gleicher Versuchsergebnisse blieb. Da Pflüger sich besonders streng an den erprobten Rahmen der Experimentalphysiologie hielt und bei der Interpretationen von Resultaten immer die konservativere Lösung favorisierte, zwangen ihn weitere Versuchergebnisse, immer weitere Teile seiner Auffassungen preiszugeben.[36]

1908 veröffentlichte J. Forschbach, ein Schüler Minkowskis, die Ergebnisse seiner Experimente mit der Parabiose. Er hatte zwei ganze Tiere aufeinander transplantiert, indem er ihre Körper durch einen chirurgischen Eingriff vereinigte. Die Methode war technisch sehr anspruchsvoll; Hédon, der die Versuche wiederholen wollte, scheiterte damit.[37] Die schwierige Pankreasentfernung führte bei diesen Versuchen übrigens Minkowski persönlich durch. Forschbach fand, daß bei jungen Hunden nach Pankreasentfernung kein Diabetes auftrat, wenn das pankreaslose Tier mit einem nicht pankreatektomierten Hund in Parabiose vereinigt war. Über die Blut- und Lymphgefäße des Granulationsgewebes konnte offensichtlich das »antidiabetische Prinzip« von einem Organismus in den anderen gelangen – eine Überleitung nervöser Impulse schien dagegen undenkbar.[38]

Pflüger erklärte daraufhin den »Duodenaldiabetes« zu einem Sonderphänomen, das nur beim Frosch vorkomme. Er erkannte den Zusammenhang zwischen Diabetes und innersekretorischer Pankreasfunktion an und erwähnte ausdrücklich die Exstirpationsexperimente als deren Hauptbeleg.[39] In seinem letzten Beitrag zu diesem Thema – Pflüger starb im Jahre 1910 – verteidigte er sich sogar gegen die Unterstellung, ein grundsätzlicher Gegner der Theorie der inneren Sekretion des Pankreas zu sein und nur neuronale Erklärungen des Diabetes zuzulassen. Dies sei ein Mißverständnis, dem bedauerlicherwei-

36 Schlich, Making Mistakes 1993, S. 421-423.

37 Hédon 1913, S. 6.

38 Forschbach 1908. Ders. 1909. Veröffentlichung der Methode: Sauerbruch/Heyde 1908.

39 Pflüger, Über Parabiose 1908.

se sogar seine Kollegen aus der Physiologie anhingen.[40] Angesichts der großen Anhängerschaft der innersekretorischen Diabetesauffassung versuchte Pflüger sich offensichtlich aus seiner in dieser Sache zuletzt hoffnungslos isolierten Position zu befreien.

Die Pankreastransplantation als physiologisches Experiment und Therapie

Das Vorgehen Minkowskis erfuhr in der Folgezeit weitere Variationen, die Ergebnisse blieben von der Tendenz her dieselben. Man erzielte längere Überlebenszeiten der Versuchstiere nach Transplantation, indem der von der verlagerten Drüse weiterproduzierte, nun aber nicht mehr ins Duodenum abfließende Saft nach außen abgeleitet wurde.[41] Einen technisch andersartigen Ansatz lieferte das Vorbild der Payrschen Schilddrüsentransplantation in die Milz: Payrs Schüler Aldo Martina verpflanzte seit 1906 beim Hund Pankreasgewebe in die Milz. Auch nach Entfernung des restlichen noch am Ursprungsort verbliebenen Pankreasgewebes soll der resultierende Diabetes nicht sehr ausgeprägt gewesen sein.[42]

Man beschränkte sich nicht auf die Transplantation von Gewebe innerhalb desselben Individuums. Schon kurze Zeit nach den Publikationen Minkowskis und Hédons hatte Jules Thiroloix erstmals Bauchspeicheldrüsen von Hunden allogen verpflanzt. In seiner Publikation hob er den Unterschied zu den bisherigen Unternehmungen dieser Art hervor, die man zwar Transplantation (»greffe«) genannt habe, die in Wirklichkeit aber nichts anderes gewesen seien als künstliche Ektopien von Gewebe (»des ectopies«) oder Ableger (»des marcottes«). Neu an diesen Untersuchungen war auch der Versuch, die exkretorische Funktion des Pankreas auszuschalten, um dadurch das Problem der Selbstverdauung des Transplantats durch die Verdauungsenzyme der Bauchspeicheldrüse zu lösen. In einer ersten Operation injizierte Thiroloix eine Mischung auf Öl und Ruß in den Pankreasgang, drei Monate später – die endokrine Funktion des Organs war, wie an dem zuckerfreien Urin des Versuchs-

40 Pflüger, Experimental-Untersuchungen 1909, S. 135.

41 Gley/Thiroloix 1892.

42 Die Versuche werden erwähnt in der Diskussion des Vereinsberichts Nr.3, DMW 34 (1908), S. 45. Eine Bewertung findet sich bei Pratt 1912. Vgl. auch Payr 1906, S. 565, Fußnote 1. Ähnlich: Kyrle 1908. Pratt 1912, S. 323.

tieres erkennbar, noch intakt – exstirpierte er das atrophische Organ und übertrug es auf einen anderen Hund. Wurden die Transplantate später entnommen, so sollen sie histologisch Anzeichen einer Regeneration gezeigt haben. Zwei Hunden wurde zur Prüfung der Transplantatfunktion das eigene Pankreas entfernt: Beide schieden angeblich keinen Zucker im Urin aus, überlebten den Eingriff aber nur wenige Tage. Thiroloix schloß daraus, daß eine Transplantation des Pankreas mit isolierter innerer Sekretion grundsätzlich möglich wäre. Auf eine therapeutische Anwendung ging er nicht ein.[43] Die Verpflanzung von Pankreasgewebe in die Milz, die als Autotransplantation gewisse Erfolge zeitigte, hatte man vorher schon allogen versucht. So verpflanzte Donato Ottolenghi 1901 in Turin stecknadelkopf- bis erbsengroße Organstückchen beim Meerschweinchen. Ganz gleich, ob in die Bauchhöhle, die Milz, die Leber oder unter die Haut gebracht: Das verpflanzte Gewebe starb ab und wurde resorbiert.[44] Weitere Versuche, die gute Durchblutung von Milz und Leber für die Anpflanzung von Pankreasgewebe zu nutzen, fielen ebenso negativ aus.[45]

Um die Organfunktion des Pankreas weiter zu isolieren, wurden Blutaustauschexperimente unternommen. Hédon versuchte 1913, durch die Übertragung von Blut gleichzeitig das antidiabetische Prinzip zu übertragen. Über Gefäßverbindungen nahm er Bluttransfusionen zwischen einem diabetischen und einem gesunden Hund vor.[46] Der nächste Schritt bestand in der Entnahme eines Pankreasfragmentes des gesunden Tieres, welches dann mittels Gefäßanastomosen in den Kreislauf des diabetischen Hundes eingeschaltet wurde. Dadurch sollte der Effekt der Gabe von Fremdblut ausgeschaltet werden, um so die Organfunktion weiter von Nebeneffekten zu isolieren. Der Versuch funktionierte jedoch nicht: Innerhalb kurzer Zeit wurde das Organ nekrotisch, und das Versuchstier verendete an den ausgeschwemmten Pankreasabbauprodukten. Hédon begnügte sich schließlich damit, das Pankreas nur an die Blutgefäße des Empfängertieres anzuschließen, es aber ansonsten beim Spender *in situ* zu belassen, was für eine Beurteilung der humoralen Einflüsse auf den Empfänger auch ausreichte. Beim Pankreas wurde die Transplantation mit Gefäßanschluß also dann eingeführt, als es die Logik des physiologischen

---

43 Thiroloix 1892.

44 Ottolenghi 1901.

45 Tiberti 1909.

46 Hédon 1913, S. 8. Hédon verwendete gemäß der Methode Payrs dabei Magnesiumhohlzylinder. Vgl. Payr 1900.

Experimentierens erforderte – als eine Weiterentwicklung der Transfusionsversuche, nicht als Vorversuch für ein Therapieverfahren.[47]

Nicht alle Pankreastransplantationen waren physiologische Experimente. Die unbefriedigenden Behandlungsmöglichkeiten und die verzweifelte Lage der Patienten mit schwerem Diabetes veranlaßte einzelne Chirurgen, das Problem operativ anzugehen: Der Londoner Arzt P.W. Williams veröffentlichte 1894 einen Bericht über den Versuch, die gestörte Organfunktion in einem ansonsten hoffnungslosen Fall durch ein Transplantat zu ersetzen. Audrücklich berief er sich auf die Experimente Minkowskis. Es handelte sich um eine Xenotransplantation. Während der Patient mit Chloroform in Narkose versetzt wurde, eilte Williams in ein benachbartes Schlachthaus und entnahm dort, unter streng aseptischen Bedingungen, das Pankreas eines frisch geschlachteten Schafes. Drei Stückchen, jeweils von der Größe einer Paranuß, transplantierte er in das subkutane Gewebe von Brust und Bauch des Patienten. Innerhalb von zwanzig Minuten nach dem Tod des Schafs war die Operation beendet. Daß der Patient drei Tage später dann doch im diabetischen Koma starb und die Transplantate sich, wie die Autopsie zeigte, nicht mit dem umgebenden Gewebe vereinigt hatten, führte Williams auf die Todesart des Spendertieres – die Ausblutung – zurück; falls er jemals wieder einen solchen Eingriff vornehmen sollte, wollte er auf ein noch lebendes Schaf als Spender zurückgreifen.[48] In einem späteren Kommentar erklärte er den Mißerfolg damit, daß die Transplantation zu spät erfolgt sei, und der gesundheitliche Verfall des Patienten schon zu weit fortgeschritten war.[49]

1902 wurde vorgeschlagen, »in rationeller Weise eine Organo-Therapie des Diabetes zu erproben«, indem nicht das ganze Organ sondern möglichst selektiv die innersekretorischen Anteile übertragen würden. Dazu könnten z.B. die Bauchspeicheldrüsen neugeborener Tiere Verwendung finden, da dort der innersekretorische Apparat im Vergleich zum Verdauungsapparat besonders gut entwickelt sei.[50] Im Jahre 1903 ließ James Allan, Arzt an der Glasgow Royal Infirmary, einem Patienten das Pankreas einer eigens dafür getöteten Katze transplantieren. Der Diabetes besserte sich jedoch nicht, und der Patient

47 Damit fand die erste Pankreastransplantation mit Gefäßanastomosen vierzehn Jahre früher statt, als allgemein in der Literatur zur Pankreastransplantation angegeben wird. Zur Schilddrüse siehe Carrel/Guthrie, Extirpation 1905.

48 Williams 1894.

49 Williams 1903.

50 Ssobolew 1902, S. 122-123.

starb zwei Wochen später im diabetischen Koma. Auch Allan berief sich auf Minkowski und auf die Erfolgsberichte über Allotransplantationen beim Tier. Besonders aber die Schilddrüsentransplantation bei kretinischen Kindern ließ ihn ähnliche Ergebnisse von der Pankreasverpflanzung gegen den Diabetes erhoffen. Dabei gab er zu, daß es nach dem Stand der Wissenschaft nicht gesichert sei, daß jeder Fall von Diabetes auf einer innersekretorischen Pankreasinsuffizienz beruhe – 1903 war die Zuordnung des innersekretorischen Pankreasversagens als notwendige Ursache des Diabetes noch umstritten, woraus sich hinsichtlich der Voraussagbarkeit des Therapieerfolges eine gewisse Unsicherheit ergab.[51]

Wiederum in Großbritannien versuchte 1916 Frederick Charles Pybus, menschliches Pankreasgewebe zu transplantieren. Pybus hatte zuvor dasselbe schon mit Nebennierengewebe getan. Da, wie er schrieb, die Xenotransplantationen seines Vorgängers Williams erfolglos gewesen waren, versuchte Pybus es jetzt allogen. Am 17. Juli 1916 wurde ein schwer verletztes Unfallopfer männlichen Geschlechts eingeliefert. Unmittelbar nach Eintritt des Todes entnahm der Chirurg die Bauchspeicheldrüse, schnitt sie in Scheiben und setzte sie seinen Patienten – zwei Männern, 32 und 37 Jahre alt, beide mit therapieresistentem Diabetes – in das subkutane Gewebe der Bauchwand ein. Keines der Transplantate funktionierte. Am Schluß seines Berichtes räumte Pybus ein, daß über die Grundprobleme der Transplantation wenig Klarheit herrsche. Obwohl sie die rationalste Therapie darstellten, würden derartige Operationen weiterhin mißlingen, solange man diese Prinzipien nicht verstehe.[52]

Organersatz und Insulin

Der Organersatz beim Diabetes wurde 1916 also als »rationale« Therapie angesehen. Ihn chirurgisch durchzuführen, schien zwar sehr erstrebenswert, ließ sich aber nicht verwirklichen. Es blieb noch die Therapie mit Organzubereitungen. In sie setzte man angesichts des Erfolges, der die Schilddrüsentherapie bei bis dahin unheilbaren Krankheiten gezeigt hatte, auch beim Dia-

51 Allan, Transplantation of the Pancreas in Diabetes, and of Suprarenal Gland 1903. Ders. Transplantation of the Pancreas 1903. Ders. Transplantation of the Pancreas in Diabetes 1903.

52 Pybus 1924.

betes große Hoffnungen.[53] Im selben Jahr, 1889, als Mering und Minkowski das Auftreten von Diabetes nach Pankreasentfernung erstmals publik machten, war auch Brown-Séquard mit der Organotherapie an die Öffentlichkeit getreten. Nachdem er von Minkowskis Arbeiten erfahren hatte, wertete Brown-Séquard das Ergebnis der Transplantationsversuche als weiteren Beweis für die rationale Basis seiner Methode und schloß fortan das Pankreas in das Spektrum der Organotherapie ein.[54] Tatsächlich waren Minkowskis Forschungen neben den neuen Auffassungen zur Funktion von Thyroidea und Nebennieren ein wichtiges Moment der Unterstützung für Brown-Séquard,[55] so wie allgemein die Ergebnisse der Pankreasexstirpationen und -transplantationen als eine Bestätigung des Konzepts der inneren Sekretion beurteilt wurden.[56]

Den Experimenten Minkowskis folgte eine wahre Flut von Versuchen, den Diabetes mit Pankreaspräparaten zu heilen.[57] Immer war die Schilddrüse das direkte Vorbild.[58] Chirurgischer und pharmazeutischer Organersatz hingen eng zusammen: Bevor Williams 1894 mit seiner Schafspankreastransplantation den chirurgischen Organersatz wagte, hatte er andere Formen der Organsubstitution versucht: zunächst kleingehacktes Pankreas und frisch zubereiteten Flüssigextrakt oral, anschließend Extrakt unter die Haut gespritzt. Nachdem die eigenen Pankreaszubereitungen erfolglos blieben, ließ er sich eigens nach der Brown-Séquardschen Methode hergestellte Flüssigkeit aus Paris kommen und probierte schließlich sogar den dort hergestellten Hodenextrakt aus: alles ohne Wirkung.[59] Überhaupt blieben die hartnäckigen Versuche einer Organtherapie mit Pankreasextrakt erfolglos.[60] Das Therapieverfahren war insgesamt so wenig überzeugend, daß Bernhard Naunyn, ein führender Diabetologe dieser Zeit, es in seiner Monograpie über den Diabetes mellitus 1898

53 Für die Vorbildfunktion der Schilddrüse siehe z.B. Noorden 1895, S. 132.

54 Brown-Séquard 1893, S. 1146-1147.

55 Siehe z.B. Abelous 1893, S. 273. Lanz 1894, S. 56-58. Borell, Origins 1976, S. 89-90.

56 Tattersall 1995, S. 296,

57 Vgk. Fürbringer 1894, S. 320. Schadewaldt 1975, S. 75-84. Leickert 1975, S. 440-448. Eine Vielzahl von Beispielen bringt Tattersall 1995.

58 Borell, Origins 1976, S. 75-78.

59 Williams 1894, S. 1303-1304.

60 Allen 1913, S. 813-819. Borell, Organotherapy 1976, S. 249-252. Leickert 1875, S. 440-448.

in nur fünf Zeilen abhandelte.[61] F.M. Allen bezeichnete 1913 die Injektionstherapie mit Pankreaszubereitungen als unsinnig und gefährlich.[62]

Die Ergebnisse der Transplantationsversuche stellten allerdings ein zugkräftiges Argument für die Theorie von der inneren Sekretion des Pankreas und ihrer Rolle beim Diabetes dar, wie Anhänger und Gegner gleichermaßen zugaben.[63] »Wenn die heutige Generation in der Mehrheit an der Annahme einer inneren Sekretion festhält, so stützt sie sich dabei immer noch auf die Transplantationsversuche, wie sie Minkowski und Hédon schon gegen Ende der neunziger Jahre ausgeführt hatten,« schrieb Forschbach noch 1909.[64]

Das Thema war also noch nicht abgeschlossen: Als wirklichen Nachweis erwartete man für den Diabetes dieselbe Kontrollmacht wie bei den Schilddrüsenkrankheiten. Das Scheitern der Organtherapie mit Pankreaszubereitungen war nicht nur ein Mißerfolg für die praktische Medizin, es fehlte damit gleichzeitig ein wichtiges Glied in der Argumentationskette der Physiologie.[65] Typisch für die vorherrschende Einstellung war ein Beitrag der Italiener Tiberti und Franchetti: Sie wiederholten 1909 die Pankreasexstirpationsversuche Minkowskis, fanden Diabetessymptome an den Versuchstieren, konnten diese aber nicht durch Pankreasextrakte aufheben und mußten sich schließlich mit der Festellung begnügen, daß sie eine antidiabetische Wirkung des Pankreas für wahrscheinlich hielten, der Beweis aber nach wie vor ausstehe.[66] Als wirklicher Nachweis einer kausalen Beziehung galt nur die vollständige Beherrschung des Phänomens Diabetes. Dazu mußte man zeigen, daß mit der Beseitigung der notwendigen Ursache auch die Krankheit ausbleibt, daß also ein »obligatorischer Passagepunkt« zur Krankheitsbeherrschung vorlag.

Die endokrine Theorie des Diabetes blieb bis ins zweite Jahrzehnt des 20. Jahrhunderts umstritten. Für manche war der Diabetes nach wie vor eine Ner-

---

61 Naunyn 1898, S. 354.

62 Allen 1913, S. 815. Falsch ist allerdings die Ansicht von Bange 1995, S. 159, daß nach der Feststellung der Toxizität von Pankreasextrakt durch Eugène Gley 1891 praktisch keine weiteren Versuche mehr in dieser Richtung stattfanden.

63 Noorden 1895, S. 15-23, 52. Pflüger 1907, S. 282. Forschbach 1909, S. 133. Pratt 1912, S. 323. McLeod 1913, S. 89-93. Siehe auch Borell, Organotherapy 1976, S. 250-251, 261-262.

64 Forschbach 1909, S. 133.

65 Vgl. Minkowski 1893, S. 168-180. Naunyn 1898, S. 93. McLeod 1913, S. 88-91.

66 Tiberti/Franchetti 1909.

venkrankheit, andere konzentrierten sich auf die Leber und verabreichten Leberextrakt als Therapie. Seit den 1890er Jahren vertraten viele Fachleute die Ansicht, daß der Pankreasdiabetes sehr wohl existiere, er aber als »organischer Diabetes« lediglich eine von vielen Diabetesformen sei, man hier also nicht die notwendige Ursache des Diabetes vor sich habe.[67] Da die pathologischen Veränderungen des Pankreas nicht bei jedem der obduzierten Diabetiker gefunden worden waren, konnte hier die notwendige Ursache der Krankheit anscheinend nicht liegen. Die Korrelation von Krankheit und Organveränderung war schwierig: Einerseits gab es kaum ein Organ, das nicht bei dem einen oder anderen Diabetiker pathologisch verändert war, andererseits kannte man aber auch kein Organ, daß sich nicht gelegentlich auch beim Diabetiker als gesund erwies.[68] In der Folge ergab sich eine verwirrende Vielfalt möglicher Krankheitsursachen. Ein obligatorischen Passagepunkt, von dem aus man die Krankheit hätte kontrollieren können, war nicht bekannt. Die Pankreastransplantation erschien daher lediglich für bestimmte Formen des Diabetes sinnvoll.[69]

Die therapeutischen Möglichkeiten beim Diabetes wurden insgesamt pessimistisch eingeschätzt. Zwar enthielten die Sortimente der Pharmafirmen Pankreaspräparate gegen Glykosurie – es gab also durchaus einen Markt dafür – die wissenschaftlichen Autoritäten aber waren sich in der Zeit von 1910 bis 1921 einig, daß weder von den Organzubereitungen noch von der Transplantation Erfolge zu erwarten waren.[70] Eine »generelle Hoffnungslosigkeit«, so Allen 1913, hatte »sich auf das ganze Thema Diabetes gelegt«.[71] Im Vordergrund standen nach wie vor empirisch gefundene Maßnahmen, die die Lebensweise des Patienten betrafen, vor allem verschiedene Formen der Diät.[72] Fest vorhersehbare Erfolge, wie mit der Schilddrüsentherapie, gab es damit jedoch nicht.

Erst gegen Ende des zweiten Jahrzehnts des 20. Jahrhunderts kam es schließ-

---

67 Vgl. z.B. von Noorden 1895. Naunyn 1898, S. 94. Lombroso 1910, S. 13-14. Pratt 1912, S. 322. Allen 1913, S. 404-410, siehe auch Tattersall 1995, S. 294, 300-301.

68 Nach Tattersall 1995, S. 303.

69 Garrè 1907, S. 211.

70 Tattersall 1995, S. 311-312.

71 Allen 1913, S. 834.

72 Als Beispiel für die Zeit kurz vor der Entdeckung des Diabetes siehe Allen/Stillman/Fitz 1919, S. 62-65, 461. Vgl. dazu ebenso Hauk 1980 über von Noorden. Eine Zusammenfassung der diätetischen Therapieversuche findet sich auch bei Schadewaldt 1975, S. 93-95.

lich zu einer zunehmenden Übereinstimmung hinsichtlich der Erklärung des Diabetes. Wichtig war dafür, daß man lernte, die Inselzellen als endokrines Organ vom exokrinen Teil des Pankreas zu unterscheiden. Damit konnten die Diskrepanzen zwischen dem klinischen Bild und den Autopsiebefunden beim Diabetes erklärt werden. Basis für diese Unterscheidung waren nicht nur die anatomisch-pathologischen Befunde, Beobachtungen bei Transplantationsversuchen trugen ebenfalls ihren Teil dazu bei: Daß selbst dann, wenn in transplantierten Pankreasteilen die äußere Sekretion erhalten geblieben war, ein Diabetes eintreten konnte, oder daß umgekehrt, trotz des Versiegens des Pankreassaftes und Atrophie des transplantierten Organs kein Zucker im Urin festzustellen war, lenkte die Aufmerksamkeit auf die Inselzellen als eigenständige funktionelle Einheit.[73] Im Jahre 1919, kurz vor der Entdeckung des Insulins, galt die spezifische Beziehung der Langerhansschen Inseln zum Diabetes schließlich als »ebenso fest etabliert wie jede andere Tatsache in der Physiologie und Pathologie«[74] – eine Formulierung, die noch ein gewisses Unbehagen spüren läßt. Allerdings war der Funktionsverlust der Inselzellen nach wie vor nicht als die notwendige Ursache des Diabetes definiert, sondern als eine von mehreren Möglichkeiten der Diabetesentstehung.[75]

Trotz aller Mißerfolge gab es immer wieder Forscher, die das postulierte antidiabetische Prinzip isolieren und als Heilmittel gegen den Diabetes einsetzen wollten. In den ersten beiden Jahrzehnten des 20. Jahrhunderts kamen einige diesem Ziel schon recht nahe, konnten die Fachwelt aber nicht von der Praktikabilität ihrer Verfahren überzeugen.[76] Tatsächlich trafen bei der »Entdeckung« des Insulins 1921 in Toronto mehrere günstige Umstände zusammen: Neue Blutzuckermeßmethoden zum Nachweis des Effekts, interdisziplinäre Zusammenarbeit, enge Kooperation mit einer investitionsfreudigen Arzneimittelfirma. So erreichte das neue Präparat innerhalb kurzer Zeit das Stadium klinischer Anwendbarkeit. Die Neuentdeckung breitete sich sehr

73 Zur Diskussion des Problems mit einer Zusammenstellung von Befunden der verschiedenen Forschungsmethoden siehe z.B. Opie 1900-01. Außerdem: Ssobolew 1902, S.106. Lombroso 1910, S. 18-89. Vgl. auch Schlich, Die Pankreastransplantation 1993, S. 44-45 und Tattersall 1995, S. 303-304.

74 Allen/Stillman/Fitz 1919, S. 646.

75 Dies schrieb z.B. J.J.R. Macleod, der später zusammen mit Banting den Nobelpreis für die Entdeckung des Insulins erhielt, noch 1912; nach Tattersall 1995, S. 307.

76 Vgl. Schlich, Die Pankreastransplantation 1990, S. 45-46. Bliss 1982, S. 28-33, 40-42, 125-126, 209-210. Tattersall 1995, S. 304-311.

schnell in Amerika und mit einer gewissen Verzögerung ebenso in Europa aus. Minkowski, der etwa vier Jahrzehnte zuvor die Suche nach dem antidiabetischen Prinzip des Pankreas durch seine Experimente ausgelöst hatte, konnte im Frühjahr 1923 erstmals ein Fläschchen Insulin in den Händen halten, um es seinen Studenten zu präsentieren.[77]

Auch hier zeigt sich, wie eng Organersatzkonzept und Transplantation zusammenhingen: Anfangs hatten die Forscher in Toronto geplant, die durch Gangunterbindung atrophisch gemachte Drüse auf einen diabetischen Hund zu transplantieren, um zu beweisen, daß sie noch die innere Sekretion enthielt. Man ging dann jedoch gleich zur einfacheren und schnelleren Herstellung eines Extrakts über.[78] Dieser Schritt brachte den erhofften Durchbruch und damit die Kontrolle über den Diabetes. Dies war nun der allgemein anerkannte Beweis für die endokrine Funktion des Pankreas. Der Diabetes schien heilbar. Bereits 1923 wurden die Entdecker des Insulins mit dem Nobelpreis ausgezeichnet. Der Diabetes wurde jetzt offiziell zur Organkrankheit umdefiniert. So hieß es 1924 in einem Standardwerk zur Diabetestherapie, daß die Krankheit mit Sicherheit auf einer mangelhaften Sekretion des Langerhansschen Inselorgans beruhte.[79] Die Organkrankheit Diabetes besaß jetzt eine notwendige Ursache, über deren Beherrschung sie sich kontrollieren ließ.

Die Studien zum Pankreas, einem im Gegensatz zur Schilddrüse auch topographisch »inneren Organ«, hatten großen Anteil an der weiteren Stabilisierung der Organersatztheorie. Das Pankreas war allerdings insofern ein Sonderfall, als daß es hier erst sehr spät gelang, einen wirksamen Extrakt herzustellen. Während die Experimentatoren mit der Nebenniere und der Thyroidea schon längst mit Extrakten arbeiteten, mußte man im Falle des Pankreas noch immer transplantieren. Deshalb hielt sich hier die Organtransplantation als physiologisches Experiment zur Erforschung der Organfunktion am längsten. Dagegen waren Therapieversuche auf diesem Weg vergleichsweise selten, zu schwierig war die Technik, zu eindeutig der Mißerfolg. Auch nach 1921 wurden gelegentlich noch Pankreastransplantation am Tier zur Beantwortung physiologischer Fragestellungen durchgeführt. Therapeutisch kam sie erst wieder seit den 1950er und 60er Jahren in die Diskussion.[80]

---

77 Bliss 1982, S. 137-188.

78 Bliss 1982, S. 62, 68, 89, 255 (Anm. 5).

79 Joslin 1924, S. 101.

80 Für die Entwicklung seit 1921 siehe Schlich, Die Pankreastransplantation 1993, S. 46-52.

2.4. Die Anwendung des Organersatzprinzips auf die Nebenniere

Die erste Organkrankheit der Nebenniere

Die Nebenniere war bereits 1855 von dem britischen Arzt Thomas Addison mit einem Krankheitsbild verbunden worden. Der typischen Herangehensweise der medizinischen Wissenschaft seiner Zeit folgend kombinierte Addison die klinische Beobachtung mit der pathologisch-anatomischen Untersuchung. Er beschrieb einen durch Anämie, allgemeine Schwäche und eine bronzeartige Verfärbung der Haut gekennzeichneten Zustand und beobachtete bei der Obduktion, daß Fälle mit diesem Krankheitsbild nach dem Tode Nebennierenschäden aufwiesen. Daher betrachtete Addison den Organschaden als Ursache des klinischen Bildes.[1]

Schon bald begannen Physiologen dieses Krankheitsbild durch eine gezielte Zerstörung der Nebennieren beim Tier künstlich zu erzeugen. Brown-Séquard sah 1856 nach der experimentellen Entfernung der Nebenniere, wie die Versuchstiere unter einer Symptomatik starben, die ihn an die Addisonschen Beschreibungen erinnerte. Als er zudem beobachtete, wie die Injektion von Blut eines infolge der Exstirpation der Nebenniere verendeten Kaninchens den Tod eines weiteren Tieres bewirkte und umgekehrt die Transfusion von Blut eines gesunden Kaninchens für Stunden das Überleben von Tieren ohne Nebenniere gewährleistete, schloß er, daß sich nach Entfernung des Organs ein normalerweise von der Nebenniere neutralisierter toxischer Stoff im Blut ansammele.[2] Allerdings kamen andere Forscher zu anderen Ergebnissen. Es dauerte schließlich mehr als vier Jahrzehnte, bis ein weitgehender Konsens über den Zusammenhang von Nebennierenschäden und dem sogenannten »Morbus Addison« bestand.

Ein Hauptproblem stellte die Festlegung eines konstant zu beobachtenden Krankheitsbildes dar. Dies war schon für den Menschen schwierig und umstritten. Noch größere Probleme machte es, dafür ein Tiermodell zu entwikkeln. Da die Symptome von Addisonkranken nur schwer mit den Erscheinungen nach Zerstörung oder Entfernung der Nebennieren bei Versuchstieren zu vergleichen waren, diente häufig einfach der Tod des Versuchstieres als Indi-

---

1 Stoffregen 1981, S. 266-289. Wilson 1984, S. 263-282 (dort mehr zur Rezeptionsgeschichte von Addisons Theorie).

2 Für dies und das Folgende: Stoffregen 1981, S. 269-297. Wilson 1984, S. 266-296.

kator für das Fehlen der Organfunktion.[3] Wie bei den anderen Ablationsexperimenten war auch die kausale Zuordnung der Abwesenheit des Organs zu den Phänomenen, die nach der Ablation auftraten, umstritten. Auch im Falle der Nebenniere lag es nahe, zunächst nicht das Fehlen des Organs sondern andere durch die Operation verursachte Verletzungen dafür verantwortlich zu machen. Die bewährte Erklärung einer Schädigung von Nervenzentren im Operationsbereich – bestimmte Ganglien, der Sympathikusstrang usw. – spielte auch hier eine wichtige Rolle. Die Beobachtung, daß manche Tiere den Eingriff überlebten, führte wie bei anderen Organen zu Auseinandersetzungen hinsichtlich der Vollständigkeit der Organentfernung. In diesem Zusammenhang kam der Entdeckung, daß bestimmte Tiere akzessorisches Nebenschilddrüsengewebe außerhalb der eigentlichen Organe aufwiesen, eine große Bedeutung zu. Nur mit diesem Wissen konnte das Nebennierengewebe vollständig entfernt werden. Wie schon bei Schilddrüse und Pankreas mußte der Effekt des Ausfalls der Organfunktion möglichst weitgehend von anderen Einflüssen abgegrenzt werden. Erst dann konnte man die Symptome, die mit dem Wegnehmen des Organs eintraten, auf dessen Abwesenheit zurückführen.

Organersatz durch Nebennierenextrakte

Wie Schilddrüse und Pankreas fand auch die Nebenniere Eingang in die Organotherapie. Brown-Séquard benutzte die Resultate seiner frühen Nebennierenexperimente später als Argument für die Organotherapie und postulierte, daß diese Drüse analog zum Hoden ebenfalls eine Substanz produziere, deren Fehlen zu tiefgreifenden Schäden des gesamten Organismus führe.[4] Seit 1879 wurde die physiologische Wirksamkeit von Nebennierenextrakten an Versuchstieren untersucht. Solche Extrakte fanden in den 1890er Jahren auch klinisch eine gewisse Verbreitung.[5]

Zu Beginn des 20. Jahrhunderts kam den Forschungen zur Nebenniere eine besondere Bedeutung für die Akzeptanz des Organersatzkonzepts und seiner Ausdifferenzierung zur Endokrinologie zu. Der Anstoß zu diesen Forschungen ging von der klinischen Medizin aus: Der englische Arzt George Oliver

---

3 Vgl. z.B. Abelous 1893, S. 278.

4 Borell, Origins 1976, S. 38. Abelous 1893, S. 273.

5 Stoffregen 1981, S. 281-284. Abelous 1893, S. 278.

hatte im Rahmen des allgemeinen Interesses an der Therapie mit Organflüssigkeiten die orale Gabe verschiedener Gewebsextrakte an Patienten erprobt. Beim Nebennierenextrakt sah er eine gewissen Effekt. Im Herbst 1893 suchte er den Professor für Physiologie Edward Schäfer in London auf, um die Substanz im Labor zu untersuchen. Schäfer erklärte sich dazu bereit, den Nebennierenextrakt mit einem Versuchsaufbau, den er gerade in Gebrauch hatte, auszuprobieren. Bei diesem Versuch wurde der Blutdruck eines Hundes unter verschiedenen Bedingungen gemessen. Nachdem Schäfer sein eigenes Experiment beendet hatte, durfte Oliver dem Versuchtier etwas von dem Extrakt in eine Vene injizieren. Zur Überraschung des Physiologen verzeichnete das Blutdruckmeßgerät daraufhin einen enormen Druckanstieg. Schäfer und Oliver untersuchten das Phänomen genauer und gelangten zu dem Ergebnis, daß Nebennierenextrakt einen spezifischen und eindeutig meßbaren Effekt auf den Tonus von Herz und Arterien hatte und damit die Wirkung aller bekannten Pharmaka übertraf. Erstmals führte ein Organextrakt zu einer exakt *meßbaren* Wirkung. Bis dahin hatte sich das Interesse an Gewebsextrakten in Großbritannien auf klinische Kreise beschränkt. Nachdem die Beobachtungen von Oliver und Schäfer 1894 publiziert waren, wurde die Untersuchung der inneren Sekretion zu einem wichtigen Forschungsgebiet der experimentellen Physiologie. Schäfer besiegelte dies sozusagen offiziell mit einer Rede, die er im August 1895 vor der *British Medical Association* hielt. Dabei weitete er das Konzept, wie zuvor Brown-Séquard, auf alle Organe des Körpers aus. Speziell erwähnte er Leber, Pankreas und Niere.[6] Die Existenz und die Wirkungen der inneren Sekretion von Organen wurden nun zur wissenschaftlich anerkannten Tatsache: Der Extrakt des Nebennierenmarks zeigte noch eine deutlich meßbare Wirkung, selbst wenn die Dosierung auf ein Millionstel Gramm pro Kilogramm Körpergewicht des Versuchstieres herabgesetzt war. Dies, zusammen mit dem umgekehrten Effekt der Organentfernung, ließ für Schäfer keinen anderen Schluß zu, als daß man hier eindeutig eine innere Sekretion nachgewiesen hatte.[7] Die Vorstellung einer generalisierten physiologischen Organwirkung und die dazu passenden Krankheitserklärungen und Therapiekonzepte wurden damit noch weiter in die wissenschaftliche Medizin integriert.

6 Borell, Origins 1976, S. 81-89. Wilson 1984, S. 284-286. Dort auch mehr zu Oliver und Schäfer. Vgl. ebenfalls Kap. 2.10.

7 Borell, Origins 1976, S. 93-94.

Bereits Schäfer hatte die beobachtete Wirkung auf den Extrakt des Nebennieren*marks* eingeengt. Kurz vor und nach der Jahrhundertwende häuften sich die Berichte, daß nur der Extrakt des Markanteils der Nebenniere die spezifisch meßbaren Wirkungen erbrachte.[8] Die Physiologen zielten nun direkt auf die Darstellung des wirksamen Prinzips: Bereits 1905 war das Adrenalin isoliert, kristallisiert und synthetisiert. Extrakt und Hormon wurden wie Medikamente unter Anwendung physiologischer und pharmakologischer Standardmethoden untersucht.[9]

Die Physiologen umgingen die Frage der Therapie von Krankheiten bei der Erforschung der Nebennierenfunktion zunächst.[10] Die Kliniker dagegen versuchten den Morbus Addison über einen Funktionsausfall des Nebennierenmarks zu erklären. Die damit verbundene Hoffnung auf eine Therapie für Addisonkranke erfüllte sich jedoch nicht. Im Vergleich zum Erfolg mit der Schilddrüsenbehandlung waren die Resultate enttäuschend. Dennoch gab es immer wieder Versuche damit. Bis weit in die 1920er Jahre verabreichte man bei der Diagnose Addison hohe Dosen von Adrenalin. Dies wurden ergänzt von der oralen Gabe des Organs, z.B. »täglich zwei bis drei Nebennieren vom Kälbern und Schweinen, leicht angebacken«, oder »teils mit Fleisch und Ei zerhackt als Beefsteak à la tartare, teils schwach angebraten«.[11] An der Mayo-Klinik wurde der Morbus Addison noch in den 1930er Jahren mit intensiver Adrenalin-Therapie behandelt.[12]

Daß die Nebenniere sich in Bau und Funktion in zwei unterschiedliche Anteile gliedert, war schon in der ersten Hälfte des 19. Jahrhunderts beschrieben worden. Aber selbst als die morphologische Darstellung der unterschiedlichen Anteile immer deutlicher wurde, blieb die funktionelle Unterscheidung schwierig, da Rinde und Mark chirurgisch nicht voneinander getrennt werden konnten. Erst vergleichende anatomisch-physiologische Untersuchungen mit verschiedenen Tierarten führten dazu, Mark und Rinde der Nebenniere als zwei verschiedene Organe zu betrachten.[13]

---

8 Stoffregen 1981, S. 285-286. Z.B. Busch/van Bergen 1906, S. 444.

9 Borell, Origins 1976, S. 106-109, 146-152. Wilson 1984, S. 287-91. Borell 1985, S. 9-10.

10 Borell, Origins 1976, S. 96.

11 Leschke 1929, S. 174.

12 Stoffregen 1981, S. 274, 284-285. Wilson 1984, S. 283, 286-291.

13 Stoffregen 1981, S. 279-281. Wilson 1984, S. 283-284. Diskussionsbeitrag Prof. Biedl, WKW 20 (1907), S. 615.

In den 1920er Jahren gab es die ersten, zunächst mit Skepsis aufgenommenen, Berichte über erfolgreiche therapeutische Substitutionsversuche mit Extrakten der Nebennieren*rinde*. In der Folge verdichtete sich die Überzeugung, daß der Funktionsverlust der Organrinde, und nicht der Marksubstanz, der entscheidende Faktor bei der Entstehung der Addisonschen Krankheit sei. 1934 wurde erstmals ein Nebennierenrindenhormon in kristalliner Form dargestellt.[14]

Die Nebennierentransplantation als Forschungsmethode und Therapie

Die erste nachweisbare »Verpflanzung« von Nebennieren fand im Jahre 1887 statt. Im Rahmen einer Studie über traumatische Läsionen des Organs wurden Fragmente der Nebenniere entfernt und in die Niere eingesetzt. In einem Fall fand man 15 Tage später, nach dem Tode des Versuchstiers, Rindenzellen an der Einpflanzungsstelle wieder.[15] Ist diese erste Transplantation noch der plastischen Chirurgie zuzuordnen, so gab es in den beiden Jahrzehnten um 1900 eine Reihe von Autotransplantationen am Tier, mit deren Hilfe die spezifische Organfunktion von anderen Faktoren isoliert werden sollte. Das komplette Experiment sah folgendermaßen aus: Zuerst wurde ein Teil der Nebenniere an einen anderen Ort des Organismus verpflanzt, im zweiten Schritt entfernte man alles restliche Organgewebe am Ursprungsort, zuletzt wurde nach einer gewissen Wartezeit das Transplantat ebenfalls entfernt. Starb das Tier nicht nach dem zweiten Schritt, sondern erst nach der Transplantatentfernung, so galt dies als Nachweis, daß dafür die Abwesenheit der Organfunktion und nicht irgendwelche anderen Faktoren verantwortlich waren. Da das Organ seine Funktion unabhängig von der Lokalisation im Körper ausüben konnte, mußte es sich bei seiner Tätigkeit um eine Entgiftung oder eine innere Sekretion handeln. Zwar gab es zahlreiche Variationen des geschilderten Versuchsaufbaus, z.B. hinsichtlich des Einpflanzungsortes sowie der morphologischen und funktionellen Erfolgskontrolle, das Prinzip war jedoch immer gleich.[16]

Wiederholungen der Brown-Séquardschen Ablationsversuche im Jahre 1892 bestätigten seine Resultate. Nach dem Vorbild der Schilddrüse und des Pan-

14 Stoffregen 1981, S. 286-289, 298. Nach Wilson 1984, S. 291-292.

15 Sigfrid Knauer 1919, S. 126. Woodruff 1960, S. 478.

16 Vgl. Überblick und Versuchsaufbau bei Busch/van Bergen 1906. Vgl. ebenfalls Busch et al. 1908. Sigfrid Knauer 1919, S. 125-136. Woodruff 1960, S. 478-481.

kreas wurde nun auch bei den adrenalektomierten Tieren die Organfunktion mittels Organextrakt und Nebennierentransplantation in die Bauchhöhle ersetzt.[17] Artur Biedl, einer der Begründer der Endokrinologie, berichtete 1907 über tierexperimentelle Autotransplantationen in die Milz, mit denen er seine Theorie der unterschiedlichen Funktion von Mark und Rinde der Nebenniere belegte. Er demonstrierte, daß Tiere nur solange überlebten, wie noch Rindensubstanz im Körper vorhanden war. Die »wohlbekannte physiologische Wirkung« komme zwar der Marksubstanz zu, die Rinde als eine Drüse mit inneren Sekretion sei aber der »für die Erhaltung des Lebens notwendige Anteil des Organs«.[18]

Nicht immer ging es bei den Tierversuchen allein um den Nachweis der Organfunktion. Die Forscher dachten durchaus an eine Substitutionstherapie für den Menschen und probierten dies zum Teil in Form der Extraktinjektion in Analogie zu den Tierversuchen aus.[19] Nachdem die Physiologen mit dem Extrakt oder Hormon der Drüse arbeiteten, war die Transplantation für die physiologische Erforschung dieser Organfunktion nicht mehr notwendig. Sie diente jetzt anderen Zielen, z.B. ihrer Weiterentwicklung als möglicher Therapiemethode. Hier war vor allem das erfolgreiche Vorbild der Thyroidea wirksam.[20] Erfolgreiche Überpflanzungen wurden als Nachweis der prinzipiellen Verpflanzungfähigkeit von Nebennierengewebe gewertet.[21] Transplantationen am Menschen waren jedoch nicht ungefährlich: Mathieu Jaboulay warnte bereits 1897 davor, beim Morbus Addison nach dem Vorbild von Myxödem und Schilddrüse Nebennierenrinde zu transplantieren. Er selbst hatte zwei Patienten Nebennierenrinde vom Hund unter die Bauchhaut gepflanzt. Obwohl die Physiologen im Tierversuch mit diesem Verfahren positive Erfahrungen vorweisen konnten, starben Jaboulays Patienten 24 Stunden später unter Fieber und Bewußtlosigkeit.[22]

---

17 Abelous 1893. Siehe auch Borell, Origins 1976, S. 51-53.

18 Diskussionsbeitrag Prof. Biedl, WKW 20 (1907), S. 615. Biedl war damals Professor für experimentelle Pathologie in Wien, seit 1914 Ordinarius in Prag. Fischer 1929, Bd. 1, S. 114.

19 Abelous 1893, S. 278.

20 Allan 1903, S. 523 (schlägt analog zur Thyroidea die therapeutische Transplantation von Pankreas und Nebenniere vor).

21 Woodruff 1960, S. 478-480.

22 Jaboulay 1897, S. 400.

Payr bewertete die Kenntnisse über die Transplantation der Nebenniere 1906 als sehr spärlich und unvollständig. Trotz der bis dahin eher negativen Ergebnisse erwartete er Besseres für die Zukunft.[23] Die therapeutisch interessante allogene Transplantation der Nebenniere galt zu dieser Zeit als völlig unerforscht.[24] Erst zwei Jahre später erschien ein Bericht über allogene Nebennierentransplantationen im Tierversuch. Das nach 29 Tagen wieder entnommene Transplantat wies histologisch nur noch wenig Ähnlichkeit mit normalem Nebennierengewebe auf, was die Autoren nicht hinderte, dieses Verfahren für die klinische Anwendung gegen Morbus Addison zu empfehlen.[25]

Um 1908 war sich die Mehrheit der Forscher darüber einig, daß sich Nebennierenmark gar nicht – auch nicht autolog – und Nebennierenrinde nur sehr schwer verpflanzen läßt. Dennoch erhielten die vereinzelten Berichte, denen zufolge selbst Allotransplantationen funktionelle Erfolge erbracht hätten, den Glauben an die grundsätzliche Machbarkeit des Verfahrens aufrecht.[26] Milz[27] und Niere[28] wurden im Tierexperiment als Ort der Einpflanzung erprobt. 1910 erschien ein amerikanischer Bericht über die erfolglose Transplantation der Nebenniere vom Ferkel auf den Menschen in einem Fall von Morbus Addison. Das Gewebe wurde hier in den Hoden eingepflanzt. Obwohl der Empfänger zwei Wochen später starb, meinten die Chirurgen, daß der Eingriff dem Patienten möglicherweise genutzt habe. Angesichts der Mißerfolge mit Nebennierenextrakten sahen die Autoren in der Transplantation noch den besten Ansatz für eine zukünftige Therapiemethode.[29] Andere Autoren dagegen wollten die Nebennierentransplantation wegen der damit verbundene Gefahren von der Verwendung beim Menschen ausgeschlossen wissen.[30] Da die Xenotransplantationen nicht funktionierten, gab es Versuche der Allotransplantation, so z.B. 1922 an Guy's Hospital in London gegen Morbus

23 Payr 1906, S. 562.

24 Busch/van Bergen 1906, S. 446.

25 Busch et al. 1908.

26 Stoerk/Haberer 1908, S. 722-724. Busch/van Bergen 1906. Busch et al 1908. Überblick: Woodruff 1960, S. 478-482.

27 Diskussionsbeitrag Payr, DMW 34 (1908), S. 45.

28 Stoerk/Haberer 1908. Diskussionsbeitrag Schmieden (Berlin) VDGC 37 (1908), 37-39. Busch/van Bergen 1906. Busch et al 1908. Klages 1938. Bei der Niere ging es auch um die eventuelle Tumorentstehung aus verlagertem Nebennierengewebe.

29 Busch/Wright 1910.

30 Sigfrid Knauer 1919, S. 136.

Addison. Das Gewebe stammte in einem Fall von einem Unfallopfer, in dem anderen von einer Fehlgeburt und wurde einmal subkutan und einmal in den Hoden transplantiert.[31] 1924 erschien ein Bericht über eine temporär erfolgreiche und eine zweite gescheiterte Allotransplantion mit Organen von Unfallopfern. Als Schwierigkeit sah der Autor das Spenderproblem und die ungelöste Frage der chemischen Faktoren, welche zur Resorption fremden Gewebes führten.[32] Im selben Jahr wurden kurzfristige Symptombesserungen bei Addisonkranken jeweils nach Injektion einer Masse aus Nebennierengewebe vom Schaf beschrieben, die der Autor als Transplantation auffaßte.[33]

Es wurde noch eine Reihe von Einzelerfolgen mit der Nebennierentransplantation publiziert.[34] Meist aber schien die Therapiemethode den sehr empfindlichen Kranken mehr zu schaden als zu nützen. Immer wieder kam es nach solchen Überpflanzungen zu Todesfällen.[35] Nebenniere von verschiedenen Tieren oder vom Menschen wurde wiederholt unter die Haut transplantiert mit jeweils kurzfirstiger Wirkung auf die Symptomatik.[36] Manche Chirurgen achteten jetzt darauf, möglichst nur die *Rinde* des Organs zu verpflanzen.[37] In den 1920er Jahren kam es sogar zu Lebendspenden. Nebennierengewebe vom Lebenden fiel z.B. an, wenn das Organ bei Nierentuberkulose zusammen mit einer Niere entfernt wurde.[38] Ein Chirurg berichtete über die Entnahme von Nebennierengewebe im Rahmen einer Nierensteinoperation.[39] Eine weitere Organquelle waren die gezielten Nebennierenexstirpationen, die eine zeitlang als Therapieversuch bei ansonsten hoffnungslosen Fällen von Epilepsie vorgenommen wurden.[40] Auch gegen überhöhten Blutdruck sollte die Nebennierenentfernung helfen. Mit der Einpflanzung des dabei anfallenden Gewebes versuchte man naheliegenderweise, den zu niedrigen Blutdruck von Addison-Patienten zu behandeln.[41]

---

31 Hurst et al. 1922.

32 Pybus 1924.

33 Currie 1924.

34 Überblicke: Leschke 1929. Beer/Oppenheimer 1934.

35 Vgl. z.B. Curschmann 1928. Desmarest/Monier-Vinard 1934.

36 Dimitrjew 1925. Woodruff 1960, S. 481-482.

37 Beer/Oppenheimer 1934.

38 Reinhart 1928.

39 Beer/Oppenheimer 1934, S. 694.

40 Curschmann 1928, S. 428. Leschke 1929, S. 173-174.

41 Desmarest/Monier-Vinard 1934.

In der Regel war die Transplantation Teil einer Kombinationstherapie schwerer Fälle von Morbus Addison. Die konservative Therapie allein war oft so unbefriedigend, daß in einigen Fällen der chirurgische Organersatz als letzte Möglichkeit Anwendung fand.[42] Seit den 1920er Jahren beschränkte sich die Zielsetzung auf eine lediglich kurzfristige, überbrückende Wirkung – einen Aufschub des sicheren Todes. Wie bei anderen Organen glaubten jetzt nicht einmal die Transplanteure selbst an ein dauerhaftes Einheilen des Transplantats.[43] Von allen Seiten kamen Meldungen über glatte Mißerfolge oder lediglich kurzfristige Effekte.[44] Das allgemeine Urteil war skeptisch bis ablehnend. Bis in die Lehrbücher der Inneren Medizin etwa drangen die Berichte über diese zweifelhaften chirurgischen Heilversuche erst gar nicht durch.[45] Nach 1930 gab es nur noch ganz vereinzelt allogene Transplantationen von Nebennierengewebe auf Addison-Kranke.[46] Gelegentlich wurden unter verschiedenen Fragestellungen Tierexperimente mit der Auto- und Allotransplantion der Nebenniere durchgeführt.[47] Eine klinische Bedeutung erlangte diese Therapiemethode nicht mehr.[48]

42 Für diese Argumentation siehe z.B. Desmarest/Monier-Vinard 1934, S. 1125.

43 Reinhart 1928, S. 1028. Leschke 1929, S. 174. Beer/Oppenheimer 1934, S. 689.

44 Unter anderen hatte sich auch von Eiselsberg mit Transplantationen vom Affen auf den Menschen vergeblich um diese Therapiemethode bemüht, vgl. Curschmann 1928, S. 429.

45 Curschmann 1928, S. 428.

46 D'Abreu 1933. Desmarest/Monier-Vinard 1934. Beer/Oppenheimer 1934. Woodruff 1960, S. 481-482, nennt noch drei weitere Berichte aus den Jahten 1935, 1937 und 1946.

47 Überblick bis 1960: Woodruff 1960, S. 479-481.

48 Woodruff 1960, S. 483.

2.5. Die chirurgische Rekonstruktion des weiblichen Körpers: Die Transplantation des Ovars

Die Entwicklung eines Organersatzkonzeptes für das Ovar

Wie im Falle der Schilddrüse ging der Transplantation der Eierstöcke ebenfalls das Gegenteil, nämlich ihre Entfernung, voraus. Auch bei den Ovarien wurde das Fehlen einer bestimmten Organfunktion als notwendige Ursache eines bestimmten komplexen Krankheitsbildes aufgefaßt. Hier war zunächst der Analogieschluß von der seit langem bekannten Hodenentfernung wichtig. Die Exstirpation der verborgen gelegenen Eierstöcke selbst wurde erst mit der Expansion der Chirurgie ins Körperinnere möglich.[1] Seit den 1870er Jahren konnte man die Eierstöcke zu therapeutischen Zwecken, z.B. bei Tumoren, entfernen. Die Indikation zur vollständigen Ovarienentfernung[2] bestand in einer Reihe unterschiedlicher Gesundheitsstörungen, die damals auf die Tätigkeit dieser Organe zurückgeführt wurden, und die, je nach Autor, Nerven- und Geisteskrankheiten, Schmerzzustände, Menstruationsbeschwerden, Blutungen bei Uterusmyomen, Mammakarzinom, Osteomalazie u.a.m. umfaßten.[3]

So wie die Totalentfernung der Schilddrüse zu therapeutischen Zwecken am Anfang der Erforschung dieser Organfunktion stand, ging es auch beim Ovar zunächst nur um das Heilen, nicht um die Aufklärung von Körperfunktionen.[4] Man wußte über die Physiologie der Fortpflanzung bis zum Ende des 19. Jahrhunderts vergleichsweise wenig. Erst über die Erfahrungen der Gynäkologen, über die Diskussion um die Organotherapie und schließlich durch das Beispiel von Schilddrüse und Pankreas gelangten die Geschlechtsdrüsen in das Blickfeld der Physiologen, die dann begannen, die Fortpflanzung so zu untersuchen, wie sie es zuvor schon mit dem Kreislauf oder der Ernährung getan hatten.[5]

In der zweiten Hälfte des 19. Jahrhunderts war man sich weitgehend einig, daß das Ovar irgendwie an den monatlichen Veränderung im Uterus sowie an

---

1 Simmer 1983. Ders., 1993.

2 Bezeichnet als Kastration, bilaterale Oophorektomie, beidseitige Ovarektomie, vgl. Simmer 1983, S. 54.

3 Simmer 1982, S. 232. Ders. 1983. Vgl. ebenfalls Dally 1991, S. 146-157 und Laqueur 1992, S. 200-206.

4 Simmer 1983, S. 55, 57.

5 Borell 1985, S. 1-8.

den weiblichen Sexualfunktionen überhaupt beteiligt sei. Dominiert wurden die Überlegungen in der Zeit von 1865 bis um 1900 durch eine neuronale Theorie der Menstruation, die der Physiologe Eduard Pflüger vorgeschlagen hatte:[6] Nach Pflüger beruhte die monatliche Blutung des Endometriums auf einem Nervenreflex, über den Eierstock, Gebärmutter und Nervensystem funktionell miteinander verbunden seien. Wie in der geschilderten Theorie zur Blutzuckerregulierung nahm der Physiologe auch in diesem Fall ein Zusammenspiel zwischen einem Organ und dem Nervensystem an. In beiden Theorien standen inhibitorische und stimulierende Nerven, die über ein spinales Reflexzentrum verschaltet waren, im Dienste der Selbstregulation von Lebensprozessen. Die Theorie von der neuralen Steuerung der Menstruation ist ein weiteres Beispiel für die generelle Tendenz, eine Vielzahl von Körpervorgängen mit der Tätigkeit des Nervensystems zu erklären.

Die Beobachtung, daß die Ovarektomie bestimmte Veränderungen der Körperfunktionen nach sich zog, mußte keineswegs zwangsläufig zu einem Organersatzkonzept oder einer innersekretorischen Erklärung der Eierstockfunktion führen. Die Veränderungen konnten z.B. im Pflügerschen Sinne mit einer örtlichen Schädigung des Nervensystems erklärt werden.[7] Um zu verstehen, wieso es nach der Eierstockentfernung zu einer Rückbildung der Gebärmutter kommt, postulierten einige Wissenschaftler zudem, daß die Ausstoßung von Eizellen, die Ovulation, als eine Art »exokrine Sekretion« des Ovars aufzufassen sei. So wie sich die Ausführungsgänge exokriner Drüsen nach der Drüsenentfernung zurückbildeten, verkümmerte nach Ovarentfernung die in Analogie zum einem Ausführungsgang betrachtete Gebärmutter. Nach einer weiteren Theorie bedingte der operative Eingriff der Kastration als Nebenwirkung eine Störung der Blutversorgung des Uterus mit der Folge einer Atrophie des Organs.[8]

Keine dieser Theorien verstand die Organfunktion als entscheidenden Ansatzpunkt zur Kontrolle von Lebensprozessen oder von Krankheiten. Diese Sichtweise ergab sich erst aus den Transplantationsversuchen und mit der Vorstellung einer inneren Sekretion der Eierstöcke, die seit den 1890er Jahren an Boden gewann. Auch beim Ovar war es die Organotherapie, die das Interesse in eine solche Richtung lenkte. Brown-Séquard hatte bereits 1889 auf

6 Detailliert: Simmer 1977.

7 Vgl. z.B. Frank 1898, S. 444-445.

8 Simmer 1983, S. 55-56.

einen möglichen Nutzen der Therapie mit Ovarextrakt hingewiesen, noch im selben Jahr erschien ein erster Bericht über die Behandlung von zwei Patientinnen mit dem Saft aus Meerschweinchenovarien. Im Jahr darauf berichtete Brown-Séquard von derartigen Versuchen mit debilen Frauen, und 1893 schlug er vor, Ovarialextrakte bei Patientinnen zu erproben, deren Eierstöcke entfernt oder durch Erkrankung funktionslos geworden seien. Anlaß für eine systematische Erprobung von Ovarialpräparaten und eine Flut einschlägiger Publikationen waren jedoch erst die Erfolge der Behandlung mit Thyroidea-Präparaten um 1895.[9] Zeitgenossen meinten, seit Einführung der Schilddrüsentherapie habe die Anwendung von Ovarialpräparaten »geradezu in der Luft« gelegen.[10] Seit 1896 erschienen Berichte über die Behandlung mit Ovarialsubstanz gegen Beschwerden nach Eierstockexstirpation sowie bei spontan auftretenden klimakterischen Erscheinungen. Die pharmazeutische Industrie reagierte rasch und brachte nach dem Vorbild der Schilddrüsenpräparate verschiedene leicht zu benutzende Darreichungsformen der Organsubstanz auf den Markt.[11]

Die Erfahrungen mit Ovarialpräparaten waren jedoch nicht eindeutig. Einen überzeugenden Nachweis auf eine endokrine Funktion des Organs stellten sie nicht dar. Erst die tierexperimentelle Kombination der Kastration mit der Transplantation von Ovarien erlaubte es, über die Objektivierung und Kontrolle der dem Ovar zugeschriebenen Effekte eine klare Argumentationslinie aufzubauen.[12] Erst damit wurde nach dem Urteil zeitgenössischer Wissenschaftler die endokrine Ovarialfunktion »auf die Höhe einer wissenschaftlich festgestellten Thatsache« erhoben.[13]

Es waren die Gynäkologen, nicht die Physiologen, die zuerst die Anwendbarkeit der Theorie von der inneren Sekretion auf die Fortpflanzungsdrüsen sahen. Nur sie kannten damals die körperlichen Veränderungen, die einer Kastration folgten. In den 1890er Jahren wurde in der gynäkologischen Fachliteratur ein Krankheitsbild entworfen, für das die Abwesenheit des Eierstocks die notwendige Ursache darstellte: In bewußter Analogie zur *Cachexia thyreo-*

---

9 Simmer 1982, S. 229.

10 Nach Simmer 1982, S. 237. Zum Beginn der Organtherapie mit Ovar vgl. auch Simmer 1981, S. 123-124.

11 Simmer 1982, S. 230-243.

12 Vgl. Simmer 1983, S. 57-58. Für eine Diskussion der möglichen Wirkung der Ovarialpräparate siehe Simmer 1982, S. 243-249.

13 Werth 1902, nach Simmer 1982, S. 251. Vgl. Simmer 1981, S. 124.

priva nannten es die Autoren *Cachexia ovaripriva.*[14] Die Erscheinungen nach Ovarektomie wurden analog zur Menopause betrachtet: So wandte man etwa die Kastration im Sinne einer künstlichen Menopause gegen Beschwerden an, die sich normalerweise mit dem Eintritt der Wechseljahre besserten. Umgekehrt interpretierten die Gynäkologen die Veränderungen nach der Menopause als Folge einer altersbedingten Eierstockatrophie.[15] Die Gleichsetzung der beiden Phänomene war jedoch problematisch, weil die dramatischen Ausfallserscheinungen nach Ovarentfernung nur begrenzt mit den Beschwerden beim spontan eintretenden Klimakterium vergleichbar waren, die in ihrer Intensität stark schwankten und häufig überhaupt keine Therapie erforderten.[16]

Bereits in den 1870er Jahren waren die ersten Berichte über Uterusatrophien nach experimenteller Ovarienentfernung an Versuchstieren erschienen. Seit 1895 gab er dazu systematische Tierversuche. Gleichzeitig begannen Forscher mit der Transplantation von Ovarien. Der Frauenarzt Emil Knauer an der Universität Wien verpflanzte seit 1895 Eierstöcke am Kaninchen.[17] In seinen Aufsätzen bezog er sich zum einen auf das Vorbild der 1894 wieder aufgegriffenen Hodentransplantation, deren Erfolge es »a priori wahrscheinlich erscheinen«[18] ließen, das man auch Ovarien verpflanzen könne, zum anderen war auch hier die Schilddrüsentransplantation als Vorbild wirksam: Knauer wurde von seinem Chef, dem Ordinarius für Gynäkologie Rudolf Chrobak,[19] auf das Thema gebracht. Chrobak hatte bereits 1895 als einer der ersten versucht, die Beschwerden nach der operativen Ovarentfernung zu beheben, indem »in Analogie der Thyroideabehandlung« »Ovarialgewebe zuerst in Form roher Ovarialsubstanz, dann in entsprechender Zubereitung in Pastillen per os« verabreichte.[20] Im Gegensatz zu diesem Vorgehen erschien es Knauer »von vorneherein rationeller«, frisches Ovarialgewebe »auf chirurgischem Wege, durch

14 Knauer 1900, S. 322.

15 Simmer 1983, S. 54-55. Ders. 1993, S. 385- 386.

16 Vgl. Simmer 1982, S. 231-232.

17 Knauer 1896. Ders., 1897. Ders., Zur Ovarientransplantation 1898. Ders., Zu Dr. Arendt's 1898. Ders., 1899. Ders. 1900. Paul Bert erwähnte bereits 1863, daß Ovarien, die in den Bauchraum verpflanzt werden, wieder eine Gefäßversorgung erlangen. Ihm ging es jedoch nicht um die Organfunktion sondern um die Frage der Verpflanzbarkeit, Simmer 1970, S. 322. Für Lit. zur Person siehe Simmer 1981, S. 140, Fußnote 41.

18 Knauer 1896, S. 528. Zur Hodentransplantation vgl. Kap. 2.6.

19 Fischer 1929, Bd. 1, S. 247. Siehe auch Simmer 1981, S. 140, Fußnote 40.

20 Knauer 1899, S. 1219.

Einheilung, dem Organismus einzuverleiben.«[21] Ebenso wie bei anderen Organen dienten jetzt Ablation und Transplantation im Tierversuch der Erforschung der Eierstockfunktion.[22] Das Auftreten bestimmter Phänomene nach Ovariektomie legten es, analog zur Schilddrüse, nahe, diese durch das Wiedereinfügen von Ovarialgewebe rückgängig zu machen oder zu verhindern. So verhinderte die Ovarentfernung eine normale Geschlechtsdifferenzierung von Jungtieren, dieser Effekt konnte aber aufgehoben werden, wenn die Ovarien an einer anderen Stelle des Körpers wieder eingefügt wurden. Ebenso war es mit der »Castrationsatrophie«[23] der Brustdrüsen und der Gebärmutter. Knauer maß den funktionellen Erfolg der Eierstockverpflanzung an der Ausprägung der Geschlechtsmerkmale seiner Tiere. Die Krönung des Erfolgs waren Schwangerschaften nach Ovarektomie und Transplantation. Knauer nahm zunächst nur Autotransplantationen vor. Bei seinen späteren Allotransplantationen sah er »eine weitaus grössere Unsicherheit des Erfolges«.[24]

Die Auseinandersetzungen über die richtige Interpretation der Beobachtungen nach Organentfernung liefen in den gleichen Bahnen wie gleichzeitig etwa bei Schilddrüse oder Pankreas. 1898 schrieb der Arzt Eugen Arendt, daß Knauers Beobachtungen »allen bisherigen physiologischen Anschauungen« widersprachen und ihn veranlaßt hätten »unter Assistenz von Herrn Prof. *Munk* vom Berliner physiologischen Institut, die Versuche nachzuprüfen und nach der Fehlerquelle zu suchen.«[25] Es war derselbe Munk, der damals mit denselben Mitteln gegen die innersekretorische Auffassung der Schilddrüsenfunktion kämpfte. Auch hier stellte die Frage, ob bei der Ovarienexstirpation nicht doch Organreste zurückgeblieben waren, einen zentraler Streitpunkt dar. Diese Reste, so meinte Arendt, verhinderten die Mangelsymptome, unabhängig davon, ob Organgewebe als Transplantat im Körper anwesend sei oder nicht. Wiederum wurde also in Zweifel gezogen, daß der Faktor Organfunktion korrekt isoliert war und das Auftreten und Wegbleiben von Symptomen wirklich durch die An- und Abwesenheit dieses Faktors bestimmt wurde. Knauer mußte sich – wie Minkowski gegen die Kritik Pflügers – mittels einer detaillierten Schil-

21 Knauer 1899, S. 1220.
22 Krohn 1955, S. 16.
23 Knauer 1900, S. 351.
24 Knauer 1900. S. 372.
25 Arendt 1898, S. 1116. Hervorhebung wie im Original. Vgl. auch Simmer 1981, S. 125, 141, Anm. 53.

derung seiner Operationstechnik verteidigen und gab wie Minkowski den Vorwurf unkorrekter Arbeitsweise an den Angreifer zurück.[26]

Und auch hier waren es schließlich die Beobachtungen nach der Transplantation, die es für viele überzeugend machten, daß »allein die Gegenwart der functionierenden Geschlechtsdrüse«[27], selbst bei Durchschneidung der Nervenbahnen, die Degeneration des Uterus verhindere. Damit hatte man den Mangel an Organfunktion als notwendige Ursache der Symptome nach Organentfernung identifiziert. Zwar war die experimentellen Ovarialtransplantation durch das Vorbild der Schilddrüse angeregt worden, die Präzisierung der Organfunktion als innere Sekretion erfolgte explizit aber erst zwischen 1895 und 1900. Knauer selbst z.B. faßte seine Transplantationsversuche erstmals 1900 als Belege für »jenen immer noch dunklen Vorgang der ›inneren Sekretion‹«[28] auf, nachdem bereits andere diese Interpretation gewagt hatten.[29] Knauers Ergebnisse wurden rasch von anderen bestätigt. So 1897 von Woldemar Grigorieff, den die Berichte über Pankreastransplantationen auf den Gedanken gebracht hatten, dasselbe mit dem Ovar zu tun.[30]

Wichtig für die Durchsetzung des Organersatzkonzepts beim Ovar waren auch die Autotransplantationsversuche, die Josef Halban in Wien 1897 begann. Der Gynäkologe zog Parallelen zu vorausgegangenen Keimdrüsenverpflanzungen und zu den Schilddrüsentransplantationen des Chirurgen von Eiselsberg, der ja ebenfalls in Wien tätig war. Auch Halban ging es darum, den spezifischen Einfluß der Anwesenheit des Organs auf die Entwicklung des Geschlechtscharakters der Tiere (zunächst Meerschweinchen, dann Paviane) getrennt von anderen Einflüssen, insbesondere seitens des Nervensystems, zu untersuchen. Die Tatsache, daß er bei kastrierten Jungtieren durch die nachträgliche Einpflanzung von Ovarien doch noch die Ausbildung der Geschlechtsmerkmale bewirken konnte, galt Halban – und vielen nach ihm – als »eclatanter Beweis« dafür, daß die Ovarien über eine chemische Vermittlung entscheidend auf die Ausbildung des Geschlechtscharakters einwirkten.[31] Halban ge-

26 Knauer, Zu Dr. Arendt's 1898.

27 Knauer 1900, S. 353-354, Zitat: S. 354.

28 Knauer 1900, S. 354.

29 Simmer 1970, S. 323. Ders. 1982, S. 245.

30 Grigorieff 1897, S. 663. Vgl. auch Ribbert 1898 (Vorbild Thyroidea). Weitere Transplantationsversuche gab es vor der Jahrhundertwende in Rußland und Italien, siehe Simmer 1981, S. 126.

31 Halban 1900. Paviane: Halban 1901. Zur Person: Simmer 1981, S. 138, Anm. 8.

lang es darüber hinaus, bei kastrierten Pavianweibchen die Menstruation durch ein Ovarialtransplantat in den Bauchdecken aufrecht zu erhalten. Diese Studie entsprach in Aufbau und Fragestellung den Schlüsselexperimenten zum Nachweis der Existenz und Wirkung anderen innerer Sekretionen (und gleichzeitig spezifischer Organfunktionen), z.B. der Schilddrüse oder des Pankreas. Nachdem eine Vielzahl von Transplantationsversuchen schon die innere Sekretion des Ovars als Ursache des uterinen Wachstums etabliert hatte, genügten jetzt wenige Experimente, um die Menstruation ebenfalls als endokrin gesteuertes Phänomen zu charakterisieren. Damit war die Pflügersche Theorie widerlegt. Das Erklärungmodell der inneren Sekretion hatte ein weiteres Anwendungsgebiet gefunden. Zusätzlich wandelte sich damit dieses Erklärungmodell ein Stück weiter in Richtung Hormonkonzept: Waren die Wirkungen auf den Uterus zuerst noch mit einem ernährenden Effekt der Ovarialsekrete erklärt worden, so sprach Halban jetzt von einem »spezifischen Reiz« dieser Sekretion auf die Gebärmutter und das übrige Genitale. Die Aufgabe der inneren Sekretion bestand somit nicht mehr in der Ernährung bestimmter Strukturen sondern in der chemischen Koordinierung von Körperfunktionen.[32] Diese Verschiebung und Reformulierung des Konzeptes machte es noch plausibler, die Veränderungen bestimmter »Zielorgane« als Indikatoren für die Organfunktion der Ovarien aufzufassen.[33]

Knauers und Halbans Versuchsergebnisse waren gewichtige Argumente für die Existenz einer inneren Sekretion des Ovars.[34] Nach der Jahrhundertwende begannen auch die bisher in dieser Hinsicht zurückhaltenden britischen Physiologen, sich mit der inneren Sekretion der Geschlechtsdrüsen experimentell zu beschäftigen. Edward Schäfer gab nun ebenfalls die neurale Theorie der Gonadenfunktion zugunsten des neu formulierten Hormonkonzeptes auf. Schäfer postulierte 1907, daß Hoden und Ovar über die von ihnen produzierten Hormone die Entwicklung der sekundären Geschlechtsmerkmale bestimmten. Er verwies auf die Forschungsergebnisse seiner Mitarbeiter F.H.A. Marshall und W.A. Jolly, die seit 1903 untersuchten, welche Effekte die Entfernung und Transplantation der Eierstöcke auf den Uterus ausübten. Damit war die Erforschung der weiblichen Sexualfunktion nun auch eine Forschungsgebiet der Experimentalphysiologie, nicht mehr nur der Gynäkologie. Gleichzeitig

---

32 Simmer 1981, S. 126-137.

33 Borell 1985, S. 11-13.

34 Vgl. z.B. Payr 1906, S. 363-364.

erweiterten die Physiologen die Forschungsziele über die Erklärung von Frauenkrankheiten hinaus und schlossen die normalen Funktionen der weiblichen Fortpflanzungsorgane in die Untersuchungen ein.[35] Die genauere Untersuchung zeigte, daß die Ovarialfunktion komplexer war als gedacht: 1905 wurden erstmals zwei unterschiedliche innere Sekretionen des Eierstocks mit jeweils verschiedenen Funktionen postuliert. Wie bei anderen innersekretorischen Organen kamen die Belege für diese Thesen von experimentellen Exstirpationen, gefolgt von Transplantationen oder Injektion von Extrakt. Die neurale Theorie der Menstruation war nun endgültig aus der Diskussion verschwunden.[36] Nach 1910 stellte niemand mehr ernsthaft die Existenz von Eierstockhormonen in Frage. Debattiert wurde über die beste Strategie, diese Substanzen zu finden.[37]

Die Hormontheorie verwies auf einen neuen Ansatzpunkt, um den Einfluß der Geschlechtsdrüsen auf die Entwicklung und Erhaltung charakteristischer Geschlechtsmerkmale und den Ablauf des weiblichen Zyklus zu untersuchen. Damit war gleichzeitig ein neues Forschungsfeld eröffnet. Die experimentelle Herangehensweise allein reichte jedoch nicht aus, um die Ovarien der physiologischen Erforschung zugänglich zu machen: Da den Forschern die Abfolge der Ereignisse während der sexuellen Differenzierung oder des menstruellen Zyklus noch unbekannt war, konnten sie zunächst die Wirkung von Ablation und Transplantation gar nicht beurteilen. Um Effekte dokumentieren zu können, mußte man wissen, was es zu dokumentieren galt. Es gab keine Meßwerte wie den Blutdruck beim Nebennierenmark oder die Zuckerausscheidung bei der Bauchspeicheldrüse. Wie Edward Schäfer in seiner für die Endokrinologie grundlegenden Rede von 1895 feststellte, zog die Entfernung der Geschlechtsdrüsen im Gegensatz zur Ablation von Leber, Nieren oder Pankreas keine dramatischen physiologischen Sofortwirkungen nach sich.[38] So wußte auch niemand, wie die physiologischen Auswirkung der Injektion von Extrakten aus Testes und Ovarien auszusehen hatte. Die postulierte innere Sekretion der Ovarien erschien »physiologisch inaktiv«.[39] Auch Physiologen, die wie Schäfer in anderen Bereichen die Lehre von der inneren Sekretion propa-

35 Marshall/Jolly 1907. Oudshoorn 1994, S. 20-22.

36 Borell, Origins 1976, S. 120, 129-130, 165-168.

37 Borell 1985, S. 18.

38 Nach Borell 1985, S. 8.

39 Im Rückblick dazu Bell 1920, S. 882.

gierten, neigten daher zunächst noch zu einer neuronalen Erklärung der Phänomene nach Organentfernung.[40] Erst die genaue Untersuchung der graduellen morphologischen Veränderungen während der Sexualentwicklung und des weiblichen Zyklus mit mikroanatomischen Methoden ermöglichte den Wissenschaftlern die überzeugende Einbindung der Ovar- und Hodenfunktion in die Theorie von der inneren Sekretion.[41] Während des zweiten Jahrzehnts des 20. Jahrhunderts lernten die Physiologen nach und nach, histologische Veränderungen an Uterus und Vagina zu beurteilen und einzuordnen.[42] Zudem wurden die einzelnen Bestandteile des Ovars (Follikel, Gelbkörper, Zwischenzellen) differenziert und bestimmten Funktionen hinsichtlich physiologischer Vorgänge wie Menstruation oder Schwangerschaft zugeordnet.[43]

Nachdem die Geschlechtsfunktionen lange Zeit nur zögerlich als Thema der Grundlagenwissenschaften akzeptiert wurden, erlebte die laborwissenschaftliche Erforschung der Fortpflanzung nach dem Ersten Weltkrieg einen unerhörten Aufschwung. In einer Zeit, in der Eugenik und Geburtenregulierung größtes öffentliches Interesse erregten, wurden Laborwissenschaftler, die sich der Fortpflanzungsfunktion widmeten, zu vielgefragten Experten.[44]

Transplantationen dienten nun neben der Erforschung der inneren Sekretion auch der Untersuchung der Verpflanzbarkeit verschiedener Gewebe.[45] Eine Forschungsrichtung versuchte mit der Ovarialtransplantation der Frage nach der Vererbung erworbener Eigenschaften auf den Grund zu gehen.[46] Andere überpflanzten die weibliche Keimdrüse auf Männchen und berichteten über

40 Borell 1985, S. 8.

41 Borell 1985, S. 10-12. Borell unterscheidet allerdings zu sehr zwischen den Disziplinen Gynäkologie und Physiologie. Häufig arbeiteten Gynäkologen und Physiologen mit exakt denselben Methoden an denselben Problemen, die Disziplingrenzen waren in dieser Hinsicht durchlässiger als Borell dies darstellt. Für die Argumentations- und Vorgehensweise beim Aufbau des Organersatzkonzeptes waren die Disziplingrenzen letztlich zweitrangig (allerdings nicht für die Motivation der Beteiligten), vgl. dazu auch Kap. 2.10.

42 Borell 1985, S. 12-17.

43 Tschernischoff 1914, S. 162-164.

44 Borell 1985, S. 2, 19-29.

45 Überblicke: Foà 1900, S. 43-50. Marshall/Jolly 1907, S. 593-595. Martin 1908. Woodruff 1960, S. 494-499.

46 Foà 1900, Herlitzka, Recherches 1900, ders., Einiges 1900, Schultz 1902. Woodruff 1960, S. 193-194, 496. Vgl. dazu auch Kap. 3.4.

eine »geschlechtliche Umstimmung des Organismus«.[47] Die Transplantation als Forschungsmethode wurde bei Fragestellungen zur Geschlechtsfunktion schließlich mehr und mehr von der Hormonverabreichung abgelöst, so daß beispielsweise Ernst Laqueur, einer der Pioniere der Forschung mit Geschlechtshormonen, 1928 die Ovarialtransplantation in dieser Hinsicht als eine veraltete Methode bezeichnen konnte.[48]

Die Eierstocktransplantation als Therapiemethode

Zeitgleich mit Knauers Tierversuchen und wahrscheinlich unabhängig davon[49] hatten Chirurgen auf der anderen Seite des Atlantiks mit den ersten Ovarialtransplantationen am Menschen begonnen. Die Erfahrungen mit Patienten stärkten im ersten Jahrzehnt des 20. Jahrhunderts die aus den Tierversuchen gewonnene Ansicht, daß die Ovarien eine innere Sekretion besitzen und dadurch die Sexualmerkmale ebenso wie die Sexualfunktionen, einschließlich der Menstruation und Schwangerschaft entscheidend beeinflußten.[50] Auch beim Menschen kreiste die Argumentation um das korrekte Isolieren, Wegnehmen und Hinzufügen der Organfunktion. Manchmal ergab sich sogar die genaue Wiederholung des Standardexperiments, wenn nämlich nach Ovarialtransplantation die bis dahin nicht vorhandene Menstruation wieder einsetzte, dann das Transplantat aus irgendeinem Grunde entfernt werden mußte und daraufhin die regelmäßige Menstruation wieder aufhörte.[51] Die medizinische Wissenschaft war sich um 1910 weitgehend einig, es hier, analog zu anderen Organen, mit einem obligatorischen Passagepunkt zu tun haben, von dem aus sich bestimmte Krankheiten kontrollieren ließen. Der Organersatz wurde auch hier als »kausale« Behandlung verstanden.[52] Schon ein kleines Stück erfolgreich implantierten Eierstockgewebes konnte weitreichende und komplexe Krankheitserscheinungen beseitigen.[53]

---

47 Tschernischoff 1914, S. 164, 201-203. Martin 1915, S. 570 über Steinach.

48 E. Laqueur, Rezension von Pettinari, Greffe ovarienne et action endocrine de l'ovaire, in DMW 54,1 (1928), S. 1100. Zu Laqueur siehe Oudshoorn 1994.

49 Simmer 1970, S. 323.

50 Pankow 1907, S. 177. Übersichten: Marshall/Jolly 1907. Martin 1908. Ders. 1911.

51 Anon., Ovarian Transplantation or Grafting 1921, S. 909.

52 Tschernischoff 1914, S. 164.

53 Martin 1911, S. 61.

Die ersten autologen Eierstocktransplantationen am Menschen in den USA wurden allerdings als Erweiterung der plastisch-konservativen Chirurgie der Geschlechtsorgane vorgenommen. Selbst wenn es dabei um die Wiederherstellung der Organfunktion – etwa in Form der Fruchtbarkeit – ging, wurden die Verpflanzungen zunächst nicht wie bei den gleichzeitigen europäischen Tierversuchen dieser Art in Analogie zu anderen Organtransplantationen betrachtet.[54] Bei resezierenden Operationen im Bereich der inneren Genitalorgane war es zunächst naheliegend, möglichst viel Eierstockgewebe im Körper zurückzulassen. Es gab jedoch Situationen, die es ratsam erscheinen ließen, die Eierstöcke nicht *in situ* zu belassen, so z.B. bei Tumorerkrankungen, bei Verwachsungen oder Entzündungen am ursprünglichen Ort. In solchen Fällen konnte man die Ovarien innerhalb des Körpers autogen verpflanzen. Die Autotransplantation etablierte sich im zweiten Jahrzehnt des 20. Jahrhunderts als erfolgreiche und empfehlenswerte Methode,[55] bevor sie nach 1920 wieder außer Gebrauch kam, da sowohl die Indikationen als auch die Erfolge angezweifelt wurden.[56] Die autogene Verpflanzung ließ sich ohnehin nicht immer anwenden. Wenn kein eigenes Ovarialgewebe vorhanden war, blieb nur die allogene oder xenogene Transplantation.[57]

Die Techniken der Ovarialtransplantation waren unterschiedlich.[58] Manche Chirurgen versuchten mittels eines Gefäßstiels (bei Autotransplantation) oder selten sogar durch Gefäßnaht (bei Allotransplantation) die Blutversorgung zu optimieren. Die Mehrzahl berichtete jedoch über gute Ergebnisse mit der weniger aufwendigen freien Transplantion. Ovarien wurden eingepflanzt als ganzes, gespalten oder in kleinen Stückchen. Orte der Einpflanzung waren der Uterus, die Bauchhöhle und der Markraum der Röhrenknochen. Manche Chirurgen blieben in der Nähe des ursprünglichen Ortes der Ovarien. Zum Teil wurden die natürlichen Verhältnisse regelrecht rekonstruiert, z.B. um eine Empfängnis zu ermöglichen. Wenn es aber nur darum ging, die innere Sekretion zu ersetzen, setze man das Transplantat häufig auch unter die Haut. Ein

---

54 Vgl. z.B. Dudley 1901. Dudley war zu der Zeit Professor an der Postgraduate Medical School in New York, vgl. Simmer 1981, S. 145, Anm. 132.

55 Whitehouse 1913. Tschernischoff 1914, S. 179. Anon., Transplantation of the Ovaries 1914, S. 348. Woodruff 1960, S. 499-501.

56 Z.B. Bell 1920, S. 883. Zur Verteidigung der Autotransplantation Natrass 1923.

57 Krohn 1955, S. 15-16.

58 Für das folgende vgl. v.a. Sigfrid Knauer 1919, S. 85-116. Woodruff 1960, S. 499.

wichtiges Argument für eine solchen Ort war die Zugänglichkeit für Untersuchungen oder eventuell notwendig werdende Nachoperationen.[59] Dies war ebenfalls ein Grund für die Einpflanzung in die Labia majora oder die vaginal zugänglichen Teile der Gebärmutter.[60] Beim Tier gab es noch zusätzlich die Einpflanzung an zahlreiche andere Stellen wie Milz, Niere, Leber, Lunge, Magenwand, Periost oder Hoden.[61]

Die Indikationen für die Eierstocktransplantationen waren weit gespannt. Zwei Indikationen gaben relativ wenig Anlaß zum Dissens: Zum einen war dies die Unfruchtbarkeit, zumindest als Grund für die autogene Verpflanzung.[62] Dazu kam die Transplantation nach der Ovarektomie. Streitpunkt war hier eher die Indikation der Organentfernung, die im Laufe der Zeit immer vorsichtiger gestellt wurde. Gründe, um Ovarien, Eileiter und, je nach dem, ebenfalls die Gebärmutter zu entfernen stellten vor allem chronische Entzündungen oder Schmerzzustände dar. Die in der Folge häufig auftretenden neuen Beschwerden sollten durch das Einfügen von Ovarialgewebe an einer anderen Stelle des Körpers verhindert werden.[63] Eine weitere Indikation zur Eierstockverpflanzung bestand im Ausbleiben der Sexualentwicklung oder der Menses.[64] Anlaß zur Transplantantation waren auch typische Frauenleiden, die in Analogie zur Menopause und den Folgen der Ovarektomie gesehen wurden: Herzbeschwerden, Nervosität, Erschöpfbarkeit, Schwindel, Anämie, Schlaflosigkeit, Hitzewallungen, Depression, Unterleibsschmerzen, Menstruationsbeschwerden, Osteomalazie, Chlorose.[65] Einen wichtigen Platz nahmen Nervenleiden ein, so z.B. Gedächtnisschwäche oder depressive Verstimmung bis zum Suizidversuch.[66] Ein Autor transplantierte Ovarien gegen Epilepsie.[67] Dazu

59 Z.B. Whitehouse 1913, S. 784.

60 Übersicht: Martin 1911. Tscherischoff 1914, S. 168-169. Vgl. auch Simmer 1970, S. 324.

61 Milz: Foges 1907. Andere Stellen: Whitehouse 1913, S. 783. Tschernischoff 1914, S. 169. Martin 1915, S. 569.

62 Storer 1915, S. 44-46. Bainbridge 1923, S. 494.

63 Die Wichtigkeit des Ovarialgewebes wurde häufig nachdrücklich betont, siehe z.B. Whitehouse 1913, S. 784. Zum Teil wurde die Transplantation allerdings nur bei erhaltenem Uterus empfohlen, da für eine Verhinderung von Ausfallssymptomen eine »utero-ovarielle Harmonie« entscheidend sei, vgl. Martin 1922, S. 573.

64 Vgl. z.B. die Übersicht bei Martin 1908.

65 In kritischer Absicht aufgezählt bei Storer 1915, S. 44.

66 Schreiner 1927, S. 2084.

67 Vgl. Martin 1922, S. 578.

kamen im Laufe der Zeit psychiatrische Indikationen wie »Dementia praecox« (1915),[68] »klimakterische Melancholie« (1924),[69] »manisch-depressives Irresein« (1925),[70] bzw. Verhaltensauffälligkeiten wie sexuelle Frigidität oder Nymphomanie.[71] Bei der Indikation »Dementia praecox« – dies war in etwa die Krankheit, die später als Schizophrenie rekonzeptualisiert wurde – stand eine Theorie der somatischen Pathogenese im Hintergrund: Im Blut der betroffenen Patientinnen sollten Abwehrfermente zirkulieren, die sich gegen die Hormone des Ovars oder, beim Mann, des Hodens richteten. Der resultierende Hormonmangel bedinge dann entsprechende Veränderungen des Nervensystems. Es gab sogar einen Bluttest zur Diagnose der Dementia praecox. Konsequenterweise war auch die Therapie rein somatisch: Die fehlenden Hormone sollten ersetzt werden, am besten chirurgisch durch eine Keimdrüsentransplantation.[72] Alle diese Beschwerdebilder wurden von den verschiedenen Autoren als Symptome eines abrupten Entzugs der Eierstockfunktion gedeutet. Zum Teil sah man sie in Analogie zum natürlichen Nachlassen der inneren Ovarsekretion im Klimakterium. Die kausale Zuordnung bestimmter Symptome zum Wegfall der Keimdrüsenfunktion war jedoch häufig umstritten.[73] Die tatsächlichen Wechseljahresbeschwerden im dafür normalen Alter boten dagegen nur sehr selten einen Anlaß zur Ovarieneinpflanzung, diese Indikation wurde im Gegenteil manchmal sogar ausdrücklich ausgeschlossen.[74]

Die Ovarialtransplantation am Menschen begann 1895, als Robert T. Morris in New York einer Patientin ein Stückchen vom Eierstock einer anderen Frau einpflanzte. Der Grund dafür war das Ausbleiben der Geschlechtsreife gewesen. Acht Wochen nach der Einpflanzung stellte der Chirurg das Einsetzen der Menstruation und damit die Geschlechtsreife fest.[75] Morris zielte mit dieser und mit weiteren Transplantationen auf die endokrine und die exokrine Funk-

68 Martin 1915, S. 571.

69 »..., um die dort vermuteten innersekretorischen Störungen zu beheben.« Diskussionsbeitrag Sippel, DMW 50 (1924), S. 1201.

70 Zimmermann 1925, S. 995.

71 Skeptisch dazu Storer 1915, S. 44.

72 Lydston 1914, S. 866.

73 Tschernischoff 1914, S. 162. Storer 1915, S. 43.

74 Vgl. z.B. die Übersicht bei Martin 1908. Zur Konzeptualisierung der Menopause als Hormonentzugssyndrom mit Krankheitswert vgl. Bell 1990.

75 Morris 1895, S. 436-437. Knauer 1900, S. 323. Zur Person siehe Simmer 1970.

tion des Ovars, wollte also die Folgen des Wegfalls der inneren Sekretion verhindern und die Produktion von Eizellen gewährleisten. Dazu entnahm er bei der Spenderin in der Regel ein Ovarsegment von der Größe einer Erbse und pflanzte es in die Uteruswand oder den Eileiter der Empfängerin ein.[76] Im selben Zeitraum erschienen weitere Berichte dieser Art.[77] So berichtete 1899 der amerikanische Chirurg James Glass darüber, daß er einer 29jährigen Frau, die wegen einer zwei Jahre zuvor erfolgten Eierstockentfernung an »künstlichem Klimax« litt, ein Ovarium einer 17jährigen einpflanzte. Sechs Tage nach der Operation habe die Patientin bereits »erotische Träume« gehabt, später kam dazu die Menstruation, und nach acht Monaten »hatte die Pat. ihr geistiges und körperliches Gleichgewicht wieder gewonnen, besass gute Farbe und gutes Aussehen.«[78]

Die Nachrichten über die klinischen Transplantationen in Amerika stießen in der medizinischen Öffentlichkeit Europas auf ein geteiltes Echo. Neben einer positiven Reaktion ist in vielen Stellungnahmen Skepsis und Ablehnung zu spüren. Für Physiologen stellten die Berichte von Morris eher eine »Kuriositität« dar, als ein ernstzunehmendes wissenschaftliches Resultat.[79] Schon allein die Dokumentation der Vollständigkeit der Ovarienentfernung und des Anwachsens der Transplantate entsprach nicht den üblichen Anforderungen.[80]

Aufsehen, aber auch Skepsis erregte Morris, als er 1906 berichtete, daß eine Patientin nach Entfernung der eigenen Eierstöcke und Einpflanzung von Ovarialgewebe einer anderen Frau ein Kind geboren hatte. Wie beim Erfolgsnachweis anderer Transplantationen spitzte sich die Diskussion auf den Punkt zu, ob bei der Empfängerin nicht doch noch eigenes Eierstockgewebe zurückgeblieben war – ein Verdacht, der nie ganz ausgeräumt werden konnte.[81] Dies

76 Vgl. Simmer 1970.

77 Siehe Knauer 1900, S. 323-324. Dudley 1901.

78 Anon., Transplantation 1899, S. 1297-1298. Zitate nach Knauer 1900, S. 423. James H. Glass (1854-1931) war zu der Zeit »Surgeon in charge of the Faxton Hospital« in Utica, N.Y., vgl. Simmer 1981, S. 144, Anm. 130.

79 Siehe z.B. den Kommentar des Turiner Physiologen Foà 1900, S. 47.

80 Vgl. z.B. den kritischen Kommentar der Physiologen Marshall und Jolly 1907, S. 592. Martin 1911, S. 55.

81 Morris 1906. Croom 1900-1906. Martin 1911, S. 55. Tschernischoff 1914, S. 186. Unterberger 1918, S. 904. Simmer 1970, S. 321. Die Patientin brachte später noch zwei weitere Kinder zur Welt, wie Morris in seiner Autobiographie stolz vermerkte. Nach Simmer 1970, S. 320.

blieb allerdings der einzige Bericht einer Schwangerschaft nach allogener Eierstocktransplantation beim Menschen überhaupt. Für Tierexperimente gab es eine ganze Reihe solcher Erfolgsmeldungen, keine davon entsprach jedoch den später für den Nachweis der Mutterschaft aufgestellten Bedingungen.[82]

Die Europäer zogen nach, legten aber größeren Wert auf eine wissenschaftliche Legitimation: Als 1906 der Frauenarzt H. Cramer in Bonn über Allotransplantationen menschlicher Ovarien berichtete, rechtfertigte er sein Vorgehen mit den Resultaten der Tierversuche des vorausgegangenen Jahrzehnts. Er schilderte zwei Fälle, eine 23jährige Patientin, die seit einer Fehlgeburt keine Menstruation mehr hatte, sich aber dringend ein Kind wünschte und eine 36jährige, die über eine mittels Ovarialpräparaten nicht beherrschbare Dysmenorrhoe klagte. In beiden Fällen stammten die Transplantate von Frauen, die zur Heilung einer Osteomalazie kastriert wurden. Den ersten Fall wertete Cramer als Erfolg. Das Transplantat war tastbar, es kam zu Menstruationen, Schwellung der Brüste und Absonderung von Milchtropfen. Der zweite Fall war ein Mißerfolg. In einem dritten Fall wurde einer 21jährigen Patientin mit ausbleibender Sexualentwicklung fremdes Eierstockgewebe eingepflanzt, mit dem Erfolg, daß sich die Geschlechtsmerkmale entwickelten und die Menstruation einstellte.[83] Bis in die 1930er Jahre folgten noch zahlreiche Berichte autogener und auch allogener Ovarverpflanzungen beim Menschen.[84] Die Allotransplantate stammten in der Mehrzahl von Lebendspenderinnen, d.h. von Patientinnen, die aus medizinischen Gründen ovarektomiert wurden.[85] In seltenen Fällen gelangten Ovarien verstorbener Frauen zur Verwendung.[86]

Beschäftigten sich die meisten der Publikationen zur Organtransplantation zunächst mit der Schilddrüsentransplantation, so war es nach 1910 die Ovarialtransplantation, die die meiste Fachliteratur hervorbrachte.[87] Die Eierstock-

82 Simmer 1970, S. 321. Sigfrid Knauer 1919, S. 115, führt fünf Autoren mit solchen Berichten an.

83 Cramer 1906. Ders. 1910.

84 Übersicht: Martin 1908. Martin 1915. Storer 1915. Sigfrid Knauer 1919, S. 104-116. Martin 1922. Woodruff 1960, S. 494-503. Zimmermann 1925, S. 995. Heimann 1925.

85 Engel 1912, S. 986. Cramer 1919, S. 475. Zimmermann 1925, S. 995. Engel 1924. Sippel 1926. Mehr dazu in Kap. 2.9.

86 Martin 1915, S. 571. Lydston 1914, S. 864-865.

87 Whitehouse 1913, S. 783. Tschernischoff 1914, S. 166. Ähnlich Storer 1914, S. 41. Den Umfang, aber auch die mangelnde Qualität der einschlägigen Literatur betonte Woodruff 1960, S. 494-495.

transplantation dürfte auch die am häufigsten praktizierte Organtransplantation gewesen sein. Allerdings war das Interesse in verschiedenen Ländern unterschiedlich groß, die Briten z.B. beteiligten sich hier fast gar nicht.[88] Einzelne Chirurgen konnten eine ausgedehnte Erfahrungen vorweisen: Théodore Tuffier in Paris blickte in den 1920er Jahren auf Hunderte von (meist subkutanen) Eierstocküberpflanzungen zurück. Davon waren allerdings nur die autogenen Transplantationen erfolgreich.[89] Eine unvollständige Bibliographie zählt für die Jahre 1900 bis 1952 insgesamt 236 Titel zum Thema Ovarientransplantation auf.[90]

Die Vielzahl der Erfolgsmeldungen über Allotransplantationen hatte zunächst einen gewissen Optimismus zur Folge.[91] Die Erfolgskriterien orientierten sich an der Behebung der Beschwerden, die den Anlaß zur Transplantation gegeben hatten. Streitpunkte waren dabei erstens die Eindeutigkeit der klinischen Besserung sowie zweitens die kausale Zuordnung solcher Verbesserungen zur Transplantation.[92] Sogar die Xenotransplantation vom Tier auf den Menschen wurde immer wieder versucht.[93] Analog der Transplantation von Affenhoden auf Menschen gab es in den 1920er Jahren auch Eierstocktransplantationen vom Affen auf den Menschen.[94] Der Mißerfolg der Xenotransplantation war meist jedoch so eindeutig, daß sie in Übersichtsaufsätzen für wenig sinnvoll erklärt wurde.[95]

Im Laufe der ersten drei Jahrzehnte des 20. Jahrhunderts setzte sich eine zunehmende Ernüchterung hinsichtlich der Erfolgsaussichten der allogenen

88 Bell 1920, S. 883

89 Anon., Ovarian Transplantation or Grafting 1921. Bainbridge 1923, S. 493. Simmer 1970, S. 324. Blair Bell hatte bis 1934 218 mal transplantiert, Woodruff 1960, S. 500.

90 Krohn 1955, S. 16-29.

91 Engel 1912. Tschernischoff 1914. Lydston 1914, S. 864-865. Schickel 1918. Cramer 1919. Sippel 1924. Hallauer 1924. Engel 1924, S. 1378. Zimmermann 1925. Heimann 1925. Magian 1927. Schreiner 1927. Woodruff 1960, S. 501-502.

92 Mehr dazu in Kap. 3.1.

93 Z.B. sollten Fälle von rheumatoider Arthritis durch die Einpflanzung von Schafseierstöcken in die Bauchwand der Patientinnen geheilt worden sein. Allen 1929.

94 Anon. Ovarian Grafts 1928, S. 531. Vgl. dazu kritisch: E. Laqueur, Rezension von Pettinari, Greffe ovarienne et action endocrine de l'ovaire, in DMW 54,1 (1928), S. 1100 und W.H. Veil, Jena, in MMW 75,2 (1928), 1728-1729.

95 Martin 1915, S. 570. Storer 1915, S. 41. Heimann 1925, S. 859. Hannan 1934, S. 138. Woodruff 1960, S. 498.

Ovarialtransplantation durch.[96] Der Professor für Gynäkologie in Chicago Franklin Martin, der eine zeitlang selbst Eierstocktransplantationen durchführte, publizierte in der führenden amerikanischen Fachzeitschrift *Surgery, Gynaecology and Obstetrics* jeweils in den Jahren 1903, 1908, 1911, 1915, 1917 und 1922 umfassende Literaturberichte. Zunächst war er vorsichtig optimistisch, 1915 jedoch zeigte er sich von der Ovarialtransplantation insgesamt (einschließlich der autogenen Verpflanzung) enttäuscht,[97] und 1922 bemerkte er, daß sich ernsthafte (»serious minded«) Chirurgen nicht mehr für das Thema interessierten. Das Forschungsgebiet stagniere, mit wachsender Erfahrung zeichne sich immer deutlicher ab, daß die Behauptungen der frühen Enthusiasten jeder Grundlage entbehrten. Selbst die Erfolge der Autotransplantation seien unsicher, deren angebliche Effekte könnten genausogut auf Suggestion oder *in situ* zurückgebliebenes Ovarialgewebe beruhen. Hinsichtlich der Allotransplantation am Menschen existiere »praktisch kein überzeugender Beweis« für einen Erfolg. In der jetzigen Situation würden nur experimentelle Forschungen von Serologen, Endokrinologen, Hämatologen und Chirurgen weiterführen.[98]

Es dauerte im Falle der Ovarien länger als bei anderen Organen, bis das Interesse der Ärzte nachließ. Der negativen Einschätzung der Mehrheit stand lange Zeit eine Anzahl von Chirurgen gegenüber, die sogar die allogene Transplantation propagierten. Noch 1936 war die Ovarialtransplantation eines der Hauptthemen auf einem Chirurgenkongreß in Frankreich.[99] Immer wieder erschienen einzelne Berichte über Erfolge mit der Allotransplantation von Eierstöcken beim Tier und selbst beim Menschen. Dies mag daran liegen, daß die eindeutige kausale Zuordnung der Transplantation zu den zahlreichen, häufig mehr oder weniger diffus gefaßten mutmaßlichen Wirkungen des Ovars besonders schwierig war, was dazu führte, daß man einen solchen Kausalnexus auch sehr schwer widerlegen konnte. Obwohl die Mehrheit der Wissenschaft-

96 Pankow 1907. Anon., Transplantation of the Ovaries 1914, S. 348. Martin 1915. Storer 1915. Diskussionsbeitrag Guleke, DMW 44 (1918), S. 1263. Unterberger 1918, S. 904. Sigfrid Knauer 1919, S. 104. Bell 1920, S. 883. Anon., Ovarian Transplantation or Grafting 1921. Lipschütz 1928, S. 178. Hannan 1934. Woodruff 1960, S. 497-498, meinte, daß allogene Ovarialtransplantate zwar generell abgestoßen würden, es aber unabweisbar Einzelfälle erfolgreicher Allotransplantate diese Organe gebe.

97 Martin 1908. Ders. 1911. Ders. 1915, S. 576.

98 Martin 1922, S. 582.

99 Krohn 1955, S. 15.

ler in den 1920er Jahren auf strengen und objektivierbaren Erfolgskriterien bestand, sahen manche Autoren in Angaben subjektiven Wohlbefindens einen Beweis für das Gelingen einer Transplantation.[100] Im nachhinein könnte man die immer wieder auftauchenden Erfolgsmeldungen aber auch damit erklären, daß das Ovar mehr als andere Organe zur Regeneration neigte. Schon die Zeitgenossen mutmaßten, daß die Chirurgen häufig kleinste zurückgebliebene Reste eigenen Ovarialgewebes der Empfängerinnen übersahen, so daß die Wirkung des nachgewachsenen eigenen Gewebes fälschlich dem Transplantat zugeschrieben wurde.[101]

Insgesamt wurde der Allotransplantation, und immer häufiger auch der Autotransplantation, lediglich eine temporäre Wirkung im Sinne eines Hormondepots zugebilligt.[102] Wie bei den anderen Organtransplantationen verschob sich seit dem zweiten Jahrzehnt des 20. Jahrhunderts allmählich die Zielsetzung der Transplanteure: Anstatt um eine Dauerheilung ging es um die Überbrückung zeitlich begrenzter Mangelzustände. So sollte die Einpflanzung von Ovarialgewebe einen plötzlichen Hormonentzug nach Eierstockentfernung verhindern, so daß sich der Organismus während der allmählichen Resorption des Transplantates nach und nach an den Hormonmangel gewöhnen konnte. Andere versprachen sich durch die Hormonzufuhr über ein Transplantat eine kurzzeitige Reizwirkung, die die eigenen Eierstöcke der Kranken zur Sekretion veranlassen sollte.[103] Die Indikation zur Autotransplantation nach Ovarienentfernung wurde immer seltener, weil die Gynäkologen in zunehmendem Maße darauf achteten, bei Resektionen genügend Eierstockgewebe zurückzulassen.[104] Das Interesse an der Ovarialtransplantation ließ vollends nach, als immer bessere Hormonpräparate zur Verfügung standen.[105] Viele der zuvor mit der Transplantation verknüpften Indikationen gingen nun auf die Hormon-

100 Engel 1924, S. 1378.

101 Martin 1915, S. 569. Skeptisch gegenüber den hohen Zahlen erfolgreicher Transplantationen auch Storer 1915, S. 44. Selbst Befürworter der Ovarialtransplantation mußten zugeben, daß man den Einwand, daß eigenes Ovarialgewebe zurückgeblieben sei, »nicht absolut widerlegen« könne, siehe Heimann 1925, S. 860. Im Rückblick: Woodruff 1960, S. 495, 501-502.

102 Storer 1915, S. 42, 44. Unterberger 1918, S. 904. Bainbridge 1923, S. 494, 497. Martin 1922, S. 581.

103 Arnold 1927, S. 551.

104 Bainbridge 1923, S. 494. Schreiner 1927, S. 2084.

105 Krohn 1955, S. 15.

therapie über.[106] Nach dem Zweiten Weltkrieg wurde die Autotransplantation der Eierstöcke nur noch selten erwogen, die allogene und xenogene Ovartransplantation wurde ganz aufgegeben.[107]

Biologisierte Weiblichkeitsnormen als Hintergrund der Ovarialtransplantation

Der Wunsch von Patienten nach einer Keimdrüsentransplantation war, ebenso wie ärztliche Indikation dafür, eng verbunden mit Vorstellungen und Normen über das weibliche und männliche Geschlecht. Bevor man die »Essenz« des Männlichen und Weiblichen an den Geschlechtshormonen festmachte, war das Geschlecht in Organen und Geweben lokalisiert worden.[108] Die Berichte über die Transplantation von Ovar und Testis stellen eine bestimmte Art und Weise der Naturalisierung der Geschlechtscharaktere dar.[109] Männlichkeit und Weiblichkeit wurden damit aus dem Bereich des Gesellschaftlichen und Kulturellen herausgenommen und einer chirurgischen Behandlung durch die Organtransplantation zugänglich gemacht.

Die Erforschung der weiblichen Sexualfunktionen wurde dabei viel gründlicher betrieben, als die der männlichen. Ebenso war die Ovarialtransplantation weit mehr in die Universitätsmedizin integriert als die Hodentransplantation, die sich eher an den Rändern der wissenschaftlichen Medizin entwickelte. Ein wichtiger Grund für die Konzentration der Forschung auf den weiblichen Körper war die Existenz einer zuständigen und gut institutionalisierten Spezialdisziplin für Frauenkrankheiten, der Gynäkologie. Eine solche Fachdisziplin gab es für die Männer nicht. Naheliegenderweise zeigten die Gynäkologen ein starkes Interesse an der Erforschung der weiblichen Sexualfunktionen und der Entwicklung gynäkologischer Therapiemethoden. Zudem gab es mit den Frauenkliniken Institutionen, die Patientinnen in größerer Zahl einer ärztlichen Betreuung zugänglich machten. Männer mit sexuellen Problemen dagegen gingen seltener zum Arzt und noch seltener in die Klinik. Auch Entfernungen von Sexualorganen waren bei Frauen im Gegensatz zu den Männern

106 Vgl. z.B. die Beschreibung der Indikationen bei Oudshoorn 1994, S. 92-97.
107 Woodruff 1960, S. 498-503.
108 Oudshoorn 1994, S. 8.
109 Vgl. dazu u.a. Jordanova 1989, S. 1-18. Laqueur 1992, besonders S. 221-235.

nicht selten. Dadurch stand biologisches Material für Forschung oder Transplantation zur Verfügung.[110] Diese Möglichkeit fehlte auf der Seite der Männer weitgehend.[111]

Die Indikationsstellung zur Eierstocktransplantation war mit Rollenerwartungen an die Frau verknüpft. Dabei trug nicht etwa die Medizin Rollenerwartungen an die Frauen heran. Die Initiative ging von den Patientinnen aus: Chirurgen berichteten, wie Frauen von weither zu ihnen kamen und sie zur Einpflanzung von Eierstöcken drängten, um dadurch wieder für Ehe und Mutterschaft tauglich zu werden, und sich auch durch eine Aufklärung über die geringen Erfolgaussichten nicht von ihrem Wunsch abbringen ließen.[112] Die Fruchtbarmachung war, wie erwähnt, eine vergleichsweise wenig umstrittene Indikation zur Ovarialtransplantation.[113] Häufig ging es um die Identität als vollwertige Frau: Manche der transplantationswilligen Frauen fürchteten nichts mehr als ein »es«, ein Neutrum zu sein. Daß die ärztlichen Autoren den Wunsch ihrer Patientinnen nach der Transplantation so sehr hervorhoben, hatte sicher auch eine Legitimationsfunktion. Eine solche Rechtfertigungsrhetorik läßt sich z.B. an einem Vortrag des Chirurgen A. Palmer Dudley zur Ovarialtransplantation nachweisen, der 1901 seine (männlichen) Zuhörer fragte: »Would you desire to be totally unsexed?«[114]

Auch gegen abweichendes sexuelles Verhalten, »Frigidität« oder »Nymphomanie«, wurden Eierstocktransplantationen empfohlen.[115] Ganz wie ein Körpermerkmal schien das sexuelle Verhalten der Frau ebenfalls durch die Keimdrüsen bestimmt, und beides, Verhalten und Körpermerkmale, ließ sich durch eine entsprechende Transplantation korrigieren.[116] Die Sexualität rückte in den Berichten über Ovarialtransplantationen seit Ende des zweiten Jahr-

110 Sigfrid Knauer 1919, S. 109.

111 Es ist bezeichnend, daß man später, als es um die chemische Gewinnung von Geschlechtshormonen ging, den Urin von den Patientinnen der Frauenkliniken zu diesem Zweck nutzen konnte, während es größte Probleme machte, genügend männlichen Urin zu erhalten, da es ja keine »Männerkliniken« gab. Oudshoorn 1994, S. 79-80.

112 Martin 1908, S. 7-8. Ähnlich Storer 1915, S. 45.

113 Storer 1915, S. 44. Auch die hormonelle Kontrazeption begann in den 1920er Jahren in Ansätzen mit der Transplantation von Ovarien. Heimann 1925, S. 860. Oudshoorn 1994, S. 97, 113-114.

114 Dudley 1901, S. 360.

115 Storer 1915, S. 44.

116 Beispiel: Heimann 1925, S. 589.

zehnts des 20. Jahrhunderts immer stärker in den Vordergrund.[117] In den 1920er Jahren häuften sich plötzlich Beobachtungen, daß Frauen infolge einer Ovarieneinpflanzung hypersexuell geworden seien. So berichtete ein Berliner Frauenarzt 1924, er habe von einer Patientin erfahren, »daß sie, obwohl sie vorher stets frigide war, etwa 1/2 Jahr nach der Operation außerordentlich häufig lebhafte Sehnsucht nach dem ehelichen Verkehr empfand, ein Gefühl, das sie vorher angeblich nie kennengelernt hatte.«[118] Ein anderer Bericht vermittelte das Bild einer spezifisch weiblichen Form des Sexualverhaltens, indem geschildert wurde, wie eine Patientin mit dem Einsetzen der Libido ein »eigentümliches, neckisches, kokettes, vielleicht hysterisches Wesen« entwikkelte.[119] Die Sexualisierung wurde in den Fachaufsätzen keineswegs positiv bewertet. Manche Autoren warnten eindringlich vor der »Erotisierung älterer Frauen«.[120] Jetzt war auch von Hyperfeminisierung und Verjüngungseffekten infolge solcher Transplantationen die Rede, wobei Libidinisierung und Verjüngung manchmal synonym verwendet wurden.[121] Das Auftauchen des Stichworts »Verjüngung« weist darauf hin, daß das plötzliche Interesse an der Sexualität nach der Ovarialtransplantation offensichtlich aus den Diskussionen um die Hodentransplantation kam. Dieses Interesse kam auffälligerweise genau zu der Zeit auf, als die Hodentransplantation populär wurde, bei der beides, Verjüngung und Sexualität von Anfang an eine wichtige Rolle spielte.

---

117 Schickele 1918, S. 1263. Heimann 1925, S. 859. Dort auch weitere Beispiele für solche Berichte.

118 Engel 1924, S. 1378.

119 Heimann 1925, S. 859 (bezieht sich auf einen Bericht von Bumm).

120 Engel 1924, S. 1379. Diskussionsbeitrag Küster, DMW 51 (1925), S. 213.

121 Engel 1924, S. 1379. Heimann 1925, S. 859.

2.6. Die Hodentransplantation zwischen Organersatz und Verjüngungskur

Kastration und Transplantation: Das Organersatzkonzept beim Hoden

Die auffälligen Phänomene, die nach der Kastration von Mensch oder Tier zu beobachten waren, legten es nahe, den Keimdrüsen einen wichtigen Einfluß auf den Körper zuzuschreiben. Nicht zufällig ging Brown-Séquards Organotherapie vom Hoden aus. Bei der Gabe von Hodenextrakt zur Verbesserung der körperlichen Kraft und geistigen Regsamkeit konnte sich der Wissenschaftler auf allgemein akzeptierte Vorstellungen über die männlichen Sexualdrüsen stützen: Eunuchen und Kastraten wiesen nach damaligem Verständnis geistige und körperliche Defizite auf, die über die reine Sexualität hinausgingen. Dazu kam die Vorstellung, daß der Verlust von Sperma ein Ursache für eine Schwächung des ganzen Organismus, inbesondere des Nervensystems, darstelle.[1] Die Extraktherapie und die Hodentransplantation blieben bis in die erste Hälfte des 20. Jahrhunderts mit der Hoffnung auf solche unspezifischen Verjüngungseffekte verbunden. Die Organotherapie mit Hodenpräparaten als Tablette oder Flüssigkeit genoß noch lange eine große Popularität als Mittel gegen nervöse Leiden.[2] Auf der anderen Seite stand die Eingrenzung und Spezifizierung der inneren Hodensekretion im Zuge der weiteren Entwicklung der Endokrinologie. Zunächst hatten sich Ärzte und Wissenschaftler nur mit besonderer Vorsicht dem Thema der inneren Sekretion des Hodens genähert. Angesichts der Verprechungen einer Verjüngung durch Hodenextrakte befürchteten sie, sich mit diesem Thema auf das wissenschaftliche Niveau von Wunderheilern und Scharlatanen zu begeben. Erst die Konzepte und Methoden der wissenschaftlich-experimentell betriebenen Endokrinologie erlaubten es, die innersekretorische Funktion des Hodens innerhalb der wissenschaftlichen Medizin zu bearbeiten.[3]

---

1 Borell, Origins 1976, S. 6-11, 25. Solche Vorstellungen wurden beispielsweise in den Auseinandersetzungen mit der Onanie geäußert vgl. ebd., S. 11-16, ausführliche Literaturangaben, ebd. S. 201-202, Anm. 14-22. Aus der Lit. zu diesem Thema vgl. für das 18. Jahrhundert z.B. Braun 1995, besonders S. 29-94, für die Zeit um 1900 z.B. Schroth 1994, besonders S. 50-64, 78-85, dort finden sich weitere Literaturangaben.

2 Vgl. z.B. Lydston 1914, S. 748. Walker 1924, S. 319.

3 Oudshoorn 1994, S. 20-22.

Im Rahmen des Hormonkonzepts begannen die Physiologen auch den Einfluß des Hodens auf den ganzen Organismus zu untersuchen. War bis dahin die Herausbildung der äußeren Geschlechtsmerkmale physiologisch gern über das Nervensystem erklärt worden, so kamen jetzt die Hormone in den Blick. Es waren allerdings nicht die subjektiven Beobachtungen nach Gabe von Hodenextrakt, die das Interesse der Physiologen an der inneren Sekretion der Hoden weckten, sondern Ablations- und Transplantationsexperimente. Mit deren Hilfe isolierte man die offensichtlich chemisch vermittelten Effekte der An- und Abwesenheit des Hodens von anderen Einflüssen, besonders von seiten des Nervensystems. Etwa seit der Jahrhundertwende versuchten Forscher, das aktive Prinzip der Hodenextrakte zu bestimmen. Dies erwies sich als sehr schwierig, so daß hier, ähnlich wie beim Pankreas, noch lange Zeit die Exstirpation und Transplantation die wichtigsten und überzeugendsten Forschungsmethoden blieben.[4] Ein grundsätzliches Problem war auch hier die Messung der Effekte. Daß die Drüsen etwas bewirkten, war jedoch allgemein anerkannt, man kannte ja die Ausfallserscheinungen.[5]

Die Anlässe und Begründungen zur Transplantation des Hodens stammten aus drei Bereichen: der plastischen Chirurgie, dem Konzept des spezifischen Organersatzes, und der Vorstellung einer unspezifischen, stärkenden Eigenschaft der Keimdrüsen im Sinne Brown-Séquards. Diese drei unterschiedlichen Hintergründe scheinen bei den Versuchen der Hodentransplantation immer wieder in verschiedenem Ausmaß durch. Zwar ist der Hoden von seiner Funktion her als ein »inneres Organ« wirksam, sein chirurgischer Ersatz also den Organtransplantationen im engeren Sinne zuzurechnen, da es sich jedoch um ein an der Körperoberfläche gelegenes und chirurgisch gut zugängliches Organ handelt, liegt eine Wurzel der Hodentransplantation im Bereich der plastischen Chirurgie: Die ersten mit »Transplantation« bezeichneten chirurgischen Eingriffe am Hoden waren Rückverlagerung ektopischer Organe ins Skrotum. Dieser Eingriff, die »Orchidopexie«, wurde ins Standardrepertoire der Chirurgie aufgenommen, hatte als rein plastisch-reparativer Eingriff jedoch mit der weiteren Entwicklung der Hodentransplantation wenig zu tun.[6]

Nachdem das Konzept des spezifischen Organersatzes an anderen Organen entwickelt worden war, wurde es nun auf den Hoden angewandt. Der Chirurg

4 Borell, Origins 1976, S. 126.

5 Borell, Origins 1976, S. 161-165. Borell 1985, S. 6-8

6 Überblick: Woodruff 1960, S. 507-508.

und Kocher-Schüler Otto Lanz übertrug das Vorgehen mit der Schilddrüse 1894 direkt auf den Hoden, bemühte sich aber, die Hodentherapie vom Geruch des Allheilmittels zu befreien, indem er eine spezifische Krankheitseinheit entwarf: Eine günstige Wirkung der *liquide orchitique* sei angesicht der »Schilddrüsenerfahrungen« *a priori* »nicht so ganz unwahrscheinlich«, denn ebenso wie die Entfernung der Thyroidea sei die Kastration, von einer »*specifischen* Kachexie« mit Ausbleiben des Stimmbruchs, fehlender Behaarung und Umstimmung der Psyche gefolgt.[7] Wie bei der Schilddrüse gab es neben der vielfältigen Anwendung von Extrakten bald ebenfalls Versuche der Organtransplantation.[8]

Die chronologisch ersten Transplantationsversuche durch Hunter und Berthold an Hähnen gingen der Entwicklung des Organersatzkonzeptes voraus. Für die Erfindung der Organtransplantation hatten sie jedoch keine Bedeutung. Als Präzedenzfälle wurden sie erst später wiederentdeckt. Die ersten Tierversuche im Zusammenhang mit der sich entwickelnden Transplantationschirurgie fanden aber ebenfalls am Hahn statt. Der Hintergrund dafür war die alte Tradition, Hähne zu kastrieren, sie zu »kapaunen«, wie der Fachbegriff lautete. Seit 1891 beschäftigte sich Alois Lode im Labor des Wiener Physiologen Exner und auf dessen Anregung hin mit diesem Thema und nahm Autotransplantationen bei kastrierten Hähnen vor. In einem Rückgriff auf die traditionelle Praktik ließ Lode einem der Tiere die Hoden von einer »Kapaunschneiderin« entfernen und in die Bauchhöhle verlagern. Die spätere mikroskopische Untersuchung zeigte, daß die Organe an anderer Stelle desselben Körpers weitergewachsen waren. Da Lode nicht verhindern konnte, daß noch Hodenreste an normaler Stelle zurückblieben, konnte er den Einfluß der Transplantate auf den Gesamtorganismus nicht von der Wirkung des zurückgelassenen Gewebes unterscheiden.[9]

In der Folgezeit gab es eine Reihe von Experimenten mit verschiedenen Tierspezies. Wie bei Thyroidea, Pankreas und anderen Organen ging es hier ebenfalls darum, den spezifischen Effekt der An- oder Abwesenheit der Organfunktion von der Wirkung unspezifischer Wirkungen der Exstirpations-

7 Lanz 1894, S. 56 (Hervorhebung wie im Original). Das Vorbild der Schilddrüsentransplantationen wird von vielen Autoren genannt, z.B. Walker 1924, S. 319.

8 Überblick: Woodruff 1960, S. 503-509.

9 Lode 1895. Simmer 1981, S. 125. Zu Lode: Fischer 1929, Bd. 1, S. 927 und Simmer 1981, S. 141, Anm. 49.

operation, insbesondere hinsichtlich des Nervensystems, zu unterscheiden.[10] Die Theorie von der inneren Sekretion stieß hier auf wenig Widerstand, zumal mit den Transplantationen erst zu einer Zeit begonnen wurde, als die innere Sekretion anderer Organe allgemein anerkannt war. Selbst Versuchsergebnisse, die nicht zu einer inneren Sekretion passen wollten, brachten die Forscher nicht von ihrer Überzeugung ab. Dies zeigt bespielsweise der 1898 veröffentlichte Bericht des Gynäkologen Artur Foges, der ebenfalls bei Exner arbeitete. Ihm gelang es, das Versuchstier sowohl vollständig zu kastrieren als auch das Transplantat zum Einwachsen zu bringen. Der betreffende Hahn zeigte dennoch keine männlichen Gechlechtsmerkmale, was gegen die These von der inneren Sekretion des Hodens sprach. Foges ließ sich jedoch nicht beirren und rechnete mit besseren Resultaten bei zukünftigen Experimenten.[11] Diese Haltung dürfte auch von den Ergebnissen gleichartiger Versuche mit Ovarien[12] beeinflußt gewesen sein. Noch weitere Tierversuche befaßten sich mit den Auswirkungen der Entfernung und Transplantation von Hoden auf Körperstrukturen und Sexualverhalten (Brunft etc.). Die Resultate stärkten die Annahme, daß der Hoden, wie das Ovar, diese Merkmale über eine innere Sekretion beeinflußte.[13] Häufig transplantierten dieselben Forscher, die sich mit der Hodentransplantation befaßten, ebenso Ovarien. Immer wieder wurde hier eine Analogie hergestellt und nicht selten dienten später die Erfolgsmeldungen von Ovartransplantationen als Argument für die Machbarkeit auch der Hodentransplantation.[14]

Viele der Versuche bezogen sich jedoch weniger auf die Frage der Wirkung des Hodens auf den Gesamtorganismus sondern auf die Verpflanzbarkeit.[15] Dabei wurden am Tier ganze Hoden, halbierte Organe und kleine Stückchen autogen verpflanzt und histologisch auf ihr Wachstumsverhalten untersucht.[16] Beim Hoden als Drüse »welche auf die Abfuhr ihres Produktes durch einen

10 Lode 1895, S. 346. Vgl. als Übersicht auch Lichtenstern 1924, S. 3-7.

11 Foges 1898, S. 899-901. Zur Person: Simmer 1981, S. 145, Anm. 154.

12 Simmer 1981, S. 131.

13 Überblick: Lichtenstern 1916, S. 673-674. Steinach/Lichtenstern 1918, S. 145-146. Lichtenstern 1924, S. 3-18. Woodruff 1960, S. 503-507.

14 Morris 1914, S. 753. Lydston 1914, S. 752. Siehe auch die Besprechung von Lespinasses Transplantationen im *Lancet* 1914, 1, S. 50.

15 Überblicke: Lespinasse 1913. Lydston 1914, S. 747-750. Enderlen 1921.

16 Göbell 1898. Göbell unternahm und bewertete die Hodentransplantationen in Analogie zur Transplantation der Schilddrüsen und des Ovars.

Ausführungsgang angewiesen ist,« sah man die Schwierigkeit, daß sie nur dann funktionell erfolgreich verpflanzt werden könne, wenn »die Entfernung des Sekretes auch an dem neuen Orte gewährleistet würde.«[17] Zur Zeit als man die Organtransplantation allgemein eher optimistisch betrachtete, herrschte hinsichtlich des Hodens Skepsis vor.[18]

Die Hodentransplantation zur Krankheitsbehandlung und Vitalisierung

Im Jahre 1912 berichteten zwei Chirurgen aus Philadelphia von der ersten allogenen Hodentransplantation am Menschen. Dem 19jährigen Empfänger hatten wegen eines malignen Tumors die eigenen Hoden entfernt werden müssen. Zunächst wollten sich die Chirurgen auf einen rein äußerlichen, aus ästhetischen und psychologischen Gründen indizierten Ersatz der Organe durch künstliche Hoden oder Schafshoden beschränken. Mit der freudigen Zustimmung des Patienten entschieden sie sich dann aber doch dafür, ein menschliches Organ mit der Chance eines auch funktionellen Ersatzes einzupflanzen. Das Transplantat stammte von einem 28jährigen, der an einer Leberruptur verblutet war. Es wurde in eine gekühlten Salzlösung gelagert und 17 Stunden später eingepflanzt. Direkt nach der Entfernung des kranken Hodens beim Empfänger anastomosierten die Chirurgen Samenstranggefäße und Samenstrang von Empfänger und Transplantat, rekonstruierten also an Ort und Stelle, orthotop, die Anatomie. Das zunächst gut durchblutete Organ schrumpfte jedoch innerhalb kürzester Zeit und war eine Woche später dem Tastbefund zufolge fast verschwunden. Angaben über eine eventuelle innersekretorische Funktion des Transplantates finden sich in dem Bericht nicht.[19] Im Jahr darauf berichtete Victor Lespinasse in Chicago über die Transplantation von Hodenscheiben in die Bauchmuskulatur. Der Empfänger hatte beide Hoden verloren und klagte darüber, daß er keinen Geschlechtsverkehr mehr haben könne. Das Hodengewebe war einem anderen, lebenden Mann entnommen worden. Den Angaben des Empfängers zufolge war die Transplantation funktionell erfolgreich.[20]

17 Ribbert 1898, S. 701.

18 Payr 1906, S. 564.

19 Hammond/Sutton 1912.

20 Lespinasse 1913. Zu den Zwischenzellen s. auch Leydig 1914, S. 750. Darüber wurde auch im *Lancet* 1914,1, S. 50, berichtet. Möglicherweise war Lespinasse, dessen Hodenüberpflanzungen bis 1911 zurückgehen, der erste, der sie am Menschen vornahm.

In den ersten drei Jahrzehnten des 20. Jahrhunderts wurden zahlreiche Berichte über therapeutische Hodentransplantationen publiziert. Hinsichtlich der Technik strebte man im Normalfall keine Rekonstruktion der anatomischen Verhältnisse an. Meist sollte lediglich die innere Sekretion des Hodens ersetzt werden. Der innersekretorische Apparat des Organs wurde morphologisch vom Keimepithel unterschieden und galt als der besser verpflanzbare Anteil.[21] In der Regel wurden Hoden frei und ohne Gefäßanastomosen transplantiert, entweder als ganze Organe, halb oder in Stückchen. Manche Operateure setzten auf die orthotope Einpflanzung, häufiger wurde jedoch heterotop in die Muskulatur des Oberschenkels oder der Bauchdecken und unter die Haut transplantiert.[22] Foges berichtete 1907 darüber, daß er nach dem Payrschen Verfahren im Tierversuch auch Hoden in die Milz transplantierte.[23] Therapeutisch kam in der Mehrzahl menschliches Gewebe zur Anwendung, das entweder von frisch Verstorbenen oder von lebenden Spendern stammte.[24]

Die naheliegendste und am wenigsten umstrittene Indikation war das Fehlen der Hoden nach Verletzung oder krankheitsbedingter Kastration. Als spezifisch für den Hoden sah man den Bereich der Sexualität an. Vor allem die sexuelle Impotenz[25] schien eng mit einem Mangel an Hodenfunktion zusammenzuhängen, wobei es sich als sehr schwierig erwies, den kausalen Zusammenhang von Transplantation und Wiederherstellung der Potenz nachzuweisen. Im Gegensatz zur Ovartransplantation stand bei der Hodentransplantation die Sexualität von Anfang an sehr stark im Vordergrund. Buchstäblich alle Berichte enthalten Angaben über die Erektionsfähigkeit der Empfänger, die meist irgendwann nach der Transplantation einsetzte, häufig ist zusätzlich vom Wiedereinsetzen des Interesses am weiblichen Geschlecht und vom Geschlechtsverkehr die Rede.

Ein Teil der Hodentransplanteure machte sich daran, ein spezifisches Krankheitsbild für das Fehlen der männlichen Keimdrüse zu konstruieren. An Tieren hatte man ja bereits das Fehlen bestimmter Körpermerkmale und Verhal-

---

21 Die Zuschreibung der inneren Sekretion zu den Zwischenzellen war nicht unumstritten. Als Übersichten siehe: Lichtenstern 1916, S. 673-675. Ders. 1924, S. 7-18.

22 Übersicht zur Techniken und Einpflanzungsorten: Enderlen 1921, S. 1439-1440.

23 Diskussionsbeitrag Foges, WKW 20 (1907), S. 615.

24 Über die Probleme der Organspende siehe genauer Kap. 2.9.

25 Lespinasse 1913, S. 1869.

tensweisen nach Kastration untersucht.[26] Der Physiologe Eugen Steinach postulierte auf dem Boden seiner Kastrations- und Transplantationsversuche in den Jahren 1910 bis 1916, daß sowohl der Körperbau als auch das Verhalten von Tieren geschlechtsspezifisch durch den innersekretorischen Anteil der jeweiligen Keimdrüsen, der »Pubertätsdrüse«, geprägt sei.[27] Wie bei anderen Organen wurden die Ergebnisse von Ablationsversuchen am Tier mit den Beobachtungen am Menschen in Analogie gesetzt.[28] Ein unfreiwilliges Humanexperiment stellte der Hodenausfall durch Verletzung oder Krankheit dar. Hier beobachtete man neben vielen variablen Veränderungen und subjektiven Beschwerden eine bestimmte Kombination körperlicher Symptome, die sich wegen ihrer Regelmäßigkeit als Leitsymptome anboten: Fettzunahme, besonders am Hals; Abnahme der Behaarung in Gesicht, Achselhöhlen und Genitalbereich sowie eine charakteristische »horizontale Abgrenzung der Schamhaare gegen die Bauchhaut.«[29] Den spezifischen Symptomenkomplex, der mit Hodenfunktionsmangel im Erwachsenenalter verbunden wurde, nannte man »Eunuchoidismus«.[30] Eunuchoide, Kastraten und Hermaphroditen waren nach dieser Auffassung von spezifischen Hormonmangelkrankheiten betroffen.[31]

Der Urologe Robert Lichtenstern, der mit Steinach wissenschaftlich zusammengearbeitet hatte, berichtete im Weltkrieg 1916 von zwei Soldaten, die genau solche Symptome aufwiesen. Einer hatte durch eine Verwundung die Hoden verloren. Dem anderen waren »im tiefen Rausche von einem anderen Soldaten aus Rache beide Hoden mit dem Taschenmesser entfernt« worden.[32] In Anwesenheit Steinachs tat Lichtenstern nun dasselbe, was dieser zuvor im Tierversuch getan hatte, er transplantierte Leistenhoden, die anderen Patienten entfernt werden mußten, den beiden kastrierten Männern in die Bauchmuskulatur. Daraufhin ging das Krankheitsbild zurück und die Sexualfunktion trat wieder ein: »15 Monate nach der Operation hat der Mann geheiratet«,

---

26 Wie das Ovar war auch der Hoden tierexperimentell auf gegengeschlechtliche Tiere transplantiert worden. Diskussionsbeitrag Bucura, WKW 20 (1907), S. 616. Woodruff 1960, S. 505

27 Steinach/Lichtenstern 1918, S. 145-146. Lichtenstern 1924, S. 7-18. Woodruff 1960, S. 505.

28 Lichtenstern 1921, S. 305.

29 Lichtenstern 1916, S. 674.

30 Mühsam 1920, S. 823.

31 Rohleder 1921, S. 186. Lichtenstern 1921, S. 305-312. Ders. 1924, S. 30-84.

32 Lichtenstern 1924, S. 39. Zur Person: Fischer 1929, Bd. 1, S. 911.

schrieb Lichtenstern später über einen der beiden Patienten, »lebt seither zufrieden in ehelicher Gemeinschaft und versorgt wieder in strammer Arbeit seine Landwirtschaft«.[33] In den folgenden Jahren wurden nach dem Vorbild Lichtensterns Transplantationen bei Impotenz und anderen Ausfallerscheinungen nach Hodenverlust auch von anderen Operateuren durchgeführt.[34] Mit der Korrelation von Pathogenese und Therapie nahmen es jedoch nicht alle sehr genau: Ein amerikanischer Chirurg transplantierte 1922, mit Erfolg, wie er schrieb, einen frischen Schafshoden auf einen Mann, der durch ein psychisches Trauma (»mental shock«) impotent geworden war.[35]

In der Mehrzahl der Fälle wurde die Hodenüberpflanzung nicht als eine spezifische Therapie eingesetzt, sondern als Mittel gegen vielerlei unterschiedliche Probleme. Dies entsprach nicht dem Konzept des spezifischen Organersatzes, wie es für andere Organtransplantationen typisch war, sondern der Herangehensweise Brown-Séquards, der den Hodenextrakt mit seiner Verjüngungswirkung mehr oder weniger als ein Allheilmittel aufgefaßt hatte. Viele der Hodentransplanteure sahen sich dann auch explizit in der Nachfolge Brown-Séquards.[36] Diejenigen Chirurgen, die auf eine spezifische Indikation der Hodenverpflanzung Wert legten, distanzierten sich von dieser »künstlichen Verjüngung«, deren Erfolge sie als Suggestion deuteten und der sie »das Schicksal aller Modeerscheinungen« voraussagten.[37]

In vielen Fällen war der Übergang vom Organersatz zur Vitalisierungs-

---

33 Lichtenstern 1916, S. 674-675. Zitat; Steinach/Lichtenstern 1918, S. 146. Lichtenstern 1921, S. 307.

34 Kreuter 1919. Mühsam 1920. Spezifisch gemeint war auch die Anwendung der Hodentransplantation gegen die Prostatahypertrophie. Hier ging es um die Substitution der Hormone, deren Fehlen als Ursache für die Vergrößerung der Prostata angesehen wurde. Der Transplantation schrieb man gegenüber der Extraktgabe eine höhere Vollständigkeit der Substitution zu. Rohleder 1921.

35 Hunt 1922, S. 653.

36 Lydston 1914, S. 745-746. Lydstons Berichte wurden im *Lancet* 1914,2, S. 860, zusammengefaßt. Auch Stanley 1921, S. 708-710, entdeckte Brown-Séquard als seinen Vorgänger. Voronoff berichtete von Brown-Séquards »genialer Idee« der Therapie mit Hodenstrakt, Voronoff, Greffe animale 1925, S. 21. Steinach entwickelte nach dem Ersten Weltkrieg mit der Durchtrennung des Samenstranges zur Verhinderung von Spermaverlusten eine eigene Verjüngungsoperation mit zeitweise sehr großem Publikumserfolg. Vgl. Hamilton 1986, S. 44-47.

37 Picard 1929, S. 781. Picard konstatierte eine Entwicklung von der spezifischen zur unspezifischen Indikation (ebd. S. 778).

oder Verjüngungstherapie fließend. Schon das Krankheitsbild nach Kastration war häufig recht unscharf und enthielt alle möglichen unspezifischen Symptome und Beschwerden. Selbst diejenigen, die sich um ein spezifisches Bild des Organmangels bemühten, glaubten mit dem Hodenersatz gleichzeitig die allgemeine Leistungsfähigkeit und Intelligenz zu fördern.[38] Hier sind auch die Versuche des Chicagoer Chirurgen G. Frank Lydston einzuordnen. Lydston hatte einen schweren Start: Mangels bereitwilliger Empfänger entschloß er sich wie seinerzeit Brown-Séquard zum Selbstversuch (er nannte dies »Autoimplantation«). Am 16. Januar 1914 entnahm er einem 18jährigen, der 17 Stunden zuvor an einer Schußwunde gestorben war, die Hoden und pflanzte sich selbst einen davon in das rechte Skrotum ein. Der damals 56 Jahre alte Chirurg berichtete über zeitweise recht ausgeprägte Vitalisierungseffekte. Nach diesen Anfangsschwierigkeiten folgte noch eine ganze Anzahl weiterer Transplantationen an anderen Patienten mit zum Teil beeindruckenden Erfolgsberichten.[39]

Die zahlreichen unspezifischen Indikationen, die häufig der Hodentransplantation zugeordnet wurden, stehen im krassen Widerspruch zur Vorstellung einer spezifischen Therapie. Lydston z.B. berichtete über Besserungen bei chronischen Hautleiden, Sehstörungen, Neurasthenie, Epilepsie, Dementia praecox, seniler Demenz, Trunksucht, Prostatavergrößerung, malignen Tumoren, Rheumatismus, lockeren Zähnen, Lähmungen, »moralischen Perversionen des Alters«, Arteriosklerose. Allgemeine körperliche und geistige Leistungssteigerung, bessere Ausdauer, Abnahme des Schlafbedarfs, Wegfall von Gelenksteifigkeit fallen in die Kategorie Verjüngung. Als gewissermaßen hodenspezifisch kann man die Beschreibung sexueller Indikatoren – Erektion, erotische Träume, Geschlechtsverkehr, Orgasmus – bewerten.[40] Vitalisierung, Leistungsteigerung, Vermännlichung und männliches Sexualverhalten werden in vielen Berichten als gemeinsame Folge der Anwesenheit von Hodengewebe beschrieben. Ein Chirurg implantierte 1921 einem »heruntergekommenen«, früh gealterten Arbeiter den Hoden eines 20jährigen, um ihn »im allgemeinen etwas aufzufrischen«.[41] Zum Teil ging es explizit um eine »Verjüngung«.[42]

38 Z.B. Lichtenstern 1916, S. 674.

39 Lydston 1914, u.a.S. 752-753. Ders. 1918. Zur Person: Fischer 1929, Bd. 1, S. 956.

40 Lydston 1914, S. 819, 864-871,

41 Förster 1921.

42 Gregory 1922.

Autoren wie Lydston maßen den Keimdrüsen eine enorme Bedeutung für die Körperökonomie bei. Die innersekretorische Funktion der Keimzellen wurde eingebettet in die Lehren der entstehenden Endokrinologie. Die brillanten Erfolge der Thyroidea-Therapie z.B. waren ein gutes Argument, gleiches vom Hoden zu erwarten. Die Lebensäußerungen des Organismus waren nach Lydston an die Aktivität von Hormonen gebunden, die Tätigkeit aller anderen Hormondrüsen wiederum den Sexualhormonen untergeordnet. Diese boten demnach einen Ansatzpunkt, um den Alterungsprozeß aufzuhalten oder gar rückgängig zu machen.[43]

Durch entsprechende Berichte auf die Hodentransplantationen aufmerksam gemacht, verpflanzten die Gefängnisärzte Stanley und Kelker im *California State Prison* seit 1918 die Hoden Hingerichteter auf andere Gefängnisinsassen. Zunächst wurden so hauptsächlich Männer behandelt, die nach Erkrankungen oder Verletzungen der Hoden an sexueller Impotenz und herabgesetzter Leistungsfähigkeit litten. Als Effekte schilderten die Autoren wiedereinsetzende sexuelle Potenz, Vermännlichung im Aussehen, allgemeinen Vitalitätszuwachs und eine regelrechte Verjüngung. Es ging den beiden Chirurgen dabei nicht um ein längerfristiges Überleben der Transplantate. Sie rechneten ohnehin nur mit einer zeitlich begrenzten Wirksamkeit.[44] Stanley beschränkte sich nach 1920 auf die Einpflanzung tierischer Testikel, und da er ohnehin auf die langsame Resorption des Gewebes zielte, änderte er die Technik: Er injizierte seinen Patienten jetzt eine aus frischen Tierhoden hergestellte Masse unter die Bauchhaut, bezeichnete dies aber weiterhin als »Implantation«. Hunderte von Häftlingen ließen sich so behandeln und berichteten über verblüffende Erfolge hinsichtlich Sexualität und Vitalität. Die Nachfrage unter den Gefangenen war immens, manche verlangten eine zweite und dritte Injektion, um den Effekt noch zu verstärken. Die lange Liste der Indikationen umfaßte nun auch Tuberkulose, Asthma, Diabetes, Zehengangrän, Akne und viele weitere, vor allem chronische Leiden.[45] Stanley berichtete 1922 über 1000 Injektionen, vorgenommen an 656 Menschen, davon 96 Nicht-Häftlinge. Die Indikationsstellung war jetzt nicht nur unspezifisch, sie war wahllos: Jeder, der danach fragte, so Stanley in seinem Bericht, erhielt die Injektion.[46] Als im Laufe der

43 Lydston 1914, S. 746-751, 865, 867, 914-915.

44 Stanley/Kelker 1920. Zu Leo L. Stanley: Hamilton 1986, u.a. S. 26. Zu diesem Vorgang ebenfalls Hamilton 1986, S. 26, 50-51,

45 Stanley 1921.

46 Stanley 1922, S. 788-789

späten 1920er Jahre die Hodentransplantation immer mehr an Glaubwürdigkeit verlor, gab Stanley, der weiterhin als Gefängnisarzt tätig war, diese Therapie auf, ohne noch irgendetwas darüber zu publizieren.[47]

Seit den frühen 1920er Jahren verband sich die Hodentransplantation zur unspezifischen Vitalisierung mehr und mehr mit dem Namen Serge Voronoffs.[48] Der sehr wohlhabende Exilrusse arbeitete in seiner privaten Klinik in Paris und in selbst finanzierten Labors und Instituten. Voronoff hatte sich nach dem Vorbild Carrels bereits 1910 der Organtransplantation zugewendet. Anfangs transplantierte er Ovarien, Schilddrüsen und im Krieg auch Knochen. Danach spezialisierte er sich vollständig auf die Hodentransplantation.[49] Als wissenschaftliche Basis seiner Arbeit berief er sich auf die Erkenntnisse der Endokrinologie, besonders auf die Erfolge der Schilddrüsentherapie.[50] Nachdem er zunächst die Leistungs- und Verwertungsfähigkeit verschiedener Haustiere im Blick hatte,[51] wollte er die großen Verjüngungserfolge ebenso der Humanmedizin zugänglich machen und begann 1920 mit der Transplantation von Hoden am Menschen. Von Anfang handelte es sich um eine »Operation gegen das Altern«.[52] Da Voronoff kein menschliches Hodengewebe zur Verfügung stand, setzte er ganz auf Tierhoden. Wegen der engen stammesgeschichtlichen Verwandtschaft schienen ihm dafür ausschließlich Affenorgane geeignet, über deren Transplantation bald erstaunliche Erfolgsberichte erschienen.[53] Voronoff wurde eine medizinische Berühmtheit und erhielt Zulauf von Hilfesuchenden aus aller Welt. Die Reaktion der Fachwelt auf diese »Verjüngungsbewegung« war jedoch von Anfang an gespalten. Zunächst wurden Voronoffs Berichte durchaus ernsthaft diskutiert,[54] wenn man ihnen auch wegen der Masse negativer Erfahrungen mit der Xenotransplantation, die in diametralem Widerspruch zu Voronoffs sensationellen Erfolgsmeldungen standen, oft mit Skepsis be-

47 Hamilton 1986, S. 134-135.

48 Die beste Darstellung findet sich bei Hamilton 1986.

49 Hamilton 1986, S. 1-19, 62.

50 Voronoff, Greffe Animale 1925, S. 5-36.

51 Voronoff, Greffe Animale 1925.

52 Schleyer 1930, S. 666. Zu den vielfältigen Erscheinungen, die unter die Kategorie Verjüngung fielen, siehe Voronoff 1930, S. 21-23.

53 Voronoff, Testicular Grafts 1922.

54 Z.B. Anon., Testicular Grafts 1922. Rezension in der Münchener Medizinischen Wochenschrift 71,2 (1924), S. 1439.

gegnete.[55] Voronoff sprach auf Kongressen, positive Rezensionen seiner Werke erschienen in Fachzeitschriften.[56] In Großbritannien transplantierten Chirurgen nach Voronoffs Vorbild Hoden – allerdings von Mensch zu Mensch.[57] 1924 war die Hodentransplantation gar das Thema der renommierten *Hunterian Lecture* des *Royal College of Surgeons*.[58] Chirurgen suchten Voronoff auf, um von ihm persönlich in die Hodentransplantation eingewiesen zu werden.[59] Das ganze entwickelte sich zu einem Großunternehmen: Ende 1926 gab er an, über 1000 Transplantationen durchgeführt zu haben.[60] 1930 zählte er 22 Chirurgen in 12 verschiedenen Ländern auf, die sich seiner Methode bedienten.[61]

Im Laufe der 1920er Jahre nahm jedoch bei der Mehrzahl der medizinischen Wissenschaftler die Skepsis überhand. Dieser Stimmungswechsel machte sich z.B. 1928 bemerkbar, als eine wissenschaftliche Kommission im Auftrag des britischen Landwirtschaftsministeriums die Resultate von Voronoffs Keimdrüsentransplantation bei Nutztieren überprüfte und zu einem negativen Ergebnis kam.[62] Damit waren auch seine Berichte zur Hodentransplantation am Menschen noch mehr diskreditiert, als dies 1928 im Rahmen der pessimistischen Einstellung zur Transplantation allgemein ohnhin schon der Fall war.[63] Um 1930 war es in der medizinischen Fachliteratur dann bereits »verhältnismäßig still geworden« um Voronoff.[64] Schließlich kam es zu einer völligen Ablehnung und seine Hodentransplantation galt als medizinischer Irrweg. Voronoff ging als Betrüger oder zumindest Sonderling in die Geschichte der Medizin ein.[65] Voronoffs Tätigkeit fand am Rande der damaligen Medizin statt.[66]

---

55 Picard 1929, S. 779. Schleyer 1930, S. 666. Hamilton 1986, S. 41-78.

56 Z.B. DMW 52 (1926), S. 379-380. BMJ 1930,2, S. 252. MMW 77,1 (1930), S. 864-865. DMW 56,1 (1930), S. 848. Hamilton 1986, S. 75-77.

57 Bailey 1927. Weitere Beispiele bei Hamilton 1986, S. 75.

58 Walker 1924. Zur Bedeutung: Hamilton 1986, S. 73-75.

59 Z.B. Schleyer 1930, S. 665.

60 Hamilton 1986, S. 66. 1930 veröffentlichte er eine Statistik von 475 eigenen Fällen: Voronoff 1930, S. 81-85.

61 Voronoff 1930, S. VI-VII.

62 Anon., Voronoff's ... 1928. Woodruff 1960, S. 505. Hamilton 1986, S. 101-112.

63 Anon., Gland Grafting 1928. Zum allgemeinen Meinungsumschwung vgl. Kap. 3.2.

64 Rezension von Voronoff/Alexandrescu 1930, in DMW 56,1 (1930), S. 848. Anon., Testicular Grafting 1933, S. 661.

65 Woodruff 1960, S. 505. Hamilton 1986, S. 120-142.

66 Es gab noch weitere mit Voronoff vergleichbare Fälle. Max Thorek in Chicago z.B. begann 1919 mit xenogenen Hodentransplantationen. Er überpflanzte Hoden von Affe zu

Ein Teil der »Hodentransplantationsbewegung« spielte sich sogar ganz außerhalb der professionellen Medizin ab. So nahm John R. Brinkley, obwohl er kein Arzt war, seit 1917 in Kansas massenweise Hodentransplantationen von Ziegenböcken auf Menschen vor und wurde damit reich und berühmt, bis ihm 1930 die medizinische Betätigung untersagt wurde.[67]

Die Hodentransplantation war gewissermaßen ein Sonderphänomen. Vom Konzept des spezifischen Organersatzes mit seiner sorgfältigen Konstruktion passender Krankheitseinheiten und notwendiger Ursachen wich sie deutlich ab. Es wurde keine Engstelle, kein »obligatorischer Passagepunkt« aufgebaut. Es ging nicht um die Kontrolle von Lebensphänomenen über die Beherrschung der notwendigen Ursache. In den Veröffentlichungen nach dem Ersten Weltkrieg spielte bespielsweise die Frage der vollständigen Abwesenheit von Organgewebe vor der Transplantation, die bei den anderen Organen so sehr im Zentrum stand, keine Rolle mehr. So wurde nicht behauptet, daß bestimmte Krankheiten oder Störungen in jedem Falle mit der Abwesenheit der Hodenfunktion verbunden seien. Die Hodentransplanteure gaben selbst zu, daß der Anlaß zur Hodentransplantation fast nie mit einer alleinigen Unterfunktion der Hodens zu begründen war.[68] Voronoff z.B. führte den Alterungsprozeß bewußt nicht auf eine Hodenunterfunktion als entscheidende Ursache zurück, sondern meinte lediglich, daß »unsere physische und moralische Energie« mit der Aktivität der Sexualdrüsen »verbunden« sei.[69] Es ging darum, die Gesundheit und Vitalität durch ein Mehr an Organfunktion zu steigern.

Ein überzeugender Wirksamkeitsnachweis, wie er für die anderen Organtransplantationen gefordert wurde, konnte für eine Verjüngung kaum erbracht werden. Es gab einfach kein sicheres Kriterium, auf das man ein Urteil über Erfolg und Mißerfolg hätte gründen können.[70] Ebenso besaß man für den engeren Indikationsbereich der Sexualitätsstörungen kaum eine Handhabe, um die Folgen der Transplantation von anderen Faktoren, z.B. der Suggestion, überzeugend abzugrenzen. Andererseits ließ sich aber auch die Wirkungslosig-

---

Fortsetzung Fußnote 66

Affe, von Affe zu Mensch und versuchsweise auch umgekehrt von Mensch zu Affe. Lichtenstern 1924, S. 62-63. Lit.-Bericht in der MMW 72 (1925), S. 37. Schleyer 1930, S. 667. Woodruff 1960, S. 506-507. Hamilton 1986, S. 34, 60-62.

67 Hamilton 1986, S. 35-40, 95-99, 129-134.

68 So z.B. Walker 1924, S. 325.

69 Voronoff, Testicular Grafts 1922, S. 309.

70 Anon., Texticular Grafting 1933, S. 661.

keit nicht nachweisen, was möglicherweise ein Grund dafür war, warum es noch lange nach dem Rückgang der Transplantationen anderer Organe so viele Chirurgen gab, die sich nicht der ablehnenden Mehrheitsmeinung anschlossen, sondern weiterhin Hoden transplantierten.

Die Hodentransplantation begann erst nach dem Ersten Weltkrieg populär zu werden, genau zu der Zeit, als die Transplantation anderer Organe mehr oder weniger aufgegeben wurde. Fast alle, die sich dann noch mit dieser Therapiemethode beschäftigten, standen außerhalb der eigentlichen Transplantationschirurgie. Die Hodentransplanteure, die sich in der Regel allenfalls noch mit der Transplantation der weiblichen Keimdrüse, nicht aber mit anderen Organtransplantationen beschäftigten, bildeten eine eigene Gruppe. Die Diskussion um die Frage, ob Allotransplantationen überhaupt erfolgreich vorgenommen werden könnten, ging an diesem Gebiet praktisch vorbei. Immunologische Erklärungsmuster, wie sie zunehmend in den Diskussionen um die Allotransplantation auftauchten, findet man in der Literatur zur Hodentransplantation kaum. Chirurgen wie Lichtenstern und Voronoff ignorierten jegliche Überlegungen in diese Richtung und meinten, die Resorption des eingepflanzten Gewebes allein mit der Wahl und Vorbereitung eines günstigen Bodens für die Einpflanzung sowie eines guten Transplantates verhindern zu können.[71] Noch 1924 glaubte Lichtenstern an Dauerheilungen durch Transplantation, unabhängig vom Verwandtschaftsgrad zwischen Spender und Empfänger.[72] Und 1930 meinte Voronoff, daß Allotransplantationen meist gelängen, wenn nur die notwendigen technischen Einzelheiten befolgt würden.[73] Genau dies hatte die Mehrheit der Transplantationschirurgen zu dieser Zeit als utopisch aufgegeben.

Die Hodentransplanteure entfernten sich im Laufe der Zeit immer weiter vom medizinisch-wissenschaftlichen Hauptstrom. In ihrer relativen Isolation wurden sie in der Medizin immer weniger ernst genommen. Wissenschaftliche Bestätigung und Rezeption fanden sie noch innerhalb der eigenen Gruppe.[74] Ansonsten las man über die Hodentransplantation mehr in den Klatsch-

---

71 Lichtenstern 1921, S. 307-308. Ders. 1924. Voronoff, Testicular Grafts 1922, S. 324. Lichtenstern 1924, S. 59-64.

72 Lichtenstern 1924, S. 18, 25.

73 Voronoff 1930, S. 1.

74 Typisch z.B. Lichtenstern 1921. Überblick der Verteidiger der Hodentransplantation: Picard 1929, S. 778. Mühsam schrieb ein Geleitwort zu einer Übersetzung von einer Voronoffschen Monographie (vgl. DMW 52 (1926), S. 379-380) und rezensierte dessen

spalten der Zeitungen als in den Fachjournalen, was den schlechten Ruf dieser Therapiemethode in der Medizin noch verstärkte.[75] Ihre Erfolgsberichte erregten eher Interesse wegen ihrer Kuriosität und der Assoziation zum sexuellen Bereich als wegen ihres wissenschaftlichen Wertes.[76] Die anderen Chirurgen wandten sich in zunehmenden Maße von der Hodentransplantation ab.[77] Sowohl die theoretischen Voraussetzungen als auch die Berichte über praktische Erfolge verloren an Überzeugungskraft. Da die Erfolgsberichte über die Hodentransplantation »in schroffem Gegensatz« zu allem, was man 1921 über die Allotransplantation im allgemeinen wußte, standen, erkannten gerade die Transplantationexperten die Hodentransplantation nicht an.[78] Die Tatsache, daß es positive Berichte gab, führten die Kritiker auf eine Kombination aus Suggestiveffekten und möglicher Hormonresorption aus dem frisch eingepflanzten Gewebe zurück, so daß hier keine Organtransplantation im eigentlichen Sinne mehr vorlag.[79] Sogar ehemalige Fürsprecher wurden nun zu Kritikern der Hodentransplantation.[80] Richard Mühsams zunehmend skeptische Interpretation klinischer Erfolgsmeldungen ist ein typisches Beispiel für diese Entwicklung: Noch 1921 schloß der Chirurg aus den Erfolgsberichten seiner Patienten, daß wohl kleinste Reste der Transplantate überlebt haben mußten, obwohl sie nicht mehr zu finden waren. Schon im folgenden Jahr schloß er es nicht aus, daß derartige Erfolge ebenso durch einen Anreiz der eigenen Hoden des Empfängers bewirkt würden,[81] 1925 meldete er, daß die von ihm festgestellte Transplantationswirkung bei Kastraten und Homosexuellen nur vorübergehend gewesen war,[82] und 1930 stellte er apodiktisch fest, daß xenogene

---

Fortsetzung Fußnote 74

Werke (DMW 56,1 (1930), S. 848). Eine weitere Voronoff-Rezension aus der Feder einer seiner Anhänger: Schleyer, MMW 77,1 (1930), S. 864-865.

75 Stanley 1922, S. 787. Anon., Gland Grafting 1928. Picard 1929, S. 778. Schleyer 1930, S. 666. Die Popularität der Hodentransplantationen und die Skepsis der meisten Kollegen ist bei Hamilton 1986 gut beschrieben.

76 Siehe z.B. Literaturbericht, DMW 47 (1921), S. 33-34.

77 Z.B. Förster 1921. Marcuse 1921, S. 1248. Enderlen 1921. Kreuter 1922. Mühsam 1922, S. 1341-1342. Brandt/Lieschied 1923.

78 Z.B. Enderlen 1921.

79 Repräsentative Beispiele: Brandt/Lieschied 1923, Lipschutz/Krause 1924, S. 310.

80 Kreuter 1922.

81 Mühsam 1921, S. 354. Ders. 1922, S. 1343. Zur Person: Fischer 1929, Bd. 2, S. 1081.

82 Wortmeldung Mühsam, ZC 52 (1925), S. 1180-1181.

und allogene Transplantate grundsätzlich resorbiert würden.[83] Die entsprechenden Beiträge auf der »Internationalen Tagung für Sexualreform« im Jahre 1921 waren ganz von der Ablehnung der Hodentransplantation gekennzeichnet.[84]

Die meist niederschmetterenden Resultate histologischer Nachuntersuchungen akzeptierten selbst viele Anhänger der Hodentransplantation. Zunehmend rückten sie von ihrem ursprünglichen Anspruch ab, mit der Transplantation dauerhaft überlebende Zellen zu übertragen.[85] Seit den 1920er Jahren setzten sie in der Regel auf eine lediglich temporäre Wirkung und die wiederholte Einpflanzung.[86] Manchmal waren Transplantationen explizit als Ersatz eines noch zu entwickelnden Hormonpräparates gedacht.[87] Schon Lydston hatte sich 1914 den Effekt seiner Transplantationen über eine Stimulation, Tonisierung und Ernährung der eigenen Keimdrüsen des Empfängers sowie eine allgemeine Stoffwechselanregung durch die innere Sekretion des Transplantats erklärt. Damit setzten auch viele Hodentransplanteure nicht mehr auf eine dauerhafte funktionelle Einheilung der übertragenen Organgewebes. Diese Art der Behandlung war nun eindeutig keine Organsubstitution im ursprünglichen Sinne mehr, Lydston nannte sie »Vito-Organtherapie« und wollte sie, wie Brown-Séquard früher die Organotherapie, auf alle Gewebe des Körpers ausgedehnt wissen.[88] Für die klinischen Effekte wurde zusätzlich zur Hormonresorption eine Reizwirkung mittels freigesetzer proteinhaltiger Bestandteile des untergehenden Transplantates oder eine hormonelle bzw. lokal-nervös vermittelte Stimulation des empfängereigenen Hodens oder der Hypophyse verantwortlich gemacht. Es ging hier nicht mehr um den Organersatz, sondern um eine Stimulationstherapie.[89] Vielen Hodentransplanteuren war der Mechanismus der Wirksamkeit gleichgültig, solange nur eine Wirksamkeit gegeben war: »Für

83 Rezension zu Voronoff/Alexandrescu 1930, in DMW 56,1 (1930), S. 848. Auch Picard 1929, S. 778, bemerkte Mühsams allmähliches Umschwenken.

84 Marcuse 1921.

85 Hoffmeister 1928. Demel 1928. Schönbauer/Hogenauer 1928. Überblick zur Entwicklung der Stimmung: Picard 1929, S. 778-779.

86 Stanley 1921, S. 709. Lydston 1921, S. 232-233. Voronoff 1925, S. 22-30. Voronoff 1930. Walker 1924, S. 326. Rohleder 1924, S. 1797.

87 Walker 1924, S. 319. Picard 1929, S. 781.

88 Lydston 1914, S. 751, 814, 862-864, 915-917. Ähnlich zur begrenzten Wirkdauer: Lichtenstern 1916, S. 675.

89 Picard 1929, S. 779-781. Schleyer 1930, S. 668-669. Voronoff 1930, S. 76-80.

den klinischen Erfolg erscheint es belanglos, wie wir uns den Kausalbereich vorstellen,« hieß es 1930.[90] Das ging so weit, daß man häufig die psychologische Indikation gelten ließ und die Hoden gar nicht wegen einer physiologischen Wirkung einpflanzte, sondern um dem Patienten das Gefühl des Kastriertseins zu nehmen.[91] In den 1930er Jahren gewannen die Kritiker der Hodentransplantation vollständig die Oberhand, die Publikationen darüber gingen stark zurück, viele derjenigen, die dieses Verfahren noch in den 1920er Jahren propagiert hatten, gaben es auf.[92]

Die chemische Darstellung der Hodenhormone seit 1929 eröffnete dann einen neuen Weg für Forschung und Therapie. Versuche mit den neuen Substanzen machten schnell deutlich, daß man kastrierten Individuen damit zwar einige ihrer männlichen Körpermerkmale zurückgeben konnte, daß eine Verjüngung, wie es die Hodentransplantation versprach, jedoch nicht eintrat.[93] Die Vorstellung einer unspezifischen Vitalisierung wurde zurückgedrängt. Hodentransplantationen am Tier setzte man weiterhin zur Beantwortung wissenschaftlich-theoretischer Fragestellungen ohne klinische Zielsetzung ein. Die Orchidopexie, eine Art Autotransplantation, wurde zum Routineeingriff, xenogene und allogene Hodentransplantationen dagegen hatten keinen Platz mehr in der medizinischen Praxis.[94]

Hodentransplantation und Männlichkeitsideale

Viele Hodentransplantationen wurden vorgenommen, damit die Patienten den herrschenden Vorstellungen von Männlichkeit entsprechen konnten. Das Fehlen von Körper- und Verhaltensmerkmalen, die als spezifisch männlich galten, hatte offensichtlich einen sehr großen Leidensdruck bis hin zum Suizid-

90 Schleyer 1930, S. 668.

91 Vgl. bereits Hammond und Sutton 1912, S. 151. Zu den psychischen Problemen hinsichtlich der Einpflanzung von Tierhoden vgl. den Abschnitt zur Xenotransplantation in Kap. 2.9.

92 Nur noch vereinzelt wurde darüber publiziert, z.B. Lipschütz 1933. Hamilton 1986, S. 124-127. Hinsichtlich der Verjüngung trat die »Frischzellentherapie« die Nachfolge der Hodentransplantation an, Hamilton 1986, S. 137-139.

93 Hamilton 1986, S. 122-123.

94 Woodruff 1960, S. 503-510.

versuch zur Folge.[95] Die Angst vor einer Kastration saß tief, und oft war es schon allein das Vorhandensein von morphologisch wahrnehmbaren Hoden, was den Patienten half. Einige Chirurgen bezogen diese psychische Komponente ausdrücklich in ihre Überlegungen ein und zielten bei der Wahl des Einpflanzungsortes auf einen »kosmetischen« Effekt im Sinne einer Spürbarkeit des Transplantates.[96] Selbst das Einsetzen von »Hodenattrappen« wurde erwogen.[97] Wie bei der Ovarialtransplantation reisten auch hier potentielle Organempfänger von weither an und bedrängten die Chirurgen.[98] Was die kastrierten oder eunuchoiden Männer störte, waren ihre auffallenden Körpermerkmale, die allgemeine Leistungschwäche, ihre Verhaltensabnormitäten, das mangelndes Interesse am weiblichen Geschlecht und schließlich die sexuelle Impotenz. Überhaupt war die Sexualität bei der Hodentransplantation ungleich wichtiger als bei der Ovarialtransplantation. Im Gegensatz zur Eierstocktransplantation, wo gerade die Fortpflanzungsfähigkeit oft von besonderem Interesse war, ging es bei der Hodentransplantation um dieses Ziel nur in Ausnahmefällen.

Wie sehr sich mit den rein medizinisch-biologisch verstandenen Störungen soziale Probleme verbanden, zeigt sich an den Erfolgsmaßstäben: Berichte über geglückte Keimdrüsentransplantationen bei Mann und Frau fanden ihren krönenden Abschluß nicht selten mit der Heirat des Transplantatempfängers, der damit seinen sozialen Rollenerwartungen gerecht wurde.[99] Manche Empfänger gingen überhaupt nur deshalb zum Arzt, damit dieser sie durch eine Transplantation in die Lage versetzte, ihre normale Geschlechterrolle auszufüllen: So stellte sich ein wegen Tuberkulose kastrierter Mann in den 1920er Jahren beim Chirurgen zwecks Hodentransplantation vor, damit er seine Heiratspläne verwirklichen könne.[100]

Daß hier eine Biologisierung sozialen Verhaltens vorlag, zeigt sich auch daran, wie psychische Eigenschaften mit der Hodenfunktion in Verbindung gebracht wurden. Die psychischen Veränderungen nach Kastration – »depressive, melancholische Stimmungen, mangelndes Interesse an der Außenwelt, Verminderung der Energie, rasche Ermüdbarkeit bei geistigen Anstrengun-

95 Lespinasse 1913. Lichtenstern 1916.

96 Z.B. Lydston 1914, S. 814-815.

97 Hammond/Sutton 1912, S. 151.

98 Lydston 1921, S. 232. Lipschütz/Krause 1924, S. 309. Lichtenstern 1924, S. 49, 81.

99 Lichtenstern 1916, S. 675. Ders. 1924, S. 71.

100 Walker 1924, S. 323.

gen, Unlust zur Arbeit, Lebensüberdruß«[101] – deutete man häufig als eine Folge des Hormonentzugs. Lichtenstern nannte 1924 als direkte Konsequenz einer Kastration folgende »Charakterveränderungen«: »deutlich wahrnehmbare Grade von Egoismus, Lügenhaftigkeit, ferner Zaghaftigkeit und Energielosigkeit«, dazu kamen kleine Diebstähle, Aufgeregtheiten aus nichtigem Anlaß, »die Unmöglichkeit, einen gefaßten Entschluß glatt auszuführen, resp. einen endgültigen Entschluß zu fassen«, »Verstimmung und Launenhaftigkeit«, »langsames Denken und Handeln«, Oberflächlichkeit. Diese Eigenschaften bildeten sich nach erfolgreicher Transplantation zurück.[102] Als Symptome für eine Hodenunterfunktion wurden Puppenspiel bei Knaben,[103] eine Neigung zu romantischer Literatur und mangelnde Fähigkeit zu sachlichem und logischem Denken bei Männern angegeben.[104] Manchmal wurde die Geschlechtsspezifität solcher vermeintlicher Organmangelerscheinungen explizit gemacht, z.B. als Fehlen *»männlicher* Festigkeit«.[105] Diese Zuordnung unterschiedlicher Charaktereigenschaften zu den Geschlechtern galt als natürlich und körperlich determiniert. Als Beleg dienten Tierversuche: Die spezifisch männliche Kampfeslust von Hähnen war schon lange mit der Anwesenheit der Hoden in Zusammenhang gebracht worden, und Steinach beobachtete, daß die Tiere durch die Anwesenheit männlicher Geschlechtsdrüsen nicht nur männliche Körpermerkmale annahmen und ihr Sexualverhalten auf weibliche Tiere richteten, sie zeigten plötzlich auch »Kraft« und »Mut«.[106]

Anders als bei den Frauen gehörte das Verlangen nach Geschlechtsverkehr und die Fähigkeit dazu zum positiven Selbstbild des Mannes, eingefügt jedoch in ein allgemeineres Männlichkeitsideal. Als positive Folgen der Hodentransplantation wurden maskulines Erscheinungsbild, athletische Betätigung und mehrmaliger Geschlechtsverkehr mit Orgasmus in einem Atemzug genannt.[107] Eine neue Vitalität, Dynamik, Aggressivität ergänzten die durch Hodenimplantation erworbene sexuelle Potenz.[108] »Männliche Sicherheit« und

---

101 Lichtenstern 1924, S. 32.

102 Lichtenstern 1924, S. 53-55.

103 Lichtenstern 1924, S. 74.

104 Picard 1929, S. 780.

105 Lichtenstern 1924, S. 76 (Hervorhebung nachträglich).

106 Steinach/Lichtenstern 1918, S. 145. Woodruff 1960, S. 505. Zur geschlechtlichen Umstimmung im Tierversuch Sigfrid Knauer vgl. Sigfrid Knauer 1919, S. 100-103.

107 Lydston 1918, S. 907.

108 Stanley/Kelker 1920, S. 1502.

regelmäßiger Koitus waren stolz genannte Erfolgsresultate.[109] Ein Patient benehme sich viel »ungenierter«, der Gang sei »fester, männlicherer als vordem«.[110] Kurz, die Patienten nach Hodentransplantation waren körperlich wie geistig »ermannt«, wie es in einem Bericht heißt.[111] Energie und Arbeitsfähigkeit waren ebenfalls männliche Charaktereigenschaften und als solche mit der Hodenfunktion verknüpft. Die Fähigkeit zu zielbewußtem Arbeiten, körperliche und geistige Ausdauer, geistige Gewandtheit und Aufnahmekapazität – all das wurde als Wirkung der Hodentransplantation genannt.[112] Ein Chirurg legte 1929 größten Wert darauf, daß er die Hodentransplantation »ohne die Absicht, einen besonderen sexuellen Erfolg zu erzielen,« vorgenommen hatte, sondern nur die Arbeitsfähigkeit verbessern wollte.[113]

Organtransplantation gegen Homosexualität

Der Behandlung der Homosexualität mittels Hodentransplantation lag eine somatische Entstehungstheorie dieser Verhaltensweise zugrunde. Schon im 19. Jahrhundert war eine Abhängigkeit der sexuellen Orientierung von biologischen Faktoren angenommen worden. Die Auffassung, daß Homosexualität eine »Zwischenstufe« zwischen den Polen der vollständigen Männlichkeit und Weiblichkeit darstelle,[114] übersetzte Eugen Steinach in eine Theorie, die chirurgisches Handeln ermöglichte. Danach würde das Zentralnervensystem durch die geschlechtsspezifischen Hormone »bald in männlicher, bald in weiblicher Richtung erotisiert«. Homosexualitität war für den Physiologen ein »psychischer Hermaphroditismus«, die Folge einer Vermischung männlicher und weiblicher Anteile im innersekretorischen Anteil der Keimdrüse, der »Pubertätsdrüse«. Bei Einsprengungen weiblicher »Pubertätszellen« in eine männliche

109 Morris 1914, S. 854. Mühsam 1920, S. 824.

110 Lichtenstern 1924, S. 82.

111 Picard 1929, S. 778.

112 Z.B. Mühsam 1920, S. 823. Lichtenstern 1924, S. 47, 49, 77, 82.

113 Bericht über die Sitzung vom 29.11.1929 der »Gesellschaft der Aerzte in Wien«, in: MMW 77,1 (1930), S. 46.

114 Oudshoorn 1994, S. 57. Zur Geschichte der Homosexualität und deren Definition als medizinisches Problem existiert eine ausgedehnte Literatur, vgl. z.B. Hansen 1992 und die dort aufgeführten Lit.-Hinweise, besonders S. 126, Anm. 5. Siehe ebenso Hutter 1992 oder Klabundt 1994.

Pubertätsdrüse komme es zwar zunächst noch zur Entwicklung eines männlichen Körpers, der Anteil weiblicher Zellen beeinflusse jedoch in manchen Fällen das Zentralnervensystem, so daß trotz unverändert männlicher Körpermerkmale sich die Sexualorientierung auf das männliche Geschlecht richte.[115]

Die logische Behandlung war der »Austausch« der fehlerhaften Pubertätsdrüsen, sprich der Hoden, gegen »eingeschlechtlich wirkende Pubertätsdrüsen«. Eine Gelegenheit ergab sich für Steinach und Lichtenstern im Kriege 1916, als einem 30jährigen Kanonier wegen Tuberkulosebefall die Hoden entfernt werden mußten. Da es sich bei dem Patienten um einen Homosexuellen handelte, schlug man vor, ihm nach der Kastration den Hoden eines heterosexuellen Mannes einzupflanzen. Der Patient stimmte zu und erhielt einen wegen Einklemmung zu entfernenden Leistenhoden eines Landsturmmannes »mit völlig normalem Geschlechtstrieb« in die Bauchmuskulatur gepflanzt. 12 Tage später zeigte der Empfänger erste heterosexuelle Neigungen, nach sechs Wochen kam es zum heterosexuellen Verkehr, »im Frühjahr 1917 verliebte und verlobte er sich; im Juni hat er geheiratet.«[116] Bei diesem ersten Fall von Homosexualität, den Steinach und Lichtenstern mit der Hodentransplantation behandelten, wies der Patient noch zusätzlich zahlreiche weitere Zeichen der Verweiblichung auf. Körperlich waren dies »wohlentwickelte, stark gewölbte Busen, Ausladung der Hüften, weibliche Form der Körperbehaarung.« Vom Verhalten her nahm er beim homosexuellen Verkehr eine weibliche, passive Rolle ein. Gegen das weibliche Geschlecht empfinde er »Ekelgefühl«. Auch »das Benehmen des Kranken«, heißt es weiter, »ist in vielen Zügen weiblich. Sein Auftreten, sein Sprechen ist geradezu kokett und machte daher einen unangenehmen Eindruck. Wenn er befragt von seinem Triebleben berichte, errötet er jedesmal und schlägt die Augen nieder.«[117] In anderen Berichten konstatierte Lichtenstern bei Homosexuellen einen Mangel an »männlichem Ernst und Energie«, Schwatzhaftigkeit, Unbeständigkeit, Unverträglichkeit und Unverläßlichkeit.[118] Überhaupt, so warnte er, dürften Angaben homosexueller Menschen »nur mit großer Reserve verwertet werden,« denn »eine gewissen Lügenhaftigkeit, die Sucht zu verschleiern, liegt ja im Wesen dieser Kran-

115 Steinach/Lichtenstern 1918. Lichtenstern 1924, S. 87-90.

116 Steinach/Lichtenstern 1918.

117 Steinach/Lichtenstern 1918, S. 147.

118 Lichtenstern 1924, S. 97.

ken.«[119] Lichtenstern entwarf hier quasi eine Gegenbild eines Männlichkeitsideals.

Passend zur somatischen Entstehungstheorie der Homosexualität sahen Steinach und Lichtenstern dann tatsächlich histologische Merkmale weiblicher Keimzellen in den von homosexuellen Patienten entfernten Hoden.[120] Als Transplantat gegen Homosexualität kamen logischerweise nur Organe von eindeutig heterosexuell orientierten Männern in Frage. Immer mußte der Chirurg sich vor einer Verpflanzung von Hoden »Gewißheit über das sexuelle Triebleben des Spenders« verschaffen, ansonsten könne es geschehen, »daß ein ursprünglich mit gesunder Sexualität begabter Kastrat durch die Implantation des Leistenhodens eines Homosexuellen in der gleichen fehlerhaften Richtung erotisiert wird.«[121] Vor dem Hintergrund solcher Vorstellungen verwendete Richard Mühsam in Berlin den Hoden eines als hypersexuell beschriebenen Mannes als ein Transplantat mit besonders starker Wirkung.[122] Bis 1920 hatte Lichtenstern noch an sieben weiteren Homosexuellen nach (lediglich einseitigem) Hodenersatz eine sexuelle Umstimmung beobachtet. Mühsam berichtete 1920 und 1921 über weitere »Heilungen« Homosexueller auf diese Art.[123] Als Beweis für die körperliche Verursachung der Homosexualität wurde ein Humanversuch bewertet, bei dem ein Homosexueller ohne sein Wissen während einer Leistenbruchoperation ein Hodenstückchen »eines normal empfindenden Mannes« eingesetzt bekam. Der Erfolg ließ nicht lange auf sich warten: »15 Tage nach der Operation bestand reges Verlangen nach Frauen«, es kam zum Beischlaf, der Patient, so heißt es im Bericht, »hat sich verlobt und freut sich, eine Familie gründen zu können.«[124]

Die nach erfolgreicher Transplantation geschilderten Männer fielen nicht mehr unangenehm auf: Der Patient, der sich vor der Operation bei der Befragung zu sexuellen Dingen so schamhaft gebärdet hatte, gab jetzt die verlangten Aufklärungen trotz aller Peinlichkeit, »frei und offen ohne Erröten und Augenniederschlag«, und machte insgesamt einen »ausgeprägt männlichen Eindruck«. »Vermehrte Aktivität, Arbeitslust, und auffallend besseres Gedächt-

119 Lichtenstern 1924, S. 104.

120 Lichtenstern 1924, S. 88-89.

121 Kreuter 1919, S. 956.

122 Mühsam 1920, S. 824-825.

123 Mühsam 1920. Ders., 1921.

124 Mühsam 1922, S. 1342. Lichtenstern 1924, S. 107.

nis« werden ergänzt von einer Rückbildung der Brustdrüse, eine Minderung der »Ausladungen der Hüften«, der Verringerung des Fettansatzes, einer vermehrten Körperbehaarung, Bartwuchs, einer verstärkten Armmuskulatur. Der ehemals Homosexuelle träumte nun von Mädchen, nicht mehr von Männern und »es entwickelt sich zur zugeteilten Schwester eine gewisse zärtliche Beziehung. Sechs Wochen nach der Implantation hatte er erstmals Geschlechtsverkehr mit einer Prostitutierten. Der Ekel gegen das weibliche Geschlecht schlug um in einen Ekel gegen die Homosexualität. Das vor der Operation noch schnell verfügte Testament zugunsten des homosexuellen Freundes wurde annulliert, der Patient verliebte, verlobte und verheiratete sich schließlich im Jahr darauf.[125] Die Krankengeschichte spiegelt wider, was von einem »gesunden Mann« erwartet wurde. Auch hier gipfelten die besten Verläufe in der Heirat und Vaterschaft der ehemals Homosexuellen.[126]

Bevor die Hodentransplantation in die Therapie der Homosexualität eingeführt wurde, hatte es bereits eine Radikalkur in Form der Kastration gegeben. Dazu entschlossen sich die betroffenen Männer, so der Erlanger Chirurgieprofessor Erwin Kreuter 1922, allerdings nicht so ohne weiteres, selbst wenn sie »schon in schwerste Konflikte mit den Behörden geraten« waren. Ein ärztlicher Kollege, so berichtete er weiter, habe sich vor 30 Jahren wegen seiner unüberwindlichen Neigung zum gleichen Geschlecht doppelseitig kastrieren lassen und sei seitdem »vollkommen asexuell«, leide aber psychisch erheblich unter den Kastrationsfolgen.[127] In einem weiteren Fallbeispiel berichtete Kreuter von einem Intellektuellen, »der wegen seiner immer wiederkehrenden Verfehlungen mehrfach den Beruf wechseln mußte, auch Bekanntschaft mit dem Gefängnis und der Irrenanstalt gemacht hat.« Hier nahm Kreuter ebenfalls eine Hodenentfernung vor.[128]

Die Vorgeschichte der Transplantatempfänger zeigt, wie homosexuelle Männer zu den äußersten Mitteln griffen, um den sie unglücklich machenden, »falschen« Geschlechtstrieb zu beseitigen. Der Leidensdruck trieb manche bis zum Selbstmord.[129] Durch Aufbietung aller Willenskraft, mit verschiedensten Behandlungen von der Suggestionstherapie bis zur Hormonkur wollten

125 Steinach/Lichtenstern 1918, S. 147. Ähnlich: Mühsam 1920.

126 Z.B. Mühsam 1922, S. 1342.

127 Kreuter 1922, S. 539.

128 Kreuter 1922, S. 539.

129 Lichtenstern 1924, S. 101.

sie ihr Schicksal wenden.[130] Um »von den ewigen Konflikten befreit zu werden,«[131] waren manche auch zur Hodentransplantation bereit. Dieser Leidensdruck kam nicht unbedingt direkt von außen. Lichtenstern berichtete von einem Patienten, der seit Jahren seinen homosexuellen Neigungen nachging, ohne daß deshalb irgendwelche Konflikte aufgetreten waren. Es war nicht die Angst vor gesetzlichen Verfolgungen, was ihm schließlich »das bisherige Leben unmöglich machte,« sondern »ein Ekelgefühl moralischer Art«. Erfolglos versuchte er, sich auf alle erdenkliche Weise zu heterosexuellen Empfindungen zu zwingen. Als ihn dann der Krieg zum »innigen Kontakt mit jungen Männern« zwang und ihm dadurch »die größten Qualen der Selbstbeherrschung« auferlegte, suchte »der Kranke« schließlich chirurgische Hilfe.[132]

Auf welch dünnem Eis man sich mit der Annahme der Freiwilligkeit von Hodeneinpflanzungen bewegt, zeigt sich an einem Fall, über den Mühsam 1921 berichtete: Dort setzte die umstimmende Wirkung der Transplantation verspätet ein, der Homosexuelle hatte sich inzwischen mit seiner Homosexualität »vollkommen abgefunden und war beinahe unangenehm von der Tatsache überrascht, daß er heterosexuelle Gefühle habe.«[133]

Nicht die Lösung der infolge der Homosexualität auftretenden Konflikte wurde hier angestrebt. Statt dessen sollte die als rein biologisches Problem aufgefaßte Homosexualität selbst beseitigt werden: Für den Leipziger Sexualwissenschaftler Hermann Rohleder war 1917 die Hodentransplantation vor allem dann indiziert, wenn homosexuelle Betätigung und damit eventuell »Bestrafung nach §175 StGB. zu befürchten war.«[134] Steinach und Lichtenstern wollten einem »für die betroffenen Individuen ebenso wie für die menschliche Gesellschaft peinlichen und auch gefährlichen Zustande« beikommen. Die Hodentransplantation sei daher »nicht bloss von praktisch-medizinischer, sondern auch von forensischer und soziologischer Bedeutung.«[135]

Es gab aber ebenso Ermahnungen, bei der chirurgischen Beeinflussung der Sexualität bedachtsamer zu sein.[136] Andere Therapiemöglichkeiten, insbeson-

---

130 Lichtenstern 1924, S. 95, 104.

131 Steinach/Lichtenstern 1918, S. 147. Ähnlich; Mühsam 1921, S. 354.

132 Lichtenstern 1924, S. 94-95.

133 Mühsam 1921, S. 355.

134 Rohleder 1924, S. 1796. Zu Rohleder vgl. Hommel 1994.

135 Steinach/Lichtenstern 1918, S. 147. Zur rechtlichen Entwicklung in Deutschland und der Beziehung zur Medizin vgl. Hutter 1992.

136 Bab 1921. Lichtenstern 1924, S. 79-84 über einen Fall von Hermaphroditismus.

dere die psychische Behandlung, wurden der Chirurgie entgegengesetzt.[137] Beißend kommentierte die *Deutsche Medizinische Wochenschrift* 1921 die Tätigkeit solcher Operateure, die es »für nötig befanden, einem 72jährigen Manne, der wegen unsittlicher Angriffe auf Kinder ins Gefängnis kam, zur Veredelung seiner Instinkte den Hoden eines gerade hingerichteten Indianers zu implantieren.«[138] Die undifferenzierte Verknüpfung von sexueller Identität und Keimdrüsenstruktur war nicht unumstritten: Die morphologische Besonderheit der Hoden von Homosexuellen wurde von vielen bezweifelt.[139] Es war keineswegs allgemein anerkannt, daß die sexuelle Orientierung in den Keimdrüsen fixiert sei.[140] Biedl warnte auf der »Internationalen Tagung für Sexualreform« im Jahre 1921 davor, die Rolle der Keimdrüsen für die Entwicklung und Ausprägung der Sexualität überzubewerten.[141] Zudem häuften sich negative Berichte über die Wirkung der Hodentransplantation gegen die Homosexualität.[142] Vielfach waren die Effekte nur von kurzer Dauer, und die als »geheilt« angesehenen Homosexuellen »fielen wieder in ihre alten Triebe zurück«.[143] In Analogie zum oben erwähnten Humanversuch an einem Homosexuellen, machte Kreuter 1922 ebenfalls die Probe aufs Exempel: Wenn die sexuelle Orientierung von den Keimdrüsen abhing, dann mußte man mit dem Hoden eines Homosexuellen auch eine homosexuelle Orientierung erzeugen können. Um der Sache auf den Grund zu gehen, nahm er den Hoden eines »schweren, genuinen« Homosexuellen, und überpflanzte ihn auf einen nichthomosexuellen Patienten, der zwei Jahre zuvor wegen Tuberkulose kastriert worden war, ohne diesem mitzuteilen, woher das Implantat stammte. Der Patient war mit dem Erfolg der Operation leidlich zufrieden, »sein Triebleben« blieb »unverändert heterosexuell«.[144] Für Kreuter war dies der Beweis, daß die Wirkungen der Hodentransplantation rein psychisch zu erklären waren. Die Hodentransplantation gegen Homosexualität wurde schließlich ebenso aufgegeben wie die Keimdrüseneinpflanzung zum Zweck der Verjüngung.

---

137 Mühsam 1922, S. 1342.

138 Literaturbericht, DMW 47 (1921), S. 33-34. Der Anlaß war der Bericht von Stanley/Kelker 1920, S. 1502. Siehe auch Rohleder 1924, S. 1798.

139 Mühsam 1922, S. 1342. Lichtenstern 1924, S. 89.

140 Lichtenstern 1924, S. 84-90. Picard 1929, S. 781.

141 Marcuse 1921, S. 1247.

142 Marcuse 1921, S. 1248. Picard 1929, S. 781.

143 Wortmeldung Mühsam, ZC 52 (1925), S. 1180-1181.

144 Kreuter 1922, S. 539.

2.7. Ein Prinzip, viele Anwendungsbereiche: weitere Organe

Organersatz der Hirnanhangsdrüse

Die Hirnanhangsdrüse, Hypophyse, fiel zunächst auf, weil man sie nach der Schilddrüsenexstirpation vergrößert fand. Daher versuchte man seit den 1880er Jahren, auch die Hypophysenfunktion mit Hilfe von Exstirpationsversuchen zu ergründen.[1] Victor Horsley z.B. unternahm 1886 Ablationsexperimente mit diesem Organ,[2] Eugène Gley zerstörte 1891 die Hypophyse experimentell beim Kaninchen.[3] Manche sahen nach Hypophysektomie ähnliche Erscheinungen wie nach Thyroidektomie. Wegen der technischen Schwierigkeit des Eingriffs waren solche Experimente insgesamt jedoch schon für die Zeitgenossen nicht sehr überzeugend.[4] Dem bewährten experimentellen Vorgehen folgend wurde ebenfalls transplantiert: Otto Lanz berichtete 1894, wie er »einem Hunde im Laufe eines Monats 8 Hypophysen theils subkutan, theils sub- theils intraperitoneal und in die Tunica vaginalis testis implantirte«.[5] Da es ihm darum ging, zu klären, ob diese Drüse möglicherweise die Schilddrüse ersetzen könne, thyroidektomierte Lanz das Tier im nächsten Schritt. Die Transplantate blieben jedoch wirkungslos und wurden »sammt und sonders resorbiert.«[6] Edward Schäfer bezog 1895 die Hypophyse in seine Erörterung der inneren Sekretionen ein. Er hatte festgestellt, daß das Sekret der Drüse eine Kontraktion der Herzarterien bewirkte. Er wandte hier dieselben Meßmethoden an, mit denen er den Nebennierenextrakt untersucht hatte, und fand konsequenterweise dieselben Parameter – Blutdruck, Gefäßspannung – nach Extraktgabe verändert. Das Organ blieb für derartige Untersuchungen von großem Interesse und wurde schließlich mit einer ganzen Reihe von Funktionen in die Reihe der endokrinen Organe aufgenommen.[7]

Der Weg dahin führte über weitere experimentelle Organentfernungen und

1 Enderlen 1898, S. 481-483. Barfurth 1910, S. 67.
2 Er griff sie 1911 wieder auf, Handelsmann/Horsley 1911, S. 1150.
3 Gley, Sur les fonctions 1891. Ähnlich: Horsley, Remarks 1892, S. 218.
4 Lanz 1894, S. 45.
5 Lanz 1894, S. 45.
6 Lanz 1894, S. 45.
7 Borell, Origins 1976, S. 92, 112, 122. Dies. 1985, S. 9.

(meist autogene) Transplantationen.[8] Technisch stellte dies die Forscher vor große Herausforderungen: Die unterschiedlichsten Einpflanzungsorte, darunter als Besonderheit das Gehirn, wurden erprobt. Besonders schwierig war es, das Organ zu entfernen, ohne daß das Versuchstier sofort starb. Zudem verband sich mit der Drüse eine verwirrende Vielfalt unterschiedlicher Funktionen. Ein Teil der Untersucher dachte daher in Richtung einer unspezifischen, vitalisierenden Wirkung der Hypophysenüberpflanzung vergleichbar der Hodentransplantation. Andere konstruierten ein Mangelsyndrom, die *Cachexia hypophyseopriva* mit einer typischen Symptomkombination.[9] Beim Krankheitsbild der Akromegalie (die heute durch eine vermehrte Sekretion von Wachstumshormon aus der Hypophyse erklärt wird) fand sich häufig eine Hypertrophie dieses Organs, so daß es sich anbot, es in Analogie zum Kropf zu erklären: Wie dort verstand man die Drüsenvergrößerung als reaktive Hypertrophie durch Minderfunktion einer Drüse und bezeichnete die Akromegalie als *Cachexia pituitaria.*[10] Erst im Laufe der Zeit wurden die verschiedenen Wirkungsbereiche der unterschiedlichen Hypophysensekrete herausgearbeitet und als spezifische Wirkung auf bestimmte Zielorgane oder den Gesamtorganismus verstanden.[11] Die experimentelle Transplantation am Tier war von den 1930er bis in die 1950er Jahre ein wichtiges Werkzeug, um zur Theorie über die koordinative Funktion der Hirnanhangsdrüse für das endokrine System zu gelangen. Seit den 1952 publizierten Versuchen von Harris und Jacobsohn geht man davon aus, daß die regelrechte Funktion der Hypophyse von deren Anschluß an die lokalen Kreislaufverhältnisse mit den entsprechenden Hormonkonzentrationen am anatomischen Ort abhängt.[12]

Die Hypophysentransplantation besaß nur geringe klinische Bedeutung. 1915 wurde einem 27jährigen Patienten die Hirnanhangsdrüse (und die Zirbeldrüse) eines 25jährigen Selbstmörders unter den linken großen Brustmuskel gepflanzt. Der Patient war »bartlos und von weibischem Aussehen«. Da die *Sella turcica*, der normale Sitz der Hypophyse an der Schädelbasis, in der Röntgenaufnahme »äusserst klein« aussah, schlossen die Ärzte auf »einen Mangel oder eine Insuffizienz der Hypophyse« und stellten die Diagnose *Dystrophia*

---

8 Überblicke: Barfurth 1910, S. 67. Sigfrid Knauer 1919, S. 136-141. Woodruff 1960, S. 472-478. Wilson 1984, S. 296-299.

9 Handelsmann/Horsley 1911, S. 1150. Sigfrid Knauer 1919, S. 138.

10 Lanz 1894, S. 46.

11 Zum Beispiel der Fortpflanzungsfunktionen siehe Simmer/Süß 1992.

12 Gittes 1972, S. 700, 705.

adipositogenitalis (die heute als Folge eines Tumors von Hypophyse oder Hypothalamus verstanden wird). Einziger Effekt der Transplantation war dem Bericht zufolge eine vorübergehende emotionalen Verstimmung des Patienten.[13]

In einer Übersicht aus dem Jahre 1919 hieß es, der praktische Wert der Hypophysentransplantation sei »gleich Null«.[14] Nach 1930 gab es dann noch eine Reihe von Therapieversuchen damit: 1931 entfernte ein französischer Chirurg einem Patienten mit Akromegalie ein Hypophysenadenom und transplantierte es direkt in die Tibia eines anderen Kranken, der an hypophysärem Minderwuchs litt. Er konnte allerdings keinerlei Wirkung der Transplantation bemerken.[15] 1934 transplantierte der New Yorker Chirurg H.L. Hunt Hypophysen von Tieren auf Menschen mit Minderwuchs.[16] 1938 wurden elf kleinwüchsigen Menschen Hypophysen von Unfallopfern sogar mit Gefäßanschluß an die *Arteria brachialis* transplantiert. Außderdem gab es eine ganze Reihe klinischer Xenotransplantationen mit Hypophysen von Kälbern, Ziegen, Schafen, Schweinen und manchmal auch Affen. Die Indikation zur Hypophysentransplantation umfaßte in den 1930er bis 1950er Jahren Minderwuchs, Abmagerung mit Amenorrhoe, *Diabetes insipidus*, Psoriasis, *Alopecia areata*, Hodenhochstand, rheumatoide Arthritis, Störungen des Kohlenhydratstoffwechsels und Schmerzzustände bei Krebs. Es wurden sogar klinische Erfolge gemeldet, die man auf die – häufig beabsichtigte – Resorption von Wirkstoff aus dem absterbenden Gewebe zurückführte. Für viele Indikationen war die Wirkung der Transplantation schwer zu fassen. Man konnte eine unspezifische, rein suggestive Wirkung als wahrscheinlichste Erklärung für klinische Erfolge nicht ausschließen. Die Entwicklung der therapeutischen Organtransplantation seit den 1950er Jahren umfaßte die Hypophyse nicht mehr, alle bis dahin gemeldeten therapeutischen Wirkungen der Transplantation dieser Drüse konnten ebensogut oder besser mit Hormongaben erzielt werden, eine wirklich physiologische Wirkung wäre nur bei der technisch äußerst komplizierten orthotopen Einpflanzung mit Wiederherstellung der Gefäßverbindungen zu erwarten gewesen.[17]

---

13 Waitzfelder 1915.

14 Sigfrid Knauer 1919, S. 141.

15 Diskussionsbeitrag M. Azérad, Bulletins et mémories de la Société Médicale des Hôpitaux de Paris 50 (1934), S. 1124.

16 Hamilton 1986, S. 135.

17 Woodruff 1960, S. 476-478.

Innere Sekretion und Immunabwehr: Die Transplantation der Milz

Die Milz war von Anfang an ein Kandidat für eine innere Sekretion.[18] Berichte zur Milztransplantation liegen allerdings nur sporadisch vor. Da sich Störungen dieses Organs nur in seiner Hypertrophie äußerten und »durch das Vorhandensein der Milz keine sichtbare Wirkung ausgeübt wurde«, war der Organersatz hier wenig attraktiv. Erste Experimente mit der Autotransplantation im Sinne der plastischen Chirurgie gehen bis in die Jahre 1861 und 1866 zurück. Es folgten seit 1897 weitere Verlagerungsexperimente mit verschieden großen Milzstücken bzw. dem ganzen Organ mit oder ohne Gefäßstiel. Anlaß für solche Versuche war zum Teil das Organkonzept und das Beispiel der Schilddrüse. Die Milz gehörte zu den Organen, deren Verpflanzung in die Programme zur Erprobung der Anwendungsmöglichkeiten der Gefäßnaht einbezogen wurden.[19] Aussagen über den funktionellen Erfolg solcher Transplantationen waren aber nicht möglich, da man nicht wußte, woran die Funktion oder Nicht-Funktion zu erkennen war.[20]

1909 gab es den Versuch, mit der Milz eine zuvor am Spendertier erzeugte Immunität gegen bestimmte Krankheiten auf das Empfängertier zu übertragen. Es handelte sich um Xenotransplantationen, bei denen Milzteile oder ganze Organe vom Kaninchen auf Affen und Hunde entweder nach Payr in die Milz oder in die Bauchhöhle überpflanzt wurden. Die Transplantate gingen jedoch rasch zugrunde.[21]

Therapieversuche mit der Thymustransplantation

Das Konzept der inneren Sekretion erstreckte sich ebenfalls auf die Thymusdrüse.[22] In diesem Zusammenhang wurde sie auch transplantiert.[23] Man vermutete eine Funktion des Thymussekrets für Verknöcherung und Wachstum des Skeletts und die Entwicklung der Keimdrüsen. Die seit dem Jahre 1900 in

18 Vgl. Olivers Untersuchungen am University College in den 1890ern, Borell, Origins 1976, S. 112.

19 Garrè 1907, S. 215. Carrel, Remote 1910, S. 146. Ders. 1912, S. 19.

20 Sigfrid Knauer 1919, S. 141-143.

21 Lüdke 1909. Sigfrid Knauer 1919, S. 143-144.

22 Borell, Origins 1976, S. 112.

geringer Zahl durchgeführten Tierversuche mit der autogenen und allogenen Thymustransplantation waren hinsichtlich der Einheilung wenig erfolgreich. Auch die Thymusfunktion wurde dadurch nicht klarer. Eine therapeutische Indikation bot sich nicht, da man krankhafte Zustände nicht mit einem Mangel sondern einem Überschuß an Thymusfunktion in Verbindung brachte.[24] Die Anwendungen am Menschen waren folglich Ausnahmen: Ein Ausfall der Thymusfunktion wurde z.B. als mögliche Ursache der Osteomalazie diskutiert. Daher transplantierte der ungarische Arzt Edmund Khoor, nachdem er am Versuchstier nach Thymusentfernung Zeichen der Osteomalazie gesehen hatte, 1930 einer Schwangeren, deren starke Beschwerden er als Ostomalazie deutete, die Thymusdrüse eines »eben verstorbenen, noch warmen, reifen, gesunden männlichen Kindes« in die Bauchwand und berichtete über ein dauerhaftes Verschwinden der Beschwerden.[25]

Ansätze für Organersatz und Transplantation der Leber

In der Vorgeschichte des Organersatzkonzeptes trifft man gelegentlich auf die Leber: Brown-Séquard und d'Arsonval vermuteten, daß der Mangel der inneren Sekretion dieses Organs eine Ursache der Gelbsucht sei und verabreichten den daran erkrankten Patienten Leberextrakt.[26] Leberextrakt wurde dann auch in die physiologischen Untersuchungen von Gewebsextrakten einbezogen.[27] Im Rahmen explorativer Versuche, bei denen man die Reaktion von Stücken verschiedener Gewebe auf eine Verpflanzung austestete, fand auch die Leber Berücksichtigung. Die Ergebnisse waren sehr schlecht, und die Leber mit ihrem komplizierten Aufbau wurde als zur Transplantation ungeeignetes Organ beurteilt.[28]

23 Barfurth 1910, S. 66.

24 Übersicht: Sigfrid Knauer 1919, S. 148-151.

25 Khoor 1930, S. 465.

26 Borell, Origins 1976, S. 38. Vgl. auch Fürbringer 1894, S. 320, zum »Hepatin«.

27 Borell, Origins 1976, S. 112.

28 Ribbert, Ueber Veränderungen 1898. Lubarsch 1898. Marchand 1901, S. 510. Ribbert 1904. Payr 1906, S. 565-568. Sigfrid Knauer 1919, S. 167-168.

Gefäßchirurgie und Organersatz: Die ersten experimentellen Herztransplantationen

Selbst das Herz wurde in die Organertransplantation einbezogen. Die Transplantation des Herzens hatte quasi zwei Wurzeln: das Organersatzkonzept und die Gefäßchirurgie. In der innersekretorischen Vorgeschichte des Organersatzkonzeptes war das Herz mit einem eigenen Organextrakt, dem »Kardin«, vertreten.[29] Auf der Seite der Gefäßchirurgie veröffentlichten Carrel und Guthrie 1905 die Ergebnisse ihrer experimentellen Herzverpflanzung, die sie zur Erprobung der Anwendungmöglichkeiten der neuen Methode der Gefäßnaht durchgeführt hatten. In dem Aufsatz stellten sie die Herztransplantation aber auch in den Kontext der Überpflanzungen von Thyroidea, Niere und Gefäßen. Die beiden Chirurgen exstirpierten in ihrem Experiment das Herz eines kleinen Hundes und pflanzten es heterotop an den Hals eines größeren. Sie anastomisierten die Jugularvenen und Karotiden des Empfängertieres mit der Aorta, der Pulmonalarterie, einer Vena cava und der Pulmonalvene des Transplantates. Die Zirkulation im Transplantat setzte eine Stunde und 15 Minuten nach der Entnahme wieder ein, 20 Minuten später waren die Herzkranzgefäße durchblutet. Zunächst kam es zu fibrillären Zuckungen des verpflanzten Organs, eine Stunde nach der Operation setzen »effektive Kontraktionen« ein. Die Bildung von Blutgerinnseln in den Herzhöhlen beendete das Experiment nach etwa zwei Stunden.[30] Damit war gezeigt, daß das Herz zu geordneten Kontraktionen fähig war, selbst wenn es von der Blutzufuhr und allen anderen Verbindungen abgetrennt und in den Kreislauf eines fremden Organismus eingefügt wurde.[31] »Praktischen Zwecken« könne die Transplantation des Herzens nicht dienen, meinten zeitgenössische Beobachter, ihre Bedeutung liege lediglich in der Möglichkeit, Aufschlüsse über die Funktion des isolierten Herzens zu gewinnen.[32]

Ganz vereinzelt gab es Experimente mit der Einpflanzung von Herzmuskelstücken.[33] Im Jahre 1933 erschien eine Publikation einer US-amerikanischen

29 Fürbringer 1894, S. 320.

30 Carrel/Guthrie, The Transplantation 1905, S. 1101-1102. Für weitere technische Details und Schaubilder zu den Gefäßverbindungen siehe Jeger 1913, S. 212-214 und Lansman et al 1989, S. 4-6.

31 Lansman et al 1989, S. 6.

32 Jeger 1913, S. 212. Stich 1913, S. 1868.

33 In einer Veröffentlichung von 1926 findet man unter den Versuchen über die Verpflanzbarkeit lebenden Gewebes am Kaninchen u.a. auch Herzmuskelgewebe, Beneke 1926, S. 670.

Forschergruppe, die die Technik der Transplantation des Hundeherzens mit Anschluß an die Halsgefäße systematisch weiter entwickelte.[34] Obwohl die Verpflanzungen technisch zunächst gelangen, gingen die transplantierten Herzen nach einer gewissen Zeit zugrunde. Die Untersucher stellten ihre Studien in den Zusammenhang mit den Arbeiten Carrels und der Transplantation von Drüsen. In ihrem Fazit empfahlen sie die Herztransplantation als eine Methode zur Durchführung physiologischer Untersuchungen am isolierten Herzen. Bezüglich einer klinisch-therapeutischen Anwendbarkeit zeigten sich die Autoren skeptisch.[35] Die Herztransplantation wurde erst wieder in den 1950er Jahren aufgegriffen.[36]

Carrel und Guthrie versuchten 1905 auch die kombinierte Transplantation von Lunge und Herz. Sie entnahmen beide Organe mit einem Stück der Aorta und einem Stück einer Vene cava von einer eine Woche alten Katze und transplantierten dieses Organpaket auf den Hals einer erwachsenen Katze. Die Aorta wurde mit dem peripheren Ende einer durchgeschnittenen Karotis, die Cava mit dem peripheren Ende einer Jugularis externa anastomosiert, die zweite Hohlvene ligiert. Nachdem die Zirkulation der Koronargefäße wieder einsetzte, begannen sich die Herzkammern kräftig zusammenzuziehen und die Lungen röteten sich. Kurz darauf kam es zum Lungenödem und zur Erweiterung des rechten Herzens. Zwei Tage später wurde das Experiment wegen einer Infektion an der Einpflanzungsstelle abgebrochen.[37]

Weitere Gewebe

Auch Speicheldrüsen, Talgdrüsen, Milchdrüsen, Nebenhoden sowie verschiedene weitere Gewebe, die nicht bestimmten Organen zuzuordnen sind, wurden gelegentlich in Versuche zu Gewebeüberpflanzung mit einbezogen. Der Anlaß für diese Verpflanzungen hatte mit einem Organersatz nichts zu tun. Sie wurden dennoch immer wieder im Kontext mit der Organtransplantation zitiert. Da es für solche Transplantationen keine therapeutische Indikation gab, blieb das Interesse an derartigen Versuchen aber sehr gering.[38]

---

34 Mann et al 1933.

35 Mann et al 1933. Lansman et al 1989, S. 5-6.

36 Schlich, Die Geschichte 1996.

37 Jeger 1913, S. 214-215. Reitz 1989, S. 437-438.

38 Ribbert, Ueber Veränderungen 1898. Ribbert, Ueber Transplantationen 1898, S. 704-706. Marchand 1901, S. 510-511. Payr 1906, S. 564.

2.8. Vom Sonderfall zum Leitorgan: Die Niere

Von der Struktur zur Funktion: Das Organersatzkonzept der Niere

Die Nierenverpflanzung ist aus heutiger Perspektive deshalb von besonderem Interesse, weil mit ihr nach 1945 die Organtransplantation wieder aufgenommen wurde. Die Frühphase dieser Therapierichtung war jedoch durch den chirurgischen Ersatz innersekretorischer Organe geprägt, die Nierentransplantation stellte einen Sonderfall dar. Die Niere war wie die Nebenniere eines derjenigen Organe, die im Rahmen der anatomisch-pathologischen Herangehensweise bereits in der ersten Hälfte des 19. Jahrhunderts mit einem bestimmten Krankheitsbild verbunden wurden. Die Kombination klinischer Beobachtungen während des Lebens mit pathologischen Befunden bei der Sektion bildete für Richard Bright seit 1827 die Basis für die Konzeptualisierung der ersten Organkrankheit der Niere im engeren Sinn. Strukturelle Veränderungen der Niere wurden hier als gemeinsame Ursache einer ganzen Anzahl klinischer Symptome des Gesamtorganismus' gesehen. Diese Sichtweise wurde in der Folgezeit so dominierend, daß die Diagnose Brightsche Erkrankung einem Synonym für Nierenerkrankung überhaupt gleichkam.[1]

Die Kliniker hatten es jedoch mit der funktionellen Dimension des Leidens zu tun: Worunter ihre Patienten litten, waren die klinischen Auswirkungen des Nierenversagens wie Ödeme und Urämiesymptome. Im letzten Jahrzehnt des 19. und im frühen 20. Jahrhundert näherten sich die Ärzte und Wissenschaftler den Nierenerkrankungen mit funktionellen Methoden und Denkweisen, mit denen sie schon die Krankheiten des Magens oder des Herzens erfolgreich untersucht hatten. Funktionsbezogene Bezeichnungen wie »Niereninsuffizienz« oder »Nierenversagen« fanden Eingang in die Diskussion der Brightschen Erkrankung. Tiermodelle dienten der Erforschung der funktionellen Aspekte von Nierenkrankheiten. Methodisch stand anfangs noch die mikroskopische Untersuchung von Geweben im Zentrum des Interesses. Diese »experimentelle Pathologie« verschwand auch nicht aus dem Repertoire der Nierenuntersuchungen, sie verlor aber nach 1910 an Bedeutung, als die funktionelle Diagnose und die Laboranalyse in den Vordergrund traten. Das Nierenversagen wurde mit Hilfe des *Clearance*-Konzeptes meßbar gemacht. Schließlich stell-

1 Peitzman 1992, S. 10. Zu Brights Vorgehen vgl. Peitzman 1981.

te die Kreatininerhöhung im Serum ein Synonym für Nierenerkrankung dar. Im Zusammenhang mit Nierenkrankheit dachte man nun nicht mehr primär an geschrumpftes Organgewebe, sondern an den Funktionsverlust des Organs. Die Niere ist damit ein Beispiel für eine allgemein feststellbare Verschiebung des Interessenschwerpunkts der Medizin von der Struktur zur Funktion.[2]

Dies war auch der Hintergrund für die Ausdehnung der Transplantation auf die Niere, für die weniger anatomisch-pathologischen Argumentationen und Vorstellungen entscheidend waren, als vielmehr das funktionelle Organersatzkonzept. Da das Organersatzkonzept bis dahin weitgehend gemeinsam mit dem Konzept der inneren Sekretion entwickelt worden war, geriet auch die Niere über diesen Ansatzpunkt in den Blick der Transplantationschirurgen: Mit der Annahme einer inneren Sekretion der Niere versuchten einige Forscher seit den 1890er Jahren, die Organfunktion und die damit verbundenen Mangelkranheiten auf dieselbe Art zu erklären, wie dies mit anderen Organen – allen voran die Schilddrüse – zuvor bereits gelungen war.

Schon Brown-Séquard hatte die Niere in seine Organotherapie einbezogen. Seit 1891 berichtete er über entsprechende Experimente. Zusammen mit seinem Mitarbeiter d'Arsonval hatte er angeblich Tiere nach Nierenentfernung nur durch die Injektion einer nach dem Vorbild seines Hodenextraktes hergestellten Nierenflüssigkeit am Leben erhalten. Die Niere besäße nämlich, so Brown-Séquard, neben ihrer Exkretion von Urin ebenfalls eine inkretorische Funktion. Die beiden Funktionen könnten einzeln oder zusammen ausfallen, die gravierendsten Folgen jedoch gingen auf den Ausfall der inneren Sekretion zurück. Ein bloßes Aufhören der Urinausscheidung, eine Anurie, verlaufe vergleichsweise symptomarm. Erst wenn durch eine Schädigung von Organgewebe zusätzlich noch die innere Sekretion versiege, komme es zu den typischen Folgen des Nierenversagens, der Urämie. Brown-Séquard zufolge wurde die Urämie mit ihren vielfältigen Symptomen also nicht durch die Akkumulation von normalerweise im Urin ausgeschiedenen Stoffen verursacht, sondern durch den Ausfall einer *inneren* Nierensekretion. Wie etwa bei Pankreas, Thyroidea und Hoden genüge die Anwesenheit eines kleinen funktionstüchtigen Organstücks um die Organmangelkrankheit zu verhindern.[3]

---

2 Peitzman 1988. Ders., 1992. Siehe auch Schlich, Pathological Theory 1996.

3 Brown-Séquard, Seconde note 1889. S. 421-422. Ders., Innocuité 1891, S. 723-725. Ders., Importance 1893.

Als Analogiefall zur Schilddrüsentherapie wurde der Organotherapie mit Nierenextrakt von einigen Autoren eine gewisse Plausibilität zugebilligt.[4] Wie die anderen Organmangelkrankheiten erschien das Nierenversagen ebenfalls als eine *Kachexie* und Kocher zog 1895 explizit die Parallele zur Schildrüse: »Hat Brown-Séquard recht, dass die Urämie durch Einspritzung von Nierensaft sich wenigstens vorübergehend verhüten lässt, so dürfte die Urämie eine ähnliche Beziehung zur Nierenhypertrophie haben, wie die Cachexia thyreopriva zum Kropf.«[5] In der Folgezeit erschienen Berichte über eine deutlich positive Wirkung der Gabe von Nierenextrakt im Tierversuch ebenso wie in der klinischen Anwendung. Das Verschwinden von Albuminurie und Ödemen, die Verbesserung des Allgemeinbefindens sowie eine verlängerte Lebensdauer von Tieren und Menschen mit Nierenversagen wurden darauf zurückgeführt.[6] Auch die Physiologen am University College experimentierten u.a. mit Nierenextrakt.[7] Andere konnten diese Beobachtungen nicht bestätigen.[8] Letztlich blieb es bei vereinzelten Versuchen in dieser Richtung.

Nierentransplantation an Tier und Mensch

Eine Reihe von Forschern erprobte die Transplantation kleiner Nierenstückchen. Meist geschah dies aber nicht, wie bei anderen Organen, mit dem Gedanken an die Aufdeckung einer versteckten inneren Sekretion, sondern zum Studium der Einheilungsvorgänge.[9] Ausgehend von der Frage, wie verschiedene Gewebe auf eine Ortsveränderung innerhalb des Körpers reagierten – ob sie z.B. zum Ausgangspunkt bösartiger Geschwülste würden – verpflanzten Pathologen Stückchen unterschiedlicher Organe an verschiedene Stellen des Körpers.

---

4 Vgl. z.B. Lanz 1894, S. 56.

5 Kocher 1895, S. 20.

6 Fürbringer 1894, S. 320. Donovan 1895. Literaturberichte in DMW 26 (1900), S. 219 und MMW 47,2 (1900), S. 1283. Choupin 1905. Avullani 1905. Lydston, der sich auf die Keimdrüsentransplantation spezialisiert hatte, berichtete 1914 von seinen Versuchen, Nierenleiden durch das Implantieren einer Organemulsion aus Nieren von frisch Verstorbenen zu beeinflussen. Lydston 1914, S. 915.

7 Borell, Origins 1976, S. 112.

8 Diskussionsbeitrag Biedl, MMW 49,1 (1902), S. 469.

9 Sigfrid Knauer 1919, S. 151.

Darunter befand sich häufig Nierengewebe.[10] Obwohl diese Überpflanzungen ausdrücklich nicht im Kontext der Organtransplantation unternommen worden waren, wurden sie von den Tranplantationschirurgen als Beitrag zu ihrem Gebiet rezipiert.[11] So befaßte sich noch nach der Einführung der Transplantation ganzer Nieren ein Assistent von Eiselbergs, Hans von Haberer, noch einmal mit der bei anderen Organen so erfolgreichen Stückchentransplantation, und stellte fest, daß sich diese Methode für die Niere nicht eigne. Die Transplantate starben ab, irgendein Einfluß – positiv oder negativ – auf die eigenen Nieren des Empfängers ließ sich nicht ausmachen. Genausowenig taugten sie als Organersatz nach Nierenentfernung.[12] Alle Einpflanzungen von Nierenstückchen, ganz gleich ob autogen, allogen oder xenogen endeten mit einer vollständigen Resorption der Transplantate. Unterschiede bestanden nur hinsichtlich der Schnelligkeit ihres Verschwindens.[13]

Im Rahmen des Orgersatzkonzeptes[14] berichtete als erster der Wiener Chirurg Emerich Ullmann 1902 von der Transplantation ganzer Nieren. Der Kontext dieser ersten Nierentransplantation war der chirurgischen Organersatz, wie er mit der Schilddrüse entwickelt worden war. Ullmann ordnete seine Versuche in die Reihe der Organtransplantationen, wie sie »an der Schilddrüse, am Hoden und an den Ovarien bereits mehrfach ausgeführt wurden«, ein.[15] Das Prinzip wurde von den endokrinen Drüsen auf die Niere übertragen. Die Versuche fanden im Labor des Physiologen Sigmund Exner statt, der auch die Transplantation anderer Organe angeregt hatte. Ullmann transplantierte die Niere eines Hundes an dessen eigenen Hals. Erste Versuche am Schwein waren wegen der zarten Venen dieses Tieres nicht gelungen. Der Chirurg ver-

10 Ribbert 1898, Ueber Transplantationen, S. 689. Ribbert, Ueber Veränderungen 1898. Lubarsch 1898. Ribbert 1904. Vgl. auch Payr 1906, S. 565.

11 Z.B. Ullmann 1902, S. 281. Morel/Papin 1913, S. 398.

12 Von Haberer 1907.

13 Überblick: Morel/Papin 1913, S. 398-400. Sigfrid Knauer 1919, S. 151-152.

14 Als reine Verlagerung, ohne einen Bezug zum Organersatzkonzept, fand die erste Nierentransplantation am Tier bereits 1889 statt. Die Niere eines Kaninchens wurde mitsamt Ureter und Gefäßen vom ursprünglichen Ort an eine nahegelegene Stelle unter die Haut gesetzt, wobei Urinsekretion und allgemeiner Gesundheitszustand des Tieres erhalten blieben. Arnaud 1891.

15 Ullmann 1902, S. 281. Ullmann interpretierte auch die vorausgegangenen Gewebstransplantationen in diesem Sinne und betonte, daß seine Transplantationsmethode aussichtsreicher sei. Zur Person siehe: Lesky 1974.

band nun am Hund die Nierengefäße unter Verwendung der von Erwin Payr entwickelten Magnesiumröhrchen mit den freigelegten Halsgefäßen. Die Durchblutung wurde wiederhergestellt, und durch den Ureter des Transplantates floß Urin ab. Nach fünf Tagen schwoll der nach außen ableitetende Harnleiter zu, der Urin tropfte direkt aus der Wunde, es kam zur Infektion. Immerhin hatte das Transplanatat seine Funktion in Form der Exkretion wieder aufgenommen. Weitere Versuche sollten klären, ob verpflanzte Nieren »die ganze Entgiftung des Blutes« übernehmen könnten. Dazu würde es, wie bei anderen Organen, notwendig sein, alles Nierengewebe bis auf das Transplantat zu entfernen.[16] Später übertrug Ullmann Nieren auch allogen von Hund zu Hund und xenogen von der Ziege auf den Hund. Hier kam es ebenfalls zur Urinsekretion. Über das weitere Schicksal der Transplantate berichtete er nichts.[17] Die thematische Nähe zur inneren Sekretion zeigt sich daran, daß Biedl, der bei einem Vortrag Ullmanns als Zuhörer dabei war, in der Diskussion auf Brown-Séquards Nierensaftinjektionen zu sprechen kam.[18]

Offensichtlich war Ullmann nicht der erste gewesen, der ganze Nieren transplantierte. So hatte der Chirurg Alfred Exner, der Sohn des Physiologen, bereits vier Jahre zuvor im Prinzip dasselbe Ergebnis erzielt wie Ullmann 1902.[19] Nach der Veröffentlichung von Ullmanns Bericht meldete sich ein weiterer Vorgänger: Alfred Decastello hatte sich bereits 1899 unabhängig von Exner mit denselben Versuchen beschäftigt. Er überpflanzte die Niere eines Hundes in den Bauchraum eines anderen – es handelte sich also um eine Allotransplantation – und schloß dort die Gefäße ebenfalls nach der Payrschen Methode zusammen. Das Tier verendete nach 40 Stunden an einer Verblutung in die Bauchhöhle, da sich eine Gefäßverbindung gelöst hatte. Decastello hob das hohe theoretische und praktische Interesse solcher Versuche hervor.[20] 1903 transplantatierte auch Carl Beck in Chicago Nieren autogen, ohne dies jedoch zu veröffentlichen.[21]

Über »die größte Anzahl von Versuchen und über die besten Resultate« mit

16 Ullmann 1902, S. 281-282.

17 Jeger 1913, S. 182.

18 Diskussionsbeitrag Biedl, MMW 49,1 (1902), S. 469.

19 Diskussionsbeitrag Kreidl, MMW 49,1 (1902), S. 469. Zu Alfred Exner ÖBL Bd.1, S. 276.

20 Decastello 1902. Zur Person: Fischer 1929, Bd. 1, S. 298.

21 Beck verwendete die Nahtmethode nach Murphy, nach: Carrel, Transplantation 1908, S. 99.

der Nierentransplantation verfügte bald Alexis Carrel.[22] Seine ersten Versuche gehen zurück bis 1902, seit 1905 berichteten Carrel und sein Mitarbeiter C.C. Guthrie über Nierentransplantationen, die sie im Rahmen ihrer Tierversuche zur Gefäßnaht unternommen hatten. Die Niere war das von ihnen am häufigsten transplantierte Organ.[23] Zunächst verpflanzten sie beim Hund eine Niere an die Halsgefäße und nähten den Ureter in den Ösophagus ein. Am dritten Tag nach der Operation legten sie die *in situ* verbliebene und die transplantierte Niere am narkotisierten Tier frei und verglichen Aussehen, Urinausscheidung und, mittels eines Einschnitts, die Durchblutung der beiden Organe miteinander. Die transplantierte Niere war gut durchblutet, die Urinproduktion vier bis fünfmal größer als bei der nicht transplantierten, in der chemischen Untersuchung fand sich im Transplantat-Urin Eiweiß und ein verminderter Harnstoffgehalt.[24]

1905 erschienen zwei Veröffentlichungen des Bukarester Physiologen N. Floresco zur Allotransplantation der Niere am Hund.[25] Inzwischen war aufgefallen, daß Nierentransplantationen von Tier zu Tier keine längerfristigen Erfolge brachten. Um den Faktor zu isolieren, der die allogene Nierentransplantation scheitern ließ, experimentierte der Rumäne seit 1902 mit verschiedenen Variationen der Transplantation. Durch eine chirurgische Isolierung des Organs an seinem normalen Sitz stellte er zunächst fest, daß Nieren offensichtlich auch ohne ihre Nerven- und Lymphgefäßverbindungen funktionieren können. Bei der Allotransplantation verglich er als Einpflanzungsorte die Inguinalregion, den Hals und den normalen Sitz der Niere. Die besten Resultate erhielt er mit der orthotopen Transplantation, die technisch jedoch am schwierigsten war. Insgesamt konnte er die verpflanzte Niere nie länger als 24 bis 72 Stunden am Leben erhalten. Aus Versuchen am lebenden Tier schloß Floresco, daß die Stase des Blutes im Organ dem Transplantat schade. Diesen Faktor versuchte er auszuschalten. Er versuchte Spülungen mit physiologischer Kochsalzlösung und einer Lösung mehrerer Salze (Lockesche Infusionslösung), die intravenöse Gabe von Pepton, Blutegelextrakt sowie anderen als Antikoagulatien betrachteten Stoffen und die Beschichtung der Gefäße nahe der Naht-

---

22 Borst/Enderlen 1909, S. 139.

23 Carrel, Suture 1912, S. 19.

24 Carell/Guthrie, Circulation 1905. Dies., Functions 1905. Zur Einordnung: Dies., The Transplantation 1905

25 Floresco, Transplantation 1905. Ders., Recherches 1905.

stellen mit Vaseline. Die Ergebnisse wurden dennoch nicht besser. Als weitere Ursache für Mißerfolge identifizierte er aufsteigende Infektionen in dem nach außen geführten Harnleiter – eine Schwachstelle, die im nächsten Versuch durch die Anastomosierung des transplantierten Harnleiters mit dem des Empfängertieres behoben werden sollte. Schließlich erzielte Floresco eine Überlebenszeit eines nephrektomierten und mit einem Nierentransplantat versorgten Hundes von 12 Tagen. Warum keine länger dauernden Erfolge möglich waren, konnte er nicht feststellen.

Auf dem Boden der bis dahin angestellten Versuche bewertete Payr 1906 die Niere als ein sehr schlecht transplantierbares Organ. Daß Ullmann mit der Nierentransplantation keinen »dauerhaften Erfolg« erzielte, führte Payr auf das Fehlen der Innervation am Einpflanzungsort sowie die schweren Schädigungen dieses kompliziert gebauten Organs zurück.[26]

Carrel und Guthrie arbeiteten derweil weiter an der Perfektionierung der Technik. 1906 führten sie die »Patching«- oder Lappen-Methode der Gefäßanastomosierung ein,[27] und berichteten im selben Jahr über die Nierentransplantation »en masse«.[28] Bei dieser Methode wurde nicht wie bisher lediglich ein einzelnes Organ sondern sozusagen eine ganze Körperregion *en bloc* überpflanzt: Die beiden Forscher entfernten beim Spendertier beide Nieren mit dem oberen Teil der Ureteren, mit den Gefäßen, Nerven, neuronalen Ganglien, umgebendem Bindegewebe, Nebennieren, Bauchfell und den entsprechenden Segmenten von Aorta und Hohlvene. Diesen Block setzten sie an der entsprechenden Stelle des Empfängertieres ein. Anschließend wurden dessen eigene Nieren herausgenommen. Das Mitnehmen der gewohnten Umgebung – man dachte vor allem an die Innervation – sollte die Funktion des Transplantates erleichtern. Spätestens nach einigen Tagen jedoch gab es auch hier regelmäßig Komplikationen und die Tiere starben.[29] Die längste Überlebensdauer, die mit dieser Methode erzielt wurde, betrug 35 Tage. Insgesamt, so eine Literaturauswertung von 1913, schlugen 90 Prozent der Transplantationen *en masse* fehl.[30]

---

26 Payr 1906, S. 591 und S. 565.

27 Carrel/Guthrie, Anastomosis 1906. Mehr darüber in Kap. 3.1.

28 Carrel/Guthrie, Sucessful 1906. Siehe genauer: Carrel, Transplantation 1908. Detaillierte Beschreibung bei Jeger 1913, S. 200-202.

29 Carrel, Doppelte 1909, S. 383-384. Ders. 1912, S. 22-23.

30 Morel/Papin 1013, S. 409. Allerdings wird nicht angegeben, nach welchem Kriterium ein Versuch als Fehlschlag bewertet wurde.

Carrel demonstrierte in den Jahren 1909 bis 1911, daß im Gegensatz zur Allotransplantation bei einer Autotransplantation wirkliche Dauerfolge möglich waren: Eine Hündin lebte nach Reimplantation der einen und Entfernung der anderen Niere zweieinhalb Jahre lang bei bester Gesundheit, und starb schließlich an einer anderen Krankheit.[31] J.H. Zaaijer, Assistent an der chirurgischen Klinik im niederländischen Leiden berichtete 1914 sogar von einem Hund, der seit sechs Jahren nur mit einer autogen in die Leiste transplantierten Niere lebte und sich bester Gesundheit erfreute.[32]

Im ersten Jahrzehnt des 20. Jahrhunderts erschien noch eine Anzahl weiterer Berichte über Nierentransplantationen am Hund nach der Methode Carrels.[33] 1909 waren, wie es hieß, »bereits ziemlich zahlreiche Versuche« mit der Nierentransplantation unternommen worden.[34] Mit dem Ziel der technischen Perfektionierung erprobten die Forscher immer weitere Variationen der Nierentransplantation am Tier.[35] So wurde der Ureter in die äußere Haut, den Ösophagus, den Darm oder die Harnblase eingepflanzt, wobei sich eine *patch*-Implantation in die Blase am besten bewährte.[36]

1909 und 1910 berichteten die Gefäßchirurgen Borst und Enderlen über ihre Versuchsserie autogener und allogener Nierentransplantationen am Tier. Sie wählten die Milzgefäße als Anschlußstelle und pflanzten den Ureter in die Blase ein. Zur Überprüfung der Funktionstüchtigkeit der Transplantate entfernten sie in der Regel die nicht-transplantierten Nieren. In vier Fällen wurden die eigenen Nieren nach einer Massentransplantation belassen, so daß die Tiere nun vier Nieren besaßen. Die Autotransplantationen führten häufig zu guten Ergebnissen, sämtliche Allotransplantationen dagegen gingen schlecht aus.[37] Der Chirurg Ernst Unger in Berlin, der über zahlreiche Versuche berichtete, hielt die orthotope Einpflanzung für »technisch kaum ausführbar«. Unger konnte 1910 allein über 100 Transplantationen *en masse* berichten. Ansonsten

---

31 Carrel, Remote 1910. Ders., The Ultimate 1911. Ders., 1912, S. 21-24. Ibuka 1926, S. 422.

32 Zaaijer 1914.

33 Stich 1907. Stich nahm auch Transplantationen *en masse* vor, allerdings ohne Erfolg, Carrel, Doppelte 1909, S. 384. Über weitere Nierentransplantationen an dieser Klinik vgl. Garrè 1907, S. 215-216. Zaaijer 1908.

34 Zitat: Borst/Enderlen 1909, S. 135, Übersicht mit weiteren Beispielen: ebd., S. 135-144. Sigfrid Knauer 1919, S. 151-166.

35 Villard/Tavernier 1910.

36 Morel/Papin 1913, S. 406.

37 Borst/Enderlen 1909. Enderlen/Borst 1910.

transplantierte er an den Hals und an die Iliakalgefäße. Viele, auch allogene, Transplantate funktionierten zunächst, nach einer gewissen Zeit gingen sie jedoch immer zugrunde. Die Xenotransplantation der Niere eines unter der Geburt gestorbenen Kindes auf einen Affen mißlang ebenfalls, was Unger jedoch auf rein technische Probleme zurückführte, so daß er sich zu seinem späteren Versuch der Xenotransplantation auf den Menschen berechtigt fühlte.[38] Der Erlanger Chirurg Wilhelm Lobenhoffer wandte die Nierentransplantation 1913 als physiologisches Experiment an. Er verglich histologisch die Morphologie und mittels zahlreicher Belastungstests die Funktion normaler Nieren mit solchen, die er mittels Autotransplantation vom Nervensystem isoliert hatte, und sah dabei keine wesentliche Unterschiede.[39] Mit dem Fernziel einer praktischen Anwendbarkeit fanden von 1918 bis in die 1930er Jahre an der Mayo-Klinik in Rochester Versuchsserien zur Erforschung der Nierentransplantation am Hund statt. Die operative Technik und vor allem die Diagnostik erfuhren dabei eine weitere Perfektion. Vom Ergebnis her stellte sich die Impraktikabilität der Allotransplantation jedoch nur noch deutlicher dar.[40]

Die erste Nierentransplantation am *Menschen* führte 1906 Mathieu Jaboulay in Lyon durch: Er überpflanzte einer 49jährigen Frau mit Morbus Bright und Zeichen des Nierenversagens die Niere eines drei Stunden zuvor getöteten Schweines. Der Einpflanzungsort war die linke Ellenbeuge, wo das Tierorgan an die Oberarmarterie und die *Vena cephalica* unter Verwendung eines Metallringes angeschlossen wurde. Nach drei Tagen war das Transplantat eindeutig abgestorben. Bei einer zweiten Transplantation übertrug Jaboulay die Niere eine Ziege *en masse*, also »mit ihrem nervösen Apparat« an die Ellenbeuge einer 50jährigen Patientin mir eitriger Nephritis. Auch hier mußte das nekrotische Organ nach drei Tagen wieder entfernt werden. Beide Patientinnen überstanden diese mißlungenen Therapieversuche gut. Jaboulay schrieb den Mißerfolg der Thrombosierung der Gefäßverbindungen zu.[41]

Anfang 1910 verpflanzte der Berliner Chirurg Ernst Unger Affennieren auf eine Patientin. Die Empfängerin war 21 Jahre alt und zeigte zunehmende Zeichen des Nierenversagens. Die Diagnose lautete auf schwerste, fieberhafte,

38 Unger 1909. Ders. 1910. Zur Person: Fischer 1929, Bd. 1, S. 112-113.

39 Lobenhoffer 1913. Zur Person: Fischer, Bd. 1, S. 926-927.

40 Dederer 1918. Ders., 1920. Williamson 1923. Ders., 1926. Ibuka, Autologous 1926. Ders., Homologous 192. Wu/Mann 1934.

41 Jaboulay 1906. Zur Person: Fischer 1929, Bd. 1, S. 691.

subakute, hämorrhagische Nierenentzündung. Beide Nieren eines Schweinsaffen aus Borneo, der über den zoologischen Garten besorgt worden war, wurden *en masse*, also mit Segmenten der Aorta und *Vena cava*, herausgenommen und der Patientin mittels Gefäßnaht an Arterie und Vene des Oberschenkels angeschlossen. Die Uretermündungen und ein Teil der Harnblasenwand setzte Unger etwas weiter distal am Oberschenkel subkutan mit Ableitung nach außen ein. Es waren keinerlei Zeichen einer Transplantatfunktion feststellbar. Die Patientin starb 32 Stunden nach der Operation im Lungenödem.[42] 1913 gab es noch einmal eine ebenso erfolglose Überpflanzung einer Affenniere auf den Arm eines jungen Mädchens mit Nierenversagen nach Quecksilbervergiftung. Das Transplantat sezernierte lediglich einige Tropfen eines eiweißreichen Urins und ging zugrunde, die Patientin starb einige Stunden nach der Transplantation.[43]

Ein letzter Bericht über den Versuch einer Nierentransplantation am Menschen vor 1945 erschien im Jahre 1936. Es war die erste *Allotransplantation* der Niere beim Menschen. Der ukrainische Chirurg Voronoy überpflanzte einer 26jährigen Frau mit akutem Nierenversagen nach Quecksilbervergiftung die Niere eines Patienten, der an einer Enzephalitis gestorben war. Das Organ wurde am rechten Oberschenkel an die Gefäße angeschlossen. Ziel war eine Überbrückung des akuten Organversagens, bis sich die eigenen Nieren der Kranken wieder erholten. Voronoy erhoffte sich von der Quecksilbervergiftung eine Blockade der Immunabwehr, so daß das Allotransplantat besser toleriert würde. Die überpflanzte Niere schied sogar Urin aus. Anschließend an eine blutgruppenfremde Transfusion versagte das Transplantat jedoch seinen Dienst und die Patientin starb 48 Stunden nach der Operation.[44]

Der Nachweis einer spezifischen Organfunktion und die Diskussion um den Sinn des Organersatzes nahm bei der Niere weniger Aufmerksamkeit in Anspruch als bei den meisten anderen Organen. Der Aufbau einer Krankheitseinheit und die Herstellung einer Kausalverbindung zwischen Organschädigung und Krankheit war größtenteils schon in der ersten Hälfte des 19. Jahrhunderts geschehen und zur Zeit der ersten Nierentransplantationen allgemein akzeptiert. Die Niere war also als obligatorischer Passagepunkt zum Verstehen und Beherrschen bestimmter Krankheitserscheinungen etabliert. Die For-

---

42 Unger 1910, S. 575-577.

43 Der Chirurg war Schönstadt, nach: Morel/Papin 1913, S. 402, 413.

44 Voronoy 1936. Zur Blockade des Immunsystems, vgl. Kap. 3.4.

schungen beschäftigten sich nur noch mit einer detaillierteren Beschreibung, einer stärkeren Eingrenzung dieses Passagepunktes. Dabei ging es z.B. darum, welche Bedeutung der Intoxikation des kranken Organismus mit normalerweise ausgeschiedenen Stoffen zukommt, welche Substanzen überhaupt retiniert werden, welche Stoffe für welche Symptome verantwortlich sind usw. Wie bei anderen Organen untersuchte man dazu einerseits die Fälle von Nierenversagen beim Menschen und schuf andererseits mit der experimentellen Organentfernung ein Tiermodell.[45] Die Transplantation an eine andere Körperstelle dagegen konnte – außer wenn es um die Darstellung einer inneren Sekretion ging – solche Fragestellungen bei der Niere nicht beantworten. Es gab durchaus Experimente zur Isolierung der Nieren von ihrer Umgebung, besonders hinsichtlich der Innervation, dabei ging es aber nicht, wie bei anderen Organen, um den Effekt der Anwesenheit oder Abwesenheit der Nierenfunktion sondern lediglich um die Wirkungen des Nervensystems auf diese Funktion. In den Berichten zur Nierentransplantation stand der Aspekt der Verpflanzbarkeit und der therapeutischen Anwendung viel stärker im Vordergrund als bei den anderen transplantierten Organen.

Der obligatorische Passagepunkt Organ wurde allerdings dann in Frage gestellt, als man der Transplantation den Charakter einer kausalen Therapie absprach und die »eigentliche« Krankheitsursache an einer früheren Stelle der Kausalkette verortete. Diese Änderung des Blicks hatte Konsequenzen für den Sinn der Nierentransplantation: Damit fiel auf, daß das »Gift, das die eigenen Nieren der Kranken geschädigt hat,« genauso das Transplantat zerstören kann. Eine Nierenschädigung durch Entzündung wäre dann keine eindeutige Indikation zur Organtransplantation, diese beschränkte sich auf »chirurgische Nierenkrankheiten«, wie Stein oder Zystenniere.[46] Der Internist, der dem Chirurgen Unger 1910 die Patienten zur Affennierentransplantation überwiesen hatte, vertrat in der Diskussion des Falles den Standpunkt, »dass die Nierenentzündung überhaupt keine primäre oder häufig keine *primäre* Nierenerkrankung ist, sondern dass sie nur ein gewissermaassen sekundäres Symptom einer an sich symptomlosen primären, oft unbekannten Erkrankung ist.« Als er das Problem der Wiedererkrankung der transplantatierten Nieren mit Unger erörterte, hielt ihm der Chirurg entgegen, daß der nierenschädigende Stoff viel-

45 Zu beidem z.B. Pässler 1906. Siehe auch Peitzman 1988 und ders. 1992.

46 Unger 1910, S. 577. Diskussionsbeitrag Bleichröder, Berliner klinische Wochenschrift 47,1 (1910), S. 495.

leicht schon eliminiert sei, »und nun die Niere nur nicht die Kraft hätte, wieder zu gesunden.« Angesichts des Umstandes, daß die primäre Ursache weder bekannt noch beherrschbar war, erschien die Transplantation als letzte Rettungsmöglichkeit dann doch legitim und auch für weitere ähnliche Fälle empfehlenswert.[47] Die Engstelle Niere blieb also als solche erhalten, sie war nur in der Kausalkette sozusagen weiter nach hinten gerückt. Trotz der Gefahr des Rezidivs stellte sie einen attraktiven Ansatzpunkt für die Kontrolle des Krankheitsbildes dar, und für viele war »nichts logischer«, als eine erkrankte Niere durch eine neue zu ersetzen.[48] Man konnte auch, wie der Amerikaner Williamson, eine neue, für die Transplantationschirurgie brauchbare Krankheitseinheit schaffen. Williamson definierte 1926 eine Gruppe von Krankheiten, für die die Nierentransplantation angezeigt sei: die »chirurgischen« Krankheiten der Niere. Diese umfaßten diejenigen beidseitigen Nierenschädigungen, die man durch Entfernung und Ersatz beider Nieren heilen könne.[49]

Die positiven Ergebnisse einiger Transplantationsexperimente belegten schon früh, daß eine verpflanzte Niere am neuen Ort weiter leben und funktionieren kann. Für die klinische Medizin machte jedoch nur die Überpflanzung auf eine anderes Individuum Sinn. Und da stand die Sache schlechter: Borst und Enderlen meinten aufgrund ihrer eigenen Beobachtungen 1909, daß die Mißerfolge der Allotransplantation an der Technik allein nicht liegen könnten und machten biochemische Differenzen zwischen den Geweben unterschiedlicher Individuen dafür verantwortlich. Für den Menschen käme nach den bisherigen Erfahrungen nur die Autotransplantation in Frage,[50] für die es allerdings kaum Indikationen gäbe.[51] 1908 führte Carrel die häufigen Mißerfolge der Allotransplantation noch auf technisch-chirurgische Probleme zurück, schloß aber bereits die Möglichkeit, daß das Blutserum des Empfängers dem Transplantat schade, nicht völlig aus. Seit 1909 unterschied er grundsätzlich

47 Diskussionsbeitrag Bleichröder, Berliner klinische Wochenschrift 47,1 (1910), S. 495. Ein anderer Diskussionsteilnehmer betonte, daß viele Nierenerkrankungen ohnehin auf ein lokales Geschehen zurückzuführen und daher durch einen Organersatz zu heilen seien, Diskussionsbeitrag Benda, Berliner klinische Wochenschrift 47,1 (1910), S. 495-496 (Hervorhebung wie im Original).

48 Z.B. Avramovici 1924, S. 734.

49 Williamson 1926, S. 213.

50 Borst/Enderlen 1909, S. 142, 154. Enderlen/Borst 1910, S. 1867.

51 Stich 1913, S. 1866. Morel/Papin 1913, S. 408.

eine biologische und eine chirurgische Seite der Transplantation.[52] Der systematische Vergleich von autogenen und allogenen Transplantationen brachte Carrel zu der Überzeugung, daß Autotransplantationen dauerhaft erfolgreich sein könnten, daß die Nierenverpflanzung also chirurgischerseits beherrscht war. *Allo*transplantate dagegen würden nach einer gewissen Zeit immer unter den Zeichen eines diffusen Nierenentzündung absterben. Die Reaktion des Wirtsorganismus gegen das neue Organ sei, so meinte er 1912, das begrenzende Moment für die Anwendbarkeit der Transplantationschirurgie.[53] Carrel selbst arbeitete auf dem Gebiet dann auch nicht mehr weiter.

Manche Autoren sahen bereits 1913 »keine Chance« für Dauererfolge bei der Allotransplantation von Nieren.[54] Weitere Versuche führten immer wieder zu ähnlichen Ergebnissen,[55] und seit dem Ersten Weltkrieg befaßten sich nur noch wenige Chirurgen ernsthaft mit der Nierentransplantation. Man glaubte nicht mehr an die Möglichkeit der klinischen Anwendung.[56] 1919 hieß es in einer Übersicht, von der Allotransplantation der Niere sei auf Dauer kein Nutzen, sondern allenfalls eine Schädigung des Empfängers zu erwarten.[57] Nur noch vereinzelt gab es optimistischere Stimmen: Morel und Papin in Paris sahen die Nierentransplantation 1913 »an der Schwelle« zur Anwendung am Menschen.[58] Aurel Avramovici in Bukarest glaubte noch 1924, die Allotransplantation von Nieren stünde vor der praktischen Anwendbarkeit, es fehle nur noch eine weitere Verbesserung der chirurgischen Technik.[59] Noch ausgeprägter war die allgemeine Skepsis gegenüber der xenogenen Transplantation der Niere.[60] Xenotransplantationen, inklusive der vom Affen, würden »von kriti-

52 Carrel, Transplantation 1908, S. 129, 138, 140. Auch Unger 1910 bezog sich nur auf die fehlerhafte Technik als Ursache für Mißerfolge, Unger 1910, S. 573. Carrel, Doppelte 1909, S. 385. Carrel, Remote 1910. Ders., The Ultimate 1911. Auf die bereits im Jahre 1900 von Landsteiner erstmals beschriebenen Blutgruppen bezog man sich noch nicht, vgl. dazu detailliert Kap. 3.4.

53 Carrel 1912, S. 14-25. Vgl. auch Stich 1913, S. 1866.

54 Jeger 1913, S. 189-190.

55 Ingebrigsten 1914. Übersicht: Sigrid Knauer 191, S. 159-165.

56 Sigfrid Knauer 1919, S. 159.

57 Sigfrid Knauer 1919, S. 163.

58 Morel/Papin 1913, S. 397.

59 Avramovici 1924, S. 737, 752-753. Mehr zu dieser Strategie im Kap. 3.3.

60 Carrel, Doppelte 1909, S. 385-386. Borst/Endelen 1909, S. 140-141, 154-155. Enderlen/Borst 1910, S. 1867. Villard/Tavernier 1910, S. 491-492. Morel/Papin 1913, S. 411-413. Jeger 1913, S. 189. Sigfrid Knauer 1919, S. 163-165. Loeb 1920.

schen Chirurgen« in der nächsten Zukunft wohl kaum unternommen, hieß es 1913.[61] Das Interesse an der Nierentransplantation brach bis zur Wiederaufnahme nach dem Zweiten Weltkrieg völlig zusammen.[62] Bevor die Niere das neue Leitorgan der Transplantationmedizin wurde, blieb »das Buch der Nierentransplantation« für einen Zeitraum von 20 Jahren geschlossen.[63]

61 Stich 1913, S. 1867.

62 Woodruff 1960, S. 514.

63 Moore 1970, S. 44.

2.9. Was ist erlaubt? Ethische Probleme mit der Organtransplantation

Die Organtransplantation war von Anfang an mit Fragen und Problemen verbunden, die über den unmittelbar wissenschaftlich-medizinischen Bereich hinausgingen. Als wissenschaftliche und chirurgische Praxis stand sie in Beziehung zu Werten, Normen, kulturellen Vorstellungen von Ärzten, Patienten und Gesellschaft. Wie eng die innerwissenschaftlichen mit den außerwissenschaftlichen Themenbereichen verschränkt waren, zeigt die Tatsache, daß die Ärzte und Wissenschaftler sich in ihren Fachartikeln implizit oder explizit mit ethischen Fragestellungen beschäftigten. Einige der noch heute mit der Organtransplantation verbundenen Probleme tauchten bereits in der medizinisch-wissenschaftlichen Literatur der 1880er bis 1930er Jahre auf, wenn auch meist nicht unter der Bezeichnung »Ethik«. Sie betreffen vor allem die Herkunft der Transplantate, das Problem der Erprobung neuer Therapiemethoden am Menschen, die Aufklärung und Einwilligung von Spender und Empfänger und die – damals mehr oder weniger theoretische – Frage nach der ethischen Zulässigkeit der Zeugung von Kindern aus transplantierten Keimdrüsen.[1]

Organgewinnung vom Tier

Ein beachtlicher Teil des zur Transplantation verwendeten Gewebes stammte von Tieren. Bei einigen Tierarten, z.B. Affen, war schon die Beschaffung ein Problem. Unger z.B. erhielt nur dank der Mithilfe des Berliner Zoologischen Gartens 1910 einen Schweinsaffen als »Nierenspender«.[2] Schon die wissenschaftlichen Tierversuche waren umstritten, und der Einfluß der Tierversuchsgegner darf nicht unterschätzt werden.[3] So beschäftigte das Rockefeller Institut auf den Druck der Tierschützer hin eine spezielle Pflegekraft, um die von

1 Entsprechend der Gesamtfragestellung nach der medizinisch-wissenschaftlichen Entwicklung des chirurgischen Organersatzes werden diese Themen hier nur soweit dargestellt, wie sie sich in den wissenschaftlichen Beiträgen der beteiligten Ärzte widerspiegeln. Eine weitergehende Analyse und historische Einordnung in die zeitgenössischen medizinethischen Diskussionen muß an dieser Stelle ausgeklammert bleiben.

2 Unger 1910, S. 575. Ähnlich: Küttner 1917, S. 1452.

3 Vgl. als Übersicht den Sammelband von Rupke 1987.

Carrel für Transplantationen verwendeten Versuchstiere nach der Operation zu betreuen.[4] Ebenso bot die Verwendung von Tierorganen zur Transplantation eine Zielscheibe der Kritik. Schon Brown-Séquards Organotherapie hatte die englische Tierschutzbewegung wegen des von Tieren stammenden Organextrakts empört.[5] Später wollten die britischen Tierschützer verhindert wissen, daß Voronoff anläßlich eines Besuchs in Großbritannien seine Affenhodentransplantation vorführen könne.[6]

Nicht wenige Mediziner dagegen sahen in der Organgewinnung vom Tier eine Ideallösung für das »Materialproblem«. So gab es unter den Chirurgen die Vision des Tieres als eines Ersatzteillagers, das »jederzeit *lebendes* Verpflanzungsmaterial in vollkommen einwandfreier Form und unbegrenzter Menge« bietet.[7] Zum Teil hegte man aber Bedenken hinsichtlich der Akzeptanz xenogener Transplantationen seitens der Patienten: Hermann Rohleder meinte 1921, daß sich für die Transplantation des Hodens eines höheren Affen weder bereitwillige Empfänger noch Chirurgen finden ließen. Den Grund dafür sah er in einer »eingeborenen Sexualprüderie«.[8] Diese Einschätzung wurde kurze Zeit später durch die Popularität der Voronoffschen Transplantationen widerlegt. Allerdings machten einige Ärzte die Erfahrung, daß Patienten um ihre Identität als Menschen fürchteten, wenn ihrem Körper Substanzen oder Gewebe zugeführt werden sollte, die vom Tier stammten.[9] Manche Kranken sollen sich geweigert haben, ihre »atrophischen Nerven« durch Präparate aus Ochsenhirn oder durch den Verzehr von Kalbshirn behandeln zu lassen, weil sie glaubten, »dass Eigenschaften des Wiederkäuers auf die Behandelten übergingen.«[10] Die Warnung vor der Übertragung tierischer Eigenschaften auf den Empfänger war ein typisches Argument der nichtärztlichen Gegner der Voronoffschen Hodentransplantationen. Der überpflanzte Affenhoden würde weiterhin Spermatozoen produzieren, die dann mit der Zirkulation in den Körper getragen würden, hieß es etwa. Die Spermien dieses niedrig stehenden

4 Lederer 1995, S. 78.

5 Borell, Origins 1978, S. 63.

6 Anon., Dr. Voronoff 1928. Hamilton 1986, S. 112-119.

7 Küttner 1917, S. 1452 (Hervorhebung wie im Original). Ähnlich: Avramovici 1924, S. 735-736.

8 Rohleder 1921, S. 186.

9 Zur literarischen Verarbeitung vgl. Hamilton 1986, S. 67-69.

10 Fürbringer 1894, S. 320.

und amoralischen Tieres beeinflußten den psychischen und moralischen Zustand des Patienten. Häufige Transplantationen, so meinte ein Londoner Arzt, führten möglicherweise zu einer Mischung der unterschiedlichen spezies-eigenen Proteine und resultierten in einer zwischen Affe und Mensch angesiedelten Rasse. Da von der »Vertierung« auch die eigenen Samenzellen des Empfängers betroffen seien, müsse man damit rechnen, daß diese Männer affenartige Kinder zeugten. Einige Eugeniker befürchteten, daß auf diese Weise die menschliche Spezies vergiftet würde.[11] Andererseits gab es Empfänger, die die Übertragung tierischen Gewebes der Allotransplantation vorzogen: Kocher verpflanzte trotz der schlechten Prognose manchmal Schafsschilddrüse, weil manche Patienten , wie er schrieb, »ein Grauen davor hatten, sich von Menschen, die sie nicht kannten, Gewebe in den eigenen Körper verpflanzen zu lassen, während ihnen Lammschilddrüse eher etwas Sympathisches hatte.«[12]

Probleme der Lebendspende

Das Problem des Organmangels ist so alt wie die Organtransplantation selbst. Viele Forscher verwendeten tierische Transplantate nur deshalb, weil menschliches Gewebe nicht zu beschaffen war.[13] Albert Moll griff das Problem der Lebendspende vom Menschen bereits 1902 in seinem Buch »Ärztliche Ethik« auf. So sah er im Falle einer ohnehin vorzunehmenden Beinamputation keinen Hinderungsgrund, Haut für die Verpflanzung zu entnehmen, »da der Amputierte das Bein nicht mehr als sein Eigentum betrachtet und hierbei niemand geschädigt wird.« Bei der Entnahme »von einem gesunden Individuum« dagegen stellten sich durchaus ethische Fragen. Zwar sei der Eingriff »verhältnismäßig unbedeutend« und daher zulässig, jedoch nur mit »vollständiger Genehmigung« des Spenders.[14] Das Gewebe für die frühen Schilddrüsentransplantationen stammte zunächst immer aus resezierten Kröpfen. Hier war die Lage analog zum amputierten Bein, und in den betreffenden Artikeln werden keinerlei Bedenken geäußert. Problematischer wurde es, als man danach strebte,

---

11 Hamilton 1986, S. 112-117.

12 Kocher 1914, S. 550.

13 Vgl. u.a. Unger 1910, S. 575. Busch/Wright 1910, S. 33. Wilmoth 1931, S. 1652.

14 Moll 1902, S. 231.

nur gesundes Schilddrüsengewebe zu verpflanzen. So mußte etwa Christiani mit einer Transplantation warten, bis ein Patient aus anderen Gründen als einer Kropfentfernung am Hals operiert wurde, um ihm zusätzlich etwas vom gesunden Schilddrüsengewebe zu entnehmen. In dem entsprechenden Bericht von 1904 betonte er das Einverständnis des Lebendspenders.[15] Ein Argument zugunsten der Lebendspende war die Spenderauswahl: Hier war es möglich, Gewebe von jungen und gesunden Blutsverwandten gleichen Geschlechts zu erhalten.[16] So beschrieb Payr 1905, wie der Mutter eines kretinischen Mädchens Schilddrüsengewebe zur Übertragung auf ihr Kind entnommen wurde. Dabei betonte er, daß der Spenderin »bezüglich des Erfolges dieses Eingriffes keinerlei Versprechungen gemacht« wurden.[17]

Bei der Nebenschilddrüsentransplantation war die Lebendspende ebenfalls die bevorzugte Art der Organgewinnung. Von Eiselsberg führte die Zunahme solcher Transplantationen 1914 darauf zurück, daß »das Material hierzu in jeder chirurgischen Station leicht zu haben ist.«[18] Nebenschilddrüsentransplantate wurden nämlich ebenso wie Schilddrüsengewebe meist bei Kropfexstirpationen gewonnen. Stand bei der Entnahme von Schilddrüsengewebe bei der Kropfoperation noch der Nutzen des Spenders im Vordergrund, so war die *Neben*schilddrüsenentfernung eindeutig nicht im Sinne des Operierten. Wegen der möglichen Schädigung des Spenders durch Nebenschilddrüsenausfall mußte man besonders vorsichtig vorgehen.[19] So sollte beispielsweise immer nur eines der vier Epithelkörperchen entnommen werden,[20] und auch die Spenderauswahl mußte sehr sorgfältig erfolgen. Vielen Chirurgen war offensichtlich nicht wohl bei der Sache: »Das Gefühl, möglicherweise den Spender doch zu schädigen, bleibt ein drückendes«, meinte von Eiselsberg.[21] Zwar wurde in den entsprechenden Publikationen immer wieder betont, daß die Entnahme für den Spender unschädlich gewesen sei, dessen Einverständniserklärung aber blieb Nebensache.[22]

---

15 Christiani 1904, S. 81-82. Mehr zum Problem der Patientenaufklärung und -zustimmung weiter unten.

16 Kocher 1914, S. 560.

17 Payr 1906, S. 576.

18 Von Eiselsberg 1914, S. 656.

19 Leischner 1907, S. 220.

20 Kocher 1914, S. 506, zitiert Heller 1910.

21 Von Eiselsberg 1921, S. 409. Vgl. schon ders. 1914, S. 669.

22 Von Eiselsberg 1914, S. 656, ders. 1921, S. 388-405.

Bei der Allotransplantation des Eierstocks stammten die Transplantate in der Regel von der Lebenden. Man entnahm sie Frauen, die sich aus einem anderen Grund einer Operation ihrer inneren Geschlechtsorgane unterziehen mußten. Meist bestand eine Indikation von seiten der Spenderin, die Ovarien wurden also aus therapeutischen Gründen entfernt.[23] Dies wurde in vielen Berichten hervorgehoben.[24] Der Nutzen für die Spenderin konnte z.B. in einer Unfruchtbarmachung durch Kastration bestehen,[25] andere Indikationen waren Eileiterschwangerschaft, beginnendes Zervixkarzinom, myomatöser Entartung des Uterus oder innere Erkrankungen wie Herzfehler und Tuberkulose sowie Aplasie von Uterus und Vagina.[26] Ob man Gewebe von kranken Spenderinnen angesicht einer vielleicht möglichen Gefahr für die Empfängerin benutzen dürfe, war heftig umstritten – weit mehr im Übrigen als die Frage des Einverständnisses der Spenderin oder deren Recht an ihrem eigenen Körpergewebe.[27] So betrafen die »etwaigen Bedenken hinsichtlich der Lebendspende von Ovargewebe«, mit denen sich ein Gynäkologe in einem Aufsatz auseinandersetzte, ausschließlich die möglichen Gefahren für die *Empfängerin*.[28]

Es gab sogar Fälle, in denen der Chirurg im Rahmen anderer Eingriffe Eierstockgewebe entfernte, ohne daß dies zum Nutzen der Spenderin gewesen wäre. Dabei ließ man, wie betont wurde, allerdings noch einen Eierstock zurück, damit kein Kastrationssyndrom auftrat.[29] Die Einwilligung zur Entnahme wird in einer Reihe von Berichten erwähnt,[30] häufig fehlt ein solcher Hinweis jedoch. Dies konnte »juristische Fragen« nach sich ziehen: Frauen, denen ein Ovarium ohne eigenen Nutzen herausgenommen wurde, hieß es 1924,

23 Engel 1912, S. 986.

24 Cramer 1906, S. 1907-1908. Martin 1908, S. 7-8. Zur Osteomalazie als Indikation der Ovarektomie, siehe Simmer 1983, S. 55. Cramer entnahm später in vier Fällen Ovarien bei einem Kaiserschnitt, die er wegen des dort in besonderer Weise ausgebildeten Gelbkörpers für besonders wertvoll hielt. Inwieweit dabei der Nutzen der Spenderin im Vordergrund stand, ließ er offen. Cramer 1919, S. 475.

25 Bericht bei Martin 1908, S. 15.

26 Sippel 1926, S. 269.

27 Engel 1924, S. 1379. Zimmermann 1925, S. 995. Sippel 1926. S. 270.

28 MMW 73,1 (1926), S. 459.

29 Z.B. bei Glass, siehe anon., Transplantation 1899, S. 1298.

30 So z.B. 1899 von H. Glass., nach Knauer 1900. S. 324; 1908 von Martin (S. 8), sogar bei einer ohnehin unumgänglichen Eierstockentfernung.

könnten »zweifellos Ansprüche erheben, falls zufällig das andere erkrankt und entfernt werden muß.«[31]

Beim Hoden gab es ebenfalls Lebendspenden. Meist wurde Hodengewebe oder ganze Organe von Männern entnommen, bei denen ohnehin eine Operation im Bereich des Hodens stattfand, z.B. bei Hernien und Leistenhoden.[32] Dabei mußte natürlich die Gefahr der vollständigen Kastration des Spenders bedacht werden.[33] Manchmal gingen die Indikationen zur Hodenentferung in sexuelle Richtung: So ließ sich ein Patient 1921 zur Beseitigung »lästiger Pollutionen«, die er auf den Reiz eines Leistenhodens zurückführte, diesen entfernen. Das Organ wurde dann einem anderen Mann eingepflanzt.[34] Auch Hypersexualität, Exhibitionismus und Sadismus waren Motive für den Patientenwunsch nach Entfernung eines oder beider Hoden, die dann weiterverpflanzt werden konnten.[35]

Da die medizinische Indikation zur Entfernung normaler Hoden »äußerst selten« war,[36] wichen manche Chirurgen auf die freiwillige Spende aus. So berichtet Morris 1914 über die freiwillige Spende eines kleinen keilförmigen Hodenstücks zu Transplantationszwecken.[37] Von Ausnahmen abgesehen,[38] beurteilten die Chirurgen die Spendebereitschaft jedoch pessimistisch.[39] Lichtenstern veranlaßte einen Vater, ihm einen seiner Hoden zur Einpflanzung auf den eunuchoiden Sohn zur Verfügung zu stellen. In einem anderen Fall war es der Bruder eines nach Hodenverlust schwer wesensveränderten Patienten, der sich, »um diesen von dem ihm schon fast unerträglichen Zustand zu befreien,« entschloß, »einen Hoden zu opfern«.[40] Solche Spenden unter nahen Verwandten hielt Lichtenstern für medizinisch besonders günstig und letztlich auch für zumutbar, da »es nicht notwendig ist, den ganzen Hoden

31 Engel 1924, S. 1379. Ähnlich kritisch auch Woodruff 1960, S. 502. Zur Rechtsprechung vgl. Elkeles 1989, S. 69-71.

32 Steinach/Lichtenstern 1918, S. 145. Kreuter 1919, S. 955. Rohleder 1921, S. 186. Ähnlich Lichtenstern 1924, S. 21-27.

33 Enderlen 1921, S. 1439. Lichtenstern 1924, S. 24-25.

34 Förster 1921, S. 107.

35 Mühsam 1920, S. 824-825. Brandt/Lieschied 1923, S. 461. Lichtenstern 1924, S. 95-96.

36 Lichtenstern 1924, S. 21.

37 Morris 1914, S. 753.

38 Lespinasse 1913, S. 1869.

39 Lydston 1914, S. 752. Steinach/Lichtenstern 1918, S. 148.

40 Lichtenstern 1922, S. 54.

zu diesem Zwecke zu entfernen, sondern [...] es vollständig genügt, die Hälfte oder ein Drittel zu verwenden.«[41] Lichtenstern wollte dies jedoch auf nahe Verwandte (»Vater, Bruder oder Vetter«) beschränkt wissen.[42]

In den 1920er und 30er Jahren wurde ebenfalls Nebennierengewebe vom Lebenden gewonnen. So mußte gelegentlich bei einer Nierenentfernung wegen Tuberkulosebefall aufgrund von Verwachsungen zusätzlich Gewebe der Nebenniere entfernt werden. Dieses konnte dann »sofort von Tisch zu Tisch« einem Addison-Kranken eingesetzt werden.[43] Auch für die gezielte Entfernung der Nebenniere gab es eine medizinische Indikation: Eine zeitlang versuchten die Ärzte, schwere Fälle von Epilepsie durch eine einseitige Nebennierenablation zu behandeln. Das anfallende Gewebe konnte auf Patienten mit Morbus Addison verpflanzt werden. Nachdem die Ablationstherapie jedoch aufgeben worden war, traten Schwierigkeiten auf, »artgleiche gesunde Transplantate« zu gewinnen.[44] Als man einige Jahre später versuchte, erhöhten Blutdruck durch die Entfernung der Nebenniere zu behandeln, stand das entfernte Organgewebe für eine Einpflanzung bei Patienten mit zu *niedrigem* Blutdruck wegen Morbus Addison zur Verfügung.[45]

Bei der Niere waren die Meinungen über die Frage der Lebendspende geteilt: Die US-Amerikaner Wu und Mann hielten sie 1934 für durchaus praktikabel und erlaubt, da man ebensogut mit nur einer Niere leben könne.[46] Der Ukrainer Voronoy dagegen lehnte 1936 die Lebendspende wegen der Gefahr der Schädigung des Spenders bei gleichzeitig geringer Chance einer Rettung des Empfängers ab.[47]

Schon 1914 forderte Lydston in den USA eine gesetzliche Regelung der Lebendspende insgesamt sowie Kampagnen, um in der Bevölkerung dafür zu werben.[48] Umgekehrt wurde 1922 auf einer Sitzung der Berliner Medizinischen Gesellschaft vor der Lebendspende von Hodengewebe wegen der möglichen Schädigung des Spenders gewarnt und eine beginnende Kommerzia-

---

41 Lichtenstern 1921, S. 307.

42 Lichtenstern 1924, S. 25.

43 Leschke 1929, S. 174. Reinhart 1928.

44 Curschmann 1928, Zitat: S. 428-429.

45 Demarest/Monier-Vinard 1934.

46 Wu/Mann 1934, S. 907.

47 Voronoy 1936, S. 296.

48 Lydston 1914, S. 917.

lisierung angeprangert: »Es ist jetzt schon soweit gekommen, daß das Publikum den Hoden für Geld anbietet, ja in einem Fall ist sogar ein Kettenhandel damit betrieben worden. Die Aerzte sollten vermeiden, das Publikum zu solchem Verhalten zu erziehen.«[49]

Organe vom Toten

Freiwillige Lebendspender zu finden, war schwierig. Zudem waren bei vielen Organen Lebendspenden von vornherein unmöglich, weil der Spender kein Organgewebe entbehren konnte. So lenkte die Gefahr, den Spender durch die Entnahme zu schädigen, das Interesse bei einer Reihe von Organen auf die Organgewinnung vom Toten. Die Nebenschilddrüse war ein solches Organ. Schon bei der ersten Transplantation von Nebenschilddrüse am Menschen im Jahre 1907 wurde Gewebe von Verstorbenen verpflanzt. Epithelkörperchen konnten von frisch verstorbenen Neugeborenen, Opfern von Unfällen oder Gewalttaten stammen.[50] Wegen der Gefahr einer Schädigung des lebenden Spenders empfahl von Eiselsberg 1921 generell die Verwendung der Epithelkörperchen solcher frisch Verstorbener.[51] Das mutmaßliche Einverständnis des Toten oder der Angehörigen erwähnte er dabei nicht.

Nebennieren waren nur sehr selten von Lebenden zu haben. Sie wurden typischerweise von Toten entnommen, meist ebenfalls Unfallopfern oder unter der Geburt verstorbenen Säuglingen.[52] Eine Ausnahme bildete die Organentnahme von einer 73jährigen Frau, die an einer »zerebralen Thrombose« frisch verstorben war: Ein britischer Chirurg berichtete 1933, wie man noch vor ihrem Tode das Bett der Sterbenden neben das einer 27jährigen Addison-Patientin gestellt hatte. »Selbstverständlich«, heißt es im Bericht, wurden die Betten komplett gegeneinander abgeschirmt. Die Ärzte bereiteten das Abdomen der noch lebenden Spenderin wie für einen chirurgischen Eingriff vor. Unmittelbar nach ihrem Tode eröffneten sie »unter vollständiger Asepsis« den Bauch, entnahmen die Nebennieren, brachten sie in warme Salzlösung und

49 H. Rosenthal vor der Medizinischen Gesellschaft in Berlin, 18.1.199, DMW 48 (1922), S. 209.

50 Von Eiselsberg 1921, S. 388, 396, 408.

51 Von Eiselsberg 1921, S. 409.

52 Hurst et al. 1922. Pybus 1924. D'Abreu 1933.

pflanzten sie in dünne Scheiben zerlegt der Empfängerin im Nachbarbett unter die Haut.[53] Weder das Einverständnis der Sterbenden, noch das Problem der Vorbereitung zur Explantation bereits während des Lebens wurden erwähnt. Daß der Bericht so im *Lancet* erschien, zeigt, daß man wohl keine besonderen Bedenken gegen dieses nach heutigen Maßstäben unzulässige Vorgehen hegte.

Das Material für die seltene Allotransplantation von Pankreasgewebe stammte ebenfalls von Unfallopfern.[54] Über die Frage der Einwilligung des »Spenders« vor seinem Tode oder stellvertretend der Angehörigen liest man auch hier nichts. Die Möglichkeit der Pankreastransplantation war schon allein deshalb stark eingeschränkt, weil die Bauchspeicheldrüse nicht vom Lebenden entnommen werden konnte. Der Umstand, daß »nur das Organ von Leichen benutzt werden könnte« wurde auch für die Hypophysentransplantation als bedeutendes Hindernis gesehen.[55]

Obwohl beim Hoden die Lebendspende gebräuchlich war, stammten Hodentransplantate häufig von Toten. Schon die erste therapeutische Allotransplantation von Hoden 1912 wurde mit dem Organ eines gewaltsam zu Tode gekommenen Mannes durchgeführt.[56] Lydston hielt 1914 die Transplantation von Keimdrüsen von der Leiche für praktikabel und erfolgversprechend. Allerdings erschwere die in Amerika herrschende Abneigung gegen die wissenschaftliche Verwendung Toter die Organbeschaffung. Noch schwieriger wurde das Ganze dadurch, daß er Drüsen von einem bestimmten Personenkreis benötigte: Die Toten mußten ein bestimmtes Alter haben, sie sollten durch gewaltsame Einwirkung gestorben, frisch und möglichst frei von Syphilis sein.[57] Stanley und Kelker verwendeten seit 1918 Hoden Hingerichteter zur Transplantation auf andere Häftlinge. Über die Haltung der »Spender« dazu findet sich in ihren Berichten nichts.[58] Diese Praxis wurde von der kalifornischen *Anti-Vivisection Society* scharf angegriffen. Die Tierschützer wandten sich gegen jede Form der Ausbeutung wehrloser oder abhängiger Mitgeschöpfe

53 D'Abreu 1933, S. 1478-1479.

54 Pybus 1924.

55 Sigfrid Knauer 1919, S. 139.

56 Er war an einer Leberruptur verblutet, Hammond/Sutton 1912, S. 151.

57 Lydston 1914, S. 747, 752-753, 812-814. Eine ganze Reihe von Hoden stammten von Männern, die durch Stromschlag umgekommen waren, ebd., S. 868-869.

58 Stanley/Kelker 1920.

und setzten sich nicht nur für Tiere, sondern ebenso für den Schutz der Insassen von Waisenhäusern, Gefängnissen und Irrenhäusern sowie von Soldaten ein.[59]

Sehr selten wurde das Material zur Ovarialtransplantation von einer Toten gewonnen. Nur Lydston beschrieb dies als ein sinnvolles Verfahren.[60] Auch hier dachte man an die Neugeborenen: Sippel hatten 1926 nur »äußere Schwierigkeiten« daran gehindert, »die Ovarien Neugeborener zu überpflanzen«. Es sei bisher nicht gelungen, »gerade in dem Augenblicke eines intra partum absterbenden Kindes weiblichen Geschlechts mit noch lebenswarmen inneren Organen eine geeignete Empfängerin zur Hand zu haben.«[61]

Eine Nierentransplantation vom toten Menschen unternahm nur Voronoy 1934 mit einem Transplantat, das von einem an Enzephalitis verstorbenen Patienten stammte.[62] Der Vorschlag, die gesunden Nieren frisch Verstorbener zu verpflanzen, findet sich gelegentlich in der Literatur.[63] Bereits 1913 wurde sogar die Möglichkeit einer Organbank mit gesunden menschlichen Nieren erwogen.[64] Unger hielt die Verpflanzung vom Toten 1910 allerdings aus logistisch-technischen Erwägungen für wenig erfolgversprechend: Die Nieren eines toten Menschen müßten ja »unmittelbar nach Erlöschen des Blutkreislaufes entnommen werden, sonst stellen sich zu schnell irreparable Veränderungen ein«. Am meisten falle jedoch ins Gewicht, »dass man solche Nieren nur höchst selten im erforderlichen Falle sofort zur Hand hat.«[65]

Lydston, der 1914 die Lebendspende propagierte, setzte sich auch für die Popularisierung der Organspende von Toten ein. Warum, so fragte er, sollte dieses Material verschwendet werden, das, richtig eingesetzt, so viel zu Gesundheit, Glück, Effizienz und sogar zur Langlebigkeit der menschlichen Art beitragen könne? Diese »biologische« Energie müsse erhalten werden.[66]

---

59 Lederer 1995, S. 112.

60 Lydston 1914, S. 864. Martin 1915, S. 571.

61 Sippel 1926, S. 270.

62 Voronoy 1934.

63 Avramovici 1924, S. 753. Williamson 1926, S. 249. Voronoy 1936, S. 297.

64 Morel/Papin 1913, S. 411. Allerdings wird nicht angegeben, ob die Organe von Lebenden oder Toten stammen sollten.

65 Unger 1910, S. 575. Morel/Papin 1913, S. 411, schlugen vor, Nieren von unter der Geburt verstorbenen Säuglingen zu transplantieren.

66 Lydston 1914, S. 917.

Die Organtransplantation war eine neue und letztlich experimentelle Therapiemethode. Es bedurfte einer Rechtfertigung, sie beim Menschen anzuwenden. Immer wieder wurden in den Fachaufsätzen Operationsrisiko und potentieller Nutzen für den Patienten gegeneinander abgewogen.[67] Die Tierversuchskritiker – Antivivisektionisten – wandten sich ebenso gegen Experimente am Menschen, die sie in Analogie zum Tierversuch als »Humanvivisektion« (*human vivisection*) bezeichneten.[68] Auch die Schilddrüsentotalentfernungen wurden nachträglich von den Wissenschaftlern selbst kritisch als *vivisection humaine* bezeichnet.[69] Eine solche Bezeichnung beinhaltete einen eindeutigen Vorwurf. So lehnten manche Autoren die großzügige Indikationsstellung zur Ovarialtransplantation ab, weil es sich dabei um »operative Experimente« handele.[70] Die Risiken der neuen Therapiemethode sollten möglichst gering gehalten werden, indem man z.B. durch eine sorgfältige Spenderauswahl die Übertragung von Infektionskrankheiten mit dem Organ vermied.[71] Andererseits mußten auch die Chancen deutlich gemacht werden: Typisch ist der Vergleich der Transplantation mit dem Mißerfolg einer vorausgegangenen Behandlung – häufig eine konservative Therapie, z.B. mit Organextrakten. Diese Versuche, Kranken mit einem neuen, noch wenig erprobten Verfahren zu helfen, wurden immer wieder mit deren verzweifelter Situation begründet: Anstatt den Menschen sterben zu lassen, fühlte man sich berechtigt, noch die Transplantation als *ultima ratio*, als letztes – zumindest der Theorie nach rationales – Mittel zu probieren.[72] Oft führten Chirurgen an, daß sie sich durch zahlrei-

---

67 Payr 1906, S. 589-591. Borst/Enderlen 1909, S. 127-128. Sigfrid Knauer 1919, S. 115. Das Problem der Schädigung des Patienten durch die Behandlung hatte sich bereits in der Vorgeschichte der Organtransplantation bei der folgenreichen Totalexstirpation der Schilddrüse durch Kocher gestellt. Vgl. Tröhler 1992.

68 Lederer 1995 widmet sich diesem Thema ausführlich, vgl. besonders S. 27-50.

69 Lombard 1883, S. 593.

70 Storer 1915, S. 44. Vgl. auch Diskussionsbeitrag Munter (zu Engel 1912), MMW 59,2 (1912), S. 733.

71 Dieses Problem wird sehr häufig angesprochen. Storer 1915, S. 43, z.B. weist darauf hin, daß im Falle der Übertragung einer Syphilis ein juristischer Kunstfehlerprozeß eindeutig ausgehen würde.

72 Z.B. Pybus 1924 bei Pankreas- und Nebennierenverpflanzungen. Unger 1910, S. 577, Morel/Papin 1913, S. 411, 413 für die xenogene Nierentransplantation. Williamson 1926, S. 249.

che Tierversuche von Ungefährlichkeit und Nutzen der Transplantation überzeugt hatten.[73] Immer wieder wurde allerdings die Übertragbarkeit der Resultate von Tierversuchen auf den Menschen angezweifelt: Meist in dem Sinne, daß Erfolge beim Menschen schwieriger zu erzielen seien,[74] manchmal auch umgekehrt.[75]

Zwar findet sich in der Literatur mit der Zeit immer häufiger der Hinweis auf das Einverständnis des Empfängers,[76] dennoch wird das Problem in den wissenschaftlichen Aufsätzen meist nicht explizit angesprochen. Offensichtlich genügte es für viele Chirurgen zu wissen, daß sie zum Wohle des Patienten handelten, zumal die Patienten eine Aufklärung und explizite Einwilligung nicht unbedingt erwarteten. Manchmal konnten die Patienten ohnehin nicht gefragt werden. Bircher beschrieb 1890, wie eine Organempfängerin aufgrund ihres Gesundheitszustandes nicht in der Lage gewesen war, ihre Zustimmung zur Transplantation zu geben: »Bei diesem trostlosen Zustande, welcher voraussichtlich bald zum Tode führen musste,« schrieb er, »war der Entschluß Schilddrüsengewebe in die Bauchhöhle zu implantieren gewiss gerechtfertigt.«[77] Bei den Schilddrüsentransplantationen an kretinischen Kindern wurde oft der Wunsch der Eltern als Begründung angeführt.[78] Häufig waren wohl, wie es Christiani 1904 beschrieb, die potentiellen Transplantatempfänger zu allem bereit, was ihre Situation verbessern könnte.[79] Bei Eierstocktransplantationen findet man in den Fachaufsätzen oft eindringlich geschildert, wie sehr die Patientinnen den Arzt gedrängt hätten, eine Verbesserung ihres Zustandes zu bewirken. Ob der Patient jedoch glaubte, seine Situation durch die Transplantation verbessern zu können, hing wiederum von der Aufklärung durch den Arzt ab. Hier gibt es einige Beispiele für eine sehr vorsichtige Haltung: Robert Morris in den USA ließ seine Patientinnen um die Jahrhundertwende ein Schriftstück unterzeichnen, das sie über die Risiken und den gänzlich experimentellen Charakter der Ovarialtransplantation informier-

---

73 Z.B.: Payr 1906, S. 589. Steinach/Lichtenstern 1918, S. 145-146. Lichtenstern 1921, S. 307.

74 Groves/Joll 1910, S. 1966. Enderlen 1921, S. 1439.

75 Kocher 1914, S. 548-549, 564.

76 Z.B. Busch/Wright 1910, S. 33. Lydston 1914, S. 864.

77 Bircher 1890, S. 3405.

78 Z.B. Von Eiselsberg 1914, S. 656.

79 Christiani 1904, S. 82.

te.[80] Der Amerikaner Lydston erwähnte in seinen Berichten über Hodentransplantationen immer die Zustimmung des Empfängers oder, bei Kindern und psychisch Kranken, die der Angehörigen.[81]

Stanley und Kelker nahmen um 1920 ihre Hodentransplantationen in einem Gefängnis vor. Ob die als geschwächt und apathisch beschriebenen Empfänger diesen Eingriff gewünscht hatten, geht aus den Berichten nicht hervor.[82] Die *Anti-Vivisection Society* zielte mit ihrer Kritik nicht nur auf die Praxis der Organgewinnung von Hingerichteten, sondern sah auch die Selbstbestimmung der *Empfänger* unter den Bedingungen der Gefangenschaft gefährdet.[83] Nachdem Stanley 1920 zur Injektion von Hodenmasse tierischen Ursprungs übergegangen war, entstand unter den Häftlingen allerdings eine immense Nachfrage nach der Behandlung. Stanley scheute sich nicht, dem Drängen nachzugeben und konnte im Jahre 1922 über 1000 solcher »Implantationen« berichten.[84]

Entsprechend der paternalistischen Grundhaltung, wie sie für diese Zeit typisch war, lag die Entscheidung, ob eine Transplantation durchgeführt werden sollte, zunächst beim Arzt, weniger beim Patienten.[85] Das konnte so weit gehen, daß dem betroffenen Kranken aus wissenschaftlichen Gründen bewußt entscheidende Informationen vorenthalten wurden: Eine Patientin hatte 1923 gar nicht erfahren, daß ihr ein Teil des Eierstockes in die Bauchwand gepflanzt wurde, so daß man eine »psychologische« Ursache der klinischen Besserung nach dem Eingriff ausschließen konnte.[86] 1922 wurde, ebenso zum Ausschluß einer psychischen Beeinflussung, dem Empfänger eines Hodens »peinlich verschwiegen«, daß das Allotransplantat von einem Homosexuellen stammte.[87] Umgekehrt erhielt in einem anderen Fall ein Homosexueller ohne sein Wissen Hodengewebe eines Heterosexuellen eingepflanzt.[88]

Ein ähnliches Problem ergab sich, wenn das funktionelle Resultat der Transplantation beobachtet werden sollte, ohne daß die Wirkung einer zusätzlichen

80 Simmer 1970, S. 322. Ähnlich: Lydston 1914, S. 864.
81 Lydston 1914, S. 752, 866, 916.
82 Stanley/Kelker 1920, S. 302.
83 Lederer 1995, S. 112.
84 Stanley 1921. Ders. 1922. Vgl. Kap. 2.6.
85 Vgl. Elkeles 1989.
86 Bainbridge 1923, S. 496.
87 Kreuter 1922, S. 539.
88 Mühsam 1922, S. 1342.

Therapie das Ergebnis verfälschte. Payr schrieb 1906 ganz unbefangen, daß ein Kind nach einer Schilddrüsentransplantation »selbstverständlich« nicht eine Thyreoidintablette erhalten habe. Es ginge ja um »die völlig objective Beurtheilung des Erfolges«.[89] Kocher dagegen bestand darauf, daß er vor allem dem Patienten helfen wolle, und es erst in zweiter Linie »auf die Reinheit des Experimentes in vivo,« ankomme.[90]

Vereinzelt wurden am Menschen Transplantationen aus rein experimentellen Gründen durchgeführt. Auf solche »Humanvivisektionen« ohne therapeutischen Hintergrund richtete sich die Kritik der Antivivisektionsbewegung in besonderer Weise.[91] Prinzipiell herrschte in der Fachwelt Einigkeit darüber, »daß gerade für die Vornahme von Experimenten die Einwilligung der voll zurechnungsfähigen Versuchsperson unumgängliche Voraussetzung war.«[92] Christiani pflanzte 1902 aus wissenschaftlichen Gründen einer Patientin, die nicht schilddrüsenkrank war, im Zuge einer anderen Halsoperation Schilddrüsenfragmente unter die Haut. Über deren Einwilligung sagte er in dem Aufsatz nichts. Da er aber über das Problem klagte, Freiwillige für solche Experimente zu finden, kann man annehmen, daß er generell darauf Wert legte und auch hier das Einverständnis der Patientin vorlag.[93] In den frühen 1920er Jahren wurden – »mit Genehmigung der Versuchspersonen« – Affenhoden transplantiert, um sie später nach Entfernung zu untersuchen.[94]

Ansonsten bot sich beim Menschen nur selten die Chance zur Nachuntersuchung von Transplantaten. Als eine Patientin, der im Jahre 1911 die eigenen Ovarien in die Bauchwand verpflanzt worden waren, sich Jahre später aus einem anderen Grund einer Operation unterziehen mußte, nahmen die Chirurgen die Gelegenheit war, legten das Transplantat frei, inspizierten es und entnahmen eine kleine Gewebeprobe. Eine Einwilligung der Patientin wird in dem betreffenden Aufsatz von 1923 nicht erwähnt.[95] In der Regel scheuten sich die Ärzte, Eingriffe am Menschen eigens zum Zweck der Gewebsentnahme vorzunehmen.[96] Christiani klagte 1904 über die Schwierigkeit, für eine solche

89 Payr 1906, S. 585-586.

90 Kocher 1914, S. 512.

91 Lederer 1995, u.a. S. xv, 29-50.

92 Elkeles 1989, S. 74.

93 Christiani 1904, S. 81-82.

94 Lit.-Bericht, MMW 72 (1925), S. 37.

95 Nattrass 1923.

96 Kocher 1914, S. 508. Ähnlich: Lichtenstern 1924, S. 56.

Operation das Einverständnis der Patienten zu erlangen. Später berichtete er, wie er mit Zustimmung der betroffenen Patientin drei Jahre nach einer Transplantation eines von vielen kleinen subkutan eingepflanzten Schilddrüsenstückchen zur mikroskopischen Untersuchung entnahm.[97] Schwieriger stellte sich die Lage bei Transplantationen in Milz und Knochenmark dar, wo die Entnahme mit einem größeren operativen Eingriff verbunden war: Ein Chirurg berichtete 1914 über die Nachuntersuchung eines Transplantates im Markraum, er habe die »Courage« gehabt, »später wieder aufzumachen«, das Transplantat war jedoch vollständig verschwunden.[98] Im Gegensatz zur allgemeinen Seltenheit solcher Kontrolleingriffe, wurde im Zusammenhang mit den Hodentransplantationen der späten 1920er Jahre immer wieder von einer Entnahme der Transplantate zu Lebzeiten des Patienten berichtet.[99]

Häufig war aber selbst für eine Untersuchung nach dem Tode der Transplantatempfänger keine Erlaubnis zu erhalten. Zwei amerikanische Autoren fanden dennoch offensichtlich nichts dabei, sich 1910 trotz der Verweigerung der Obduktion zumindest das in den Hoden gepflanzte Nebennierentransplantat zu sichern.[100] Ein anderer Chirurg berichtete 1923, wie es ihm »trotz größter Bemühungen« nicht gelang, ein Ovarialtransplantat nach dem Tode der Empfängerin zur histologischen Untersuchung zu erhalten, da die Leiche »durch ein Mißverständnis« beerdigt worden war.[101]

Die Diskussionen um die Zeugung von Kindern aus transplantierten Keimdrüsen

Bei der Keimdrüsenverpflanzung ging es meist um den Ersatz der inneren Sekretion. Mit oder ohne Absicht konnten dabei aber auch Keimzellen mit transplantiert werden. Bereits im Jahre 1900 wurde im *British Medical Journal* auf die »vielen ernsthaften und schwierigen Fragen sozialer und medicolegaler Natur«[102] hingewiesen, die gelöst sein müßten, bevor man eine Trans-

97 Christiani/Kummer 1906, S. 2378.
98 Diskussionsbeitrag Müller (Rostock), VDGC 43 (1914), S. 77-78.
99 Hoffmeister 1928. Picard 1929, S. 779. Voronoff 1930, S. 27-70.
100 Busch/Wright 1910, S. 32.
101 Engel 19124, S. 1378.
102 Anon., Transplantation 1900, S. 341.

plantation von Ovarien, die die Möglichkeit einer Schwangerschaft beinhaltet, beim Menschen rechtfertigen könne. Nach Auffassung des Chirurgen Robert T. Morris und vieler seiner Zeitgenossen trat im Jahre 1906 genau dieser Fall ein. Morris hatte 1902 einer Patientin, bei der seit dem 19. Lebensjahr keine Menstruation mehr aufgetreten war, die eigenen, dysfunktionalen Ovarien entfernt und Eierstockgewebe einer anderen Frau eingepflanzt. Danach setzte die Menstruation wieder ein, vier Jahre später wurde eine gesunde Tochter geboren. Morris und viele seiner Kollegen zogen den Schluß, daß dieses Kind nur mit einer Eizelle aus dem transplantierten Gewebe entstanden sein könne.[103] Jetzt stellte sich die Frage, wen man als Mutter des Kindes ansehen sollte: die Spenderin des Eierstockes oder die Empfängerin. Morris selbst vertrat den Standpunkt, die Mutter, die das Kind geboren habe, sei die wirkliche Mutter, denn sie habe es auch ernährt.[104] Das Problem wurde sehr ernst genommen und immer wieder in der Literatur angesprochen.[105] Als interessantes Dokument ist die Diskussion dieses Falles in der *Edinburgh Obstetrical Society* überliefert.[106] Biologisch, so eine dort geäußerte Meinung, sei die Spenderin des Ovars als die Mutter anzusehen. Die Empfängerin habe nur als »Inkubator« für die Eizelle der anderen Frau gedient. Das Leben sei der Eizelle bereits in der ersten Frau gegeben worden. Dagegen wurde eingewandt, daß die Eizelle nach der Überpflanzung des Ovars nicht mehr zur Spenderin gehörte. Das Kind sei ein integraler Teil der Frau geworden, die es geboren habe und sei ihr zuzusprechen. Hinsichtlich der Vererbung von Geld, so meinte ein anderer Diskutant, handele es sich um ein uneheliches Kind, da es zwar ein Abkömmling des Vaters, nicht aber der Mutter sei. Diese Argumentationslinie führte ein anderer Teilnehmer weiter: Er meinte, daß die Ovarien einer Frau mit ihrer Heirat in den Besitz des Ehemannes übergingen. Auch wenn sie anschließend auf eine andere Frau übertragen würden, bleibe der Ehemann der Spenderin der Besitzer der Eizellen, es sei denn, das Transplantat wechsele den Besitzer durch einen Kaufakt. Die betreffenden Kinder gehörten also dem Ehemann der Ovarspenderin.

---

103 Diese Schlußfolgerung war allerdings sehr umstritten. Viele Beobachter waren der Ansicht, daß wohl eigenes Eierstockgewebe der Empfängerin zurückgeblieben sein müsse und daß das Kind daraus stamme.

104 Morris 1906, S. 397.

105 Z.B. Storer 1915, S. 44. Vgl. auch Woodruff, 1960, S. 503.

106 Croom 1900-1906.

Welche Probleme und Fragen sich außerhalb des medizinischen Bereichs durch die Übertragung von Keimzellen stellten, beleuchtete Morris an einigen Stellen seiner Autobiographie: Manche Patientinnen befürchteten, ein Kind aus einem transplantierten Eierstock habe drei Eltern, und lehnten deshalb die Operation ab. Eine Patientin habe wissen wollen, ob die Spenderin des ihr zugedachten Ovargewebes Methodistin oder Angehörige der Episkopalkirche sei. Juristen hätten die Hände über dem Kopf zusammengeschlagen und protestiert, daß mit solchen Operationen das ganze Erbrecht durcheinandergebracht würde.[107] Solche Probleme veranlaßten manche Ärzte zur Ablehnung dieser Prozedur: 1918 erschien es dem Königsberger Gynäkologen Franz Unterberger »absolut unstatthaft, ein fremdes Ovar einer Frau in die Bauchhöhle zu transplantieren, denn theoretisch ist innerhalb einer gewissen Zeit eine Schwangerschaft möglich.«[108]

Rohleder diskutierte dasselbe Problem 1924 für die Hodentransplantation. Bei intratestikulär, also in den eigenen Hoden des Empfängers eingepflanztem exkretorisch aktiven Hodengewebe könne im Falle der Vaterschaft niemand wissen, ob die Befruchtung auf ein Spermium des Spenders oder des Empfängers zurückginge. Rohleder plädierte dafür, grundsätzlich den Transplantatempfänger als Vater anzuerkennen, selbst dann, wenn aufgrund der »somatischen Eigenschaften« des Kindes erkennbar ist, daß das befruchtende Spermium vom Transplantat stammte. Hier sei »nicht allein der naturwissenschaftliche Standpunkt maßgebend, sondern der persönliche.« Juristisch ergebe sich hinsichtlich des Erbrechts eine paradoxe Situation: »Denn wenn der Spender des Hodenstückes zum Vater erklärt würde, müßte der Operierte ja der uneheliche Vater werden. Wir hätten das sonst ganz unmögliche Faktum, daß ein Kind – zwei Väter hat.« Die Lösung lag für Rohleder in einem Besitzerwechsel: »Mit dem Augenblicke aber, wo das Hodenstück eingesetzt ist, geht es in den Besitz des Operierten über, ist ein Teil seines Körpers, und wenn derselbe dann mit einem solchen Hoden einen Kohabitations- und Zeugungsakt vollzieht, ist er nach meinem Dafürhalten eo ipso der Vater.«[109]

Welche ethischen Grenzen bei der Keimdrüsentransplantation in Einzelfällen überschritten wurden, zeigt der 1926 erschienene Bericht über ein außergewöhnliches Experiment, das Voronoff und sein Mitarbeiter Didry in Paris

107 Nach Simmer 1970, S. 321.

108 Unterberger 1918, S. 904. Vgl. auch Hommel 1994, S. 146-147.

109 Rohleder 1924, S. 1798.

vorgenommen hatten: Sie überpflanzten ein menschliches Ovarium auf eine zuvor kastrierte Schimpansin. Nachdem daraufhin die Menstruation des Affenweibchens wieder eingesetzt hatte, nahmen die beiden Forscher eine Befruchtung der Äffin mit menschlichem Sperma vor. Die Menstruation hörte wieder auf, und die Experimentatoren erwarteten allen Ernstes die erste Geburt eines Menschenkindes von einer Affenmutter. Über den Ausgang des Experiments liegen keine Publikationen vor.[110]

Ethik und Organtransplantation 1880 bis 1930

Viele der heute im Zusammenhang mit der Organtransplantation wahrgenommenen ethischen Probleme findet man in der Literatur der Zeit von 1880 bis 1930 erwähnt. Bestimmte Themen tauchen allerdings nicht auf. So versuchte man zwar, Organe möglichst frisch zu entnehmen und zu übertragen,[111] einen Zustand wie den Hirntod, der es erlaubt hätte, Organe bei noch aufrecht erhaltenem Kreislauf zu entnehmen, kannte man aber schon deshalb nicht, weil es keine künstliche Beatmung gab. Obwohl viele Autoren das Fehlen von geeigneten Transplantaten beklagten, wurde die Frage der Allokation, also der Verteilung dieses knappen Gutes, nicht thematisiert. Nur Lydston schrieb 1914 im Zusammenhang mit seinem Aufruf zu größerer Spendebereitschaft, daß zur Zeit nur reiche Leute und eine kleine Anzahl von Armen, die in Irrenanstalten untergebracht seien, von der Keimdrüsentransplantation profitieren könnten.[112] Die Frage der Resourcenverteilung auf der Makroebene, sprich die Kostenfrage, stellte sich nicht in der heutigen Form. Transplantationen fielen wegen ihrer geringen Zahl nicht so sehr ins Gewicht, daß ihre Finanzierung gesondert thematisiert wurde. Allerdings führten manche Autoren ökonomische Argumente zugunsten der Transplantation an. James Allen berichtete 1903 über eine (letzlich erfolglose) Pankreastransplantation bei einem Arbeiter. Da sein Diabetes als unheilbar eingestuft wurde, durfte er nicht im Kran-

---

110 Anon., Ovarian Transplantation 1926, S. 347. Mittels künstlicher Befruchtung strebte der Sexualwissenschaftler Rohleder seit 1916 eine Kreuzung von Menschenaffen und Mensch zu Forschungszwecken an. Rohleder 1921, S. 185. Mehr dazu bei Hommel 1994, S. 145-147.

111 Vgl. Kap. 3.3.

112 Lydston 1914, S. 917.

kenhaus bleiben. Er konnte sich aus eigenen Mitteln jedoch keine angemessene medizinische Betreuung leisten.[113] Dies stellte für Allen ein Anlaß zur Pankreastransplantation dar. Die damit angestrebte schnelle und radikale Heilung war die einzige Möglichkeit, den drohenden Tod dieses Patienten abzuwenden.[114] Kocher empfahl 1914 die Schilddrüsentransplantation ebenfalls besonders für diejenigen Kranken, die nicht in der Lage waren, die nötigen Kosten für eine kontinuierliche Medikation aufzubringen.[115]

Insgesamt gilt es festzuhalten, daß ethische Maßstäbe durchaus existierten. Die Ärzte konnten und wollten mit den Patienten keineswegs willkürlich verfahren. Sie handelten nicht grundsätzlich unabhängig vom Patientenwillen. Immer wieder mußten Eingriffe zudem vor den Kollegen und der Fachöffentlichkeit gerechtfertigt werden.[116] Der Nutzen des Kranken war das oberste und häufig betonte Ziel der ärztlichen Tätigkeit, jede vermeintliche Abweichung davon erforderte eine Erklärung.[117] Im Vergleich zur späteren Situation war jedoch das Selbstbestimmungsrecht des Kranken dem »wohlwollenden Paternalismus« des Arztes untergeordnet, häufig lag es in erster Linie am Arzt, zu entscheiden, was gut für den Kranken war.[118] Wie aus den untersuchten Berichten hervorgeht, war die Haltung in dieser Frage uneinheitlich, im Laufe der Zeit legten aber immer mehr Chirurgen Wert darauf, die Zustimmung ihrer Patienten in den wissenschaftlichen Aufsätzen zu dokumentieren. Um die Jahrhundertwende war die Sensibilität hinsichtlich dieses Themas so groß geworden, daß die Ärzte mehr und mehr die juristischen Folgen ihrer Tätigkeit einkalkulieren mußten. Vor diesem Hintergrund wurden zu Anfang des 20. Jahrhunderts im deutschen Bereich nach und nach schriftliche Einwilligungserklärungen üblich.[119] Inwieweit die vorausgegangene Aufklärung der Betroffenen den heutigen Maßstäben entsprach, steht jedoch auf einem anderen Blatt.[120] Die Angabe, daß Patienten den Arzt regelrecht bedrängten, damit der gewünschte Eingriff durchgeführt würde, läßt sich in dieser Zeit auch im

113 Allen, Transplantation of the Pancreas in Diabetes, and of Suprarenal Gland 1903, S. 523.

114 Vgl. zu diesem Problem auch Tröhler, To Operate 1991.

115 Kocher 1914, S. 558.

116 Vgl. dazu Elkeles 1989, S. 83-84. Lederer 1995, z.B. S. xv-xvi.

117 Elkeles 1989, S. 83.

118 Ähnlich dazu Elkeles 1989.

119 Elkeles 1989, S.69-71.

120 Elkeles 1989, S. 71.

Zusammenhang mit anderen Therapieverfahren nachweisen.[121] Insgesamt war die Sensibilität für die Selbstbestimmung sowohl der Empfänger als auch der Spender geringer ausgeprägt als heute. Als ein zentraler Wert wurde die Entscheidungsautonomie des einzelnen erst zu einer späteren Zeit angesehen. Entsprechend der Entwicklung auf dem Gebiet der Ethik in der Medizin insgesamt, waren die Wertmaßstäbe vergleichsweise variabel, zudem wurden sie weniger explizit gemacht als wir es heute gewöhnt sind.

121 Vgl. Elkeles 1989, S. 67-69.

2.10. Labor und Klinik: Die Organtransplantation als Produkt einer physiologisch-experimentell orientierten Universitätsmedizin

Typen von Medizin

Der Zeitpunkt der Erfindung der Organtransplantation war kein Zufall. Diese bestimmte Art der Therapie und die zugrundliegende Krankheitsauffassung läßt sich einer bestimmten Art von Medizin – der physiologisch-experimentell orientierten Universitätsmedizin – zuordnen. Dieser Typ von Medizin entstand in der zweiten Hälfte des 19. Jahrhunderts und dominierte bis in die erste Hälfte des 20. Jahrhunderts die wissenschaftliche Medizin. Es ist bezeichnend, daß die vereinzelten früheren Ansätze für das Organersatzkonzept – Bertholds Transplantationsversuche 1849, Brown-Séquards Ablationsexperimente mit Nebennieren 1856, Schiffs Entfernungen von Nebennieren und Schilddrüsen 1856-57 – folgenlos blieben: Brown-Séquard entwickelte seine Konzepte erst in den 1880er und 90er Jahren weiter, Schiff erinnerte sich erst 1883 an seine Arbeiten und Bertholds Versuche wurden gar erst im 20. Jahrhundert von der inzwischen etablierten Endokrinologie wiederentdeckt. Für die Entwicklung eines neuen Konzeptes kommt es also offensichtlich gar nicht so sehr auf die *Existenz* bestimmter Ideen oder Beobachtungen an, sondern darauf, welche Ideen und Beobachtungen als interessant und vielversprechend angesehen werden. Dies wiederum war davon abhängig, welche Art von Medizin und Wissenschaft man anstrebte. Grundsätzlich lassen sich mehrere Typen von Medizin und Wissenschaft unterscheiden, die zu unterschiedlichen Zeiten auftraten und jeweils spezifischen sozialen und institutionellen Kontexten zugeordnet werden können. Sie weisen charakteristische Eigenheiten in ihrer praktischen und epistemologischen Vorgehensweise auf und verbinden sich mit jeweils unterschiedlichen Auffassungen von Wissenschaftlichkeit.[1]

Seit der Antike bis ins 18. und 19. Jahrhundert war ein Typ Medizin vorherrschend, den John Pickstone »biographische Medizin« nennt. Diese biographische Medizin spielte sich im Rahmen der freien Praxis des Arztes ab. Dieser war dabei in einem hohen Maße vom Wohlwollen des Patienten abhängig. Es bestand, nach dem von Jewson geprägten Begriff, ein Verhältnis der

1 Pickstone, Ways, 1993. Zum Problem unterschiedlicher Auffassungen von Wissenschaftlichkeit in der Medizingeschichte vgl. Warner 1995, S. 179.

»Patronage« des Patienten gegenüber dem Arzt. In der »biographischen« Medizin des 18. Jahrhunderts war die Erzählung des Patienten, seine Erfahrung, seine Perspektive, der Ausgangspunkt medizinischen Denkens und Handelns. Der hierfür charakteristische Typ von Wissenschaftler war der Privatgelehrte, dessen Einkommen und Status auf Praxis- oder Amtsarzttätigkeit basierten.[2] Die diesem Typ zugehörigen wissenschaftlichen Forschungsmethoden waren davon geprägt, daß die Forscher Phänomene beobachteten und aufgrund von Oberflächenmerkmalen klassifizierten. In der Botanik und Zoologie etwa entsprach dies der Erfassung und Beschreibung von Tier- und Pflanzenarten. In der Medizin äußerte sich diese Herangehensweise als Klassifikation von Krankheiten auf dem Boden ihrer klinischen Merkmale.[3] Der Körper wurde vor allem als Gesamtheit betrachtet, seine Bestandteile waren in dieser Betrachtungsweise voneinander abhängig und vor allem durch den Fluß von Säften miteinander verbunden. Krankheiten befielen nicht eine bestimmte Körperstelle, sondern den ganzen Menschen, z.B. weil er wegen seiner Konstitution zur Erkrankung neigte. Passend dazu zielte das Vorgehen des Arztes auf die Wiederherstellung von Gleichgewichtszuständen durch medizinische Maßnahmen oder mittels einer Veränderung der individuellen Lebensführung. Jeder Mensch mußte dabei als Individuum betrachtet werden. Häufig ging es ohnehin nicht um die Bekämpfung von Krankheit, sondern um die Erhaltung der Gesundheit.[4] Diesen Typ von Arzt und Wissenschaftler verkörperten z.B. Rösch und Maffei. Sie erforschten mit ihrer naturgeschichtlichen Herangehensweise den Kretinismus als Krankheit des ganzen Menschen unter den Bedingungen seiner Umwelt und fügten dieses Leiden auf der Basis von »Oberflächenmerkmalen« in eine Klassifizierung von Krankheiten ein.

Mit dem Aufkommen der großen Krankenhäuser ging ein anderer Typ von Medizin einher. Es ist die von Ackerknecht und Foucault beschriebene »Krankenhausmedizin«. Pickstone bezeichnet sie als »analytische« Medizin. Im Krankenhaus kehrte sich das Machtverhältnis zwischen Arzt und Patient um. Die Patienten gingen ins Krankenhaus, weil sie zu arm waren, um sich eine andere Art medizinischer Versorgung zu leisten. Hier war der Patient vom Wohlwollen

---

2 Vgl. Pickstone, Ways 1993, S. 439. Jewson 1974 und ders. 1976

3 Pickstone, Ways 1993, S. 439-443.

4 Maulitz 1987, S. 13-18, 228. Pickstone 1993, vgl. dazu auch Schlich, Medizingeschichte und Ethik 1995 und ders., Die Konstruktion 1996.

des Arztes abhängig.[5] Das medizinische Denken und Handeln basierte nicht mehr auf den Angaben des Kranken sondern auf dem patientenunabhängigen, objektiven Urteil des Arztes. Der Arzt konnte mit neuen Untersuchungstechniken am Körperäußeren auf lokalisierte Organ- und Gewebsläsionen im Körperinneren schließen, die nun die Basis für das Krankheitsverständnis bildeten. Die Individualität des Kranken spielte eine geringere Rolle, ähnliche Läsionen bei unterschiedlichen Menschen wurden als vergleichbar betrachtet. Eine solche Herangehensweise ist nicht mehr an die Interaktion mit einem lebenden, sprechenden, menschlichen Individuum gebunden, sie kann ebenso bei Toten, Neugeborenen oder bei Tieren Anwendung finden.[6]

Hier trat der Einfluß chirurgischer Sichtweisen auf die Medizin hervor.[7] Je nachdem, in welcher Weise sich Heiltätige mit dem Körper beschäftigten, variierten nämlich ihre Sichtweisen. Der Pathologiehistoriker Russell Maulitz hat diese Unterschiede der Körperrepräsentationen mit spezifischen Sprachen oder Dialekten verglichen: So wie z.B. eine landwirtschaftlich geprägte Kultur oder eine Kultur des Handels ihre jeweils eigene komplexe Sprachen entwickelten, unterschieden sich auch die »Dialekte« von Chirurgen und (inneren) Medizinern voneinander: So war die Sichtweise der Chirurgen anatomisch, Strukturen standen im Vordergrund. Für die Chirurgie waren es die individuellen Körperteile, die von charakteristischen Krankheitsvorgängen wie Entzündung oder Gangrän betroffen wurden. Dies erforderte wiederum entsprechende manuelle Eingriffe am Ort des Geschehens, z.B. Exstirpation oder Amputation. Nach dieser chirurgischen Sichtweise ermöglichte die Lokalisierung einer Krankheit ihre adäquate Behandlung.[8] Verstehen konnte man als

---

5 Pickstone, Ways 1993, S. 435-449. Basis dieser Einordnung sind die Thesen von Ackerknecht und Jewson. Ackerknecht hat in seiner klassischen Arbeit zur Medizin im postrevolutionären Paris die Begründung der »Krankenhausmedizin« beschrieben, die aus einer »Krankenbettmedizin« hervorging und der selbst die »Labormedizin« folgte, vgl. Ackerknecht 1966, ders. 1979, S. 128. Dieser Wandel ist durch Jewson 1974 und ders. 1976 mit Änderungen der sozialen Beziehungen und dem Wegfallen der Patronagebeziehung zwischen Patient und Arzt in Zusammenhang gebracht worden. Foucault 1988 (orig. 1963), hat dies vor allem epistemologisch betrachtet. Vgl. zu diesem Thema jetzt auch Labisch/Spree 1996.

6 Pickstone 1993, S. 31.

7 Temkin 1951; diese Einordnung wurde durch zahlreiche weitere Untersuchungen im Prinzip bestätigt, vgl. z.B. Gelfand 1980, Lesch 1984, Maulitz 1987.

8 Maulitz 1987, S. 12, 227-229.

Chirurg die Strukturen und Funktionen des Körpers, indem man sie, wörtlich oder im übertragenen Sinne, in ihre Bestandteile zerlegte, sie analysierte.[9] Diese Sichtweise machten sich zunehmend auch die Mediziner zu eigen: In dem Maße, wie sich die beiden zunächst getrennten Zweige der Heilkunde zu einer Profession vereinigten, konvergierten seit dem Ende des 18. Jahrhunderts die Sicht- und Sprechweisen von Medizin und Chirurgie. Für die Medizin lief das auf eine »Chirurgisierung« hinaus. Die Kriterien, die bisher zur Beschreibung und Einordnung äußerer Krankheiten gedient hatten, wurden auf innere Krankheiten angewendet. Leitwissenschaft dieses Typs von Medizin war die konzeptionell und praktisch eng mit der Chirurgie verbundene pathologische Anatomie.[10]

Dem anatomisch-analytischen Ansatz folgend waren um die Mitte des 19. Jahrhunderts bestimmte Symptomkonstellationen bereits als Organkrankheiten verstanden worden. Addison und Bright wandten diese Herangehensweise, wie beschrieben, auf Nebenniere und Niere an. Dieses Vorgehen, klinische Bilder mit dem postmortalen Befund zu korrelieren, war an die Bedingungen des Krankenhauses mit dem spezifischen Machtgefälle zwischen Arzt und Patient und der Ansammlung einer großen Zahl von Kranken gebunden. Addison und Bright waren an Guy's Hospital in London, einem Prototyp des neuen Krankenhauses tätig. Nur an solch einer Institution war es möglich, daß Richard Bright eine große Zahl von Patienten mit gleichem Krankheitsbild auf einer Station versammelte, um ihren klinischen Zustand zu dokumentieren und sie im (häufig eintretenden) Todesfall anschließend zu obduzieren.[11]

Die physiologisch-experimentell orientierte Universitätsmedizin

In der Krankenhausmedizin stand die Dienstleistung – Heilung der Patienten und Ausbildung junger Ärzte und Studenten – im Vordergrund. Ebenso kann man die Tätigkeit ihrer Leitwissenschaft, der anatomischen Pathologie, in ihrer unmittelbaren Funktion als eine Dienstleistung für das Krankenhaus bezeichnen. Diese Orientierung der medizinischen Wissenschaft änderte sich mit

9 Pickstone, Ways 1993, S. 439-443.

10 Zur historischen Zuordnung von Chirurgie und pathologischer Anatomie in Frankreich und Großbritannien vgl. Maulitz 1987, als Gesamtüberblick vgl. ders. 1993.

11 Zu Bright: Peitzman 1981. Analog dazu Addison, siehe Wilson 1984, S. 264-266.

der Entstehung der modernen forschungsorientierten Universität, wo ein anderer Typ Medizin vorherrschte. Für die Universitätsmedizin, die sich zunächst besonders ausgeprägt in Frankreich und im deutschsprachigen Bereich entwikkelte, war die Patientenversorgung nur ein Anliegen unter vielen. Ihre Vertreter bemühten sich vor allem um der Schaffung neuen Wissens. Dies ging mit wissenschaftlicher Anerkennung einher. Belohnt wurde nicht das Erbringen einer bestimmten Dienstleistung, sondern die Wissensproduktion. Unter diesen Zielvorgaben entstanden an der Universität wissenschaftliche Disziplinen, die sowohl um wissenschaftliche Autorität als auch um materielle Ressourcen untereinander konkurrierten. Daß die Wissensproduktion eine solche Priorität erlangen konnte, war deshalb möglich, weil die Universität in der zweiten Hälfte des 19. Jahrhunderts einen entsprechenden Freiraum bot. Dieser Freiraum erlaubte es, einem wissenschaftliches Ideal nachzustreben, dem zufolge der Forschungsgegenstand die Richtung der wissenschaftlichen Forschung bestimmte. Die dem Gegenstand angemessene Vorgehensweise sollte ohne Einmischung von Fachfremden entwickelt und zur Anwendung gebracht werden. In einem solchen Rahmen bestimmten die Forscher einer Disziplin selbst, welche Themen sie auf welche Weise erforschten.

Unter diesen Bedingungen wurde die Beherrschung natürlicher Phänomene zur bevorzugten Methode der Wissenschaft. Diese Methode ist an das Labor gebunden, den Ort, der auf die optimale Beherrschung natürlicher Phänomene durch den Menschen hin aufgebaut ist. Die Aufstieg der Laborwissenschaft im späten 19. Jahrhundert war ein wichtiger Faktor für die Entwicklung der Universitätswissenschaft dieses Zeitraums: Die Expansion der europäischen und amerikanischen Universitäten zwischen 1870 und 1914 ging aus von der Expansion der experimentellen Laborwissenschaften, insbesondere der experimentelle Chemie, Physiologie und Physik. Die Wissenschaftler bekamen kostspielige Labors und Institute eingerichtet und wurden soweit von anderen Aufgaben freigestellt, daß sie im Labor ihren Experimenten nachgehen konnten. Das Labor nahm auch für die wissenschaftliche Begründung medizinischen Denkens und Handelns eine zentrale Position ein.[12] Damit prägten die experimentellen Laborwissenschaften Wissen und Konzepte vom Körper seit dem 19. Jahrhundert ganz entscheidend.[13] Den nicht direkt mit der Krankenversorgung befaßten Disziplinen wie Pathologie, Bakteriologie und

---

12 Vgl. Pickstone, Ways 1993, S. 449-452.

13 Vgl. Cunningham/Williams 1992.

ganz besonders den Experimentalwissenschaften wie der Physiologie wurde nun die Funktion von Grundlagenwissenschaften zugeschrieben, sie sollten der praktischen Medizin eine wissenschaftliche Basis geben.[14] Der Typ von Medizin, der damit einherging, entspricht in großen Teilen Ackerknechts »Labormedizin«, Pickstone nennt ihn »experimentelle« Medizin.[15]

Wissenschaftlichkeit bedeutete beim experimentellen Typ von Medizin und Wissenschaft nicht mehr wie noch in der klinischen und pathologisch-anatomisch orientierten Heilkunde Beobachtung, Sortierung und Benennung. Wissenschaftliche Forschung kam hier der Kontrolle von Phänomenen mittels aktiver Intervention gleich: Körperfunktionen wurden erfahrbar gemacht, indem die Forscher im Labor mittels eines chirurgischen Eingriffs selektiv die Bedingungen änderten, unter denen die Lebensvorgänge abliefen, und die Reaktion mit Hilfe physikalischer und chemischer Meßmethoden registrierten.[16] Ein Lebensphänomen zu verstehen, bedeutete in diesem Zusammenhang, es willkürlich hervorrufen und verhindern zu können. Wissen und Macht waren hier ein und dasselbe. Die Ausdehnung der im Labor erzielten Macht auf die Welt außerhalb des Labors sollte schließlich zur Beherrschung von Krankheiten führen. Der Bruch, den die experimentelle Medizin mit der bis dahin existierenden Medizin vollzog, war das klare Programm der *Beherrschung*[17] von Phänomenen. Paradigmatisch für diesen Ansatz ist Claude Bernards »Einführung in das Studium der experimentellen Medizin« von 1865. Bernard wollte das von Chemie und Physik erreichte Ausmaß der Kontrolle der Natur auf die komplexe Welt der Biologie und Medizin ausdehnen. Durch sorgfältige Tierversuche, bei denen jeweils nur ein Faktor verändert, alle anderen aber konstant gehalten wurden, war es nach Bernards Programm möglich, auch diejenigen Phänomene kontrollierbar zu machen, die bisher als individuell und unvorhersehbar angesehen worden waren. Da diejenigen Vorgänge, die man am Labortier beherrschen konnte, sich im Prinzip ebenfalls am Patienten kontrollieren lassen müßten, lag die Zukunft der Medizin für Bernard in der Ausdehnung der experimentellen Physiologie auf die medizinische Therapie am Menschen.[18] Diese experimentelle Physiologie war das idealtypische Fach der

14 Bynum 1990, S. 398.

15 Pickstone, Ways 1993; Ders., 1994.

16 Lesch 1984, S. 12-13, 80-100.

17 Lesch 1984, S. 199. Elliott 1987, S. 72.

18 Pickstone 1994, S. 16.

experimentellen Medizin. Als methodisch, intellektuell und institutionell geschlossene Disziplin entstand die Physiologie im 19. Jahrhundert. Claude Bernards »Introduction« war ein Manifest der Identität des neuen Fachs, und nicht zuletzt auch eine Streitschrift gegen den Primat der klinischen Medizin mit ihrer passiven Haltung, ihrer Konzentration auf klinische Beobachtung, pathologische Anatomie und Statistik.[19]

Wie schon die pathologische Anatomie war auch die Experimentalphysiologie in ihrer Entstehung und Herangehensweise vielfach mit der Chirurgie verbunden.[20] Wie Kocher in seiner Nobelpreisansprache 1909 zurecht hervorhob, basierte die Experimentalphysiologie auf der Fähigkeit, die Organe mit chirurgischen Mitteln der direkten Beobachtung zugänglich zu machen und die Bedingungen ihrer Funktion zu kontrollieren.[21] Methodisch stützte sich die experimentelle Physiologie auf den gezielten chirurgischen Eingriff. Zwar spielte sich diese Art von Chirurgie am Tier ab, die Vorgehensweise und das Verständnis blieben jedoch gleich.[22]

Der Aufstieg der Experimentalphysiologie beschränkte sich nicht auf Frankreich. Im deutschsprachigen Bereich gab es ebenfalls eine physiologisch-experimentelle Tradition. Seit der Jahrhundertmitte setzte sich in der deutschen Physiologie eine reduktionistische Richtung durch, die versuchte, die Lebensvorgänge auf rein chemische und physikalische Prozesse zurückzuführen.[23] Die deutschsprachige Wissenschaft nahm im Laufe des 19. Jahrhunderts eine führende Rolle in der Experimentalphysiologie ein, die erfolgreich etablierten physiologischen Institute des deutschen Sprachbereichs wurden zum Vorbild für derartige Unternehmungen in anderen Ländern.[24] In Amerika und Großbritannien existierten ähnliche Herangehensweisen, sie erlangten aber erst später eine vergleichbare Bedeutung.[25]

---

19 Lesch 1984, S. 1-30, 99-100, 199-200.

20 Für Frankreich überzeugend dargestellt bei Lesch 1984. Elliott 1987 zeigt, daß darüberhinaus die Tiermedizin und die Naturforschung eine wichtige Rolle für die Entstehung der französischen Physiologie spielten. In Deutschland gab es trotz methodischer Ähnlichkeiten von Chirurgie und einem Teil der Experimentalphysiologie weniger direkte Verbindungen zwischen beiden Bereichen, vgl. Rothschuh 1953, S. 91-161, Lenoir 1992 und Kremer 1992.

21 Kocher 1909, S. 330-331.

22 Lesch 1984, S. 5-8, 12-14, 50-124, 199-218.

23 Lenoir 1982, S. 103-106, 146-155.

24 Lenoir 1982, S. 121, 195-245; siehe auch Lenoir 1992.

25 Lesch 1984, S. 159, 170, 175, 177. Bynum 1994, S. 92-117.

Im Rahmen der Universitätsmedizin stand die Physiologie in Konkurrenz zu anderen Disziplinen. Typisch war Claude Bernards Verknüpfung des theoretischen Führungsanspruchs der Experimentalphysiologie mit der Forderung nach deren Institutionalisierung an der Universität.[26] Die Physiologen beanspruchten für sich die Rolle der Experten für die Kontrolle von Lebensvorgängen und die Meinungsführerschaft bei der Aufklärung der Gesetzmäßigkeiten der normalen und gestörten Funktion des Organismus. Als die Chirurgen die überraschenden Folgen der Schilddrüsenentfernung bemerkten, nahm der Physiologe Moritz Schiff das zum Anlaß, den Führungsanspruch der Physiologie hervorzuheben. Er ermahnte die Kliniker, *vor* solchen Therapieversuchen zukünftig die Meinung der Physiologen einzuholen.[27] In ähnlicher Weise bildete die Konkurrenz der Disziplinen den Hintergrund für den Konflikt zwischen dem Physiologen Pflüger und dem Internisten Minkowski über das Organersatzkonzept beim Diabetes.[28]

Ein neuer Typ von Chirurgie

Der neue Typ der experimentell-physiologischen Medizin läßt sich auch in der Chirurgie nachweisen. In Anlehnung an einen Vorschlag Ulrich Tröhlers kann man hinsichtlich der wissenschaftlichen Orientierung drei Idealtypen von Chirurgie unterscheiden. Der »lokalistische« oder »anatomische« Typ der Chirurgie basierte auf der pathologischen Anatomie und strebte vor allem die Resektion krankhafter Körperstrukturen an. Die Chirurgie des anschließend in Erscheinung tretenden »funktionellen« oder »physiologischen« Typs dagegen orientierte sich an der Physiologie und entwickelte Methoden zur Wiederherstellung von Körperfunktionen. Für den »systemischen« Typ war schließlich das Streben nach »Ersatz« biologischer Funktionen typisch, ein Ziel, das in interdisziplinärer Zusammenarbeit angestrebt wurde.[29] Dem Übergang von der

---

26 Coleman 1985.

27 Schiff, Résumé 1884, S. 445.

28 Vgl. Kapitel 2.3. Siehe im Detail Schlich, Making Mistakes 1993, S. 424-441.

29 Tröhler 1993, S. 984-985, vgl. auch den Überblick zur Transplantationsgeschichte, ebd. S. 1022-1024. Die geschilderte Einteilung weicht von Tröhlers Vorschlag der Abfolge von drei Perioden der Chirurgiegeschichte etwas ab: Zum einen ist von »Typen« und nicht Perioden der Chirurgie die Rede, so daß die Bindung an bestimmte Zeitabschnitte weniger betont wird. Außerdem tritt der funktionelle Typ hier früher auf als bei Tröhlers Einteilung.

»anatomischen« zur »physiologischen« Chirurgie Tröhlers entspricht der Übergang von der »analytischen« zur »experimentellen« Medizin in Pickstones Typologie.

Im Rahmen der lokalistisch-anatomischen Herangehensweise hatte die Chirurgie eine beispiellose Expansion durchgemacht. Dabei bestand das Erfolgsrezept der Chirurgie bis in die 1880er Jahre im Herausschneiden von Krankheiten. Die Kropfentfernung ist ein typisches Beispiel dieser resezierenden Chirurgie. Theodor Billroth in Wien, einer der bedeutendsten Chirurgen dieser Zeit, verkörpert den typischen Vertreter dieser Chirurgie. Auf ihn geht eine Reihe großer und wichtiger Resektionsoperationen zurück. Noch vor Kocher war Billroth ein Pionier der Kropfoperation. Auch in den Nachbargebieten propagierte er die resezierende Chirurgie, indem er sich auf dem europäischen Kontinent etwa als erster für die Anwendung der Eierstockentfernung einsetzte.[30] Wie die Kropfentfernung war dies ein Eingriff, dessen Folgen später als Argument für das Organersatzkonzept dienten. Überhaupt stellten die Organentfernungen der resektiven Chirurgie eine Vorstufe für die Schaffung des Organersatzkonzeptes im Rahmen eines neuen Typs von Chirurgie dar. Es waren die noch »ahnungslosen Übergriffe« der Chirurgen, »durch welche die Harmonie biologischer Zusammenhänge aufgedeckt wurde,« wie der Billroth-Schüler von Eiselsberg im Rückblick schrieb.[31] Daß ausgerechnet von Eiselsberg dies schrieb, macht deutlich, daß mit dem Wechsel von der Organentfernung zum Organersatz ein Generationenwechsel der Chirurgen einherging. Von Eiselsberg beschäftigte sich mit der Transplantation desselben Organs, für dessen Entfernung sein Lehrer Billroth berühmt war. Es war die beiden auf Billroth folgenden Generationen von Chirurgen – Kocher, Halsted, Horsley, Payr, die sich der Transplantation und gleichzeitig einem neuen Typ von Chirurgie zuwendeten.[32]

Die Erfindung der Organtransplantation gehörte zum Übergang von der anatomischen zur physiologischen Chirurgie. In den 1880er Jahren, zum Zeitpunkt der Erfindung der Organtransplantation, war die resezierende Chirurgie in der technischen Perfektion und von der Größe des Anwendungsgebietes her auf einen nie zuvor erreichten Höchststand gelangt. In vielen Bereichen, beispielsweise beim Kropf, erreichte man jetzt die Grenze des Nutzens einer

30 Lesky 1962, S. 2101-2102.

31 Von Eiselsberg 1921, S. 410.

32 Vgl. Tröhler, Die Wechselwirkung 1991, S. 65-69.

resektiven Chirurgie. Zusätzlich gerieten nun, da vollständige Organresektionen technisch möglich waren, beinahe zwangsläufig die funktionellen Folgen der Organabwesenheit in den Blick. Kochers Beispiel ist nicht nur chronologisch das erste, es ist auch typisch: Durch die Folgen der exzessiven Resektion wurde Kocher regelrecht gezwungen, einen neuen Weg einzuschlagen und mit dem Einfügen eines Organs in den Körper das Gegenteil der üblichen Organresektion zu probieren.

Kochers Reaktion entsprach als eine Form der Reparatur zerstörter Körperstrukturen dem traditionellen chirurgischen Vorgehen. Als Chirurg führte er die Folgen der Schilddrüsenentfernung zunächst auf einen lokalen mechanischen Einfluß auf Blutzirkulation oder Atmung zurück und zielte darauf, die anatomischen Verhältnisse lokal zu rekonstruieren und so quasi die Resektion rückgängig zu machen.[33] Damit bewegte Kocher sich noch auf dem Boden der chirurgischen Tradition der Reparatur anatomischer Strukturen der Körperoberfläche. Diese traditionelle Vorgehensweise wurde jedoch in dem Augenblick verlassen, als man dem Einfügen des Organs eine neue Bedeutung beilegte: Der gezielte Ersatz einer spezifischen Organfunktion kam einem Übertritt in eine neue Art von Chirurgie gleich. Dieser Organersatz war bezeichnenderweise auch nicht mehr an eine bestimmte Lokalisation im Körper gebunden, Schilddrüsengewebe konnte nun z.B. in die Bauchhöhle gepflanzt werden. Mit dieser Weiterentwicklung des Reparaturprinzips der plastischen Chirurgie gewannen die Eingriffe eine neue Qualität, das rein reparative Vorgehen wich der bewußten Intervention in komplexe Vorgänge im Innern des Körpers.

Es ist kein Zufall, daß das Organersatzkonzept seinen Anfang von der Schilddrüse nahm. Die Schilddrüse ist von ihrer Funktion her ein inneres Organ, topographisch befindet sie sich jedoch an der Körperoberfläche. Sie ist sichtbar und einer chirurgischen Manipulation zugänglich. Über den Umweg der Brown-Séquardschen Organotherapie kamen dazu noch die Erfahrungen mit der seit langer Zeit bei Tieren und Menschen praktizierten Hodenentfernung, die ja gleichfalls ein oberflächlich gelegenes inneres Organ betrafen.

Den Wechsel von der resezierenden zur substituierenden Chirurgie macht ebenso das Beispiel der Eierstocktransplantation deutlich. Auch beim Ovar hatte man seit den 1870er Jahren zur Heilung verschiedener Zustände die Organresektion in die klinische Medizin eingeführt, ohne die Physiologie des

33 Vgl. Tröhler 1984, S. 129, 132-133.

entfernten Organs zu kennen.[34] Nach dem Vorbild der Schilddrüse folgte auch hier in den 1890er Jahren der Übergang von der Resektion zur Substitution. Der amerikanische Chirurg Frank Lydston schrieb 1914 im Rückblick, man habe damals erst lernen müssen, daß das Problem häufig nicht in einem Zuviel, sondern in einem Zuwenig an Ovarialfunktion liege.[35]

Mit dem Übergang von der anatomisch-pathologisch orientierten Chirurgie zu einem physiologischen Typ von Chirurgie verlagerte sich gleichzeitig der Interessenschwerpunkt von der Struktur zur Funktion. Dies entspricht einer allgemeinen Richtungsänderung des medizinischen Interesses. Einen Teil dieser Interessenverschiebung bildete der Aufstieg der Physiologie, die nun der anatomischen Pathologie als wichtigster Grundlagenwissenschaft den Rang ablief. Klinische Fächer, darunter Chirurgie und Innere Medizin, übernahmen die funktionell-experimentelle Ausrichtung ebenso wie theoretische Disziplinen. Auch die Pathologie selbst hatte Anteil an dieser Neuorientierung: Als experimentelle Pathologie arbeitete sie mit Krankheitsmodellen am Tier und unterschied sich hier methodisch nicht mehr von der Physiologie. Die neue funktionell-physiologisch interessierte Generation von Forschern konnte die rein beobachtetende, anatomisch orientierte Vorgehensweise ihrer Vorgänger nicht mehr verstehen. So wunderte sich Victor Horsley 1892 über die früheren rein anatomisch ausgerichteten Forschungen zur Schilddrüse. Für ihn war es offensichtlich, daß eine Herangehensweise, die die Funktion eines Organes von strukturellen Details aus aufklären wollte, versagen mußte. Horsley sah im Experiment die einzige wirkliche Forschungsmethode (»the only true method of inquiry«). Es war ihm schleierhaft, wie soviel über die Schilddrüse geschrieben und gestritten werden konnte, ohne daß auch nur einer der Autoren den Wert seiner Thesen durch ein simples Experiment überprüft hatte.[36]

Manche Organe, z.B. Thyroidea und Pankreas, waren erst über eine physiologische Herangehensweise mit bestimmten Krankheiten verbunden worden. Aber auch bei denjenigen Organen wie Nebenniere und Niere, wo dies bereits mit der pathologischen Anatomie geschehen war, verschob sich das Interesse von der Morphologie zur Funktion. Wie beschrieben hatte Richard Bright bereits Mitte des 19. Jahrhunderts die bei der Obduktion sichtbaren morphologischen Veränderungen der Niere mit einem bestimmten Krankheits-

34 Vgl. Simmer 1983.

35 Lydston 1914, S. 745.

36 Horsley, Remarks 1892, S. 216.

bild in Zusammenhang gebracht. Im Laufe des Jahrhunderts war dann die funktionelle Betrachtung der Niere und ihrer Krankheiten immer wichtiger geworden. Zur Zeit der ersten Nierentransplantationen stand schließlich nicht mehr das Bild der anatomisch veränderten Niere, sondern das Versagen der *Funktion* des Organs ganz im Vordergrund des Interesses. Die für die Kliniker interessanten Forschungen zur Niere fanden in der Physiologie und Chemie, nicht in der pathologischen Anatomie statt.

Auch die Transplantation zielte nicht auf eine anatomische Rekonstruktion der Verhältnisse, sondern auf einen Ersatz der Funktion von Organen.[37] Hatte die morphologische Herangehensweise noch für die vorausgegangene Generation der resektiv tätigen Chirurgen die theoretische Basis der Chirurgie geliefert, so spielte die pathologische Anatomie in der Transplantationsmedizin lediglich die Rolle einer Hilfswissenschaft. Daß die Pathologen Ribbert und Lubarsch dennoch als Mitkämpfer an der Front der Transplantationsmedizin betrachtet wurden, beruhte auf einer Fehlinterpretation ihrer rein pathologisch-morphologisch ausgerichteten Verpflanzungsexperimente. Ihnen selbst ging es, wie Ribbert 1898 betonte, gerade »nicht um die Frage, in wie weit ein Ersatz verloren gegangenen durch transplantirtes gleichartiges Gewebe mit Erfolg angestrebt werden kann.«[38] Auf die Dienstleistung der Pathologen griff man zurück, um Anhaltspunkte über Erfolg und Mißerfolg von Transplantationen zu erhalten.[39] Und selbst dabei wurde ihnen eine entscheidende Funktion nicht immer zugebilligt: Da es den Chirurgen nicht auf den anatomischen sondern auf den funktionellen Erfolg ankam, hielten sie sich im Konfliktfall manchmal lieber an ihr klinisches Urteilsvermögen, als an die Beobachtungen der Pathologen.[40] So wollte man sich von den negativen morphologischen Befunden ein funktionell günstiges Transplantationsergebnis nicht verderben lassen: »Es geht nicht an,« meinte ein Chirurg 1930 über die Hodentransplantation, »auf Grund der ungünstigen histologischen Befunde allein die klinischen Erfolge anzuzweifeln.«[41]

---

37 Marchand 1901, S. 375.

38 Ribbert, Über die Veränderung 1898, S. 134.

39 Siehe z.B. die »Arbeitsteilung« des Pathologen Stoerk und des Chirurgen Haberer in Wien, Stoerk/Haberer 1908, S. 693. Vgl. auch Kap. 3.1.

40 Vgl. Lawrence 1992, S. 33.

41 Schleyer 1930, S. 668.

Die Chirurgie etablierte sich nun als wissenschaftliche Forschungsdisziplin an der Universität. Ebenso wie andere Disziplinen verfolgte sie innerwissenschaftlich definierte Ziele und holte sich ihren Maßstab für Wissenschaftlichkeit bei den experimentellen Laborwissenschaften. Diese Wissenschaftlichkeit war für die Universitätschirurgie Garant für den Status von Fach und Fachvertretern. Dies betonten Chirurgen wie Kocher immer wieder. In fachlichen Auseinandersetzungen brachte die Anwendung der wissenschaftlichsten Methode die beste Wirkung. Die neue medizinische Wissenschaft, im Labor ausgeübt und als Naturwissenschaft verstanden, wurde auch für die Chirurgie zum zentralen Bezugspunkt,[42] und innovative Chirurgen wandten sich der Bakteriologie und der Physiologie zu.[43] Chirurgen, die Transplantationen am Menschen durchführten, arbeiteten in der Regel ebenfalls mit Tierversuchen. Die Erforschung des Organersatzes bildete mit dem Entfernen und Wiedereinpflanzen von Geweben ein Überschneidungsgebiet von Chirurgie und Physiologie. Durch diese Neuorientierung wurde die Chirurgie »medizinischer«, so daß sich sich die beiden traditionell getrennten Zweige der Heilkunde, Medizin und Chirurgie, zur Zeit der Erfindung der Organtransplantation so nahe waren wie vielleicht nie zuvor. Beide richteten sich wiederum nach den Idealen eines neuen, dritten Zweiges der Medizin, der Laborwissenschaft.[44] Für die Etablierung der Organtransplantation als medizinisches Konzept waren die Labors der Chirurgen und Physiologen von zentraler Bedeutung. Durch den Konnex mit dem Labor hat sich die Organtransplantation als Teil einer seriösen, wissenschaftlichen Medizin konstituiert.[45] Auf einer allgemeinen Ebene dokumentiert die erste Phase der Organtransplantation von 1880 bis 1930, wie sehr sich die wissenschaftliche Medizin in dieser Zeit generell über die Laborwissenschaften legitimierte.[46] Unabhängig davon, ob die jeweiligen Forscher selbst der Disziplin Physiologie angehörten, bedienten sie sich der experimentalphysiologischen Arbeits- und Argumentationsweise.

42 Vgl. Tröhler 1991, Die Wechselwirkung. Bynum 1994, S. 222.

43 Lawrence 1992, S. 32.

44 Vgl. Bynum 1994, S. 218-226.

45 Dies geschah zum Teil in Verbindung mit der Endokrinologie, dazu: Borell, Origins 1976, dies. Organotherapy 1976, dies. 1978.

46 Vgl. als Überblick Bynum 1994.

So kam der entscheidende Anstoß für das Organersatzkonzept beim Diabetes aus dem Labor des Internisten Minkowski. Minkowski war Vertreter einer klinischen Medizin, die ihr Vorgehen am Krankenbett an der Grundlage von Physik, Chemie und Physiologie auszurichten suchte. Er kam aus der Klinik Naunyns in Straßburg, einem der bedeutendsten Zentren dieser Medizin. Seine Arbeiten erschienen im *Archiv für experimentelle Pathologie und Pharmakologie*, einem wichtigen Publikationsorgan dieser Richtung. Interessanterweise war es Minkowskis überragendes *chirurgisches* Geschick, das den Internisten in die Lage versetzte, im Labor willkürlich diabetische Symptome am Tier hervorzurufen.[47] Auch der Streit zwischen Minkowski und Pflüger entschied sich auf dem gemeinsamen Boden der experimentalphysiologischen Laborwissenschaft.[48]

Forschungen, die nicht aus der Universitätsmedizin kamen und nicht ihren Maßstäben von Wissenschaftlichkeit entsprachen, fanden auch nicht die Anerkennung dieser Medizin. Ein Beispiel ist die Hodentransplantation. Mit der Hinwendung zu einer unspezifischen Vitalisierung seit den 1920er Jahren verließen die Hodentransplanteure den Boden der experimental-physiologischen Vorgehensweise, dieser Effekt konnte nicht mehr mit Hilfe der experimentellen Kontrolle von Lebensphänomenen am Tier nachgewiesen werden. Es ist charakteristisch, daß der wichtigste Protagonist der Hodentransplantation, Serge Voronoff, von Anfang an der Universitätsmedizin nicht angehörte. Voronoff war zwar Leiter eines Forschungslabors am *Collège de France*, dieses war jedoch wie seine anderen Forschungsinstitutionen von ihm selbst finanziert, stand also außerhalb des Wettbewerbs um wissenschaftliche Anerkennung. Dazu paßt, daß er dort keine der Universitätsmedizin vergleichbare wissenschaftliche Forschung oder Lehre betrieb.[49] Voronoffs Hauptbetätigungsfeld war die Privatpraxis. Er erbrachte Dienstleistungen gegen Bezahlung. Nur die Umstand, daß er weitgehend unabhängig von offizieller wissenschaftlicher Anerkennung war, erlaubte es Voronoff in den 1930er Jahren überhaupt noch, seine Tätigkeit fortzusetzen.[50]

Zwar konkurrierten die Disziplinen der Universitätsmedizin miteinander, dennoch waren sie in Inhalt und Methode und manchmal auch personell nicht

47 Zu Minkowski vgl. Krehl 1932 und Houssay 1952.

48 Vgl. Kap. 2.3.

49 Hamilton 1986, S. 1-19, 62.

50 Hamilton 1986, S. 124-125.

streng voneinander abgegrenzt. So lagen die verschiedenen Disziplinen inhaltlich häufig im »edlen Wettstreit« um ein und dasselbe Ziel.[51] Gynäkologen, Chirurgen und Physiologen arbeiteten oft an denselben Themen mit exakt denselben Methoden. Immer wieder gab es Koalitionen zwischen Angehörigen verschiedener Disziplinen, z.B. Chirurgen und Laborwissenschaftlern. Im deutschsprachigen Bereich war besonders die seit der »zweiten Welle« von Institutsgründungen in den 1870 bis 1890er Jahren institutionell, disziplinär und konzeptionell hervorragend etablierte Physiologie für eine Zusammenarbeit attraktiv.[52] Ferdinand Fuhr habilitierte sich in den 1880er Jahren mit seinen im physiologischen Institut der Universität Gießen durchgeführten Transplantationsexperimenten für Chirurgie. Daß man sich durch physiologische Forschungen für das Fach Chirurgie habilitieren konnte, belegt zudem die neue Orientierung dieser Disziplin. Fuhr selbst beurteilte 1886 das Interesse der Chirurgen am physiologischen Tierversuch als ein in diesem Ausmaß neues Phänomen.[53] Für die Folgezeit finden sich weitere Beispiele für eine derartige Kooperation: So hatte z.B. Ernst Unger, bevor er 1910 Affennieren auf eine Patientin pflanzte, zahllose Tierversuche an der experimental-biologischen Abteilung des Pathologischen Instituts in Berlin durchgeführt.[54]

Auch Gynäkologen betrieben physiologische Laborforschung. So zeichnete sich die Wiener gynäkologisch-geburtshilfliche Schule dadurch aus, daß sie mit physiologischen Methoden arbeitete.[55] Knauer z.B. war zwar Gynäkologe – 1903 wurde er Lehrstuhlinhaber für Gynäkologie und Geburtshilfe in Graz – seine Eierstocktransplantationen führte er aber lediglich am Tier und zu physiologischen Zwecken durch.[56] Josef Halban, einer der bedeutendsten Gynäkologen Österreichs, war mit seinen Transplantationsexperimenten ein Mitbegründer der gynäkologischen Endokrinologie. Halbans Arbeiten wurden in den frühen 1890er Jahren entscheidend von dem Physiologen Sigmund Exner von Erwarten gefördert. Exner war eine Zentralfigur für die Organtransplantation in Wien. Immer wieder findet man ihn und sein Labor im Hintergrund

---

51 Garrè 1907, S. 216.

52 Lenoir 1992, S. 14-15. Kremer 1992, S. 72-74.

53 Fuhr 1886, S. 412. Zur Person: Fischer 1929, S. 465.

54 Unger 1909, S. 573.

55 Simmer 1981, S. 137.

56 Simmer 1970, S. 323.

der Forschungen zur Organtransplantation.[57] Er unterstützte in den 1890er Jahren die tierexperimentellen Arbeiten über die Hodentransplantation.[58] Sein Sohn Alfred arbeitete in Wien im Institut des Vaters über die Transplantation von Blutgefäßen und Organen.[59] Ebenso führte der Chirurg Emerich Ullmann seine Nierentransplantationen am Hund in Zusammenarbeit mit Exner und in dessen Labor durch.[60]

Überhaupt existierte in Wien ein »Milieu intensiver Zusammenarbeit zwischen den Klinikern am Krankenbett einerseits und den Theoretikern am Experimentier- und Seziertisch andererseits.«[61] Der Internist Alfred Decastello, der schon vor Ullmann mit der Nierentransplantation experimentierte, hatte dies in einem weiteren Wiener Zentrum der experimentellen Medizin, dem Institut für allgemeine und experimentelle Pathologie, getan.[62] Nach dem Ersten Weltkrieg arbeiteten Chirurgen und Physiologen in Wien gemeinsam an der Hodentransplantation. Der Chirurg Lichtenstern empfand sich 1924 einer »Wiener Schule« der Sexualendokrinologie um den Physiologen Steinach zugehörig.[63]

In England läßt sich unter anderen äußeren Umständen ein ähnliches Muster feststellen. Ein führender englischer Vertreter des Organersatzkonzeptes war Victor Horsley,[64] der mehrfach seinen Arbeitsschwerpunkt zwischen Chirurgie und Experimentalphysiologie wechselte. Horsley übersetzte Probleme der klinischen Praxis in eine für die Experimentalphysiologie faßbare Form.[65] Seine Schilddrüsenversuche begann er 1884 im physiologischen Labor Edward Schäfers am University College. Horsley arbeitete also nicht an einem

57 Vgl. z.B. Simmer 1981 über Ovar- und Hodentransplantationen. Zu seiner Person siehe Österreichisches Biographisches Lexikon, Bd. 1, Graz/Köln 1957, S. 277.

58 Vlg. Lode 1895. Foges 1898, S. 899-901. Simmer 1981, S. 138, Anm. 8, S. 145, Anm. 150, 155.

59 Carrel 1912, S. 11. Lobenhoffer 1913, S. 203. Lesky 1974, S. 1083. Zur Person von Exner Sohn und Vater: Österreichisches Biographisches Lexikon, Bd. 1, Graz/Köln 1957, S. 276-277.

60 Ullmann 1902, S. 281. Vgl. Korefferat Ullmann auf dem 4. Internat. Chirurgenkongreß in New York 1914, MMW 61,1 (1914), S. 1193.

61 Lesky 1974, S. 1083.

62 Lesky 1974, S. 1083.

63 Lichtenstern 1924, Vorwort.

64 Zur Person: Paget 1920.

65 Borell, Origins 1976, S. 69

der traditionellen Lehrhospitäler der Hauptstadt, sondern befand sich in einem universitären Umfeld nach kontinentalem Vorbild. Passend zur typologischen Unterscheidung von Universitäts- und Krankenhausmedizin, war aus den nicht-universitären Lehrhospitälern zuvor zwar die klinisch-pathologische Herangehensweise hervorgegangen, an der experimental-physiologischen Laborforschungen mit der dafür spezifischen Vorstellung von Wissenschaftlichkeit zeigte man dort jedoch wenig Interesse.[66] Horsley gehörte einer Gruppe von Forschern an, die das gemeinsame Ideal einer auf die physiologische Wissenschaft gegründeten Medizin anstrebten. Diese Forscher hatten alle eine gewisse Zeit in deutschen Labors zugebracht und wollten nach dem Vorbild der deutschsprachigen Universitäten die Physiologie als exakte und autonome Universitätswissenschaft etablieren.[67]

Wie sich die Kliniker bei der Einführung des Organersatzkonzepts zur Wissensgewinnung auf das Labor stützten, zeigt auch das Beispiel der Nebennierenforschung: Ein entscheidender Anstoß zur Erforschung der Nebennierenfunktion ging von dem Arzt George Oliver aus. Oliver war während seines Studiums am University College in London ein Schüler des Physiologen William Sharpey gewesen, eines Vorkämpfers der Experimentalphysiologie und der naturwissenschaftlich orientierten Medizin in England. Auf diese Art als naturwissenschaftlich orientierter Arzt sozialisiert, erwartete Oliver vom physiologischen Labor eine besonders zuverlässige Art von Wissen. Diese Erwartung bestimmte das Vorgehen: Im Rahmen des allgemeinen Interesses an der Therapie mit Organflüssigkeiten erprobte Oliver zunächst in seiner Praxis in Harrogate die orale Gabe verschiedener Gewebsextrakte an Patienten. Als er nach der Verabreichung von Nebennierenextrakt eine gewisse Wirkung sah, ließ er es nicht mit dieser klinischen Beobachtung bewenden, sondern begab sich im Herbst 1893 mit seinem Extrakt in die Labors des University College zu Edward Schäfer, ebenfalls ein Schüler Sharpeys, um der Sache experimentell auf den Grund zu gehen.[68]

Einige der mit der Organtransplantation befaßten Amerikaner lassen sich ebenfalls der naturwissenschaftlich orientierten Universitätsmedizin zuordnen: Robert T. Morris, der die Ovarialtransplantation am Menschen einführte, hatte vor seinem Medizinstudium Biologie studiert. Während seiner Ausbildung

---

66 Vgl. dazu Lawrence 1985.

67 Borell, Origins 1976, S. 193-195.

68 Borell, Origins 1976, S. 81-89. Wilson 1984, S. 284-286.

war er in Europa gewesen, und als er seine Transplantationen unternahm, hatte er den Posten eines *Adjunct Professors of Surgery* und *Instructor of Clinical Surgery* an der *New York Postgraduate Medical School* inne, wo er später Professor für Chirurgie wurde.[69] Der an der Entwicklung der Nebennierentransplantation beteiligte amerikanische Chirurg William Halsted hatte als junger Mann in den Jahren 1878-80 die chirurgischen Zentren Europas besucht. Da er sich besonders die deutschsprachige Chirurgie zum Vorbild nahm, sagte man von ihm, daß er die deutsche Chirurgie nach Amerika verpflanzt habe.[70] Von der Billrothschen Schule in Wien übernahm er die Wertschätzung der tierexperimentelle Forschung in der Chirurgie. Mit Theodor Kocher war er persönlich befreundet und teilte mit ihm das Interesse an einer physiologisch orientierten Chirurgie.[71]

Beherrschung von Krankheit

Die Erfindung der Organtransplantation im Rahmen der physiologisch experimentell orientierte Medizin verband sich mit einer bestimmten Logik und Argumentationsweise. Wie schon anhand der Transplantation der Schilddrüse und der anderen Organe im einzelnen dargelegt, ging es dabei um die Darstellung der Organabwesenheit als notwendige Krankheitsursache. Deren Kontrolle sollte die Beherrschung der entsprechenden Krankheit ermöglichen.

Die Organtransplantation fügt sich damit in eine generelle Tendenz dieser Zeit. K. Codell Carter hat die Konzentration auf die notwendige Krankheitsursache als charakteristisches Merkmal der modernen westlichen Medizin seit der zweiten Hälfte des 19. Jahrhunderts beschrieben.[72] Hier wirkte neben der Physiologie wohl vor allem die Bakteriologie als Vorbild für die Forschung auf vielen anderen Gebieten. Von der Ernährungslehre bis hin zur Psychiatrie definierten die Wissenschaftler nun ebenfalls notwendige Krankheitsursachen und suchten den »obligatorischen Passagepunkt«, dessen Kontrolle ihnen die Beherrschung bestimmter Krankheiten erlaubte. Das damit verbundene Vorgehen kann man als die Hauptmethode der experimentell-physiologisch ori-

---

69 Simmer 1970.

70 Zur Person: Crowe 1957.

71 Maluf 1980, S. 49.

72 Carter 1991.

entierten Medizin bezeichnen.[73] Dies wurde bereits von den Zeitgenossen so gesehen: Kocher beispielsweise hob hervor, daß seine Vorgänger multiple nichtnotwendige Ursachen betrachteten, während er selbst sich auf die notwendige Ursache als entscheidenden Punkt für die Beherrschung von Krankheit konzentrierte. Er bezeichnete 1892 die Schilddrüsenschädigung ausdrücklich als *conditio sine qua non*, also als notwendige Ursache, des Kretinismus und stellte die Machtlosigkeit, die vor der Isolierung der notwendigen Ursache geherrscht hatte, der neuen Macht gegenüber, die sich mit der Kenntnis dieses Punktes in der Krankheitsentstehung ergab. Kocher verglich den Grad von Kontrolle, der sich mit der Beherrschung der notwendigen Krankheitsursache ergab, explizit mit der Kontrolle von Lebensvorgängen im Labor: Er betonte, daß die operative Totalentfernung der Schilddrüse »mit der Verläßlichkeit eines Experimentes« das typische Syndrom hervorbringe.[74] Umgekehrt beseitige die Behandlung mit Schilddrüsenpräparaten die klinischen Manifestationen der Schilddrüsenunterfunktion ebenso »mit der Verläßlichkeit eines physiologischen Experiments«.[75] Die Beherrschung der Krankheitsursache ergibt, so Kocher über den Organersatz der Schilddrüse, »mit einer Sicherheit Resultate«, »welche durch keine andere Therapie auch nur entfernt so rasch und vollständig zu erreichen sind«.[76] Da der Organersatz eine Krankheitsursache beseitigte, galt er als »kausale Therapie«.[77] Vorbild war die Physiologie mit ihrer Beherrschung von Körperfunktionen: Nur die »physiologische Therapie« bewirke »wirkliche Heilungen«.[78] So perfekt wie man im physiologischen Labor die Lebensvorgänge des Versuchstiers beherrschte, sollte auch die Krankheit des Patienten beherrscht werden können. Von Eiselsberg berichtete 1914, man habe die Transplantationen beim Menschen »analog zum Tierexperiment« ausgeführt.[79]

Obwohl das Organversagen für die Krankheitsbeherrschung entscheidend war, galt es nicht als die *einzige* Ursache der entsprechenden Krankheiten. Das Organversagen selbst mußte wiederum eine eigene Ursache haben. Wenn dieser in der Kausalkette früher auftretende Grund nicht beseitigt werden konnte, bestand im Prinzip die Gefahr, daß das neue Organ der gleichen Schädi-

---

73 Siehe dazu Schlich, Die Konstruktion 1996.

74 Kocher 1909, S. 336-337.

75 Kocher 1909. S. 346.

76 Kocher 1906, S. 81.

77 Tschernischoff 1914, S. 164.

78 Kocher 1909, S. 334-335.

79 Von Eiselsberg 1914, S. 656.

gung zum Opfer fiel wie das alte. Mit dieser Argumentation wurde, wie an anderer Stelle bereits beschrieben, 1910 der Sinn der Nierentransplantation in Frage gestellt. In der Praxis sah man aber, daß sich Organmangelkrankheiten mit Transplantationen durchaus beseitigen ließen. Die früheren Glieder der Ursachenkette waren ohnehin nicht beherrschbar. Außerdem stellten sie in der Regel keine notwendige Ursache dar, es gab also keine Erfolgssicherheit. Selbst diejenigen, die die genannten Bedenken gegen die Nierentransplantation geäußert hatten, empfahlen daher die Nierentransplantation dennoch.[80] Die Organtransplantation war letztlich trotz solcher Bedenken attraktiv genug, um das Interesse der Chirurgen und Wissenschaftler dauerhaft auf sich zu ziehen.

Das Organersatzkonzept und die Praktik der Organtransplantation ergaben sich nicht aus der Natur der Sache: Im Rahmen der experimentell-physiologisch orientierten Medizin wurden die medizinischen Probleme in einer ganz bestimmten Weise wahrgenommen und als Krankheiten konzeptualisiert. Wie bei den einzelnen Organen schon beschrieben, wurden mit dem Organersatzkonzept nicht nur bereits existierende Krankheiten neu erklärt, es wurden auch neue Krankheitsentitäten gebildet. Als Grundlage für das Aufstellen der neuen Krankheitsentitäten nahm man die Folgen der Organentfernung. Klassischer Fall und Vorbild war »das Symptomenbild, welches seine unzweifelhafte Abhängigkeit von der Schilddrüse bei operativer Entfernung derselben dokumentiert hat«[81], die *Cachexia thyreopriva*. Schon die Terminologie macht diese Vorbildfunktion deutlich. So war die Rede von der *Cachexia parathyreopriva* der Nebenschilddrüsen, der *Cachexia ovaripriva* der Eierstöcke, der *Cachexia pituitaria* bzw. *hypophyseopriva* der Hypophyse oder der »spezifischen Kachexie« nach Entfernung der Hoden.

Um beim Organersatz Erfolg zu haben, war die passende Diagnosestellung ausschlaggebend. Wie zu erwarten spielte dieses Thema in den publizierten Fachaufsätzen eine große Rolle. So war die Frage der korrekten Diagnosestellung des Morbus Addison einer der Hauptstreitpunkte, als es um den Nutzen der Nebennierentransplantation ging.[82] Für die Schilddrüsentransplantation mußte der Kretinismus von anderen kindlichen Schwachsinnsformen unter-

80 Unger 1910, S. 577. Diskussionsbeiträge Bleichröder und Benda, Berliner klinische Wochenschrift 47 (1910), S. 495-496. Vgl. Kap. 2.8.

81 Kocher 1906, S. 81.

82 Vgl. Kap. 2.4.

schieden werden.[83] Kocher erklärte 1914 die große Zahl von Mißerfolgen allogener Schilddrüsentransplantationen mit Fehlern in der Indikationsstellung. Zur Vermeidung solcher Fehler empfahl er, dem Aufbau des Organersatzkonzeptes folgend die Diagnosestellung *ex juvantibus*, also von der Therapiemethode ausgehend vorzunehmen: Nur wenn ein Therapieversuch mit Schilddrüsenpräparaten eine gewisse Wirkung zeige, sei auch von der Transplantation eine funktioneller Erfolg zu erwarten.[84] Die Nierenkrankheiten wurden ebenfalls versuchsweise nach diesem Muster redefiniert: Um das Problem der Wiedererkrankung der eingepflanzten Niere zu vermeiden, beschränkte Williamson 1926 die Indikation zur Nierentransplantation auf »chirurgische« Nierenkrankheiten. Dies waren nun nicht, wie man meinen könnte, verletzungsbedingte Nierenausfälle. Williamson faßte darunter ganz einfach alle Krankheiten, die man durch Nierentransplantation heilen kann.[85]

Die Rekonstruktion von Krankheitseinheiten nach der notwendigen Ursache betraf nicht nur den Organersatz. Kocher selbst verwies auf das wichtigste Parallelbeispiel, die Bakteriologie, als er schilderte, daß beim Schilddrüsenfunktionsmangel eine recht große Bandbreite unterschiedlicher Krankheitserscheinungen festzustellen sei. Die Bakteriologie habe gezeigt, daß auch klinisch außerordentlich verschiedenartige Krankheitsbilder in der Ursache häufig durchaus zusammenhingen, die Unterschiede gingen lediglich auf die unterschiedliche Quantität *desselben* infektiösen Agens zurück.[86] Die Diagnose des Schilddrüsenmangels *ex juvantibus* verglich er mit demselben Vorgehen bei der Diagnose der Syphilis.[87]

Der Wandel der Krankheitsentitäten macht deutlich, daß je nachdem, welche Methode der Wissensgewinnung man anwendete, unterschiedliche Auffassungen von Körper, Krankheit oder ärztlichem Handeln resultierten. Ebenso waren die Theorien der Krankheitsverursachung von der Art der Wissensgewinnung abhängig: Maffei und Rösch, die aufs Land fuhren und Daten sammelten, erhielten komplexe, multifaktorielle Verursachungstheorien. Addison und Bright, die klinische Beobachtungen und Befunde an der Leiche kombinierten, gelangten zu der Auffassung, daß bestimmte im Körper lokalisierbare

83 Payr 1914, S. 673.

84 Kocher 1914, S. 557. Zum Problem der Wirksamkeit siehe Kap. 3.1.

85 Williamson 1926, S. 231.

86 Kocher 1909, S. 336.

87 Kocher 1909, S. 353.

und morphologisch wahrnehmbare Organveränderungen den Sitz der Krankheit anzeigten. Auch auf das funktionelle Organersatzkonzept konnte man nur kommen, wenn man die entsprechenden Methoden der Wissensgewinnung anwendete. Die aktive Intervention der Chirurgen und Physiologen, ihr Interesse an der Beherrschung komplexer Lebensprozesse durch lokale chirurgische Manipulationen führte zur Erfindung der Organtransplantation. Die Bedeutung, die der Methode der Wissensgewinnung zukommt, zeigt sich in Konfliktfällen und deren Ausgang: Was Pflüger am Ende dazu brachte, seine Thesen aufzugeben, war nicht einfach die Macht der Tatsachen. Es war die von Klinikern und Physiologen anerkannte Methode der Experimentalphysiologie, aus der die experimentellen Resultate seiner Gegner ihre Stärke bezogen.[88]

Professionelles Interesse

Aber selbst wenn die Art der Untersuchung den Vorgaben der Experimentalphysiologie folgte, was an sich schon eine Vorentscheidung für eine bestimmte Herangehensweise darstellte, resultierte das Organersatzkonzept nicht zwangsläufig. Die Physiologen Munk und Pflüger arbeiteten nach damaligen und heutigen Maßstäben durchaus wissenschaftlich, sie waren aber nicht bereit, bestimmte Vorannahmen mit der Mehrheit der Forscher zu teilen und gelangten daher nicht zum Organersatzkonzept.[89] Je nach Standpunkt ließen die Ergebnisse physiologischer Experimente unterschiedliche Deutungen zu. Daraus ergab sich der Spielraum, der Pflüger zunächst seinen abweichenden Standpunkt ermöglichte. Um dies deutlich zu machen, soll noch einmal das Beispiel des Physiologen Hermann Munk und seines Widerstandes gegen das Organersatzkonzept aufgegriffen werden.[90] Die bei den Experimenten mit der Schilddrüsenentfernung unvermeidbar auftretenden Variationen der Versuchsresultate konnten sehr unterschiedlich gedeutet werden: Wenn eine Thyroidektomie keine oder nur geringe Wirkungen zeigte, nahmen die Befürworter des Organersatzkonzeptes an, daß noch Schilddrüsengewebe zurückgeblieben sein mußte. Für Munk dagegen zeigte sich daran lediglich, daß die Organ-

---

88 Schlich, Making Mistakes 1993.

89 Zum diesem Problem generell, belegt mit einem weiteren Beispiel aus der Bakteriologie, siehe Schlich, Die Konstruktion 1996.

90 Vgl. auch Kap. 2.1.

ersatztheorie falsch war.[91] Nach dem Muster der von Eiselsbergschen Experimente nahm Munk an Katzen 32 Transplantationen vor, über die er 1897 berichtete. Ihm gelangen die Versuche ebensogut wie von Eiselsberg. Beide Forscher berichteten übereinstimmend über eine gewisse Variabilität der Folgen von Organentfernung und Transplantation. Sie unterschieden sich jedoch in der Bewertung: Diejenigen Resultate, die nicht zum Organersatzkonzept paßten, führte von Eiselsberg auf technische Probleme zurück. Munk dagegen wertete solche Unregelmäßigkeiten als Beleg dafür, daß es auf die An- oder Abwesenheit von Schilddrüsengewebe gar nicht ankomme, sondern daß die Krankheitserscheinungen durch völlig andere Faktoren, z.B. lokale Operationsnebenwirkungen an den Nerven, bedingt waren.[92] Wenn man nicht von der innersekretorischen Theorie ausging, war dies tatsächlich die naheliegendste Erklärung. Selbst die Transplantationsexperimente waren also nur für den überzeugend, der bereit war, sich davon überzeugen zu lassen. Von Eiselsberg mußte, um der lästigen Einwände Herr zu werden, schließlich Zuflucht zu Erfahrungen außerhalb des Labors nehmen und an den guten Willen und den gesunden Menschenverstand appellieren. »Jedermann«, schrieb er, »der einige Male die furchtbaren Folgen der Totalexstirpation beobachtet hat,« wird »lieber zugestehen, dass diese Ausnahmen nicht erklärbar sind, als mit Munk zu dem Schlusse zu kommen dass die Schilddrüse kein lebenswichtiges Organ sei.«[93] Die Einigung wurde also nicht durch die Macht der Fakten erzwungen, sondern war ein sozialer Prozeß, indem man sich einig wurde, daß bestimmte Erklärungen einfach naheliegender, »vernünftiger« waren als andere.

Die Art und Weise, wie der Deutungsspielraum experimenteller Resultate genutzt wurde, bestimmte die Richtung der weiteren Forschung. Man hätte z.B. die Gegenargumente Munks als wichtig ansehen und die ganze Organersatzforschung ruhen lassen können. Stattdessen hielt die Mehrheit der Forscher jedoch am Ziel der Beherrschung von Körpervorgängen durch die Beherrschung von Engstellen fest. Diese Richtung war offensichtlich zu attraktiv, um aufgegeben zu werden. Dies hatte seine Gründe. Die Reduktion komplexer medizinischer Probleme auf einen entscheidenden Faktor, die Organfunktion, versprach nämlich ein Erfolgsrezept für eine bestimmte Ausrichtung der Medizin zu werden. Daß sie ihre Aufmerksamkeit auf das versagende

---

91 Munk 1897, ders. 1898. Bornhauser 1951, S. 120-121.

92 Munk 1897, ders. 1898.

93 Dies wurde von Munk mit einer gewissen Schadenfreude zitiert, Munk 1898, S. 181.

Organ richteten, ermöglichte es den Ärzten, die medizinischen Probleme als Probleme einzelner Patienten zu betrachten, die innerhalb einer Arzt-Patient-Beziehung und im Rahmen der medizinischen Fachkompetenz gelöst werden konnten. Soziale und politische Maßnahmen beispielsweise waren dann nicht mehr nötig: Es war ausreichend, den Arzt zu konsultieren. Am Beispiel des Kretinismus wurde deutlich, wie das Organkonzept es so den Ärzten ermöglichte, sich von moralischen, politischen und sozialen Fragen zu distanzieren und die mit einem Engagement auf solchen Gebieten verbundenen Frustrationen zu vermeiden.[94]

Wenn man innerhalb der medizinischen Profession genauer differenziert, wird deutlich, daß besonders die Interessen der Chirurgen die Richtungsentscheidungen der Forschung in dieser Sache mitbestimmten: Mit dem Organ wurde ein umschriebener Ort des Körpers für die Beherrschung der Krankheit entscheidend, die Spezialisten für die lokale Manipulation an und im Körper waren die Chirurgen, und das Vorgehen, das eine Kontrolle von Körperfunktionen ermöglichte, war chirurgisch. Die Engstelle in der Krankheitsentstehung konnte somit von den zuständigen Experten gewissermaßen »besetzt« werden. Die Organtransplantation ermöglichte chirurgisches Handeln in Fällen, die bis dahin für die Chirurgie verschlossenen waren. Die Chirurgen konnten nun auch komplexe innere Erkrankungen erfolgreich behandeln und hatten damit ihren Kompetenzbereich erweitert. Im Jahre 1934 wurde die Organtransplantation sogar als letzte Expansionsmöglichkeit einer Chirurgie angesehen, die als »mechanisches Handwerk« so gut wie komplett entwickelt sei.[95]

Schon die Zeitgenossen sahen, daß das Interesse der Chirurgen »ein sehr wesentliches Moment in der Transplantationsfrage« war. So hätten sich nur wenige Forscher mit der Transplantation der Hypophyse beschäftigt, weil »vom Standpunkt des Chirurgen« »kein allzu brennendes Interesse« vorlag, »hier Möglichkeiten der Transplantation zu schaffen.«[96] Die Richtung der Transplantationsmedizin wurde also von der Möglichkeit der chirurgischen Kompetenzerweiterung geprägt. Um Mißverständnissen vorzubeugen: Es soll keinesfalls behauptet werden, daß die Chirurgen etwa ihr eigenes professionelles Interesse über das Wohl der Patienten stellten. Kocher z.B. war ein durch und

94 Kap. 2.1. Schlich, Changing 1994, S. 440-441.

95 Wu/Mann 1934, S. 906.

96 Sigfrid Knauer 1919, S. 137 .

durch moralischer Mensch.[97] Insgesamt darf man annehmen, daß die Chirurgen ihren Patienten mit der Organtransplantation eine gute Therapie bieten wollten. Klar ist aber auch, daß die Überzeugung, was eine gute Therapie darstellt, vor dem Hintergrund der zeittypischen Konkurrenz der Disziplinen betrachtet werden muß. Theodor Kocher kämpfte sein Leben lang um die Anerkennung seiner Disziplin gegenüber der Dominanz der Inneren Medizin. Er empfand den disziplinären Gegensatz von Chirurgie und Innerer Medizin so deutlich, daß er seine Freude darüber ausdrückte, im Jahre 1906 auf dem Kongreß für Innere Medizin in München über die Schilddrüse sprechen zu dürfen. Er hielt »diesen Austausch unter von Erfahrungen im Gegensatze zu vielerorts beliebter Intransigenz für Chirurgen und Interne in hohem Maße wertvoll und förderlich«.[98] 1912 verwahrte er sich gegen diejenigen »Ärzte, die nur in der ›internen‹ Medicin die Alma mater der medizinischen Wissenschaft anerkennen wollen, in der Chirurgie dagegen bloß eine technische ›Specialität‹ zu sehen vermögen«.[99] Daß Kocher als erstem Chirurgen der Nobelpreis verliehen wurde, war ebenso ein Erfolg für seine Disziplin. In seiner Nobelpreisansprache 1909 schilderte er den Aufschwung der chirurgischen Therapie. Die Chirurgie habe ihren traditionellen Zuständigkeitsbereich der Behandlung akzidenteller Wunden überschritten und biete nun auch für die Mehrzahl der »sogenannten inneren Erkrankungen« Behandlungsmethoden, die von den glänzendsten Heilungen gekrönt seien.[100] Innerhalb eines Zeitraumes von weniger als einem halben Jahrhundert habe die Chirurgie alle Organe des Körpers, einschließlich des Gehirns und des Herzens, für chirurgische Maßnahmen zugänglich gemacht.[101]

Daß die Organtransplantation als chirurgische Therapie in direkter Konkurrenz zur internistischen Behandlung mit Organextrakten oder Hormonen stand, wird an vielen Stellen deutlich. Payr bezeichnete 1906 die Schilddrüsenfütterung als einen »besonders gefährlichen Gegner« der Transplantation und als Hauptgrund für deren »Zurücksetzung« in den vorausgegangenen Jahren.[102] Beide Therapiemethoden hingen eng zusammen. Die Gabe von Organpräpa-

97 Vgl. Tröhler, Chirurgie und Ethik 1992.

98 Kocher 1906, S. 59. Zum disziplinären Gegensatz vgl. auch Tröhler, Die Wechselwirkung 1991, S. 67.

99 Tröhler 1984, S. 151.

100 Kocher 1909, S. 330.

101 Kocher 1909, S. 330-331.

102 Payr 1906, S. 504.

raten wurde häufig als Ersatz für die Organtransplantation empfohlen. Die Reihenfolge konnte aber genauso umgekehrt sein: Knauer begann 1895 seine Kaninchenversuche zur Ovartransplantation mit dem Ziel, die bereits übliche Verabreichung von Ovarialgewebe *per os* durch die Transplantation zu ersetzen. Ihm schien der Organersatz »auf chirurgischem Wege« »von vorneherein rationeller«.[103] Das Wiedereinsetzen des Organs wurde chirurgischerseits häufig als die eigentliche, die wirklich rationale Organersatztherapie gesehen, während die Pharmakotherapie eine weniger rationelle, indirektere Art des Organersatzes darstelle. Das Hauptargument für die Transplantation war die Wiederherstellung der ursprünglichen physiologischen Verhältnisse, der ursprüngliche Bauplan solle so gut wie möglich imitiert werden.[104] Dies erlaube es dem Körper, die Organfunktion auf dem natürlichen Wege zu nutzen. Kocher meinte 1909, die Schilddrüsentransplantation besäße »gegenüber der Einnahme von Thyroideapräparaten den großen Vorteil, daß der Körper die Quantität der Sekretion des Transplantats automatisch reguliert [...]. Der Bedarf des Körpers bildet den Maßstab.«[105] Die Organtransplantation beseitigte die Probleme der Über- oder Unterdosierung oder der mangelnden Mitarbeit des Patienten.[106] Die Patienten selbst erlebten, so Kocher, die Transplantation als »Erlösung« von dem Zwang zur regelmäßigen Medikation.[107] Payr hielt die Wirkung der Thyroideatransplantation der Extrakttherapie für quantitativ und qualitativ überlegen. Sie wirker stärker und schneller. Außerdem würden möglicherweise noch weitere wichtige Stoffe mit übertragen, die bei der Pharmakotherapie fehlten.[108] Dazu kam das Argument der geringeren Kosten eines einmaligen Eingriffs gegenüber der Dauermedikation.[109]

Ihre Ansprüche auf wissenschaftliche Autorität ließen die Chirurgen wie die Internisten gelegentlich in Konkurrenz zu den Physiologen geraten. Kocher betonte beispielsweise, daß die Chirurgen alle Organe der direkten Beobachtung zugänglich gemacht hätten. Durch die Möglichkeit der chirurgischen Manipulation konnten die Bedingungen ihrer Funktion bestimmt werden, was

---

103 Knauer 1899, S. 1219. Ähnlich Bainbridge 1923, S. 497. Schreiner 1927, S. 2084.

104 »The original design«, Bell 1920, S. 884 zur (autogenen) Ovartransplantation.

105 Kocher 1909, S. 358. Ähnlich: Woodruff 1960, S. 472.

106 Groves/Joll 1910, S. 1966.

107 Kocher 1914, S. 559.

108 Payr 1914, S. 678-680.

109 Kocher 1914, S. 558.

das Wissen über der Physiologie des Körpers außerordentlich erweitert habe. Die Physiologen hätten von den Chirurgen gelernt, so Kocher, ihre Tierexperimente mit Hilfe von Narkose und Asepsis so zu gestalten, daß unnötige Schmerzen während und Störungen nach der (experimentellen) Operation nicht aufträten. Dadurch würde die physiologische Tätigkeit der Organe ohne jede Verzerrung ans Licht gebracht.[110] Kocher skizzierte hier das Programm der Bernardschen Physiologie, strich dabei aber die besondere Bedeutung des chirurgischen Vorgehens heraus. Die Kompetenz für die chirurgische Manipulation lag für ihn bei den Chirurgen. So kommentierte er die Mißerfolge der Physiologen mit der Allotransplantation der Schilddrüse 1914 damit, daß »jedem Chirurgen« klar sei, daß bei diesem Eingriff eine »ganz besonders strenge Asepsis und engstes Anliegen der fremden Gewebe aneinander verbürgt sein muss«, es sei die Mißachtung dieser Vorschrift gewesen, die »in den Händen der Physiologen manchen Misserfolg verschuldet« habe.[111] Die Entdeckung der *Cachexia strumipriva* und damit der Schilddrüsenfunktion rechnete Kocher der Chirurgie zum Verdienst an. Der Physiologe Moritz Schiff habe zwar die Folgen der Schilddrüsenexstirpation schon Jahrzehnte vorher mehr oder weniger zufällig beschrieben, meinte Kocher, die Bedeutung seines Experiments sei ihm aber erst klar geworden, nachdem ihm die Chirurgie den richtigen Weg gewiesen hatte.[112] Tatsächlich waren es immer wieder klinische Erfahrungen, die der Laborwissenschaft ihre Forschungsthemen lieferte. Die Entscheidung, welche Phänomene die Physiologen im Labor willkürlich hervorrufen oder verhindern sollten, beruhten auf klinischen Beobachtungen. Die Klinik gab vor, auf welche Veränderungen man nach einem gezielten Eingriff am lebenden Organismus achten mußte.

Die Organtransplantation als Produkt von Labor und Klinik

Die Organtransplantation wurde in der Unversitätsmedizin der 1880er bis 1930er Jahre erfolgreich als Konzept konstituiert. Dieser Typ von Medizin gewährte einen Freiraum, in dem sich ein Maßstab von Wissenschaftlichkeit durchsetzte, der die experimentelle Kontrolle von Lebensvorgängen forderte.

110 Kocher 1909, S. 330-331.

111 Kocher 1914, S. 564.

112 Kocher 1909, S. 331.

Die Ärzte und Wissenschaftler verfügten hier also einerseits über Zeit und materielle Ressourcen, um Verfahren zur Beherrschung von Lebensphänomenen zu entwickeln, andererseits erzeugte die neue Norm der Wissenschaftlichkeit aber auch den Druck, genau diese Richtung zu verfolgen. Die äußeren Bedingungen der Universitätsmedizin ermöglichten und erzwangen in gewisser Weise die aufwendige Laborforschung, die zum Organersatzkonzept führt. Die Motivation, neues Wissen und neue Therapieformen auf diese aufwendige Art und Weise zu entwickeln, entsprang zu einem guten Teil der charakteristischen Konkurrenzsituation zwischen den Disziplinen. Unter den Bedingungen der interdisziplinären Konkurrenz bedienten sich die unterschiedlichen Disziplinen dennoch derselben Forschungsmethoden und kooperierten in wechselnden Konstellationen miteinander. Vor allem waren Laborwissenschaften und klinische Fächer auf eine gewisse Zusammenarbeit zum beiderseitigen Vorteil (gegenüber anderen Disziplinen beispielsweise) angewiesen.

Die Erfindung der Organtransplantation fand also weder allein im Labor, noch ausschließlich in der Klinik statt. Es war die Schnittstelle von Laborwissenschaft und klinischer Medizin, wo das Organersatzkonzept entstand. Diese Schnittstelle bildete sich spezifisch in der Universitätsmedizin des späten 19. Jahrhunderts heraus. Unter diesen Bedingungen resultierte die Organtransplantation als eine Vorgehensweise, bei der das Lebensphänomen Krankheit beherrscht wird, indem man die entscheidende Engstelle in der Krankheitsentstehung, ihre notwendige Ursache, beherrscht. In der Zeit von 1880 bis 1930 etablierte sich die Vorstellung, daß die Organtransplantation eine ideale Behandlungsmethode sei. Dieselbe experimentell-physiologisch orientierte Universitätsmedizin, die diesen konzeptionellen Erfolg der Organtransplantation hervorbrachte, scheiterte jedoch, wie im folgenden dargestellt, an der praktischen Anwendung.

3. Das Scheitern der Organtransplantation in der Praxis

3.1. Methoden der Erfolgskontrolle von Transplantationen

Die Organtransplantation scheiterte vor allem deshalb, weil sich im Laufe der Zeit die Ansicht durchsetzte, daß allogene und xenogene Verpflanzungen in der Regel keinen Erfolg bringen. Aus heutiger Sicht stellt sich allerdings umgekehrt die Frage, wie es überhaupt möglich war, daß in einer Zeit, in der es keine Immunsuppression gab, dennoch so viele Organtransplantationen durchgeführt wurden. Man fragt sich, ob die Ärzte nicht merkten, daß ihre Transplantationen nicht funktionierten. Diese Frage führt zu einem Grundproblem der damaligen Chirurgen und Wissenschaftler: Woran konnte man erkennen, ob eine Transplantation erfolgreich war oder nicht? Das Problem stellte sich während des gesamten Untersuchungszeitraums: Anfangs ging es darum, das Organersatzkonzept zu belegen; später stand die prinzipielle Möglichkeit einer erfolgreichen Verpflanzung zur Diskussion und zum Schluß die Tauglichkeit der Transplantation als Dauertherapie.

Nach dem selbstgestellten Anspruch der Chirurgen mußten positive Veränderungen nach Transplantationen spezifisch auf die Anwesenheit und Funktion des überpflanzten Gewebes zurückgehen. Die Kontrolle der notwendigen Krankheitsursache und »Engstelle« Organfunktion sollte die Kontrolle der Krankheit ermöglichen. Um diesen Anspruch kreisten viele der Diskussionen in den wissenschaftlichen Veröffentlichungen. Im folgenden sollen die angewandten Methoden der Überprüfung sowie die vorgebrachten Argumente hinsichtlich des Effekts von Organtransplantationen betrachtet werden.

Morphologische Untersuchung

Im Grundsatz gab es zwei Arten von Kriterien: morphologische und funktionelle. Nach Tastbefund und Aussehen konnte das Transplantat leicht morphologisch beurteilt werden, solange die Operationswunde noch offen war. So wechselt eine Niere mit Einsetzen der Durchblutung nach Gefäßanschluß ihr Aussehen. Der Chirurg Floresco z.B. beobachtete eingepflanzte Nieren noch eine halbe Stunde lang, bevor er die Wunde schloß.[1] Auch bei Hodentransplantaten wurde überprüft, ob sie direkt nach dem Anschluß der Gefäße gut durchblutet erschienen. Häufig versuchte man, sich durch Ertasten der Organgröße nach Verschluß und Heilung der Operationswunde einen Eindruck über das Schicksal des Transplantats zu verschaffen.[2] Bei Transplantationen mit Gefäßanschluß gaben die tastbaren Pulsationen Aufschluß über den Zustand der Anastomosen.[3] Nachfolgende Operationen boten manchmal die Gelegenheit, Transplantate makroskopisch direkt zu betrachten, vorausgesetzt, man fand sie wieder auf. Albert Kocher berichtete 1923 davon, wie bei der Autopsie das zur Größe eines Hühnereis hypertrophierte Allotransplantat von Schilddrüsengewebe unter der Leber gefunden wurde.[4] Grigorieff objektivierte die makroskopische Beurteilung und gab 1897 die Größe seiner nachuntersuchten Ovarientransplantate in Zentimetern an. Tschernischoff beschwerte sich jedoch 1914 darüber, daß sich manche Autoren »mit einer rein subjektiven Wertschätzung« begnügten, wie etwa »Ovarium scheinbar (!) vergrößert, oder Ovarium nach der Transplantation groß, oder um 1/3 verkleinert«,[5] ohne daß die ursprüngliche Größe angegeben wäre. Eine makroskopische Beurteilung gab, wie bemerkt wurde, nicht unbedingt Aufschluß darüber, ob tatsächlich Organgewebe im tast- oder sichtbaren Transplantat vorlag.[6] Ein Autor ertastete regelmäßig die in den Hodensack gepflanzten Transplantate, sprach

1 Floresco, Recherches 1905.

2 Z.B. beim Ovar über eine manuelle vaginale Untersuchung, Cramer 1906, S. 1908. Bei der Ovarialtransplantation in die großen Schamlippen Lydston 1914, S. 864. Bei Nebennierentransplantationen in den Hoden, Hurst et al. 1922, S. 20. Hoden selbst: Hammond/Sutton 1914, S. 154. Lydston 1914.

3 Z.B. Carrel/Guthrie, Anastomosis 1906, S. 1651. Ibuka, Homgenous 1926, S. 425.

4 A. Kocher 1923, S. 562.

5 Tschernischoff 1914, S. 173.

6 Ribbert 1898, S. 703, warnte davor, Nebenhoden- mit Hodengewebe zu verwechseln. Currie 1924, S. 627, war sich nicht sicher, ob er Fett- oder Nebennierengewebe tastete.

aber »absichtlich nur von Resistenzen«, weil er »nicht mit Sicherheit sagen« konnte, was er eigentlich tastete, »ob es Hodengewebe oder gar nur Narbengewebe war.«[7]

Die makroskopische Betrachtung wurde häufig, vor allem im Tierversuch, durch eine mikroskopische Untersuchung ergänzt. Die histologischen Nachuntersuchungen von makroskopisch scheinbar erfolgreichen allogenen und xenogenen Transplantationen zeigten enttäuschenderweise, daß die Transplantate in der Regel nicht erhalten, sondern vom Empfängerorganismus durch körpereigenes Bindegewebe ersetzt worden waren.[8] Im Laufe der Zeit kam der mikroskopischen Untersuchung der Transplantate eine immer größere Bedeutung zu. Nach 1900 wurden die histologischen Veränderungen nach Einpflanzung vieler Gewebe ausgiebig untersucht und dokumentiert.[9] Die Tierversuche zur Nierentransplantation beinhalteten routinemäßig eine histologische Nachuntersuchung der Transplantate.[10] Als »Beweis« der Einheilung suchte man nach organtypischem Gewebe, möglichst noch zusätzlich mit Zeichen einer Gefäßneubildung. Halbans Tierversuche mit der Transplantation von Ovarien waren auch deshalb so überzeugend, weil er sorgfältige histologische Nachuntersuchungen der Transplantate durchführte.[11] Die Renaissance der Schilddrüsentransplantation nach 1905 verband sich ebenfalls mit dem Bemühen um die histologische Absicherung der Resultate.[12] Fehlten solche Untersuchungen, wurden sie angemahnt.[13] In vielen Fällen hatte eine solche Überprüfung auch Konsequenzen: So veranlaßte die Masse der negativen Ergebnisse histologischer Nachuntersuchungen die meisten Hodentransplanteure Ende der 1920er Jahre dazu, den Nutzen der Transplantation nicht mehr mit einem Überleben des Transplantates zu erklären.[14]

---

7 Schleyer 1930, S. 666.

8 Borst/Enderlen 1909, S. 82. Schöne, Die heteroplastische 1912, S. 16. Stich 1913, S. 1865. Lexer 1913, S. 2062.

9 Vgl. z.B. beim Ovar Tschernischoff 1914, S. 173-203.

10 Beispielsweise bei Carrel 1908.

11 Simmer 1981, S. 131. Beispiel: Storer 1915, S. 41.

12 Vgl. z.B. Payr 1906. Christiani/Kummer 1906.

13 Smith 1911, S. 166. Diskussionsbeitrag Gottschalk (zu Engel, Ovar, 1912), MMW 59,1 (1912), S. 733. Oder die Autoren entschuldigten sich für diesen Mangel, Kocher 1914, S. 508.

14 Übersichten: Picard 1929, S. 779-781. Schleyer 1930, S. 668-669. Woodruff 1960, S. 506.

Histologische Untersuchungen lieferten jedoch nicht an sich schon eindeutige Erfolgskriterien. Wie man sah, war »die Feststellung, ob Gewebstheile noch leben oder nicht,« »keineswegs immer leicht«. Als Kriterien dienten »sichtbare Lebenserscheinungen, also Bewegungen, Contraction, Flimmerbewegung«, oder »die Fähigkeit der *Proliferation*, des Wachsthums nach der Transplantation.« Dies verhinderte aber keineswegs Fehlinterpretationen aufgrund der Verwechselung von Geweben des Empfängers mit dem Transplantat.[15] Ebenso galt es, reparative und degenerative Veränderungen auseinanderzuhalten.[16] So wurden Bilder, die man heute eindeutig als Nachweis eines Untergangs des Transplantates werten würde, zum Teil als Zeichen einer erfolgreichen Einpflanzung angesehen.[17] Wie man im Laufe der Zeit lernte, konnte das Einsprossen von Gefäßen in das verpflanzte Gewebe einerseits positiv als Revaskularisierung und andererseits negativ als Abwehrreaktion des Wirtsorganismus und erster Schritt der Resorption und bindegewebigen Umwandlung interpretiert werden.[18] Manche Untersucher bewerteten es als Zeichen des Überlebens, wenn sie im Transplantat Zellteilungen sehen konnten. Dieses Kriterium wurde jedoch dadurch in Frage gestellt, daß auch in sicher abgestorbenem Gewebe noch stehengebliebene Zellteilungen aus der Zeit vor der Nekrose zu sehen waren.[19] Der Chirurg Georg Schöne benutzte bei seinen Hautlappenversuchen die Retransplantation, um zu überprüfen, ob Transplantate überlebt hatten: Nach einer gewissen Zeit entnahm er die Hautstückchen wieder vom Empfängertier und pflanzte sie zurück auf das Spendertier. Wuchsen sie dort wieder an, so war belegt, daß sie noch lebten.[20]

Da eine solche Überprüfung natürlich nicht immer vorgenommen werden konnte, ergaben sich Unsicherheiten: Über die histologischen Befunde von Hodentransplantaten z.B. gab es widersprüchliche Meldungen.[21] Die positiven Befunde Voronoffs erregten »in der wissenschaftlichen Welt« große Zwei-

15 Marchand 1901, S. 379.

16 Wu/Mann 1934, S. 908.

17 Beispiel: Busch et al. 1908, S. 641.

18 Marchand 1901, S. 379-380. Sigfrid Knauer 1919, S. 28, 137-138, 143.

19 Marchand 1910, S. 384. Diskussionsbeitrag Benda, Berliner klinische Wochenschrift 47,1 (1910), 495-496.

20 Schöne, Experimentelle 1908, S. 175. Ders., Vergleichende 1908, S. 38.

21 Negativ: Förster 1921, S. 107. Enderlen 1921, S. 1441 (beim Toten). Hoffmeister 1928 (Beim Lebenden). Demel 1928. Schönbauer/Hogenauer 1928 (beim Tier). Positiv: Voronoff 1930. Überblick: Lichtenstern 1921, S. 312. Picard 1929. Woodruff 1960, S. 506.

fel: Selbst auf den von Voronoff publizierten Abbildungen konnte den Kritikern zufolge nicht entschieden werden, ob es sich bei den angeblich lebenden Hodenzellen nicht um bereits abgestorbenes Gewebe oder an die Transplantationsstelle eingewanderte, junge Bindegewebszellen handelte.[22] Besonders beim Menschen war es schwierig, Klarheit über die Bedingungen für eine erfolgreiche Transplantation zu erlangen. Man konnte ja keine fortlaufendem Reihenversuche machen, wie Schöne 1912 anmerkte.[23] Nur im Tierversuch bestand die Möglichkeit, ein Transplantat in einer gezielten chirurgischen Operation oder nach Tötung des Versuchtieres für eine Nachuntersuchung zu entnehmen.[24] Solche Wiederentnahmen zur histologischen Untersuchung waren beim Menschen eine seltene Ausnahme.[25] Besonders im Erfolgsfalle, wenn also eine Transplantation zur klinischen Besserung geführt hatte, verbot es sich, »das Experimentum crucis« durchzuführen und das Transplantat wieder zu entfernen.[26] Christiani, der eine große Anzahl von Schilddrüsenstückchen verpflanzte, konnte es wagen, Jahre später eines davon wieder herauszunehmen, um es histologisch zu untersuchen.[27] Ansonsten konnte man sich noch am ehesten bei der Obduktion nach dem Tod des Empfängers vom Zustand eventueller Transplantate überzeugen, eine Gelegenheit, die nicht oft vorkam, aber gern wahrgenommen wurde.[28] So gab es immer wieder Diskrepanzen zwischen klinischen Erfahrungen und den Resultaten der Tierversuche. Die Tierversuche deuteten in der Mehrheit darauf hin, daß Xenotransplantationen keinen Erfolg bringen. Beim Menschen dagegen, so ein Beobachter 1919, konnte »nur die Einwirkung auf den Organismus beurteilt werden«, so daß man zunächst »scheinbare Erfolge« feststellte.[29] Im Prinzip galt das Tierexperiment mit der Möglichkeit einer morphologisch-anatomischen Kontrolle als »allein entscheidend für die absolute Bewertung eines Erfolges.«[30]

Nicht selten ging der morphologische Zustand des Transplantates allerdings

22 Schleyer 1930, S. 667. Woodruff 1960, S. 506.

23 Schöne, Die heteroplastische 1912, S. 43.

24 Lüdke 1909, S. 1470. Storer 1915, S. 41.

25 Z.B. Hoffmeister 1928 (Hoden).

26 Sigfrid Knauer 1919, S. 79.

27 Christiani/Kummer 1906, S. 2378. Kocher 1914, S. 508.

28 Kocher 1914, S. 508. Sigfrid Knauer 1919, S. 53. Von Eiselsberg 1921, S. 389. Engel 1924, S. 1378, über einen Fall, wo es trotz größter Bemühungen nicht gelang, in den Besitz der betreffenden Leiche zu kommen.

nicht mit vergleichbaren Beobachtungen hinsichtlich der Funktion einher: Vor allem kam es vor, daß ein Transplantat zwar gut aussah, die Funktion, bemessen z.B. am Rückgang von Krankheitsbeschwerden, aber zu wünschen übrig ließ. Dies wurde damit erklärt, daß sich durch die veränderten Lebensbedingungen des verpflanzten Organs auch seine Funktion geändert hatte und es z.B. nicht mehr dasselbe Sekret lieferte. Umgekehrt konnte ein winziges, morphologisch nur schwer auffindbares, aber funktionierendes Drüsenstück den Organismus vollständig vor Mangelerscheinungen bewahren.[31] Da es nicht anginge, »auf Grund der ungünstigen histologischen Befunde allein, die klinischen Erfolge anzuzweifeln,«[32] trennten manche Autoren die Beurteilung des klinischen Ergebnisses explizit vom – meist ungünstigeren – histologischen Befund ab.[33] Von der Tatsache, daß die Transplantate nicht mehr tastbar waren, ließ sich Mühsam 1921 nicht von seinem Glauben an die Wirksamkeit der Hodentransplantation abbringen, denn die positiven Berichte der Patienten ließen ihn vermuten, daß kleinste Reste von Gewebe überlebt hatten.[34]

Funktionelle Betrachtungen

Den Chirurgen ging es nicht darum, die Morphologie zu rekonstruieren, sie wollten einen Funktionsverlust ersetzen.[35] Carrel unterschied bei der Nierentransplantation anatomische von klinischen Resultaten. Die Organfunktion war für ihn das entscheidende Kriterium der Bewertung.[36] Hinsichtlich der funktionellen Beurteilung war die Betrachtung von Krankheitsbildern ausschlaggebend. Es war ja, wie gezeigt, ein wichtiger Schritt beim Aufbau des Organersatzkonzeptes überhaupt, daß man auf dem Boden klinischer Beobachtungen bestimmte Funktionsmangelsyndrome oder Krankheiten konstruierte. Bei allen Organen, die in das Organersatzkonzept einbezogen wurden, setzte man, wie beschrieben, diese Mangelsyndrome – meist »Cachexia« unter Anfügung

29 Sigfrid Knauer 1919, S. 45.
30 Sigfrid Knauer 1919, S. 82.
31 Vgl. dazu Payr 1906, S. 526-528.
32 Schleyer 1930, S. 668.
33 Lexer 1913, S. 2060. Lexer 1917, S. 2-4. Schleyer 1930, S. 668.
34 Mühsam 1921, S. 355. Ähnlich Lichtenstern 1921, S. 310.
35 Vgl. z.B. Payr 1906, S. 531.
36 Carrel 1909, S. 398. Ders. 1912, S. 14.

des Organs (Cachexia thyreopriva, Cachexia ovaripriva, etc.) benannt – mit spontan auftretenden Krankheitsbildern gleich. Es war der Rückgang dieser Krankheitserscheinungen nach Organimplantation, der das Konzept überzeugend machte.

Hier fällt der enge Zusammenhang klinischer und experimentalphysiologischer Forschung ins Auge. Viele Tierversuche dienten der Rekonstruktion klinischer Krankheitsbilder. Auch beim Tier wurden die Ausfallerscheinungen nach Organentfernung und deren Rückgang nach Substitution zunächst »klinisch« beurteilt. Die experimentell erzeugten Phänomene wurden mit den vorher beim Menschen festgestellten Symptomen verglichen, so z.B. bei der Schilddrüsenentfernung oder später bei der Exstirpation der Hypophyse.[37] Das Ausbleiben typischer Krankheitszeichen bei erfolgter Transplantation in Kombination mit dem Wiederauftreten dieser Symptome nach Entfernen des Transplantates war nicht nur das Schlüsselexperiment für die Begründung des Organersatzkonzeptes, dieser Test diente ebenso der Austestung neuer Techniken der Organverpflanzung. So hieß es 1908, die Thyroideatransplantation mit Gefäßnaht habe ihre »Feuerprobe« bestanden, indem die Transplantatentfernung beim Hund sofort eine tödliche Tetanie und Kachexie zur Folge hatte.[38] Da die funktionell-klinischen Beobachtungen den Maßstab für das Gelingen der Transplantationen bildeten, lag es nahe, daß Kliniker wie Kocher die Erfahrungen am Menschen für einen besseren Nachweis der Transplantatfunktion hielten als den Tierversuch.[39]

Grundlage für den Erfolg – und für dessen Nachweis – war die passende Konzeptualisierung der Organmangelkrankheiten. In den Fällen von Schilddrüse und Nebenschilddrüse sowie Mark und Rinde der Nebenniere bewirkte die anatomische und funktionelle Differenzierung gleichzeitig eine spezifischere Zuordnung von Mangelkrankheiten und eine Verbesserung in der Erfolgsbeurteilung.[40] Der funktionelle Erfolg von Milztransplantationen dagegen war in keiner Weise feststellbar, da es weder für den Ausfall noch den erfolgreichen Ersatz dieses Organs irgendwelche Kriterien gab.[41] In ähnlicher

37 Vgl. Wilson 1984, S. 300. Dies schließt auch Meßwerte wie den Blutdruck ein, Busch et al. 1908, S. 641.

38 Diskussionsbeitrag Garrè, VDGC 37. Kongreß (1908), S. 35.

39 Kocher 1914, S. 548.

40 Payr 1906, S. 525. Sigfrid Knauer 1919, S. 28. Woodruff 1960, S. 490-491.

41 Sigfrid Knauer 1919, S. 143. Für die wenig überzeugenden Versuche, solche Kriterien aufzustellen, siehe ebd., S. 143-144.

Weise krankten die Untersuchungen über die Nebenniere lange Zeit daran, daß man sich nicht auf ein typisches Krankheitsbild des Organausfalls einigen konnte. Die Folgen des Nebennierenmangels waren so schwer zu fassen, daß auch die Besserung nicht leicht festzustellen war. Bei der Beurteilung der Nebennierentransplantation heißt es z.B., der Patient habe sich nach der Transplantation »unendlich« besser gefühlt, als vorher.[42] Zum Teil orientierte man sich bei den Nebennieren am Nachlassen der dunklen Hautverfärbung,[43] später an Meßwerten wie Blutdruck, Blutzucker und Natrium. Hier war es sehr schwierig, ein Tiermodell zu konstruieren. Im Tierversuch – und selbst beim Menschen – diente daher oft das Eintreten oder Ausbleiben des Todes als einzig definitiver Indikator für die Ab- oder Anwesenheit der Organfunktion.[44] Bei Nebennieren oder Hoden wurden nach Überpflanzungen als Beleg für deren Wirksamkeit nicht selten ganze Tagesabläufe mit ihren Details vom Stuhlgang bis zur psychischen Verfassung dokumentiert.[45] Eine Objektivierung war auf diese Weise kaum möglich. Ebenso besaßen die Schilderungen der Auswirkungen einer Schilddrüseneinpflanzung auf die Intelligenz von Kindern nicht selten episodenhaften Charakter: Ein Knabe, so heißt es z.B., »hat früher, wenn man ihn fragte, was willst du werden, in etwas lallender Weise von sich gegeben: Dadat (Soldat), und nach der Transplantation hat er fest behauptet, er wolle ›Professor‹ werden.«[46]

Beim Ovar gab es als relativ leicht zu fassendes Kriterium die Menstruation. War das Ausbleiben der Monatsregel der Anlaß zur Ovarialtransplantation gewesen, so zeigte deren Einsetzen den Erfolg an. Aber auch alle anderen Phänomene, die man mit dem Ovar in Zusammenhang brachte – die Ausbildung primärer und sekundärer Geschlechtsmerkmale, »erotische Träume«[47], Libido[48], psychische und moralische Charakteristika, »das geistige und körperliche Gleichgewicht« der Frau usw. – konnten als Maßstab für die Organfunktion dienen. Beim Hoden wurden ebenfalls von einigen Autoren Organ-

---

42 Anon., Addison's Disease Treated by Suprarenal Grafting, S. 269.

43 Desmarest/Monier-Vinard 1934, S. 1126.

44 Explizit steht das bei Beer/Oppenheimer 1934, S. 689. Vgl. auch Abelous 1893, S. 278. Busch/van Bergen 1906. Busch et al. 1908. Busch/Wright 1910. Wilson 1914, S. 265-282. Hurst et al. 1922. Currie 1924.

45 Beer/Oppenheimer 1934, S. 689. Lydston 1914.

46 Diskussionsbeitrag Müller, VDGC 37. Kongreß (1908), S. 36.

47 Nach Knauer 1900, S. 324.

mangelkrankheiten mit einem festen Spektrum typischer Symptome postuliert. Sie betrafen hier vor allem die Geschlechtsmerkmale, die allerdings in einem weiten Sinn verstanden wurden. Sexuelle Aktivität, männliches Aussehen und Vitalität vermischten sich zudem zu einem allgemeinen Männlichkeitsideal. Sexuelle und allgemeine Wirkungen der Hodentransplantation waren nur unvollständing voneinander abgegrenzt, da die sexuelle Aktivität auch als ein Indikator für den Gesundheitszustand allgemein gewertet werden konnte.[49] Auch bei der Hodentransplantation gegen Homosexualität war es schwierig, suggestive Wirkungen auszuschließen: Als einzige »objektive Urteilsmöglichkeit« über die sexuelle Orientierung nach der Transplantation, und damit über die Transplantatfunktion zählte Richard Mühsam 1921 »die sich im *Traum* zeigende Triebrichtung.«[50] Die Unsicherheit hinsichtlich Objektivität und kausaler Zuschreibung war besonders ausgeprägt, wenn es um die *vitalisierende* Wirkung der Hodeneinpflanzung ging. Da die Hodentransplantation vielfach gegen alle möglichen Leiden und Probleme helfen sollte, wurden konsequenterweise Verbesserungen aller Art auf diese Transplantation zurückgeführt.[51] Stanley verlor in seinen Berichten von 1921 und 1922 jegliche Spezifität aus den Augen und folgte offensichtlich der Auffassung der von ihm behandelten Häftlinge, die die Injektionen von Hodenmasse und die Behandlung als eine Art Wundermittel zur Vitalitätssteigerung für Gesunde und Kranke auffaßten. Jeder der sich meldete, erhielt die Behandlung.[52] Auch in den Erfolgsberichten über Voronoffs Verjüngungsoperation vermißten Kritiker ein sicheres Kriterium für die Entscheidung über Erfolg und Mißerfolg.[53] Was den Wert der umfangreichen Literatur zur Organtransplantation insgesamt stark verminderte, war der Mangel an exakten Verlaufsberichten. So wurde der Zustand von Patienten vor der Transplantation häufig nicht in einer Weise dokumentiert, die einen genauen Vergleich mit dem angeblich besseren Zustand danach erlaubte, wie damalige Chirurgen bereits kritisch bemerkten.[54]

Hinsichtlich der Dokumentation von Veränderungen war man zudem häu-

---

48 Schickele 1918, S. 1263.

49 Stanley/Kelker 1920, S. 1503. Stanley 1922, S. 790.

50 Mühsam 1921, S. 355 (Hervorhebung nachträglich).

51 Eindrucksvolle Beispiele sind die Artikel von Lydston 1914 und Stanley 1921.

52 Stanley 1921. Ders. 1922, S. 789.

53 Anon., Testicular Grafting 1933, S. 661.

54 Vgl. z.B. die Kritik bei: Payr 1914, S. 680-681.

fig auf Patientenberichte angewiesen: »Man wird sich also entschliessen müssen, auch der blossen klinischen Beobachtung über Veränderungen zum Besseren nach der Transplantation einen Wert beizumessen bzw. Eltern und Verwandten oder auch den Patienten selber zuzutrauen, dass sie über Erfolg oder Nichterfolg zu urteilen vermögen«, meinte Kocher 1914. Er verschickte zur Erhebung der Resultate seiner Schilddrüsentransplantationen Fragebögen.[55] Nach Ovarialtransplantationen fanden gleichfalls planmäßige Befragungen der Patienten statt, wobei kritisch auf die zahlreichen Gefahren der Verzerrung hingewiesen wurde: Es war z.B. naheliegend zu vermuten, daß bei einer brieflichen Befragung eher diejenigen Patienten antworteten, die eine Beschwerde vorzubringen hatten, während die Zufriedenen keinen Anlaß zur Äußerung sähen.[56] Die Unzuverlässigkeit von Patientenangaben wurde besonders dort deutlich, wo Patienten im Laufe der Zeit ihre Meinung hinsichtlich der Wirksamkeit des Eingriffes änderten, wenn ein Patient z.B. nach einigen Tagen seinen begeisterten Bericht korrigierte mit der Bemerkung, er habe vielleicht doch etwas »übertrieben«.[57] Dem Bericht eines Chirurgen zufolge verweigerte ein Patient die Bezahlung für den Eingriff, weil ihm nach dem Eintreffen der Rechnung für die Transplantation plötzlich klar geworden sei, daß deren Wirkung lediglich auf Suggestion beruht habe.[58] Man konnte sich also nicht auf alle Patienten in gleicher Weise verlassen: Lichtenstern z.B. mißtraute vor allem den Angaben Homosexueller, da eine »gewisse Lügenhaftigkeit« »im Wesen« dieser Kranken liege.[59] Anderseits gab es Patientenberichte, die als besonders zuverlässig präsentiert wurden: Der US-Amerikaner Stanley z.B. betonte immer wieder, daß positive Berichte von seinen Gefängnisinsassen, denen er Hoden transplantiert hatte, besonders glaubhaft seien. Diese Klientel neige von Natur aus dazu, alles schlecht zu machen, was von der Gefängnisverwaltung komme. Wenn diese Männer nun aber von den Wirkungen der Hodenübertragung regelrecht begeistert waren und das sogar ihren Mitinsassen berichteten, dann müsse dem eine große Bedeutung beigemessen werden.[60] Was die Beobachtung von Patienten betraf, waren die Verhältnisse in einem Gefängnis besonders günstig, da man sie hier zwingen konnte, regelmäßig

55 Kocher 1914, S. 508 (Zitat: ebd.).
56 Martin 1915, S. 573, 576.
57 Lipschutz/Krause 1924, S. 309.
58 Hunt 1922, S. 653.
59 Lichtenstern 1924, S. 104.
60 Stanley/Kelker 1920, S. 502.

Berichte über ihr Befinden zu verfassen. Außerdem lebten alle Häftlinge unter den gleichen Bedingungen hinsichtlich Ernährung, Arbeit und Umgebung, was, wie Stanley meinte, eine optimale Grundlage für eine Vergleichbarkeit darstellte.[61]

Mehr Vertrauen als in die Berichte der Patienten wurde in die Befunde gesetzt, die der Arzt selbst sehen konnte. So hieß es 1906 über einen verpflanzten Eierstock: »Ein *direkter Beweis* für die Funktion des Ovariums ist jedoch die 5 Wochen nach der Operation beobachtete Schwellung der Brüste, die Absonderung von Kolostrum, die Wiederkehr der Menstruation und vor allem die genau beobachtete Vergrößerung des Uterus.«[62] Die objektivierende Beobachtung der Ärzte konnte sich auch auf die männlichen Sexualfunktionen erstrecken. So heißt es in einem Artikel: »Die Erektionen werden von Tag zu Tag stärker (in frühen Morgenstunden vom diensthabenden Arzt konstatiert).«[63] Steinach und Lichtenstern stellten 1918 die subjektive sexuelle Neigung den Körpermerkmalen ihres Patienten gegenüber, an deren Veränderungen die Wirkung einer Hodentransplantation »auf *objektivem* Wege *kontrolliert* werden« könne.[64] Änderungen der Stimmhöhe wurden sogar in eine allgemein nachvollziehbare Klassifizierung gebracht: Die Gefängnisärzte Stanley und Kelker berichteten 1920 von einem Patienten, der laut Auskunft des Gefängnischorleiters nach der Hodentransplantation von der Stimmlage eines hohen Tenors zum tiefen Tenor wechselte.[65] Nach einem anderen Bericht wurde sogar ergrautes Haar nach Hodentransplantation wieder braun.[66]

Auch die Glaubwürdigkeit von Wissenschaftlern und Ärzten konnte Zielscheibe der Kritik sein. Schöne bedauerte, daß den klinischen oder experimentellen Beobachtern, die von dauerhaften Erfolgen der Xenotransplantation

---

61 Stanley/Kelker 1920, S. 502. Stanley 1922, S. 789.

62 Cramer 1906, S. 1908, Hervorhebungen nachträglich. Als ähnlich objektiv galten neu auftretende Krankheitssymptome, die auf eine Hormonwirkung zurückgeführt wurden, Martin 1915, S. 570, ders. 1922, S. 575.

63 Steinach/Lichtenstern 1918, S. 147.

64 Steinach/Lichtenstern 1918, S. 146, Hervorhebungen wie im Original.

65 Stanley/Kelker 1920, S. 502. Stimmänderungen waren als objektives Kriterium jedoch ungünstig, da man wußte, daß beim Erwachsenen kaum noch anatomische Veränderungen am Kehlkopf zu erwarten waren, so daß andere Forscher solche Stimmveränderung doch »mit dem Schwinden der psychischen Depressionszustände« erklärten. Lichtenstern 1924, S. 57.

66 Hunt 1922, S. 653.

berichteten, »das Maas an Kritik gefehlt hat, das eben zur richtigen Beurteilung eines so überaus wichtigen und schwierigen Versuchs notwendig ist.«[67] Immer wieder wurden Zuverlässigkeit[68] und moralische Sicherheit[69] der Berichterstatter thematisiert.[70] Die Glaubwürdigkeit eines Beobachters war natürlich besonders großen Belastungen ausgesetzt, wenn seine Beobachtung im Gegensatz zur Mehrzahl der anderen Berichte stand.[71] So waren z.B. die Widersprüche zwischen einigen Erfolgsberichten über Hodentransplantationen in den 1920er Jahren und den Auffassungen, zu denen die Transplantationschirurgen zu dieser Zeit mit anderen Organen gelangt waren, so eklatant, daß Enderlen es 1921 für überflüssig hielt, diese im Einzelnen zu widerlegen.[72]

Um solchen Problemem beizukommen, gab es immer wieder Versuche der Standardisierung: So wurde für die Ovarialtransplantation eine vierstufige Skala der Menopausesymptome (keine, schwache, mittelmäßige und ernsthafte) geschaffen.[73] Für die Hodentransplantation gab es eine komplexe Testmethode, die genaue Zahlenwerte für verschiedene Aspekte der allgemeinen Intelligenz, der Vigilanz und der körperlichen Leistungsfähigkeit lieferte. Dies ermöglichte beispielsweise die Aussage, daß die Hodentransplantation den Zustand eines Patienten um 20 Prozent gebessert habe.[74] Eine weitere Stufe der Objektivierung klinischer Befunde war die Fotografie, die den Betrachter, unabhängig von seiner Anwesenheit am Versuchsort, zum Zeugen machen sollte. Voronoff fügte seinen Publikationen gern Fotografien als Erfolgsbelege bei,[75]

---

67 Schöne, Vergleichende 1908, S. 29.

68 Jeger 1913, S. 174. Lydston 1914, S. 752, Fußnote 4. In einem akademischen Seitenhieb merkte Lydston 1914 an, daß in einem Aufsatz seines Kollegen Lespinasse 7 von 15 Fußnotenbelegen unkorrekt seien.

69 »... unless the reputation of the reporter is such as to give moral certainty that ...«, Storer 1915, S. 41.

70 Vgl. die zentrale Rolle dieser Kategorien in der Auseinandersetzung zwischen Pflüger und Minkowski um den Diabetes: Schlich, Making Mistakes 1993.

71 Xenotransplantation: Schöne, Die heteroplastische 1912, S. 17. Allogene Hauttransplantation: Lexer 1913, S. 2062. Schwangerschaft nach Ovarientransplantation: Unterberger 1918, S. 904.

72 Enderlen 1921, S. 1439-1440.

73 Martin 1915, S. 575.

74 Walker 1924, S. 321.

75 Voronoff, Greffe animal 1925. Ders., La greffe 1930. Rezension in DMW 52 (1926), S. 380. Zur Funktion der Fotografie in der medizinischen Wissenschaft siehe Schlich, »Wichtiger...« 1995.

obwohl, wie ein Kritiker anmerkte, das Problem, einen Verjüngungseffekt wissenschaftlich abzuschätzen, nicht mit der Kamera zu lösen war.[76]

Um den Erfolg zu dokumentieren, wurde zum Teil versucht, die Funktion wiederum an morphologisch feststellbaren Kriterien festzumachen. So ließ der Zustand des Transplantates manchmal Rückschlüsse auf seine Funktion zu: Ein hoher Kolloidgehalt von Schilddrüsentransplantaten, die einige Zeit im Körper des Empfängers verbracht hatten, wurde beispielsweise als Zeichen des funktionellen Überlebens bewertet.[77] Auch die *Effekte* der Organfunktion konnten sich morphologisch bemerkbar machten: Besonders günstig war dafür die Hodentransplantation am Hahn, bei dem das Aussehen von Kamm, Spornen und Gefieder einen brauchbaren Indikator für die Organfunktion abgab.[78] Weniger auffällige Organfunktionen objektivierte man mittels histologischer Untersuchungen. Diese histologischen Untersuchungen galten dann den »Zielorganen«. Für die Eierstockfunktion war dies beispielsweise der Uterus, sein Zustand wurde zum Maßstab der chemisch vermittelten Ovarialwirkung nach Transplantationen.[79] Diese Möglichkeit, mit Hilfe morphologischer Parameter die Effekte des Fehlens oder des Ersatzes der Organfunktion zu beurteilen, war für die experimentalphysiologische Erforschung der Fortpflanzungsfunktionen insgesamt ein entscheidender Schritt gewesen.[80] Klinisch blieb die Relevanz dieser Methode jedoch während des untersuchten Zeitraums beschränkt, da man noch kaum Biopsien durchführte.

Der Objektivierung diente ebenfalls die Messung der Therapieeffekte mit Hilfe von Labormethoden. Dazu konnte man z.B. ein Produkt des verpflanzten Organs, wie den Urin bei der Niere untersuchen. Stich meinte 1907 daß sich die Gefäßchirurgen deshalb besonders für die Nierentransplantation interessiert hätten, weil sich an den Nieren am leichtesten konstatieren ließe, »ob das Organ functionirt oder nicht.«[81] Hier kam nämlich zum Allgemeinzustand[82] als ein weiterer Anhaltspunkt die Urinproduktion. Damit erhielt man

---

76 Bailey 1927, S. 284.

77 Sigfrid Knauer 1919, S. 27-29.

78 Lode 1895, S. 345-346.

79 Z.B. Marshall/Jolly 1907, S. 597. Martin 1915, S. 568.

80 Borell 1985, S. 12-17.

81 Stich 1907, S. 497.

82 Carrel 1912, S. 23, siehe auch: ders., Transplantation 1908, S. 98. Ders., Doppelte 1909, S. 403. Zaaijer 1914, S. 227.

zwar nicht unbedingt eine Aussage über die Vollständigkeit des Organersatzes,[83] aber eine brauchbare Orientierungshilfe. Noch während der Operation war bereits zu sehen, ob aus dem Ureter Urin kam oder nicht. Naheliegenderweise fehlte die Urinuntersuchung bei keinem Bericht über die Nierentransplantation.[84] Menge, Frequenz, Aussehen gehörten dabei zu den Basisangaben, dazu kamen mikroskopische Untersuchungen auf Erythrozyten und Zylinder sowie Laboruntersuchungen auf Eiweiß und andere Inhaltsstoffe wie z.B. Harnstoff.[85] Carrel und Guthrie verglichen 1905 den Harn einer autogen transplantierten Niere in Menge, Aussehen und chemischer Zusammensetzung mit dem des am Ort verbliebenen Organs.[86] Die Urinproduktion diente als Ansatzpunkt für Nierenfunktionstests, bei denen die Ausscheidungsfähigkeit für verschiedene injizierte Substanzen gemessen wurde.[87] Solche Tests galten als ebensogute Erfolgsindikatoren wie die histologische Untersuchung. Da das Ziel einer Transplantation ja der funktionelle Organersatz war, übertrafen die Funktionstests die Histologie sogar in puncto Relevanz. Außerdem brauchte man für einen solchen Test die transplantierte Niere nicht zu verletzen. Im Laufe der ersten Jahrzehnte des 20. Jahrhunderts nahmen Funktionsprüfungen einen immer wichtigeren Platz in der Evaluierung von Nierentransplantationen ein.[88] Auch bei anderen Organen konnte die Untersuchung des Organprodukts, beispielsweise des Spermas nach Hodentransplantationen, zur Objektivierung der Organfunktion herangezogen werden.[89]

Im Laufe der Zeit findet man mehr und mehr Laborwerte in den Aufsätzen zur Organtransplantation. So diente das Ansteigen der Anzahl der roten Blutkörperchen als Merkmal einer erfolgreichen Schilddrüsentransplantation.[90]

---

83 Ullmann 1902, S. 281. Vgl. auch die Kritik von Carrel, Transplantation 1908, S. 99-101.

84 Bereits Arnaud 1891, S. 9, berichtete über den Rückgang der Albuminurie von dislozierten Nieren.

85 Siehe z.B. bereits Decastello 1902. Zur Weiterentwicklung z.B. Ibuka 1926.

86 Carrel/Guthrie, Circulation 1905. Dies., Functions 1905.

87 Jeger 1913, S. 196. Dederer 1919, S. 7.

88 Morel/Papin 1913, S. 402. Lobenhoffer 1913. Ibuka, Autogenous 1926. Andere Forscher schreckten vor solchen Funktionstests zurück, weil sie befürchteten, mit der erhöhten Inanspruchnahme das Transplantat zu gefährden. Zaaijer 1914, S. 226, z.B. wollte einen seit sechs Jahren mit einer transplantierten Niere lebenden Hund nicht durch eine Nierenfunktionsprüfung gefährden. Vgl. dazu auch die Angabe bei Lobenhoffer 1913, S. 236.

89 Lode 1895, S. 345-346.

90 Sigfrid Knauer 1919, S. 43.

Nach Hodentransplantationen wurden eine ganze Reihe von Meßgrößen erhoben, zunächst Blutdruck und Hämoglobinwert,[91] später sollten Differentialblutbild, Sauerstoffverbrauch und exakt in Kurven dargestellte Glukosetoleranztests die Beurteilung von den Unsicherheiten der klinischen Beobachtung befreien.[92] Bei der Niere maß man den Erfolg zuerst am Rückgang der klinischen Symptome der Urämie, später vor allem am Serum-Kreatinin-Wert. Bei der Transplantation des Pankreas ersetzte im Laufe der Zeit der Blutglukosespiegel die Verhinderung klinischer Symptome und der Glykosurie als Zielparameter. Dies wurde jedoch erst praktikabel, nachdem zwischen 1915 und 1920 Methoden zur Blutzuckerbestimmung eingeführt waren, die nur eine geringe Menge Blutes erforderten.[93] Zunächst konnte die Funktion der endokrinen Organe auch im Labor ausschließlich über die *Wirkung* der Hormone dargestellt werden,[94] später wurde die Messung der Hormonkonzentrationen im Blut selbst möglich.[95]

Die Exaktheit der Messungen gewährleistete allerdings nicht, daß hier wirklich die Funktion des verpflanzten Organs gemessen wurde. Stanley meinte z.B., er könne über die Messung der Glukoseausscheidung im Urin beweisen, daß Hodentransplantationen gegen Diabetes helfen.[96] In Verbindung mit den Laboruntersuchungen nach Hodenverpflanzungen wurde sogar zugegeben, daß man zur Zeit eigentlich kaum etwas über den Zusammenhang zwischen der Keimdrüsentätigkeit und den erhobenen Stoffwechseldaten wisse.[97]

Ein generelles Problem ist die Frage der Dauer eines Erfolges. So waren viele Forscher anfangs mit sehr kurzen Funktionszeiten zufrieden und entfernten Transplantate im Tierversuch sogar nach einigen Tagen wieder.[98] Als Argument für das Organersatzkonzept war dies aussagekräftig genug. Anders stand die Sache, als man belegen wollte, daß sich die Transplantation als Dauer-

91 Lydston 1914, S. 818.

92 Walker 1924.

93 Tattersall 1994, S. 620.

94 Blutkalzium-Titer bei der Nebenschilddrüse: Stone/Owings/Gey 1934. Natrium-Bilanz bei der Nebeniere, Beer/Oppenheimer 1934, S. 696.

95 Z.B. Adrenalin nach Nebennierentransplantation am Tier: Giordanengo 1930, S. 1646; gefordert beim Menschen: Beer/Oppenheimer 1934, S. 696. Vgl. auch Woodruff 1960, S. 486-487. Gittes 1972, S. 701. Borell 1985, S. 3-5.

96 Stanley 1922, S. 791-972.

97 Walker 1924, S. 320 .

98 Z.B. Busch et al. 1908, S. 641 (Nebenniere).

therapie eignete. Seit etwa 1910 warnten mehr und mehr Autoren vor voreiligen Erfolgsmeldungen bei der Allotransplantation von Organen. Es war inzwischen aufgefallen, daß der Schwund von Transplantaten charakteristischerweise erst langsam eintrat, so daß eine endgültige Erfolgsmeldung eine genügend lange Beobachtungszeit erforderte.[99] Dies wurde noch wichtiger, nachdem man begonnen hatte, klinisch-funktionelle Soforterfolge bei der Verpflanzung endokriner Drüsen zunächst als Folge der Resorption von Hormonen aus dem untergehenden Transplantaten zu deuten. So wurde z.B. die stark euphorisierende Sofortwirkung nach Hodentransplantation als »Initialdosis« von eingebrachtem Hodenhormon erklärt.[100] Der Standard einer angemessenen Beobachtungszeit wurde jedoch häufig nicht eingehalten. So heißt es in einem 1920 publizierten Bericht über eine Nebenschilddrüsentransplantation, daß der Organempfänger jeweils nur im Winter unter der Tetanie litt, die das eingepflanzte Gewebe verhindern sollte. Die Autoren scheuten sich dennoch nicht davor, eine Erfolgsmeldung zu veröffentlichen, ohne überhaupt den nächsten Winter abzuwarten.[101] Voronoff erklärte die Diskrepanz zwischen seinen Erfolgberichten und der negativen Einschätzung der Mehrheit der Ärzte, indem er den zeitlichen Verlauf der Transplantatwirkung in ein Vier-Stadien-Modell faßte: Im Initialstadium sei die Wirkung auf den Patienten sehr ausgeprägt, sie beruhe aber auf Reizung und Resorption des im Transplantat präformierten Hormons. Nach kurzer Zeit folge ein zweites Stadium, in dem die Wirkung praktisch völlig fehle. Nach weiteren zwei bis drei Monaten habe sich das Transplantat in den Empfängerorganismus eingefügt und funktioniere nun in einer Art Gleichgewichtszustand zwei bis fünf Jahre lang, um schließlich im vierten Stadium die Funktion endgültig einzustellen. Die Hodentransplantation gelte deshalb fälschlich als erfolglos, weil die meisten Forscher das dritte – das »Gleichgewichtstadium« – nicht abwarteten und bereits im zweiten Stadium die Transplantation als Mißerfolg registrierten, meinte Voronoff.[102] Aus dem Zeitpunkt, zu dem die Probleme auftraten, zog man Rückschlüsse auf deren Charakter: Williamson wies 1923 darauf hin, daß die biologischen Komplikationen typischerweise nach etwa vier Tagen begännen, während chirurgi-

99 Enderlen/Borst 1909, S. 1870. Jeger 1913, S. 204. Morel/Papin 1913, S. 409-410. Sigfrid Knauer 1919, S. 43, 62.

100 Lydston 1914, S. 818.

101 Nach Jacob/Dunphy 1963, S. 196.

102 Voronoff 1930, S. 76.

sche Probleme sich in der Regel früher bemerkbar machten.[103] Feste Regeln darüber, ab welcher Zeit man von einem Dauererfolg sprechen könne, gab es nicht.[104] Dieselben Überlebenszeiten wurden von den einen als Mißerfolg, von anderen als Erfolg gewertet.[105] Es war beim Menschen nicht unbedingt einfach, überhaupt Daten über die Funktionsdauer von Transplantaten zu erhalten. Im Gegensatz zu den Tieren, die nach Ovarialtransplantationen weiterhin überwacht werden konnten, entzögen sich die operierten Frauen häufig einer längeren Nachbeobachtung, hieß es z.B. 1919.[106]

Viele Angaben zur Erfahrung mit Allotransplantationen waren sehr unpräzise. Schon 1909 wurde bemängelt, daß viele Autoren sich mit solchen Aussagen begnügten, wie daß »öfter« positive Resultate vorkämen oder daß der funktionelle Erfolg »nicht immer« genügend gewesen sei.[107] Statistiken wurden lediglich in Ansätzen geführt und entsprachen wegen der fehlenden Standardisierung auch bei größeren Fallzahlen eher einer Sammlung von Kasuistiken als einer Statistik. Vor allem war die Auswahl der Daten angreifbar: Payr äußerte 1914 den Verdacht, daß das weitgehende Fehlen von Berichten über Mißerfolge es nahe lege, daß diese in der Regel einfach verschwiegen wurden.[108] Und tatsächlich sagte in einer Diskussion im Jahre 1908 ein Redner, die Resultate seiner Versuche der Nebennierentransplantation seien so negativ gewesen, daß er sie nie publiziert habe.[109]

Das Problem der kausalen Zuordnung

Zentral für eine Beurteilung war die kausale Zuordnung beobachteter Effekte zur Transplantation. Selbst die beste Dokumentation konnte nicht belegen, worauf ein Effekt zurückging. Grundsätzlich sind kausale Zuordnungen von Phänomenen, z.B. Transplantation und Heilung einer Krankheit, niemals selbst-

---

103 Williamson 1923, S. 285. Ders. 1926, S. 239.

104 Payr 1914, S. 682. Z.B. Ovar: Storer 1915, S. 41: 6 Monate. Unterberger 1918, S. 904: 2-7 Monate.

105 Z.B. bei der Nebenniere: D'Abreu 1933, S. 1478. Beer/Oppenheim 1934, S. 691. Hoden: Lydston 1914, S. 815. Mühsam 1921, S. 354-355.

106 Sigfrid Knauer 1919, S. 104.

107 Lüdke 1909, S. 1469.

108 Payr 1914, S. 680-681.

109 Diskussionsbeitrag H.G. Wells, Chicago, JAMA 51 (1908), S. 642.

evident. Sie sind immer davon abhängig, welche Zuordnungskriterien man akzeptiert.[110] Diese Kriterien wurden im Laufe des untersuchten Zeitraums insgesamt »strenger« und näherten sich damit den heute gültigen Regeln an. Danach müssen Therapiestudien im Idealfall kontrolliert sein, d.h. eine Kontrollgruppe, die mit einer anderen Therapie oder mit Plazebo behandelt wird, muß zum Vergleich herangezogen werden. Die Zuteilung zu den Gruppen muß nach dem Zufallsprinzip erfolgen (randomisiert), außerdem dürfen weder die Behandelten noch die Forscher wissen, wer welcher Gruppe zugeordnet ist (doppelblind).

Im untersuchten Zeitraum wandten Kliniker und Physiologen zunächst unterschiedliche Maßstäbe für die Bewertung der Wirksamkeit einer Transplantation an. Chirurgen, Internisten, Gynäkologen achteten in erster Linie auf das Beschwerdebild ihrer Patienten. Dabei war es zweitrangig, ob die klinische Besserung mit Sicherheit auf eine bestimmte Ursache zurückzuführen war. So verteidigte Albert Kocher 1923 die Schilddrüsentransplantation, indem er angab, nur 14 Prozent seiner Transplantationen seien Mißerfolge gewesen. Als Mißerfolge zählte er diejenigen Fälle, in denen die Patienten *nicht* von dem Eingriff profitiert hätten.[111] Diese Angabe besagt nichts darüber, ob die Zufriedenheit der restlichen 86 Prozent der Patienten auf eine gute Transplantatfunktion zurückzuführen war. Die Physiologen dachten anders: Sie zielten darauf, die Versuchsbedingungen so weit unter ihre Kontrolle zu bekommen, daß (nach ihren Maßstäben) eindeutige Aussagen möglich waren. Dies war im Tierversuch natürlich viel einfacher als in der Klinik. Die strengeren Maßstäbe der physiologischen Sichtweise wurden aber auch im klinischen Bereich immer dominierender. Wer Wert darauf legte, daß seine Beboachtungen als wissenschaftlich anerkannt wurden, näherte sich methodisch den Physiologen an. Nicht Brown-Séquards klinische Beobachtungen, sondern die Messungen in den Labors der Physiologen machten die Lehre von der inneren Sekretion zu einem »wissenschaftlichen« Thema. Nicht die Übertragungen von Ovarien am Menschen, sondern Knauers und Halbans Tierversuche überzeugten die Fachwelt. Minkowski setzte seine innersekretorische Theorie des Diabetes gegen Pflüger nicht mittels klinischer Untersuchungen, sondern auf dem Boden der Experimentalphysiologie durch. Voronoff dagegen, dessen Berichte den strenger werdenden Maßstäben nicht genügten, verlor im Laufe der

110 Woolgar 1988, S. 45-48.

111 A. Kocher 1923, S. 560.

ersten beiden Jahrzehnte des 20. Jahrhunderts jegliche wissenschaftliche Anerkennung. Langfristig betrachtet wurden Kausalzuschreibungen immer kritischer beurteilt. Die Diskussionen der damaligen Fachliteratur zeigen, daß damit ein in der Wissenschaft bereits allgemein akzeptiertes Ideal immer vollständiger verwirklicht wurde.

Um eine Beobachtung als Effekt der Transplantation ansehen zu können, mußten andere mögliche Ursachen für die nach der Transplantation beobachteten Phänomene ausgeschlossen werden. So stellte es, wie beschrieben, einen der Hauptstreitpunkte in den wissenschaftlichen Diskussionen um das Organersatzkonzept dar, ob eine Transplantationsfolge spezifisch auf die Anwesenheit von Organgewebe zurückgeführt werden konnte, oder eine unspezifische »Nebenwirkung« der Operation war. Hier wurden im Tierversuch gelegentlich Kontrollgruppen von Tieren gebildet, die denselben chirurgischen Maßnahmen unterworfen wurden wie bei einer Transplantation, nur ohne die Einpflanzung von Gewebe.[112]

Bei vielen Krankheiten konnte man eine unabhängig von der Transplantation eingetretene *spontane* Besserung nicht ausschließen, so daß die kausale Zuordnung zur Transplantation umstritten bleiben mußte. Solche Spontanheilungen konnten beispielsweise auf die Aktivität von empfängereigenen Resten des betreffenden Organs zurückgeführt werden.[113] Aussagen über die Wirksamkeit transplantierten Organgewebes waren nur dann zu treffen, wenn dies ausgeschlossen werden konnte. Das eigene Organ war daher bei Tierversuchen sorgfältig und restlos zu entfernen, beim Menschen mußte es seine Funktion vollständig eingebüßt haben. Solange dies z.B. bei der Hypophyse wegen technischer Schwierigkeiten nicht möglich war, konnten auch keine entsprechenden Aussagen getroffen werden.[114] Die Dokumentation einer morphologischen Untersuchung auf eventuell noch nachweisbare eigene Organanteile, sei es am normalen Ort, sei es ektopisch (Nebenniere, Ovar), war daher eine häufig genannte Anforderung an entsprechende Untersuchungen.[115]

---

112 Z.B. Dudgeon/Russell 1904. Pflüger und Minkowski machten im ersten Jahrzehnt des 20. Jahrhunderts solche Experimente mit dem Pankreas.

113 Dies war besonders relevant für die Parathyroideatransplantation, weil sich hier das Krankheitsbild erfahrungsgemäß häufig von selbst besserte, vgl. Woodruff 1960, S. 491. Es gilt aber ebenfalls für die Thyroidea, wo viele Erfolge sich mit der Existenz von Resten eigenen Schilddrüsengewebes erklären ließen.

114 Sigfrid Knauer 1919, S. 137.

115 Busch et al. 1908, S. 641. Whitehouse 1913, S. 783.

Eine weitere Möglichkeit, bestimmte Phänomene im Tierversuch der Anwesenheit der Transplantates zuzuschreiben, war die Entfernung des Transplantates, die dann vom Wiederauftreten der Mangelerscheinungen gefolgt sein mußte.[116] So etwas konnte man beim Patienten nicht tun. Beim Menschen half nur die Autopsie weiter: So wurde in einem Fall vermeintlich erfolgreicher Schilddrüsentransplantation nach dem Tode des betreffenden Kindes nicht die geringste Spur des Transplantates gefunden. Es fand sich aber eine kleine eigene Schilddrüse, deren Existenz die beobachtete klinische Besserung im nachhinein erklärte.[117]

Besondere Bedeutung hatte dieses Thema für die Beurteilung von Schwangerschaften nach Ovarialtransplantation.[118] Der Hauptkritikpunkt war hier, daß die dabei beteiligte Eizelle aus eventuell zurückgebliebenem eigenen Ovarialgewebe der Empfängerin stammen konnte.[119] Daß man bei den Berichten über vollständige Entfernungen von Eierstockgewebe vorsichtig sein mußte, wurde dadurch unterstrichen, daß regelmäßig Schwangerschaften nach angeblich vollständiger Kastration *ohne* nachfolgende Transplantation eintraten, was schlechterdings nicht möglich war.[120] Manche Untersucher wollten an der Latenzzeit bis zum Einsetzen einer Menstruation ablesen, ob diese tatsächlich auf ein allogenes Ovarialtransplantat zurückging. Trat eine Menstruation bereits zwei Monate nach Operation auf, so wurde sie der Wirkung zurückgelassener eigener Eierstockreste der Patientin zugeschrieben.[121] Die Angaben waren allerdings widersprüchlich, andere Autoren nannten Fristen von drei Wochen bis zu drei oder vier Monaten.[122]

Die Bestimmung der Ursache für den *Rückgang* bestimmter Symptome hing natürlich eng damit zusammen, was man als Ursache für das *Auftreten* dieser Symptome ansah. Beim Ovar war es schon umstritten, inwieweit die vielfältigen Mangelsymptome überhaupt mit dem Wegfall der Keimdrüsen-

---

116 Diesen Beweis vermißte z.B. Sigfrid Knauer 1919, S. 138, bei einer Hypophysentransplantation.

117 Sigfrid Knauer 1919, S. 63.

118 Sigfrid Knauer 1919, S. 106, 113, 116.

119 Tschernischoff 1914, S. 186. Später gab es für Tierversuch genetische Marker, um festzustellen, ob der Nachwuchs tatsächlich vom transplantierten Ovar oder von eigenen Eierstockresten des Empfängertieres herrührte, Simmer 1970, S. 319-321.

120 So argumentierte Storer 1915, S. 45. Ähnlich kritisch: Hannan 1934, S. 138.

121 Martin 1914, S. 573.

122 Bainbridge 1923, S. 496.

funktion zu tun hatten.[123] Erst recht unklar war der kausale Zusammenhang von Wohlbefinden der Patientin und dem Einwachsen des Transplantates: Einer Patientin könne es auch trotz mißlungener Ovarialtransplantation, oder sogar gerade deshalb, weil ein Transplantat *nicht* funktioniere, gut gehen, meinte 1910 ein anonymer Autor im *British Medical Journal*.[124]

Häufig lag auch der Verdacht einer suggestiven Wirkung nahe. Das gilt z.B. für die Wiedererlangung des körperlichen und seelischen Gleichgewichts nach Eierstocktransplantation.[125] Bei den Berichten über die positive Auswirkung der Schilddrüseneinpflanzung auf den Kretinismus galt es, die Anwesenheit des Transplantates von einer unspezifischen allgemeinen Anregung der Psyche abzugrenzen, denn »schon der bloße Wechsel der Umgebung, der Einfluß des Pflege- und Ärztepersonals, der bloße Reiz der Operation vermögen Einflüsse auszuüben, die zu einer regeren Anteilnahme an der Umgebung, wenn auch nur vorübergehender Art führen können.«[126] Welche Effekte überhaupt auf Suggestion beruhen können, war umstritten. So hielt es ein Hodentransplanteur 1922 für ausgeschlossen, daß psychische Faktoren einen Einfluß auf Asthma, Akne und sexuelle Appetenz ausübten.[127] Manche hielten die Richtung der sexuellen Orientierung einer Suggestion grundsätzlich unzugänglich.[128] Suggestive Wirkungen lagen jedoch gerade im Bereich der Sexuallebens besonders nahe. So z.B. bei der Hodentransplantation. Unabhängig von der Indikation der Überpflanzung wurde hier praktisch immer auch über die Sexualität des Empfängers berichtet. Als häufigstes Kriterium finden sich Angaben über das Wiederauftreten der Erektion. Dieses Kriterium hielten viele Autoren offensichtlich für besonders aussagekräftig und wenig durch Suggestion beeinflußt. Letztlich mußten die Transplanteure aber einräumen, daß eine rein psychische Wirkung hier ebenfalls nicht unwahrscheinlich war.[129] So meinte der Chirurg Kreuter 1922, die »suggestive Beeinflußbarkeit« von Bisexualität und leichteren Formen der Homosexualität sei »nichts Neues«.[130] Suggestion schloß man nur dort aus, wo die Tatsache der Transplantation den

123 Tschernischoff 1914, S. 162. Sigfrid Knauer 1919, S. 111.

124 Anon., Ovarian Grafts 1910, S. 145. Whitehouse 1913, S. 783.

125 Frank 1898, S. 445 (Ovarialsubstanz). Storer 1915, S. 43.

126 Sigfrid Knauer 1919, S. 51.

127 Stanley 1922, S. 792-793.

128 Mühsam 1920, S. 823.

129 Lespinasse 1913. Lichtenstern 1916, S. 675. Lydston 1918. Stanley/Kelker 1920.

130 Kreuter 1922, S. 539.

Betroffenen gar nicht mitgeteilt worden war. Wie beschrieben, wurde einer Frau während einer anderen Operation ein Teil des Ovars in die Bauchdecken gepflanzt, ohne daß sie dies wußte,[131] und ein Kastrat erhielt den Hoden eines Homosexuellen transplantiert, ohne über die Herkunft des Transplantates informiert zu werden.[132] Ebenso wurde die Beobachtung einer gewissen Latenzzeit bis zum Auftreten der Transplantatwirkung bei der Ovarientransplantation manchmal als ein Hinweis für das Vorliegen eines echten physiologischen Effekts gewertet, da, wie man meinte, eine Suggestivwirkung sofort nach der Operation auftreten müsse.[133] Ein weiteres Argument gegen eine reine Suggestivwirkung waren gleichartige Ergebnisse von Tierversuchen.[134] Auch eine Art Plazebokontrolle findet sich in der Literatur. Für diejenigen Forscher nämlich, die voraussetzten, daß Xenotransplantationen ohnehin nicht funktionierten, entsprach jede Xenotransplantation einem Plazebo-Eingriff. Blieb der Effekt nach einer xenogenen Überpflanzung aus, so wertete man dies als eine korrekte, suggestionsfreie Beobachtung,[135] wurde dagegen von langandauernden Heilerfolgen berichtet, so hatte offensichtlich »der Glaube an die Wunderwirkung der Transplantation« gewirkt.[136]

Einen weiteren Faktor, dessen Einfluß schwer vom Effekt der Transplantation abzugrenzen war, stellte die Fortführung der anderer Therapieformen nach der Transplantation dar. So wurde nicht selten die orale Schilddrüsentherapie auch nach Schilddrüseneinpflanzung fortgesetzt. Um diesen Einfluß zu auszuschalten, unterließen manche Forscher gezielt jede weitere Therapie.[137] Im Gegensatz dazu setzte Theodor Kocher 1914 das Patientenwohl ausdrücklich über die »Reinheit des Experimentes in vivo«. Es kam häufig vor, daß seine Patienten nach Transplantation noch weiter eine konservative Therapie erhielten. Kocher zählte Thyroideaimplantationen aber auch dann als Erfolg, wenn Patienten, die unter Schilddrüsenmedikation standen, berichteten, seit dem Zeitpunkt der Implantation besondere Fortschritte gemacht zu haben oder mit weniger Medikamenten auszukommen. Überhaupt hielt er eine zusätzliche Medikation für nützlich, um einen Untergang des Transplantates durch

---

131 Bainbridge 1923, S. 496. Vgl. Kap. 2.9.

132 Kreuter 1922, S. 539. Vgl. Kap. 2.9.

133 Z.B. Engel 1912, S. 986.

134 Z.B. Brandt/Lieschied 1923, Schleyer 1930, S. 668 für die Hodentransplantation.

135 Schleyer 1930, S. 668.

136 Sigfrid Knauer 1919, S. 114.

137 Z.B. Payr 1906, S. 586. Payr 1914, S. 683.

Überbeanspruchung zu verhindern.[138] Sein Sohn Albert sah 1923 in der fehlenden Nachbehandlung sogar den Hauptgrund für das häufige Versagen des Transplantates.[139] Ebenso legten manche Operateure bei der Ovarialtransplantation besonderes Gewicht auf eine zusätzliche Hormonbehandlung.[140] Für die Therapie des Morbus Addison ist es geradezu typisch, daß die Nebennierentransplantation mit verschiedenen konservativen Behandlungsmethoden – orale Verabreichung von Nebenniere, Injektion von verschiedenen Extrakten oder von Adrenalin, anderen Medikamenten, Bluttransfusion usw. – ergänzt wurde, so daß ohnehin nicht klar war, welcher Therapieart man eventuelle Heilerfolge zurechnen durfte.[141] Machmal galt eine Schilddrüsen- und Epithelkörperchentransplantation selbst dann als Erfolg, wenn die klinische Besserung erst in Kombination mit einer Hypnosetherapie eintrat. Die trotz Transplantation bestehenden Tetanien wurden kurzerhand zu solchen funktionellen Typs erklärt, und folgerichtig erfolgreich allein mit Hypnose behandelt.[142]

Weder in der Dokumentation, noch in der Datenauswahl und der kausalen Zuschreibung entsprechen die zwischen 1880 und 1930 veröffentlichten Untersuchungen heutigen Maßstäben.[143] Wir können daher im Rückblick keine gültige Aussage machen, wie gut die Organtransplantationen wirklich, nach unserem Verständnis, funktionierten.[144] Es ist aber möglich und interessant, festzustellen, wie die Zeitgenossen zu verschiedenen Zeiten darüber dachten. Die Anwendung immer strengerer Kriterien erklärt die zunehmende Ernüchterung der Mehrheit der Transplantationschirurgen hinsichtlich der klinischen Durchführbarkeit der Organtransplantation. Daß diese Kriterien erst nach und nach und in verschiedenen Kontexten unterschiedlich schnell rezipiert wurden, erklärt andererseits, warum die Organtransplantation jahrzehntelang nicht aufgegeben wurde.

---

138 Kocher 1914, S. 510-513.

139 A. Kocher 1923, S. 561.

140 Siegert 1931.

141 Z.B. Busch/Wright 1910, S. 33. Hurst et al. 1922, S. 20. Leschke 1929, S. 173-174.

142 Groves/Joll 1910, S. 1965-1967.

143 Zum Problem der Erfahrung mit Therapiemethoden und ihrer Objektivierung allgemein siehe Tröhler, Was ist therapeutische Erfahrung? 1991.

144 Vgl. z.B. die kritische Evaluation der Nebenschilddrüsentransplantation bei Jacob/Dunphy 1963.

3.2. Der klinische Mißerfolg der Organtransplantation

Organersatz und Chirurgie

Bis etwa 1900 war die Entwicklung und Etablierung des Organersatzkonzeptes abgeschlossen. Es ging nun immer weniger darum, herauszufinden, ob ein Organersatz sinnvoll sei. Dies war vor allem im Zusammenhang mit den inneren Sekretionen als wissenschaftliche Tatsache etabliert worden und mußte nicht mehr grundsätzlich bewiesen werden. Die Organtransplantation galt jetzt unter den Wissenschaftlern und Ärzten als eine im Prinzip ideale Therapie. Nur mit der praktischen Umsetzung haperte es noch.[1] Die Gültigkeit des Organersatzkonzeptes wurde durch die Probleme der praktischen Umsetzung jedoch nicht berührt, wie Heinrich Bircher bereits 1890 betonte.[2] Für Kocher lag es 1908 »auf der Hand«, ein Organ bei Mangel zu ersetzen.[3]

Seit dieser Zeit entwickelten sich Endokrinologie und Organtransplantation nicht mehr gemeinsam. Waren die frühen Erfinder der Organtransplantation gleichzeitig die Pioniere der (zukünftigen) Endokrinologie, so befaßten sich im 20. Jahrhundert jeweils unterschiedliche Wissenschaftler mit den beiden Themen. Zwischen 1910 und 1920 organisierte sich das neue Fachgebiet der Endokrinologie. Es erschienen Lehrbücher, eine Fachgesellschaft und eine entsprechende Fachzeitschrift wurden gegründet.[4] Mit diesem neuen Fach wurde die Erklärung der Organfunktion in einer bestimmten Weise neu spezifiziert. Die Organe selbst wurden dabei sekundär, die Endokrinologen suchten nach definierten Substanzen, die in ihrer Funktion für die Koordination innerhalb des Körpers betrachtet wurden. Starling prägte in diesem Zusammenhang die Bezeichnung »Hormon«. Hormone waren spezifische vom endokrinen System produzierte Botenstoffe. Wie Nerven konnten sie physiologische Vorgänge steuern. Damit trat das endokrine System dem Nervensystem als Koordinationsmechanismus des Körpers zur Seite.[5] Die Hormone ließen sich im Labor als Substanzen isolieren und konnten mit anerkannten experimentalphysiologischen Methoden untersucht werden.[6] Die Endokrinologen interes-

1 Marchand 1901, S. 375.
2 Bircher 1890, S. 3408.
3 Kocher 1908, S. 231.
4 Borell, Origin 1978, S. 197.
5 Vgl. Borell, Origins 1978, S. 131-198.
6 Borell 1985, S. 4-5.

sierten sich folglich nicht mehr so sehr für die Transplantation: Als Heilmethode stand für sie die internistische Hormontherapie im Vordergrund, in der Hormonforschung war die experimentelle Transplantation nur noch die Vorstufe der Hormongabe, ein Notbehelf, solange das Hormon selbst nicht zu fassen war.[7]

Auf der anderen Seite löste sich der chirurgische Organersatz von der engen Bindung an die Erforschung der innersekretorischen Organe. Am Anfang hatten sich die Bemühungen um die Organtransplantation ganz auf die Organe mit innerer Sekretion konzentriert. Ausgangspunkt und Leitorgan war die Schilddrüse gewesen: »Die Schilddrüsentransplantation und die vielen schönen mit ihr sich beschäftigenden Experimentalarbeiten waren eigentlich der Anstoss für zahlreiche andere, theils von Klinikern, theils von Pathologen vorgenommenen Organübertragungen«, schrieb Payr 1906.[8] Die Resultate des Schilddrüsenersatztherapie wurden als Argument für »die *Substitutionstherapie* (welche bestrebt ist, dasjenige Organ, das funktionsuntüchtig geworden ist, dem Organismus zu ersetzen)«, also für den Organersatz überhaupt, vorgebracht.[9] Erst im zweiten Schritt wurde der chirurgische Organersatz auf andere Organe ausgeweitet. Zum Teil geschah dies wie bei der Niere sogar zunächst unter der Vorstellung, auch hier eine innere Sekretion zu ersetzen. Bereits im Jahre 1900 hieß es, man könne sagen, daß in den letzten Jahren die Transplantation aller Organe und aller Gewebe versucht worden sei.[10]

Seit dem ersten Jahrzehnt des 20. Jahrhunderts näherten sich Organtransplantation und plastische Chirurgie einander an. Die Vertreter beider Arbeitsfelder standen mit der Frage der allogenen und xenogenen Verpflanzbarkeit von Geweben vor demselben Problem. Aus diesem Anlaß wandten sich beide nun auch verstärkt der Biologie zu. Dazu kam die sich entwickelnde Gefäßchirurgie. Viele ihrer Vertreter waren, wie z.B. Carrel, gleichzeitig Transplantationschirurgen. Einige führende Fachvertreter der Chirurgie – darunter von Eiselsberg, Payr, Garrè – regten ihre Mitarbeiter zur Transplantation einer ganzen Reihe unterschiedlicher Organe an. Damit wurde an bestimmten Orten gleichzeitig über die Transplantation verschiedener Organe gearbeitet. Die Erforschung der Transplantation der einzelnen Organe konvergierte da-

7 Vgl. z.B. Walker 1924, S. 319. Picard 1929, S. 781.

8 Payr 1906, S. 506 (auch S. 561). Ähnlich: Jaboulay 1897, S. 400. Kocher 1909, S. 334.

9 Beide Zitate: Lanz 1894, S. 55 (Hervorhebung wie im Original). Ähnlich: Jaboulay 1897, S. 400.

10 Foà 1900, S. 43. Gleichfalls: Korschelt 1907, S. 202.

mit zu einem neuen Gebiet, der »Transplantationschirurgie«. Dazu kamen noch die Ergebnisse anderer Verpflanzungen, so daß sich nach der Wende zum 20. Jahrhundert die Transplantationschirurgie aus den Tätigkeitsgebieten der Organtransplantation, der Gefäßchirurgie und zum Teil der plastischen Chirurgie konstitutierte.

Seit dem Bekanntwerden der Arbeiten Carrels wurde die Organtransplantation von manchen Chirurgen als ein Teil der Gefäßchirurgie betrieben, quasi als deren logische Weiterentwicklung.[11] Ein Zentrum für diese Herangehensweise war die chirurgische Klinik Carl Garrès in Breslau, später in Bonn. Garrè sah 1907 in dieser Arbeitsrichtung die Zukunft der Transplantationschirurgie und ließ das Thema systematisch von seinen Assistenzärzten bearbeiten. Einer von ihnen, Rudolf Stich, publizierte im selben Jahr einen regelrechten Aufruf zum Aufbau einer Transplantationsmedizin. Für dieses Gebiet würden neue Mitarbeiter benötigt, schrieb er, »denn die Versuchsreihen sind zu umfangreich und der einzelne Versuch zu zeitraubend, als dass zwei oder drei klinische Assistenten das grosse Gebiet – Hoden-, Ovarien-, Milz-, Darm-, Extremitäten-Transplantationen, [...] – neben ihrer klinischen Thätigkeit ausarbeiten könnten. Ich fordere zur Mitarbeit auf.«[12] An der Garrèschen Klinik in Breslau beschränkte man sich nicht auf die Transplantation mit Gefäßanschluß, sondern implantierte z.B. Nebenschilddrüsen auch in den Knochenmarkraum,[13] pflegte also die Transplantationschirurgie in ihrer ganzen Breite. Dasselbe gilt für Mathieu Jaboulay in Lyon, der zwar ebenfalls von der Gefäßchirurgie herkam, aber Nebennieren auch ohne Gefäßnaht transplantierte.[14] Ebenso wurde Eugen Enderlen in Würzburg, von der Gefäßchirurgie ausgehend, zu einem Experten für die Transplantation insgesamt. Mit unterschiedlichen Koautoren publizierte er bis in 1920er Jahre über die Transplantation verschiedener Organe und Gewebe.[15]

Transplantationen im Tierversuch dienten nun meist nicht mehr dazu, die Organfunktion zu erforschen, vielmehr wollte man damit Informationen über

---

11 Vgl. z.B. Papin 1908, S. 48.

12 Stich 1907, S. 504. Carl Garrè (1857-1928) war in den Jahren 1905 bis 1907 in Breslau, Eulner 1970, S. 563.

13 Sigfrid Knauer 1919, S. 79.

14 Sigfrid Knauer 1919, S. 135.

15 Zur Person: Fischer 1929, Bd. 1, S. 365. Der Schwerpunkt von Enderlens Transplantationstätigkeit fiel in seine Würzburger Zeit 1909 bis 1918.

die Bedingungen für erfolgreiche therapeutische Verpflanzungen sammeln.[16] Das Jahrzehnt von 1905 bis 1915 könnte man als Höhepunkt dieser Transplantationschirurgie bezeichnen. Das Interesse war immens: Im Jahre 1906 gab es zur Organtransplantation, wie u.a. Payr schrieb, »eine ganz gewaltige Literatur«.[17] Nachdem die Stimmung in den 1890er Jahren eher skeptisch gewesen war,[18] herrschte seit etwa 1905 ein neuer Optimismus: »Nicht nur Laien, sondern auch Sanguiniker unter den Aerzten« hielten es »für möglich, daß die Aera nicht mehr fern sei, in der es auch beim Menschen gelingen würde, kranke Organe durch die Einpflanzung gesunder, neuer von einem anderen Menschen oder womöglich auch vom Tier, zu ersetzen.«[19] 1912 wurde Carrel für seine Leistungen in der Gefäßchirurgie und Transplantationsmedizin mit dem Nobelpreis ausgezeichnet. Die Transplantation war offizielles Hauptthema der 40. Versammlung der Deutschen Gesellschaft für Chirurgie. Dieses Thema schloß die Organtransplantation und die plastische Chirurgie ebenso mit ein wie die entstehende Transplantationsimmunologie.[20] Demselben Themenbereich war eine Sektion des 4. Internationalen Chirurgenkongresses in New York 1914 gewidmet, wo u.a. Villard aus Lyon, Ullmann aus Wien, Lexer aus Jena und Carrel aus New York sprachen.[21] »Wir befinden uns heute im Zeitalter der Transplantationen«, hieß es noch 1918.[22] Für die Zeit nach dem Ersten Weltkrieg war ein solcher Enthusiasmus allerdings schon wieder untypisch. Das Urteil des Hauptstroms der Medizin hatte sich da bereits gewandelt, wovon autogene, xenogene und allogene Transplantation jedoch in unterschiedlichem Ausmaß betroffen waren.

16 Woodruff 1960, S. 483.

17 Payr 1906, S. 561. Genauso: von Haberer 1907, S. 3. Garrè 1907, S. 211.

18 Knauer 1900, S. 361.

19 Stich 1913, S. 1865. Ähnlich: Jeger 1913, S. 171. Ullmann sprach 1914 von den Hoffnungen, die man vor 15 Jahren – also um 1899 – gehegt hatte, sich nicht erfüllten, Korreferat Ullmann, MMW 61,1 (1914), S. 1192.

20 Vgl. den Bericht in: MMW 48,1 (1911), S. 1040-1042. Zur Immunologie siehe Kap. 3.4.

21 Berichte: MMW 61,1 (1914), S. 1191-1192. Lancet 1914,1, S. 1493-1495. Carrel 1914.

22 Unterberger 1918, S. 903.

Vergleichsweise wenig umstritten waren die günstigen Ergebnisse der Autotransplantation. Schon aus der Tradition der plastischen Chirurgie war bekannt, daß Transplantationen innerhalb eines Individuums erfolgreich sein können. Auch als man die Allotransplantation immer kritischer beurteilte, blieben die guten Erfolgsaussichten der Autotransplantation unumstritten.[23] Die Tatsache, daß Autotransplantationen nachweislich funktionierten, selbst wenn das Organ völlig von seinen Gefäß- und Nervenverbindungen abgetrennt ist, wurde zur Verteidigung der Transplantationschirurgie überhaupt vorgebracht: Dies sei »schon ein capitaler Punkt, dass diese Tatsache festgestellt ist,« meinte Kocher 1914.[24]

Die autogene Verpflanzung gehört von der Vorgehensweise eher in der Bereich der plastischen Chirurgie als zur Transplantationsmedizin und wurde von den Chirurgen häufig auch abgegrenzt: Die Verlagerung von Organen mit Gefäßstiel bezeichneten sie zum Teil als »Pseudotransplantation«[25] oder »Dislokation«[26]. Manche Autoren zogen die Grenze des Begriffs Transplantation zwischen Auto- und Allotransplantation: Transplantationen innerhalb desselben Individuums waren für sie »Ektopien« oder »Ableger« im Gegensatz zur »wirklichen Transplantation« von einem Individuum auf ein anderes.[27] Allerdings hat es die für uns heute selbstverständliche Unterscheidung der Herkunft des Transplantates nicht von Anfang an gegeben. Die Ansicht, daß die allogene Verpflanzung grundsätzlich anders zu bewerten ist, als die Transplantationen innerhalb desselben Individuums, setzte sich keineswegs von einem Tag auf den anderen durch. Wie Schöne 1912 erstaunt bemerkte, beschrieben viele Autoren sowohl Auto- als auch Allotransplantationen und machten

23 Borst/Enderlen 1909, S. 134-135. Kocher 1914, S. 507.

24 Kocher 1914, S. 507, 549.

25 Ivy/Farrell 1926, S. 474. Ähnlich Garrè 1907, S. 203.

26 Diskussionsbeitrag Prof. Biedl, WKW 20 (1907), S. 616. Knauer 1909, S. 325. Ähnlich Sigrid Knauer 1919, S. 142. Für eine großzügige Definition siehe dagegen Tschernischoff 1914, S. 166. Transplantationen ohne Gefäßstiel konnten eindeutig als »freie Transplantation« kenntlich gemacht werden, Lexer 1919, S. 1.

27 Thiroloix 1892, S. 966. Payr 1906, S. 565. Ovarian Transplantation or Grafting 1921, S. 909.

dabei in der Auswertung keinen Unterschied zwischen beiden.[28] Selbst Christiani, der den Anstoß zum Optimismus hinsichtlich der Schilddrüsentransplantation nach 1905 gegeben hatte, wertete 1906 die Erfolge seiner Autotransplantationen als Beleg für die Machbarkeit der Transplantation schlechthin, ohne auf den Unterschied zur Allotransplantation einzugehen. Alle Mißerfolge schrieb er auf das Konto »fehlerhafter Transplantationstechnik«.[29] Noch 1912 rätselten zwei amerikanische Chirurgen darüber, warum das von ihnen eingepflanzte Allotransplantat eines Hodens atrophiert war, ohne daß sie den Unterschied von autogener und allogener Transplantation überhaupt nur in Erwägung zogen.[30] Nachdem der grundsätzliche Unterschied zur Allotransplantation allgemein anerkannt war, dienten Autotransplantate als Kontrollgruppe gegenüber den technisch auf identische Weise vorgenommenen Allotransplantationen: Der Vergleich erlaubte es, mit großer Sicherheit zwischen technischen und biologischen Komplikationen zu unterscheiden.[31] Überhaupt wurde die autogene Organtransplantation, die sich für die tierexperimentelle Beweisführung über die Funktion von Organen als nützlich erwiesen hatte,[32] auch weiterhin im physiologischen Tierversuch angewandt, z.B. um die Funktion und Steuerung endokriner Organen zu untersuchen.[33]

Therapeutisch war der Anwendungsbereich der Autotransplantation eingeschränkt: Typischerweise fand sie in der klinischen Medizin als eine prophylaktische Maßnahme Anwendung, um z.B. nach radikalen Organexzisionen Ausfallserscheiungen zu vermeiden. So setzte der Chirurg bei Kropfentfernung Gewebe der Schilddrüse oder Nebenschilddrüse an eine andere Stelle des Körpers.[34] Bei resezierenden Eingriffen an den weiblichen Sexualorganen wurden manchmal die Ovarien erhalten und konnten an anderer Stelle ihre Funktion weiter erfüllen. Hier rekonstruierte man zum Teil die natürlichen

---

28 Schöne, Die heteroplastische 1912, S. 41. Ähnlich: Shambaugh 1936, S. 709. Beispiele: Enderlen 1898. Tiberti 1909.

29 Christiani/Kummer 1906, S. 2379. Vgl. auch Woodruff 1960, S. 485, 487.

30 Hammond/Sutton 1912, S. 154.

31 Williamson 1926, S. 248. Ibuka, Autogenous 1926, S. 419.

32 Dies wurde immer wieder, bei allen Organen, festgestellt, z.B. Diskussionsbeitrag Schmieden (Berlin), VDGC 37 (1908), 37-39 (Nebenniere). Sigfrid Knauer 1919, S. 139 (Hypophyse). Morel/Papin 1913 (Niere), S. 408.

33 Lipschütz 1928, S. 178, sah den Nutzen der Ovartransplantation zu dieser Zeit nur noch für die »Erforschung der ovariellen Dynamik«. Woodruff 1960, S. 484 (Hypophyse).

34 Vgl. Halsted 1909. Kocher 1914, S. 549.

Verhältnisse so weit, daß einem Teil der operierten Frauen sogar eine Schwangerschaft ermöglicht wurde.[35] Allerdings wurde eine solche Indikation in dem Maße seltener, in dem die Chirurgen darauf achteten, bei Resektionen immer genügend Drüsengewebe zurückzulassen.[36] Außerdem gab es bei den endokrinen Drüsen die Alternative der medikamentösen Therapie.[37]

Die Xenotransplantation

Sozusagen das gegenteilige Extrem der Autotransplantation war die Xenotransplantation. Die Verpflanzung von Organgewebe zwischen verschiedenen Tierspezies bzw. vom Tier auf den Menschen war seit den 1880er Jahren durchaus üblich. Ein großer Teil der frühen Schilddrüsentransplantate stammte von Tieren.[38] Unter rein theoretischen Fragestellungen wurde sogar immer wieder einmal auch umgekehrt menschliches Gewebe auf Tiere überpflanzt.[39] Der Erfolg war allerdings umstritten. Die xenogene Blutübertragung war bereits im 19. Jahrhundert aufgegeben worden.[40] Etwa um die Jahrhundertwende war in der plastischen Chirurgie bemerkt worden, daß Xenotransplantate nicht, wie bis dahin oft angenommen, erhalten blieben, sondern langsam zugrunde gingen. Da sie häufig aber gleichzeitig durch empfängereigenes Gewebe ersetzt wurden, heilte der entsprechende Defekt zu, obwohl gar kein fremdes Gewebe mehr vorhanden war.[41] Xenotransplantate wurden deshalb in der plastischen Chirurgie weiterhin dann für sinnvoll erachtet, wenn sie beim Absterben durch körpereigenes Gewebe ersetzt würden und damit einen Defekt be-

35 Bell 1920, S. 883-884. Simmer 1970, S. 324. Allerdings billigten im Laufe der Zeit viele Kommentatoren auch der autogenen Ovarientransplantation lediglich eine zeitlich begrenzt Wirksamkeit zu. Storer 1915, S. 42.

36 Ovar: Bainbridge 1923, S. 494. Schreiner 1927, S. 2084. Nebenschilddrüse: Sigfrid Knauer 1919, S. 76.

37 Einige Transplanteure hatte die Transplantation solcher Organe ohnehin nur als einen Ersatz für die zukünftig vielleicht mögliche Pharmakotherapie angesehen, z.B. Walker 1924, S. 319. Picard 1929, S. 781. Vgl. Woodruff 1960, S. 472 (allgemein), 509 (Hoden).

38 Kocher 1914, S. 503. Überblick: Sigfrid Knauer 1919, S. 43-47.

39 Z.B. menschliches Thyoroideagewebe auf Hunde oder Ziegen, Borst/Enderlen 1909, S. 82; Sigfrid Knauer 1919, S. 40, 42. Menschliche Nieren auf Affen: Unger 1910, S. 574.

40 Moulin 1991, S. 153.

41 Marchand 1901, S. 387-389. Garrè 1907, S. 203.

seitigten oder wenn sie, wie Knochen, auch im toten Zustand noch Nutzen boten.[42] Analog dazu erklärte man die Beobachtungen einer kurzfristigen Wirkungsamkeit der xenogenen Schilddrüsentransplantation mit dem Effekt des im Transplantat bereits vorgebildeten Hormons, was einer innerlichen Medikation gleichkam.[43] Solche Xenotransplantationen waren im Sinne einer Depotgabe von Hormon gedacht, ohne die Erwartung auf ein Überleben des Transplantates.[44]

Der Optimismus bezüglich der therapeutischen Möglichkeiten der Organtransplantation seit etwa 1905 schloß die Xenotransplantation nicht mit ein.[45] Für ein dauerhaftes Überleben tierischen Gewebes im Menschen sahen die meisten Autoren trotz zahlreicher diesbezüglicher Berichte keinen stichhaltigen Nachweis.[46] Seit die Mehrheit der Forscher im zweiten Jahrzehnt des 20. Jahrhunderts nicht einmal mehr an die Machbarkeit der Allotransplantation glaubte, wurde »erst recht nichts Gutes« von der Xenotransplantation erwartet.[47] Dennoch gab es weiterhin vereinzelte Versuche, tierisches Gewebe auf Patienten zu verpflanzen, da man nur so das Problem der Beschaffung menschlichen Gewebes umgehen konnte.[48] Immer wieder entschlossen sich Chirurgen, entgegen der vorherrschenden Meinung die Transplantation vom Tier auf den Menschen selbst zu probieren. So stammten die Transplantate für die ersten Nierenverpflanzungen am Menschen 1906 und 1910 von Tieren.[49] Die Transplantation tierischer Keimdrüsen erlebte in den späten 1920er Jahren noch einmal einen Aufschwung. Hier gab es Meldungen über günstige Folgen der

42 Z.B. Schöne, Die heteroplastische 1912, S. 35.

43 Vgl. z.B. Ribbert 1898, S. 688. Borst/Enderlen 1909, S. 134. Kocher 1914, S. 503, 550.

44 Z.B. Nebenschilddrüse: von Eiselsberg 1914, S. 665. Wilmoth 1931. Schilddrüse: A. Kocher 1923, S. 561. Nebenniere: Busch/Wrigth 1910, S. 33 (vom Ferkel aus Ermangelung eines menschlichen Spenders). Sigfrid Knauer 1919, S. 135-136. Currie 1924 (Schaf). Dmitrijew 1925 (Hund).

45 Kocher 1914, S. 503.

46 Schöne, Vergleichende 1908, S. 29. Schöne, Die heteroplastische 1912, S. 11. Lexer 1913, S. 2060.

47 Sigfrid Knauer 1919, S. 22, 115, 163, Zitat ebd., S. 165. Schilddrüse: Anon., Thyroid Grafting 1914, S. 248. Nebenniere und Pankreas: Pybus 1924, S. 550. Ovar: Tscherni-schoff 1914, S. 199-200. Martin 1915, S. 570, 576. Storer 1915, S. 41. Sigfrid Knauer 1919, S. 64. Heimann 1925, S. 857. Leschke 1929, S. 173. Woodruff 1960, S. 138-154.

48 Vgl. Küttner 1917, S. 1450.

49 Jaboulay 1906. Unger 1910.

Hodentransplantation von Widder, Schwein, Stier und Ziegenbock.[50] Noch 1925 wird berichtet, wie einer Patientin Ovarialscheiben einer Häsin eingepflanzt wurden. Nach drei Monaten konnte man zwar die vollständige Resorption des überpflanzten Gewebes feststellen, die Beschwerden der Patientin waren dennoch dauerhaft verschwunden, was mit der Anregung der eigenen Ovarien der Kranken durch das Transplantat erklärt wurde.[51] Diese Versuche der Keimdrüsentransplantation vom Tier spielten sich am Rande der wissenschaftlichen Hochschulmedizin ab. Nach anfänglichen Diskussionen kam es, wie berichtet, bald zur kompletten Ablehnung dieses Vorgehens und Marginalisierung der damit befaßten Forscher.

Manchmal wurden unterschiedliche Arten der Xenotransplantation voneinander abgegrenzt und lediglich die Überpflanzung zwischen »Thieren, die zoologisch sehr weit von einander entfernt sind« als impraktikabel abgelehnt.[52] Die relativ schwache Reaktion nach Blutübertragungen zwischen Affen und Menschen verweise auf deren Blutsverwandschaft, hieß es häufig, so daß diese spezielle Art der Xenotransplantation gesondert zu bewerten sei.[53] So meinte Unger 1910, daß bei der Verpflanzung vom Affen die biologischen Grundgesetze der Xenotransplantation vielleicht nicht gälten. In den auf Menschen verpflanzten Affennieren bliebe trotz aller Schädigung noch genügend funktionsfähiges Parenchym zurück und die histologischen Schädigungen seien im Prinzip »reparabel«.[54] Morel und Papin hielten 1913 solche Transplantationen für Xenotransplantationen in sozusagen minimaler Ausprägung, schon in die Allotransplantation übergehend (»des hétéroplasties au minimum, presque des homoplasties«).[55] Voronoff erklärte die Transplantation zwischen Affen und Menschen kurzerhand zu einer besonderen Kategorie: Hier läge weder eine Xenotransplantation (»hétérogreffe« nach Voronoffs Terminologie), noch eine Allotransplantation (»homogreffe«) vor, sondern eine »Homeotransplantation«

---

50 Picard 1929, S. 779.

51 Heimann 1925, S. 659. Zur Xenotransplantation von Ovar noch: Sigfrid Knauer 1919, S. 114. Woodruff 1960, S. 498, 502.

52 Carrel, Doppelte 1909, S. 385-386.

53 Villard/Tavernier 1910, S. 491. Küttner 1917, S. 1452. Rohleder 1921, S. 186.

54 Unger 1910, S. 574, 577. Ähnlich: Villard/Tavernier 1910, S. 491-492. Unger vertrat noch 1913 gegenüber dem Skeptiker Stich die Meinung, daß die Allotransplantation und die Transplantation vom Menschenaffen auf den Menschen erfolgreich sein könne, Diskussionsbeitrag Unger MMW 60,1 (1913), S. 1357.

55 Morel/Papin 1913, S. 413.

(»homéogreffe«), die in etwa den Gesetzen der Allotransplantation folge.[56] Bei Hodentransplantationen vom Tier in den 1920er Jahren wurde ebenfalls größter Wert darauf gelegt, möglichst nahe mit dem Menschen verwandte Tierarten, also Affen, am besten Menschenaffen, als Organquelle zu verwenden.[57] Die Mehrheit der Wissenschaftler schloß sich solchen Einschätzungen jedoch nicht an, sondern glaubte, daß bei der Transplantation vom Affen die »Vernichtung des Transplants« nicht »aufgehoben«, sondern lediglich »verzögert« sei,[58] und daß »trotz unserer Abstammung von diesem Tier« die Transplantation von Affenorganen keinen Erfolg brächte.[59]

Zunehmende Zweifel an der Allotransplantation

Die Xenotransplantation schied als gangbarer Weg also aus. Die Autotransplantation war zwar praktikabel, zum Ersatz kranker Organe aber uninteressant: Die selbst erkrankten Organe autoplastisch zu verpflanzen, »wäre sinnlos«.[60] Zentral für die Transplantationschirurgie war die Verpflanzung von einem Individuum auf ein anderes, die *Allotransplantation*.[61] Von deren Beherrschung, das wußte man, hing die ganze Zukunft der chirurgischen Transplantation ab.[62] Die Chance, Gewebe von einem Individuum auf ein anderes derselben Spezies zu überpflanzen und damit auf Dauer einen vollwertigen Organersatz zu schaffen, wurde sehr unterschiedlich gesehen. Schon Moritz Schiff[63] hatte 1884 bemerkt, daß die von einem Hund in den Bauchraum eines Artgenossen verpflanzten Schilddrüsen nach einer gewissen Zeit bis auf kleine Spuren völlig absorbiert worden waren, so daß das Transplanat das Fehlen des eigenen Organs nur für eine bestimmte Zeit kompensieren konnte.

Bei der Frage der Verpflanzbarkeit wurden reparative Transplantation an der Körperoberfläche und Organtransplantationen häufig zusammen betrachtet. So sah man die unterschiedlichen Erfolge der autogenen, allogenen und xenogenen Hauttransplantation auch für andere Gewebe als relevant an.[64] Wie bei der Xenotransplantationen stellte sich heraus, daß allogen verpflanzte Haut,

56 Voronoff 1930, S. 1-2.
57 Voronoff 1922, Testicular Grafts, S. 306.
58 Sigfrid Knauer 1919, S. 166.
59 Enderlen/Borst 1910, S. 1867 (Niere). Lexer 1919, S. 5-6.
60 Knauer 1900, S. 361. Sigfrid Knauer 1919, S. 20, 58.
61 Carrel 1912, S. 25.

Knochen und Blutgefäße durch körpereigenes Gewebe ersetzt wurde.[65] Für die Organtransplantation aber war es wichtig, daß das Transplantat *selbst* erhalten blieb.[66] Ein abgestorbenes Knochentransplantat konnte durchaus noch seinen Zweck erfüllen, eine nekrotische Niere dagegen war nutzlos. Der Pathologe Felix Marchand mahnte deshalb 1901, daß zwischen einer einfachen Einheilung und einer gelungenen Transplantation zu unterscheiden sei. Letztere liege vor, wenn die zelligen Elemente des Transplantates sich vermehrten und mit der Umgebung in eine organische Verbindung träten.[67] Für die sehr häufig verpflanzten Hormondrüsen galt es zu unterscheiden zwischen einer bloßen Resorption von Wirkstoff und einer wirklichen Organfunktion, und dazu waren Langzeitbeobachtungen notwendig.[68] Erklärtes Ziel war – zumindest bis zum Ersten Weltkrieg – das dauerhafte funktionelle Überleben des verpflanzten Gewebes. Dies wurde als wirkliche »Organtransplantation« bezeichnet.[69] Ob und wie dieses Ziel erreicht werden könne, stand nun im Mittelpunkt der Diskussion.[70]

Der Höhepunkt des allgemeinen Interesses an der Transplantation fiel bereits mit dem zunehmenden Pessimismus der Experten zusammen. Diesen Experten wurde nun zwar Platz auf den Titelseiten der Fachzeitschriften eingeräumt, sie nutzten ihn jedoch dazu, sich skeptisch über ihr Gebiet zu äußern.[71] Zur Zeit, als Carrel der Nobelpreis verliehen wurde, 1912, hatte er selbst bereits seine Transplantationsversuche eingestellt und beschäftigte sich mit der Gewebekultur. Ironischerweise war Carrel, dessen Nobelpreis eine Manifestation der Erwartung unmittelbarer Erfolge der Organtransplantation

---

62 Schöne, Die heteroplastische 1912, S. 80. Kocher 1914, S. 487.

63 Schiff, Résumé 1884.

64 Marchand 1901, S. 387. Garrè 1907. Lexer 1913. Ders. 1919. Die bereits um die Jahrhundertwende von Landsteiner erstmals erwähnten Blutgruppen spielten lange Zeit keine Rolle bei diesen Betrachtungen, vgl. dazu Kap. 3.4. weiter unten.

65 Barfurth 1910, S. 70. Lexer 1913, S. 2060-2062.

66 Auf die Unterschiede wies Lexer 1919, S. 4, hin.

67 Marchand 1901, S. 376. Zur Person siehe Fischer 1929, Bd. 2, S. 987. Marchand kommt deshalb so häufig vor, weil er bereits 1901 in seinem Buch über die Wundheilung einen Überblick zur Transplantation gab.

68 Payr 1906, S. 526. Garrè 1907, S. 212. Diskussionsbeitrag Biedl WKW 21 (1908), S. 304.

69 Kocher 1914, S. 487.

70 Payr 1906, S. 504, 525.

71 Z.B. Stich 1913.

darstellte, einer der ersten Wissenschaftler, die in dieser Hinsicht zur Vorsicht ermahnten.[72] So sagte er bereits in seiner Nobelpreisansprache, es sei noch nicht erwiesen, ob man allogene Transplantationen jemals mit dauerhaftem Erfolg würde durchführen können.[73] Mit zunehmender Erfahrung mehrten sich die Stimmen, die eine allogene Verpflanzung nur in Ausnahmefällen für erfolgversprechend hielten und mit »der Erfüllung zu früh geweckten Hoffnungen« noch lange nicht rechneten.[74] Nur noch wenige meinten, daß die Organtransplantation, trotz aller Schwierigkeiten, an der Schwelle zur praktischen Umsetzung stünde.[75]

Die Vorträge, die die drei Protagonisten der Schilddrüsentransplantation im deutschsprachigen Raum – Kocher, von Eiselsberg und Payr – 1914 auf dem diesem Thema gewidmeten Kongreß der *Deutschen Gesellschaft für Chirurgie* hielten, waren schon Rückzugsgefechte.[76] Selbst Kocher, der eine geringe Zahl von Dauerheilungen als nachgewiesen ansah, gab zu, daß solche Beobachtungen entweder auf einem dauerhaften Einheilen der transplantierten Drüse im Körper des anderen Menschen beruhen könnte, man sie andererseits aber genausogut dadurch erklären könne, daß Reste der eigenen Schilddrüse sich während der vorübergehenden Wirkdauer des Transplantates wieder regenerierten. Welche Erklärung die richtige sei, bleibe weiteren Beobachtungen vorbehalten. Auch Kocher, als engagiertester Verteidiger der Schilddrüsentransplantation, hielt sich also jetzt einen Rückzugsweg frei. Sicher war er sich nur darin, daß die Transplantation eine Methode darstelle, mir der man am besten auf längere Zeit eine genau angepaßte Dosis Schilddrüsensaft in den Körper bringen könnte.[77]

Alle drei Redner erkannten an, daß der Großteil eines Allotransplantates in

---

72 Hamilton 1986, S. 8.

73 Carrel 1912, S. 25.

74 Zitat: Lexer 1913, S. 2127. Leischner 1907, S. 219-221. Ders. 1910. Stich/Makkas 1909. Halsted 1909. Borst/Enderlen 1909, S. 124-135. Anon., Ovarian Grafts 1910, S. 145. Barfurth 1910, S. 70. Lexer 1911, S. 1041. Allen 1913, S. 836. Stich 1913. Jeger 1913, S. 171-175. Carrel 1914, S. 839. Barfurth 1917, S. 599-602. Unterberger 1918, S. 904. Enderlen 1921. Woodruff 1960, S. 485.

75 Morel/Papin 1913, S. 397, 411.

76 Kocher 1914. Von Eiselsberg 1914. Payr 1914. Diskussionsbeiträge, VDGC 43 (1914), 74-78. Vgl. auch die Bewertung der Vorträge bei Barfurth 1917, S. 600.

77 Kocher 1914, S. 498, 511-512, 552, 565. Ähnlich bereits Jeger 1913, S. 175 und Lexer 1913, S. 2127.

der Regel der Nekrose anheim fiel. Dauererfolge seien zwar möglich, nicht aber im Sinne einer vollwertigen Funktion. Ausdrücklich wurde empfohlen, die Transplantation bei nachlassender Wirkung zu wiederholen, gegebenfalls mehrfach. Man solle sich nicht scheuen, die chirurgische Behandlung durch die Gabe von Schilddrüsenpräparaten zu ergänzen. Schon eine Verminderung der notwendigen Medikamentendosis wurde dann als Erfolg bewertet. Mit der Absicht der Hormonzuführung oder als Stimulans für die eigene Schilddrüse des Empfängers[78] wurde auch nach 1914 weiterhin Schilddrüse transplantatiert. Dabei war es »praktisch unwesentlich«, ob das Gewebe wirklich einheilte, da die günstige Wirkung auch so eintrat.[79] Der ursprüngliche Anspruch der Transplantationschirurgie war damit aufgegeben. Im Jahre 1919 hatten die meisten Chirurgen aufgehört, die Allotransplantation weiter zu erforschen.[80] Damit bildeten die 1920er bis 40er einen »Hiatus« zwischen der ersten Phase der Transplantationsmedizin seit den 1880er Jahren und ihrem neuen Aufschwung seit dem Zweiten Weltkrieg.[81]

Auf der 49. Versammlung der *Deutschen Gesellschaft für Chirurgie* 1925 in Berlin war die Transplantationsmedizin trotzdem noch einmal ein Hauptthema.[82] Die Stimmung war eindeutig negativ: Viele Protagonisten der Transplantationsmedizin – Lexer, der den Hauptvortrag »20 Jahre Transplantationsforschung« hielt, Enderlen, von Eiselsberg, Mühsam, Unterberger – meldeten sich zu Wort, und alle ihre Beiträge drückten die Desillusionierung der Chirurgie über die Allotransplantation aus. Lexers Aussage, daß die Allotransplantation der Organe entgegen der früheren Hoffnungen völlig versagt hätte, blieb unwidersprochen und wurde sogar von den früheren Hauptaktivisten für die Verpflanzung der verschiedenen Organe bestätigt. Dies galt ebenso für die meisten Organe: Die allogene Nierentransplantation wurde allgemein als undurchführ-

78 Die Erklärung der Transplantatwirkung über die Stimulation der eigenen Organfunktion des Empfängers, wie sie auch bei Nebenniere und Ovar vorgebracht wurde, stand im direkten Gegensatz zur Lehre von der Bedeutung des funktionellen Reizes als Wachstumsanregung für Organgewebe (vgl. Kap. 3.3.). Bei der Nebenniere wiesen z.B. Beer und Oppenheimer 1934, S. 697, auf den Widerspruch hin. Ovar: Heimann 1925, S. 859. Arnold 1926, S. 551. Beim Ovar wurde das Funktionsdefizit meist als unwichtig angesehen, siehe z.B. Martin 1911, S. 58.

79 Sigfrid Knauer 1919, S. 57.

80 Shawan 1919, S. 503.

81 Hamilton 1986, S. 24. Silverstein 1989, S. 278.

82 Siehe die Berichte in: ZC 52 (1925), S. 1175-1183. MMW 72 (1925), S. 830-831.

bar angesehen.[83] Die Nebennierentransplantation wurde 1928 lediglich als eine Überbrückungsmaßnahme von zeitlich begrenzter Wirkung empfohlen.[84] Die klinische Schilddrüsentransplantation wurde bereits um 1920 kaum noch durchgeführt oder diskutiert. Daran änderte auch das Engagement von Theodor Kochers Sohn Albert nichts.[85] Allotransplantationen wirkten, so war man sich sicher, immer nur solange, bis der übertragene Wirkstoff vollständig resorbiert war.[86] Dieser Effekt war einfacher mit Medikamenten zu haben.

Einzig die Transplantation von Keimdrüsen war noch bis in die 1930er Jahre hinein ein breiter diskutiertes Thema. Möglicherweise stand dahinter das große Interesse der Zeit an der Fragen der Qualität und Quantität der Fortpflanzung, wie es sich u.a. in der Eugenik äußerte.[87] Wichtiger noch dürfte aber die Tatsache sein, daß sich die Wirksamkeit der Hodentransplantation mangels sicherer Erfolgskriterien nur schwer *widerlegen* ließ. Daraus bezogen die Hodentransplanteure offensichtlich ihre Zuversicht. Viele von ihnen rezipierten die allgemeine Diskussion um die Frage der Machbarkeit von Allotransplantation offensichtlich gar nicht. Der Hauptstrom der Transplantationsmedizin beurteilte die Hodentransplantationen genauso negativ wie die Allotransplantation anderer Organe.[88] Lichtenstern ignorierte dagegen noch 1924 die ablehnende Mehrheitsmeinung hinsichtlich der Allotransplantation.[89] Lydston wies es 1914 sogar ausdrücklich zurück, daß die negativen Aussagen Alexis Carrels über die Allotransplantation der Niere ebenfalls für den Hoden gelten sollten. Keimdrüsen seien besser verpflanzbar als die Niere, eine erfolgreiche Überpflanzung erfordere hier keine enge Blutsverwandschaft zwischen Spender und Empfänger, meinte er.[90] Aber auch bei den Hoden trat das Ziel einer dauerhaften Einheilung des Transplantates in den Hintergrund. Statt dessen wurde die Hodentransplantation häufig als eine besonders geeignete Form der Hormonzuführung propagiert, die man bei Bedarf immer wieder durchführen könne.[91]

---

83 Sigfrid Knauer 1919, S. 163. Williamson 1926, S. 250.

84 Reinhart 1928, S. 1028. Leschke 1929, S. 174.

85 A. Kocher 1923, S. 560-561.

86 Anon., Thyroid Grafting 1920, S. 248.

87 Hamilton 1986, S. 27-29.

88 Enderlen 1921.

89 Lichtenstern 1924, S. 18.

90 Lydston 1914, S. 814, 862-963.

91 Lydston 1914, S. 812. Stanley/Kelker 1920, S. 1502. Kreuter 1919, S. 966. Lydston 1921.

Die allogene Ovarialtransplantation beschäftigte die Medizin noch länger intensiv, sie wurde nach dem Vorbild der Thyroideatransplantation seit etwa 1915 aber ebenfalls mehr und mehr als temporäre Überbrückungsmaßnahme propagiert.[92] Man wollte auch hier den eigenen Ovarien der Patientin eine Gelegenheit zur Regeneration geben,[93] sie durch die Resorption des Implantates zu vermehrter Tätigkeit anregen,[94] oder einen allzu plötzlichen Hormonentzug verhindern, indem sich der Organismus mit der langsamen Resorption des Transplantates wie bei der natürlichen Menopause an des Versiegen der Organtätigkeit gewöhnte.[95] Franklin Martin, der seit 1903 regelmäßig über den neuesten Stand der Eierstocktransplantation berichtet hatte, bemerkte 1922, daß das Thema von allen ernsthaften Chirurgen wegen der schlechten Erfolgsaussichten fallengelassen worden sei. Die Xeno- und Allotransplantation von Ovarien sei so gut wie immer erfolglos, die Autotransplantation könne zeitlich begrenzt wirken, aber selbst das sei nicht sicher, da die beobachteten Effekte ebenso auf Suggestion oder Reste von Ovarialgewebe am Ursprungsort zurückgehen könnten.[96]

In der Wahrnehmung der Zeit betrafen die Grenzen der Organtransplantation im Prinzip alle Organe gleichermaßen. Die enttäuschenden Dauerresultate bei der Allotransplantation des einen Organs dienten als Argument für den Pessimismus auch hinsichtlich anderer Organe.[97] Die meisten Wissenschaftler und Ärzte waren sich seit den 1920er Jahren einig, daß der chirurgische Organersatz eine ideale aber leider utopische Therapiemethode war. Den Stand des chirurgischen Organersatzes faßte ein Urteil des Chirurgen Pybus von 1924 zusammen: Zwar sei die Transplantation die rationalste Behandlung einer Reihe von Krankheiten, solange man aber ihre grundsätzlichen Gesetzmäßigkeiten, insbesondere den Einfluß chemischer Faktoren, nicht kenne, würde man immer wieder mit ihr scheitern.[98]

---

92 Bainbridge 1923, S. 497.

93 Unterberger 1918, S. 904.

94 Arnold 1926, S. 551.

95 Storer 1915, S. 42, 44. Unterberger 1918, S. 904. Bainbridge 1921, S. 494.

96 Martin 1922, S. 582. Ähnlich: Bell 1920, S. 883. Hannan 1931, S. 138. Woodruff 1960, S. 501-503.

97 Borst/Enderlen 1909, S. 134 (Schilddrüse und andere Gewebe). Diskussionsbeitrag Guleke, DMW 44 (1918), S. 1263. (Schilddrüse und Nebenschilddrüse). Enderlen 1921, S. 1439-1440 (Hoden und andere Gewebe).

98 Pybus 1924, S. 551.

3.3. Die Strategie der technischen Perfektionierung

Bis etwa zur Zeit des Ersten Weltkrieges bestand die Strategie zur Beherrschung der Allotransplantation hauptsächlich in der »Verbesserung der Technik«.[1] Charakteristisch ist eine Aussage Payrs von 1906: »Die Umstände, die günstig zusammenwirken müssen, sind so zahlreich in ihrem Wesen und zum Theile wahrscheinlich noch unbekannt, dass sich alle mit einem gewissen Procentsatz von Erfolgen begnügen mussten. Allerdings kann ich sagen, dass mit zunehmender Technik die Resultate besser werden.«[2] Gefordert wurde z.B. immer wieder eine perfekte Asepsis. Verbesserungen erstrebte man aber ebenso, wie im folgenden ausgeführt, über die Wahl des Einpflanzungsorts, durch bessere Ernährungsbedingungen mittels einer Aufschließung des Transplantates, der Belassung eines Gefäßstiels oder dem Gefäßanschluß, und schließlich über eine schnelle Verpflanzung oder eine Konservierung des Transplantats.

Verschiedene Einpflanzungsorte

Dem Ort der Einpflanzung wurde generell eine große Bedeutung beigemessen. Eine Möglichkeit bestand darin, das Organ an seinem ursprünglichen Ort, orthotop, einzupflanzen. Wenn man z.B. bei Eierstock oder Hoden die Sekretion von Keimzellen gewährleisten wollte, so mußten die anatomischen Verhältnisse am natürlichen Ort der Organe möglichst gut rekonstruiert werden.[3] Ein weiteres Argument für die orthotope Transplantation war die Vermutung, daß es trophische Faktoren gebe, die an bestimmten Stellen im Körper das Organwachstum begünstigten.[4] Voronoff argumentierte 1925 im Zusammenhang mit der Hodenverpflanzung, daß die humorale Zusammensetzung im Körper von Ort zu Ort variiere. Jedes Organ habe sich im Laufe von Jahrtausenden Entwicklungsgeschichte an seinem speziellen Ort entwickelt, nur am Ursprungort seien die physiologischen Bedingungen für ein Organ optimal, nur dort führe ihm der Blutstrom die am besten geeigneten Stoffe zu.

1 Schilddrüse: Payr 1906, S. 530. Ders. 1914, S. 680. Ovar: Cramer 1906, S. 1907. Pankow 1907, S. 177. Übersicht: Martin 1908, S. 17-20. Niere: Unger 1910, S. 573. Villard/Tavernier 1910, S. 490-492.

2 Payr 1905, S. 530.

3 Siehe z.B. Hammond/Sutton 1912.

4 Lydston 1914, S. 814. Sigfrid Knauer 1919, S. 21.

Dorthin müsse es folglich transplantiert werden.[5] In diese Richtung ging auch die Forderung, dem Transplantat dieselben Existenzbedingungen zu verschaffen wie an seiner ursprünglichen Stelle, und Organteile in ein Gewebe der gleichen Art – z.B. Drüse in Drüse – zu verpflanzen.[6]

Die orthotope Transplantation war vergleichsweise selten, weit häufiger gab es heterotope Einpflanzungen. Bei den meisten Organtransplantationen gelangte man zu der Ansicht, daß die angestrebte Funktion nicht von der exakten Lokalisation des Transplantes abhängig war. Das trifft vor allem auf die innere Sekretion, aber je nachdem, wie das Organ in den Körper eingefügt wurde, ebenso auf andere Funktionen zu. Es gibt praktisch keinen Ort des Körpers, der (zumindest am Tier) nicht zur Einpflanzung irgendeines Gewebes ausprobiert worden wäre. Transplantationen von Drüsengeweben erfolgten beim Menschen zunächst sehr häufig unter die Haut verschiedener Körperregionen, meist am Rumpf. Auch intramuskulär oder unter bestimmte Muskeln wurden Verpflanzungen vorgenommen.[7] Hier waren die Transplantate gut zugänglich, konnten getastet, und notfalls ohne großen Aufwand wieder entfernt werden. Selbst Komplikationen wie eine Abszeßbildung liefen an solchen Stellen glimpflich ab.[8] Subkutan eingepflanzte Ovarien waren zudem der Beeinflussung durch Röntgenstahlen zugänglich.[9] Manche Autoren empfahlen das Unterhautfettgewebe, weil es ein »biochemisch indifferentes Gewebe« sei, in dem »keine Nebenprozesse sich abspielen können,« die das verpflanzte Stück schädigten.[10] Wegen der Kontrollierbarkeit pflanzte Christiani seinen Kaninchen hirsekorngroße Schilddrüsenfragmente ins gut durchscheinende Ohr.[11] Lydston brachte 1914 noch ein weiteres Argument für eine periphere Einpflanzung ins Spiel: Für den psychologischen Effekt sei es wichtig, daß der Patient das Transplantat »objektiv« wahrnehmen könne, weshalb Hoden und Ovarien unter die Haut gesetzt werden sollten.[12]

---

5 Voronoff, Greffe animal 1925, S. 25-26.

6 Marchand 1901, S. 386. Ähnlich: Garrè 1907, S. 204. Die Biologen unterschieden, anders als die Chirurgen, sogar grundsätzlich zwischen der Transplantation auf eine gleichartige und eine ungleichartige Unterlage. Korschelt 1907, S. 202-212. Barfurth 1913, S. 7.

7 Payr 1906, S. 506-507. Ders. 1914, S. 677.

8 Vgl. z.B. die Argumentation für das Ovar: Martin 1915, S. 574.

9 Unterberger 1918, S. 903.

10 Sigfrid Knauer 1919, S. 18.

11 Sigfrid Knauer 1919, S. 34.

12 Lydston 1914, S. 814-815. Vgl. Kap. 2.6.

Häufig pflanzte man Transplantate auch tiefer in die Bauchwand. Ovarialgewebe wurde unter die Bauchmuskulatur gepflanzt, um es vor Traumen zu schützen.[13] Transplantiert wurde zum Teil von außen auf das Bauchfell (properitoneal), teils in die Bauchhöhle (peritoneal) oder in das große Netz. In der Bauchhöhle konnte das Transplantat frei eingelegt oder mit Nähten fixiert sein. Die Verbindung zwischen Transplantat und Empfängerorganismus stellte man sich über den Lymphweg, durch eine Neuvaskularisierung oder eine Kombination aus beidem vor.[14]

Zum Teil wurde Organgewebe in andere Organe eingepflanzt. Schon 1898 dienten im Tierversuch Niere, Leber und Lymphknoten als Aufnahmeorgane zur Verpflanzung von Proben verschiedener Gewebe.[15] Die frühesten und ausgedehntesten dieser Versuche wurden von Pathologen unternommen, um das Verhalten verschiedener Gewebe nach Ortswechsel meist innerhalb desselben Organismus zu erforschen. Dabei ging es beispielsweise um die Entstehung von Tumoren. Die verschiedensten Orte wurden zur Einpflanzung gewählt. Bei den Lymphdrüsen gab eine praktische Erwägung den Ausschlag: Wegen der geringen Ausdehnung dieser Organe war die Chance, die Transplantate bei der Nachuntersuchung wieder zu finden, relativ groß.[16] Diese Forscher sahen ihre Verpflanzungen ausdrücklich nicht als Beitrag zur Transplantationsmedizin.[17] Dennoch gehören sie zur Geschichte der Organtransplantation, denn die Transplantationschirurgen rezipierten solche Berichte als Beitrag zu ihrem Gebiet,[18] ließen sich zu eigenen Überlegungen hinsichtlich der Verpflanzbarkeit verschiedener Organe sowie dem optimalen Einpflanzungsort anregen und unternahmen selbst ähnliche Versuche.[19]

Teilweise vermutete man gewisse Affinitäten bestimmter Gewebe zu bestimmten Einpflanzungsorten, z.B. von Ovar zu Hoden[20] oder von Nebenschilddrüse zu Schilddrüse.[21] Die Tatsache, daß manchmal von Natur aus versprengtes Nebennierengewebe in der Niere gefunden wurde, deuteten einige Forscher

13 Bainbridge 1923, S. 495.

14 Payr 1906, S. 506-507. Halsted 1909. Anon., Thyroid Transplantation 1920, S. 248.

15 Ribbert 1898, Über Veränderungen. Lubarsch 1898. Lubarsch 1904. Payr 1906, S. 565.

16 Ribbert, Über Veränderungen 1898, S. 134.

17 Ribbert, Über Veränderungen 1898, S. 134.

18 Beispiel: Diskussionsbeitrag Marchand zu Lubarsch 1898, ebd. S. 102.

19 Wie z.B. von Haberer 1907 mit der Niere.

20 Barfurth 1913, S. 5.

21 Halsted 1909, S. 176.

als Zeichen einer gewissen Affinität zwischen den Geweben. Insgesamt aber war auch hier das Spektrum der Einpflanzungsorte sehr breit: Nebenniere fand im Tierversuch ihren Platz unter der Haut, in der Bauchhöhle, in der Rückenmuskulatur, in Schilddrüse, Leber, Milz, Ischiasnerv, Hoden, Ovar und Magenwand; besonders favorisiert wurde hier die Niere wegen ihrer guten Durchblutung, der Zugänglichkeit, der leichten Möglichkeit der Blutstillung sowie der Nachbarschaft und entwicklungsgeschichtlichen Beziehung zur Nebenniere.[22] Verpflanztes Ovarialgewebe sollte weiterwachsen in der gut durchbluteten Niere, in Milz, Hoden, Brustdrüse, Lunge, Leber, Magenwand, an verschiedenen Stellen innerhalb der Bauchhöhle sowie in unterschiedlicher Tiefe in der Leibeswand.[23] Beim Eierstock legten viele Autoren besonderen Wert darauf, daß genügend Freiraum für die periodische wechselnde Ausdehnung des Organs blieb, damit Schmerzzustände vermieden würden.[24] Hoden wurde in den Empfängerhoden, in die Niere oder in die Milz verpflanzt,[25] Nierenstücke in das große Netz, die Magenwand, in Leber und Milz,[26] Schilddrüse in die Thymuskapsel und das lockere Gewebe des vorderen Mediastinums.[27] Wegen der Durchblutung setzte man Transplantate manchmal in die großen Blutgefäße hinein.[28]

Eine besondere Rolle als Einpflanzungsort spielte die Milz: Seit 1897 gab es vereinzelte Versuche, Gewebsstückchen verschiedener Organe bei Tieren in dieses Organ einzupflanzen. Populär wurde dieser Einpflanzungsort durch Erwin Payr. Er hielt die Ernährungsbedingungen in der Milz wegen ihrer guten Durchblutung für sehr günstig und benutzte sie seit 1905 zu Einpflanzung von Schilddrüsenstückchen.[29] Mit derselben Begründung und nach Payrs Vorbild wurden experimentell Gewebsstückchen einer ganzen Reihe von Organen in die Milz gepflanzt: Pankreas, Nebenschilddrüse, Nebenniere, Thymus, Eierstöcke, Hoden, Hypophyse, Niere.[30] Selbst Milzgewebe wurde im Tierver-

22 Busch und van Bergen, 1906. Busch et al. 1908. Stoerk/Haberer 1908. Übersichten: Sigfrid Knauer 1919, S. 125-136. Woodruff 1960, S. 479.

23 Martin 1911, S. 57. Tschernischoff 1914, S. 169. Martin 1915, S. 569.

24 Z.B. Tschernischoff 1914, S. 169.

25 Niere: Lipschütz 1933, S. 1306. Milz: Foges, zit. nach Sigfrid Knauer 1919, S. 119.

26 von Haberer 1907, S. 5.

27 Payr 1914, S. 677-678.

28 Tröhler 1984, S. 133.

29 Payr 1906. Zur den Versuchen vor Payr, siehe ebd., S. 565.

30 Foges 1907. Diskussionsbeitrag Prof. Biedl, WKW 20 (1907), S. 615-616. Diskussionsbeitrag Payr, DMW 34 (1908), S. 45. Diskussionsbeitrag Czerny, VDGC 37. Kongreß

such xenogen und allogen nach der Methode Payrs in die Milz des Empfängers gesetzt.[31] Obwohl sich die Einpflanzung in die Milz für manche Chirurgen als »ein äußerst einfaches, sehr leicht ausführbares und sicheres Transplantationsverfahren«[32] darstellte, ging die Mehrheitsmeinung in eine andere Richtung: 1908 hatte sich die Operation für Kocher bereits »als schwierig und heikel herausgestellt,«[33] und selbst Payr gab auf demselben Kongreß zu, daß seine Methode technisch nicht einfach war.[34] Obwohl er noch 1914 die Milz prinzipiell für eine idealen Einpflanzungsort hielt, sah Payr den Nachteil des Verfahren darin, daß es einen großen operativer Eingriff erforderte und Wiederholungen nicht möglich waren.[35]

Seit 1902 wurden Versuche mit Schilddrüsentransplantationen in den Markraum der Röhrenknochen durchgeführt. Ein Grund dafür waren die guten Durchblutungsverhältnisse. Für Schilddrüsengewebe hatte man diesen Einpflanzungsort aber auch deshalb gewählt, weil er »so häufig Sitz der Metastasen des Adenokarzinoms der Schilddrüse« war, und man daher auf eine »gewissen Affinität zwischen diesem Gewebe und der Schilddrüse« schloß.[36] Besonders Theodor Kocher bemühte sich um die Entwicklung und Verbreitung dieser Technik, an der er zeitlebens festhielt.[37] Eine ganze Reihe von Chirurgen arbeitete zur selben Zeit wie Kocher mit Varianten dieser Technik, zum Teil explizit nach dessen Vorbild.[38] Nebenschilddrüsen[39], vereinzelt auch Ovar[40]

Fortsetzung Fußnote 30

(1908), S. 35. Payr 1906, S. 565, selbst gibt an, alle Organe ausprobiert zu haben, mit Ausnahme von Pankreasgewebe, das z.Zt. sein Assistent in die Milz transplantiere. Sigfrid Knauer 1919, S. 96 (Ovar), 119 (ganze Hoden), 145 (Pankreas). Von Haberer 1907, S. 6-7 (Niere).

31 Lüdke 1909, S. 1470.

32 Diskussionsbeitrag Prof. Biedl, WKW 20 (1907), S. 615-616.

33 Kocher 1908, S. 232.

34 Diskussionsbeitrag Payr, VDGC 37. Kongreß (1908), S. 33.

35 Payr 1914, S. 677. Positiv: Kocher 1914, S. 545.

36 Diskusssionsbeitrag Moszkowicz, WKW 21 (1908), S. 304. Payr 1906, S. 505-507.

37 Kocher 1908, ders. 1914. Näheres zu den verschiedenen Vorgehensweisen dabei in Kap. 2.1.

38 Vgl. z.B. Diskussionbeiträge Müller und Moskowicz, VDGC 37. Kongreß (1908), S. 35-37. Von Bramann 1909. Payr 1914, S. 677. Diskussionsbeiträge Stieda (Halle), Schaack (St. Petersburg), Müller (Rostock), VDGC 43 (1914), S. 75-78. Kochers Sohn Albert propagierte noch 1912 diese Methode: A. Kocher 1920, S. 562.

39 Diskussionsbeitrag Garrè, VDGC 37. Kongreß (1908), S. 34. Von Eiselsberg 1921, S. 401-405.

40 Sigfrid Knauer 1919, S. 110.

wurden in den Markraum der Tibia transplantiert. 1934 erhielt ein Patient mit Minderwuchs das Hypophysenadenom eines Akromegaliekranken in die Tibia eingepflanzt.[41] Sogar Mehrfachtransplantationen in den Markraum kamen vor, und selbst ein Fall von morphologischer Nachuntersuchung eines Transplantates ist belegt.[42] Die Techniken der Einpflanzung in Milz oder Knochenmark wurden jedoch nicht allgemein übernommen, da der chirurgische Eingriff im Vergleich zur subkutanen, subfaszialen oder peritonealen Transplantation so groß war, daß nur »eklatante Erfolge« ihn rechtfertigen würden, wie z.B. von Eiselsberg 1908 vermerkte.[43] Viele Chirurgen hatten ohnehin bessere Erfolge mit den einfachen Methoden der peritonealen und subkutanen Einpflanzung aufzuweisen.[44]

In dem Bestreben, dem Transplantat Lebensbedingungen zu verschaffen, die der früheren Umgebung möglichst ähnlich waren, wurde 1907 embryonale Hypophyse in die Hirnsubstanz eines Hundes gepflanzt.[45] Fötale Nebennieren transplantatierte man im Tierversuch ebenfalls ins Gehirn.[46] Hirngewebe wurde in vereinzelten Versuchen als gut durchblutetes und ansonsten indifferentes Transplantatbett gewählt, galt aber letztlich doch als »so sehr spezifiziert, daß es sicher keinen günstigen Boden für die Verpflanzung irgendwelcher Organe [...]. darbietet.«[47] Seit den 1930er Jahren wurde die schon 50 Jahre zuvor eingeführte Einpflanzung von Gewebe in die vordere Augenkammer am Tier ein zu experimentellen Zwecken beliebtes Verfahren.[48]

---

41 Diskussionsbeitrag M. Azérad, Bulletins et mémoires de la Société Médicale des Hôpitaux de Paris 50 (1934), S. 1124.

42 Diskussionsbeitrag Müller (Rostock), VDGC 43 (1914), S. 77-78. Ansonsten war man morphologisch hier auf Tierversuche und die postmortale Autopsie angewiesen, Payr 1914, S. 683. Vgl. Kpa. 2.9. und 3.1.

43 Diskussionsbeitrag von Eiselsberg, WKW 21 (1908), S. 304.

44 Salzer 1909.

45 Sigfrid Knauer 1919, S. 137.

46 Sigfrid Knauer 1919, S. 132.

47 Sigfrid Knauer 1919, S. 18, Zitat ebd., S. 132. In den 1920er Jahren wurden Mäusetumoren ins Gehirn gepflanzt, Woodruff 1960, S. 142-143. .

48 Ribbert 1898, S. 134. Ovar: Podleschka/Dworzak 1933. Woodruff 1960, S. 141, 497. Hoden: Woodruff 1960, S. 13506.

Verbindung des Transplantates mit dem Empfängerorganismus

Naheliegenderweise wurde der Erfolg von Transplantationen mit den Ernährungsbedingungen am neuen Standort in Zusammenhang gebracht. Dafür war offensichtlich die Art der Verbindung mit der neuen Umgebung von Belang. Der Anschluß an den »Saftstrom« des Wundbodens sollte die »frühzeitige Zuführung der Ernährungsstoffe« gewährleisten.[49] So versuchte man z.B. durch eine Vergrößerung der Kontaktfläche oder durch eine Aufschließung mittels Eröffnen von Wundflächen zwischen Transplantat und Umgebung sowie der »Spaltung oder Anfrischung des Transplantationsbodens« oder des Transplantats selbst die Einheilung zu fördern.[50] Die bindegewebige Kapsel von Schilddrüsen oder Hoden[51] erschien als Hindernis für den Stoffaustausch.

Zusätzlich schien die »Größe bzw. Dicke des verpflanzten Stückes«[52] des Gewebes ein wichtiger Faktor zu sein. Christiani z.B. verpflanzte aus diesen Gründen kleinste Bruchstücke von Organgewebe.[53] Er hatte beobachtet, daß die Zentren größerer Organstücke zugrunde gingen, während die Peripherie offensichtlich in der neuen Umgebung ausreichend ernährt wurde. Andere Chirurgen schnitten Schilddrüsen vor der Verpflanzung auf, um dadurch die für den Stoffaustausch und das Einwachsen neuer Gefäße verfügbare Oberfläche zu vergrößern. Gespalten oder in Stückchen geschnitten wurden Ovar, Hoden, Pankreas, Nebenniere und in einem Fall selbst die Niere.[54]

Die Stückchentransplantation veranlaßte manche Chirurgen dazu, die Transplantation zu vereinfachen, indem sie multiple kleine Transplantate von Nebenniere oder Schilddrüse mittels eines Trokars oder einer weiten Kanüle in Körperhöhlen oder Gefäße einführten.[55] Schließlich gab es sogar intravenöse Injektionen von Schilddrüsen- oder Nebenschilddrüsenbrei. Emulsionen »von

49 Lexer 1919, S. 9.

50 Cramer 1906, S. 1908, Martin 1908, S. 11. Tschernischoff 1914, S. 170. Payr 1906, S. 579.

51 Kocher 1906, S. 235. Voronoff, Greffe animale 1925, S. 27-29.

52 Ribbert 1898, 689.

53 Vgl. Kap. 2.1.

54 Göbell 1898. Lespinasse 1913. Lichtenstern 1916, S. 675. Ders. 1921, S. 307-308.(Hoden). Busch et al. 1908, S. 640. Woodruff 1960, S. 478-483. (Nebenniere). Von Haberer 1907, S. 15 (Niere). Sigfrid Knauer 1919, S. 147 (Pankreas).

55 Nebenniere: Currie 1924, S. 627. Schilddrüse: Kocher 1914, S. 504. Woodruff 1960, S. 487, 490.

Leber-, Nieren-, Placentar-, Hoden- und Mammastückchen« waren schon Ende des 19. Jahrhunderts bei Tieren in die *Vena jugularis* injiziert worden, um das weitere Schicksal der so verpflanzten Zellen zu untersuchen.[56] Felix Landois probierte an Hunden eine ähnliche Methode aus. Er injizierte zwei Nebenschilddrüsen in das Lumen der äußeren Jugularvene und ließ sie vom Blutstrom wie einen Embolus in den Kreislauf spülen. Nach zwei bis drei Wochen entfernte er die restlichen noch am Ort verbliebenen Epithelkörperchen. Wenn die Tiere dann keine Symptome zeigten, sah er die Transplantation als gelungen an. Autogen glückte dies meist, nach Allotransplantationen starben jedoch sämtliche Versuchstiere.[57] Dasselbe wurde mit Schilddrüsenstückchen versucht.[58] Wie berichtet ging Stanley beim Menschen 1920 von der Transplantation zur *Injektion* von frischer Hodenmasse von Schafen, Ziegen und Schweinen über. Dabei gab er den Anspruch des Überlebens dieses Gewebes auf und zielte nur noch auf die Resorption, nannte seine Methode aber weiterhin »Implantation«.[59]

Allerdings wurde auch die gegenteilige Auffassung, nämlich daß man Organe am besten als ganze verpflanzt, vertreten. Zumindest solle jeweils ein »in sich geschlossener Abschnitt« eines Organs verpflanzt werden.[60] Lydston hielt 1914 die erhaltene Organkapsel für einen Schutz gegen das unerwünschte Einwachsen von Bindegewebe und schlug vor, bei der Hodentransplantation notfalls eine solche Kapsel mit Fasziengewebe künstlich zu bilden.[61] Als Kompromißlösung wurde 1929 empfohlen, den Kontakt zwischen Drüsengewebe und »dem wundgemachten Muskel« auf eine relativ kleine Fläche zu beschränken, damit der größere Anteil der Keimdrüsen durch seine bindegewebige Einhüllung sich gegen die Aufsaugung [...] wehren« könne.[62]

Bei den Autotransplantationen der plastischen Chirurgie und zum Teil ebenfalls bei der Organtransplantation war es ein übliches Verfahren, beim Versetzen des Transplantates die ursprüngliche Gefäßversorgung zunächst zu belas-

---

56 Man fand die Gewebsfragmente in den Lungen der Tiere wieder, Lubarsch 1898, S. 97.

57 Landois 1911, S. 1042. Sigfrid Knauer 1919, S. 72-74.

58 Sigfrid Knauer 1919, S. 41.

59 Stanley 1921. Ders., 1922.

60 Vgl. z.B. Ribbert 1898, S. 689-690, 707. Ähnlich: Sigfrid Knauer 1919, S. 19. Lichtenstern 1924, S. 25.

61 Lydston 1914, S. 814-815.

62 Lichtenstern 1924, S. 21.

sen. Ein Gefäßstiel hielt die Verbindung zum Herkunftsort solange aufrecht, bis das Transplantat an der neuen Stelle genügend vaskularisiert war, dann konnte der Stiel durchtrennt werden. Der Rumäne Jianu berichtete 1909 über seine diesbezüglichen Tierversuche mit der Allotransplantation von verschiedenen Organen.[63] Dies wurde in einem Fall auch am Menschen bei der allogenen Hodentransplantation zwischen zwei Brüdern versucht, scheiterte jedoch »an der Unruhe des einen Patienten.«[64]

Eine sofort nach Überpflanzung einsetzende Blutversorgung wurde als Optimallösung angesehen. Ribbert schrieb 1898: »Wäre es denkbar, dass man auch ganze Organe sofort ausreichend mit Nahrung versorgen könnte, so würden sie in toto anheilen«.[65] Genau dies war das Ziel der Transplantation mit Gefäßverbindung. Verhindert wurde diese Lösung jedoch immer wieder durch die Gerinnselbildung an der Nahtstelle, wodurch die miteinander verbundenen Gefäße verstopften. Man versuchte dies zu umgehen, indem jeder Kontakt des Blutstromes mit einem anderen Gewebe als der unverletzten inneren Gewebsschicht der Gefäße, der Intima, vermieden wurde. Um zu vermeiden, daß die Berührung mit den Nahtlöchern das Blut zur Gerinnung angeregte, wurden Ringe konstruiert, die es erlaubten, durch Umstülpen der Gefäßwände die eigentliche Naht außerhalb der Innenfläche anzubringen. Manchmal wurde für die Ringe Material verwendet, daß im Laufe der Zeit resorbiert werden sollte, z.B. Magnesium oder Karamel.[66] Auch bei der Organtransplantation fanden verschiedene Nahttechniken Anwendung.[67] Als die erste »praktisch brauchbare Methode« galt jedoch die von Alexis Carrel eingeführte Technik.[68]

Carrel verband dabei die Gefäße zunächst mit drei im gleichen Abstand angebrachten Haltefäden locker miteinander. Beim Verknoten dieser Fäden wurde die Intima flantschförmig nach außen umgekrempelt. Dann setzte er diese Fäden unter Spannung, so daß sich die Gefäßrohre zu einem gleichseitigen Dreieck formten. An den geraden Seiten konnte nun mit feinster paraffi-

---

63 Jianu 1909, S. 1393.

64 Nach Enderlen 1921, S. 1439-1440. Über dementsprechende Tierversuche vgl. Sigfrid Knauer 1919, S. 122.

65 Ribbert 1898, S. 706-707.

66 Vgl. z.B. Papin 1908, S. 49-50. Enderlen/Borst 1910, S. 1865-1866. Morel/Papin 1913, S. 401. Jeger 1913, S. 176.

67 Ullmann 1902. Decastello 1902. Jaboulay 1906. Unger 1909, S. 1057. Carrel, Doppelte 1909, S. 380.

68 Jeger 1913, S. 176.

nierter Seide ein fortlaufende Naht angelegt werden. Dabei wurde ausschließlich das Endothel der Intima beider Gefäßenden, also die Innenseite der Gefäßrohre, in Kontakt gebracht und miteinander vernäht.[69] Bereits 1902 hatte Carrel, damals noch in Lyon, beim Tier versucht, Schilddrüsen und Nieren mit Gefäßanschluß zu verpflanzen, zunächst nach der Methode Payrs und J.B. Murphys, war aber daran gescheitert, daß die zusammengenähten Gefäße obliterierten. Erst in Chicago gelang es ihm 1905 mit C.C. Guthrie, eine Schilddrüse mit wiederhergestellter Blutversorgung zu verpflanzen. Dabei war durch das Vereinigen von Venen mit Arterien sogar eine Umkehrung des Blutstroms durch das Organ zustande gekommen.[70] Carrel demonstrierte die Anwendbarkeit seiner neuen Nahttechnik für eine ganze Reihe von Transplantationen: Gefäße, Milz, Herz, Lunge, Niere, Nebenniere, Schilddrüse, Ovar, Darm, Gliedmaßen, Kopf und schließlich sogar eine Körperhälfte wurden verpflanzt.[71] Besonders interessant war für Carrel und Guthrie die Anwendung ihrer Technik zur Nierentransplantation. 1906 führten sie dafür eine weitere Technik, die »Patching«- oder Lappenmethode der Gefäßanastomosierung, ein. Die normale End-zu-End Anastomose beinhaltete immer die Gefahr einer Verstopfung des Gefäßlumens, wenn sich an der Nahtstellen doch einmal Thromben bildeten. Um dies zu vermeiden, wurde beim Spendertier die Nierenarterie einschließlich ihrer Ursprungsstelle an der Aorta entnommen. Den Lappen oder »patch«, den man von der Aorta rund um die Nierenarterie ausgeschnitten hatte, setzte man nun an die entsprechende Stelle der Aorta beim Empfängertier, wo vorher ein Stück Wand derselben Größe entfernt worden war und nähte ihn ein. Die Nähte befanden sich jetzt also nicht an der englumigen Nierenarterie sondern an der Wand der vergleichsweise weiten Aorta. Bildeten sich dort Thromben, so hatte dies keine Verstopfung der ganzen Gefäßlichtung mehr zur Folge. Dasselbe funktionierte mit der Nierenvene und der *Vena cava*. Carrel und Guthrie transplantierten auf diese Art Nieren und Ovarien und einmal sogar für kurze Zeit den ganzen Kopf eines Tieres in die Bauchregion eines anderen.[72] Zur Schilddrüsentransplantation entwickelten Stich und Makkas in Breslau unabhängig von Carrel und Guthrie eine vergleichbare Patch-Technik.[73]

69 Carrel 1912, S. 4.

70 Carrel/Guthrie, Extirpation 1905, S. 413-414. Carrel 1912, S. 1.

71 Carrel/Guthrie, Transplantation 1906, S. 1790.

72 Carrel/Guthrie, Anastomosis 1906.

73 Sigfrid Knauer 1919, S. 59.

Die Gefäßanastomose galt bald als die ideale Methode der Transplantation.[74] Nicht selten wurde nun die Transplantation mit Gefäßnaht mit der Organtransplantation schlechthin gleichgesetzt.[75] Schon 1908 hatten andere Chirurgen die Technik von Carrel übernommen und probierten sie mit technisch guten Resultaten am Tier und am Menschen aus.[76] Garrè meinte 1907, daß jeder Versuch einer Verbesserung der Transplantationschirurgie an der Wiederherstellung der Zirkulation ansetzen müsse und veranlaßte entsprechende Forschungen an seiner Klinik.[77] Schon kurz nach ihrer Einführung lag für viele Beobachter die Zukunft der Organtransplantation in der Gefäßnaht.[78] Die Transplantation mit Gefäßnaht galt als eine »ganz neue Richtung« der Organverpflanzung.[79] Die Aufbruchstimmung der Transplantationschirurgie im frühen 20. Jahrhundert ist zu einem nicht geringen Teil auf diese technische Neuerung zurückzuführen.[80]

Da die Niere durch Einzelgefäße von größerem Kaliber versorgt wird und nur als ganzes Organ funktioniert, bot sich hier die Transplantation mittels Gefäßnaht besonders an.[81] Dank Carrels Technik beherrschte die Chirurgie die Nierentransplantation rein technisch-chirurgisch spätestens seit 1909.[82] Hinsichtlich des Einpflanzungsortes gab es mehrere Möglichkeiten: So konnten Nierenverpflanzungen zunächst einmal orthotop mit Anschluß an die Nierengefäße des Empfängers erfolgen.[83] Da dies technisch sehr schwierig war,[84] wichen viele Forscher auf andere Stellen aus. Am Hals benutzten sie zum Anschluß Karotis und *Vena jugularis*,[85] in der Leiste *Arteria* und *Vena*

---

74 Lüdke 1909, S. 1470. Barfurth 1913, S. 14. Zur unterschiedlichen Beurteilung je nach Organ vgl. die Ausführungen weiter unten.

75 Carrel 1912, S. 1. Morel/Papin 1913, S. 401.

76 Diskussionsbeitrag Garrè, VDGS 37. Kongreß (1908), S. 34-35. Stich/Makkas 1909. Borst/Enderlen 1909, S. 123-135. Diskussionsbeitrag Enderlen (Würzburg), VDGC 43 (1914), S. 78. Enderlen/Borst 1913, S. 1867.

77 Garrè 1907, S. 203, 214. Von Haberer 1907, S. 2. Stich 1913, S. 1866.

78 Z.B. Barfurth 1910, S. 69.

79 Von Haberer 1907, S. 2.

80 Vgl. Stich 1913, S. 1865.

81 Garrè 1907, S. 216. Morel/Papin 1913, S. 4012.

82 Carrel, Doppelte 1909, S. 410.

83 Floresco, Recherches 1905, S. 50-51.

84 Borst/Enderlen 1909, S. 139, 141. Villard/Tavernier 1910, S. 490. Morel/Papin 1913, S. 405.

85 Unger 1902. Carrel/Guthrie, Circulation 1905 u.a.m.

femoralis,[86] im Abdominalraum die Milzgefäße,[87] im kleinen Becken *Arteria* und *Vena iliaca*.[88] Für eine heterotope Implantation unter die Haut mit Harnableitung nach außen sprach die bessere Zugänglichkeit des Organs und die Möglichkeit, den Urin des Transplantats separat zu untersuchen. Ungünstig wirkten sich das höhere Risiko von Verletzung und Infektion aus.[89] Aorta und *Vena cava* waren die Anschlußstellen bei den Techniken mit *patch*[90] oder *en masse*.[91] Wie im Kapitel zur Nierentransplantation beschrieben, bedeutete die Transplantation *en masse*, daß ein ganzer Körperabschnitt – beide Nieren, Nebennieren, Ureteren, Teile der der Blasenwand, Gefäße, Abschnitte von Aorta und Vean cava, Bindegewebe – allogen verpflanzt wurde, was, so Carrel 1908, »eine beinahe perfekte Rekonstruktion des Ausscheidungsapparats«[92] erlaubte. Nerven, Gefäße, Ureteren wurden maximal geschont. Es dauerte jedoch eine Weile, bis diese technisch sehr anspruchsvolle Operation so weit entwikkelt war, daß die Tiere wenigstens einige Tage überlebten. Diese zunächst als »Idealverfahren« angepriesene Methode,[93] wurde später wieder aufgegeben, weil sie, wie man schließlich meinte, weder vom chirurgischen noch vom physiologischen Standpunkt aus irgendwelche Vorteile bot, die den Aufwand gerechtfertigt hätten.[94] Beim Menschen wurde die Niere in die Ellenbeuge (*Arteria brachialis* und *Vena cephalica*)[95] oder an den Oberschenkel (*Arteria* und *Vena femoralis*) gesetzt.[96]

Auch für die Verpflanzung von Organen mit innerer Sekretion erschien Carrels Blutgefäßvereinigungstechnik erprobenswert.[97] Beim Ovar wurde sie außer in Tierversuchen mindestens einmal klinisch ausprobiert.[98] Später wur-

---

86 Floresco, Recherches 1905, S. 47-49.

87 Borst/Enderlen 1909, S. 141.

88 Stich 1907.

89 Papin 1908, S. 39.

90 Carrel/Guthrie, Anastomosis 1906.

91 Carrel/Guthrie, Successful 1906.

92 Carrel, Transplantation 1908, S. 101.

93 Jeger 1913, S. 179.

94 Morel/Papin 1913, S. 405.

95 Jaboulay 1906.

96 Unger 1910, S. 577. Voronoy 1936, S. 297.

97 Payr 1906, S. 591. Ähnlich für Ovar und Thyroidea: Bainbridge 1923, S. 497.

98 Martin 1911, S. 54-55, 58. Bericht über Mauclaire, Les greffes ovariennes avec ou sans anastomoses vasculaires chez la femme, Zentralblatt für Chirurgie 36 (1909), S. 463.

de die Gefäßnaht für diese Anwendung »wegen der technischen und praktischen Schwierigkeiten« ausgeschlossen.[99] Bei der ersten allogenen Hodentransplantation am Menschen 1912 wurden nicht nur Arterie und Vene, sondern ebenso der Samenstrang selbst reanastomosiert, allerdings mit eindeutigem Mißerfolg.[100] Andere Autoren hielten die Blutgefäßanastomose mittels End-zu-End-Naht oder Magnesiumring bei der Hodentransplantation für »praktisch unmöglich« und empfahlen alternativ eine *patching*-Methode, bei der die Transplantatgefäße mit einem Stück von Aorta und *Vena cava* mit entnommen und in die jeweils entsprechenden Gefäße beim Empfänger eingenäht wurden.[101] Bei den kleineren Organen – Ovar, Hoden, Nebenniere – stellte die geringe Größe der Blutgefäße einen limitierenden Faktor dar.[102] Bei den Drüsen funktionierte oft genug ohnehin auch die freie Transplantation ohne Gefäßanschluß. Der Vergleich von Nutzen und Aufwand veranlaßte viele Chirurgen, sich hier nicht mit der technisch schwierigen Gefäßnaht aufzuhalten. Man meinte, daß die Gefäßanastomosen nach Carrel und Guthrie eine chirurgische *tour de force* bedeuteten. Sie erforderten einen Grad von Geschicklichkeit, den nur wenige Menschen aufwiesen, letztlich sei diese Technik überflüssig.[103] Rückblickend schrieb ein Gynäkologe 1925: »Nachdem wir durch Carrel und seine Schüler die Gefäßnaht kennengelernt hatten, war es ja klar, sie auch für die Transplantation zur Anwendung zu bringen«, was allerdings nicht einfach war, so daß man schließlich davon ausging, »daß diese sehr schwierige Methode nur einem kleinen Kreis von Operateuren reserviert bleiben würde.«[104] »Die Transplantation von Organen mit Hilfe der Gefäßnaht dürfte eine der schwierigsten Aufgaben sein, die einem Chirurgen zufallen kann«, schrieb der Gefäßchirurg Jeger 1913.[105] So scheiterten z.B. viele der Versuche, nach

---

Fortsetzung Fußnote 98

Tschernischoff 1914, S. 168-170. Martin 1915, S. 576. Mauclaire sei der einzige, der die Carrelsche Gefäßnaht für die Ovarientransplantation probierte, heißt es bei Heimann 1925, S. 859. Woodruff 1960, S. 499.

99 Sigfrid Knauer 1919, S. 116. Arnold 1927, S. 551.

100 Hammond/Sutton 1912.

101 Lespinasse 1913, S. 1869. Ähnlich Lydston 1914, S. 813.

102 Sigfrid Knauer 1919, S. 20. Voronoff, Greffe animale 1925, S. 22, Fußnote 1, S. 25. Nebenniere: Stoerk/Haberer 1908, S. 693. Woodruff 1960, S. 479.

103 Storer 1914, S. 42.

104 Heimann 1925, S. 858-859.

105 Jeger 1913, s. 177.

dem Vorbild Carrels die Milz mit Gefäßnaht zu transplantieren.[106] Die Protagonisten der Schilddrüsentransplantation Christiani, von Eiselsberg, Kocher und Payr übernahmen die Methode erst gar nicht, sondern transplantierten weiterhin ohne Gefäßanschluß.[107]

Organkonservierung

Wieviel Zeit zwischen Entnahme und Einpflanzung eines Organs vergehen durfte, wurde sehr unterschiedlich gesehen. Tierische Organe holte man zum Teil erst aus Schlachthöfen. Andere ließen das organliefernde Tier gleichzeitig mit der Transplantationsoperation schlachten. Im Laufe der Zeit setzte sich die Tendenz durch, die Zeit zwischen Entnahme und Einpflanzung möglichst kurz zu halten, so daß z.B. bei der Lebendspende Entnahme und Vorbereitung des Empfängers parallel vorgenommen wurden.[108] Christiani legte ein Limit von zehn Sekunden fest, um zu gewährleisten, »dass lebendes Gewebe übertragen werde«.[109] Ihm kam es vor allem darauf an, die Berührung des Gewebes mit Luft zu vermeiden, eine Aufbewahrung in physiologischer Kochsalzlösung von 37°C von bis zu einer Stunde Dauer hielt er jedoch für tolerabel.[110] Eine empirische oder theoretische Begründung für diese Grenzwerte gab er allerdings nicht. In vielen Berichten heißt es einfach, die Organe seien »lebenswarm« überpflanzt worden.[111] Die Vorstellung, daß eine Unterbrechung der Blutzufuhr die Organe entscheidend schädige, war ein Argument gegen die Transplantation überhaupt. Carrel wiederlegte in seinen Experimenten jedoch die Ansicht, daß schon die kürzeste Unterbrechung der Nierendurchblutung die Organe funktionsuntüchtig mache.[112] Bei der Gewebeentnahme vom Toten sollte das Transplantat entnommen sein, ehe eine allzu große Bakterienwucherung einsetzte.[113] Nach der möglichst schnellen Entnahme brachte man

106 Lüdke 1909, S. 1470.

107 Kocher 1914, S. 488-489. Payr 1914, S. 676.

108 Z.B. Payr 1906, S. 587. Kocher 1914, S. 562. Lexer 1919, S. 6-7.

109 Christiani/Kummer 1906, S. 2377. Sigfrid Knauer 1919, S. 34.

110 Nach Woodruff 1960, S. 484.

111 Z.B. Lichtenstern 1921, S. 308. Ders. 1924, S. 27. Sippel 1926, S. 269.

112 Carrel, Doppelte 1909, S. 406-407. Ähnlich: Morel/Papin 1913, S. 403. Avramovici 1924, S. 750, gab der Niere sogar eine Überlebenszeit von bis zu zwölf Stunden.

113 Lexer 1919, S. 6.

die Transplantate z.B. in eine Salzlösung, wo sie dann länger lagern durften.[114] Immer wieder hat es (letztlich wenig erfolgreiche) Versuche einer Haltbarmachung von Gewebe mittels Kälte, Wasserentzug oder besonderer Konservierungslösungen gegeben.[115]

Meinungsverschiedenheiten ergaben sich hinsichtlich der Behandlung von Nieren nach ihrer Entnahme: Um Thrombosierungen innerhalb des Organs oder seiner Gefäße zu vermeiden, wurden die Nieren von vielen Transplanteuren ausgespült. Dies sollte mit einer Lösung geschehen, die dem osmotischen Druck der Gewebe möglichst nahe kam. Beliebt war z.B. die isotone, elektrolythaltige Locke'sche Infusionslösung.[116] Andere vermieden das Durchspülen der Nieren und machten dieses Vorgehen gar für die unbefriedigenden Langzeitergebnisse der Allotransplantation verantwortlich.[117] Um dennoch das in der Niere enthaltene Blut flüssig zu halten, wurde die Nierenvene und Arterie während der Durchblutungspause sorgfältig abklemmt. Das so – wie im klassischen Experiment einer beidseits mit Nähten geschlossenen Vene – isolierte Blut blieb flüssig.[118] Nach einem anderen Vorschlag sollte eine kleine Menge von Spenderblut mit Hirudinlösung ungerinnbar gemacht und in die Niere gegeben werden.[119]

Berücksichtigung weiterer unspezifischer Faktoren: Alter, Funktionsdefizit, Innervation, Verpfanzbarkeit

Daß die Resultate der Organtransplantationen so unterschiedlich ausfielen, wurde zunächst vor allem mit Faktoren erklärt, die den Unterschied zwischen allogener und autogener Transplantation nicht berücksichtigten, also in dieser Hinsicht »unspezifisch« waren: dem unterschiedlich großen Defizit an Organ-

---

114 Hammond/Sutton 1912, S. 151-152.

115 Lexer 1919, S. 6-7. Besonders bei Ovar und Hoden, Ovar: vgl. z.B. Zondek 1924, S. 1201, Zimmermann 1925, S. 995. Lipschütz 1928. Lipschütz/Kallas 1931. Woodruff 1960, S. 160-182, 498-499. Sippel 1926. Hoden: Lydston 1914, S. 813.

116 Floresco, Recherches 1905, S. 53. Carrel, Transplantation 1908, S. 104, 136-137. Für die Zusammensetzung siehe Carrel, Doppelte 1909, S. 389. Überblick: Morel/Papin 1913, S. 405.

117 Unger 1910, S. 575. Villard/Tavernier 1910, S. 490-492. Jeger 1913, S. 178-179.

118 Morel/Papin 1913, S. 405.

119 Jeger 1913, S. 179.

funktion beim Empfänger, der Innervation des Transplantats, der unterschiedlichen Verpflanzbarkeit der Organe und dem Alter von Spender und Empfänger. Die Chirurgen gingen im allgemeinen davon aus, daß Transplantationen umso besser gelängen, je jünger Spender und Empfänger seien.[120] Allerdings besagte eine Gegenmeinung, daß man die Erfolge mit jungen Organen einfach darauf zurückzuführen könne, daß diese Organe kleiner und daher leichter zu ernähren waren.[121]

Es war eine weit verbreitete Ansicht, daß Organübertragungen nur dann gelingen würden, wenn ein Bedarf des Empfängers nach der Funktion des transplantierten Gewebes bestünde. Diese Auffassung wurde später nach dem amerikanischen Chirurgen William Halsted, der 1909 über diese Beziehung bei der autogenen Nebenschilddrüsentransplantation berichtet hatte,[122] meist als »Halsted-Prinzip« bezeichnet, was hinsichtlich der Priorität aber falsch war.[123] Die meisten Autoren führten diese Auffassung von der Wichtigkeit des »funktionellen Reizes« auf die Beobachtungen zurück, die der Embryologe Wilhelm Roux hinsichtlich der Regeneration lebenden Gewebes und für die Embryonalentwicklung gemacht hatte. Nach Roux war es der »doppelte Anschluß« an »Nahrung und Reiz«, der den Erfolg von Transplantationen determinierte. Rouxs Lehre findet man in Literatur zur Transplantation sowohl von Biologen als auch Chirurgen immer wieder zitiert.[124] Damit wurde dem Organismus die Fähigkeit zugeschrieben, »beim Einheilen eine Art Auslese zu treffen«. »Er besitzt eine Art Organhunger«, wie es hieß.[125] Daher sei der rasche Anschluß des Transplantats an die funktionellen Reize ebenso wichtig wie seine Ernährung.[126] Diese Überlegung floß in die Erörterungen zur Wahl des Einpflanzungsortes und des Anschlusses an das Nervensystem mit ein.[127] Allerdings, so warnten manche Autoren, durfte der »Organhunger« nicht über-

120 Marchand 1901, S. 389-391. Schöne, Die heteroplastische 1912, S. 58-59. Lexer 1919, S. 14. Sigfrid Knauer 1919, S. 34.

121 Schultz 1902, S. 1012.

122 Halsted 1909, S. 198. Woodruff 1960, S. 490.

123 Das Prinzip wurde von anderen Autoren z.B. auch Christiani zugeschrieben, Sigfrid Knauer 1919, S. 38.

124 Z.B. Marchand 1901, S. 387. Borst/Enderlen 1909, S. 160. Barfurth 1910, S. 18. Kocher 1914, S. 485-486.

125 Zitate: Salzer 1909, S. 54. Vgl. auch Lexer 1919, S. 12.

126 Kocher 1914, S. 485, 498-550 (Thyroidea). Clairmont/Ehrlich 1909, S. 51 (Hypophyse).

127 Korschelt 1907, S. 212. Lexer 1919, S. 13. Sigfrid Knauer 1919, S. 21.

mäßig groß sein. Um einer Überforderung des Transplantats vorzubeugen, bereiteten viele Schilddrüsentransplanteure die prospektiven Empfänger durch eine orale Schilddrüsensubstitution auf die Überpflanzung vor. Aus demselben Grunde empfahl Kocher eine entsprechende Nachbehandlung nach Schilddrüseneinpflanzung.[128] Der positive Zusammenhang zwischen dem Mangel an Organfunktion beim Empfänger und dem Gelingen der Transplantation galt lange Zeit als klinisch und experimentell bewiesen.[129] Es gab entsprechende Überlegungen und Versuche für die Transplantation von Hoden,[130] Nebenniere[131] und Niere[132]. Später kam man dann auf dem Boden weiterer experimenteller Erfahrungen von der Vorstellung ab,[133] hielt sie allerdings bis in die 1960er Jahre hinein noch für erwähnenswert.[134] 1972 wurde das »Halsted-Prinzip« schließlich nur noch erwähnt, »um es zu verwerfen«.[135]

In gewissem logischen Zusammenhang mit der Frage der Funktionsbeanspruchung wurde das Fehlen der gewohnten Innervation am Einpflanzungsort als Faktor für das Versagen von Transplantaten diskutiert. Dieser Faktor sollte je nach Organ von unterschiedlicher Bedeutung sein.[136] Bei der Schilddrüse merkte man schnell, daß Transplantate auch ohne Innervation gut funktionierten.[137] Als besonders wichtig galt sie aber lange für die Nebenniere[138] und besonders für die Niere. Die Rekonstruktion der Innervationsverhältnisse war das Hauptmotiv für die Transplantation *en masse*.[139] Nach, wie Carrel es nannte, »klassischer Ansicht« der Physiologen, reagierte die Niere auf eine Denervation mit Gefäßerweiterung, Ausscheidung eines verdünnten Urins, der Albumin und selbst rote Blutkörperchen enthielt.[140] Die Mehrzahl der Experi-

---

128 Kocher 1914, S. 551.

129 Siehe z.B. Lexer 1919, S. 12.

130 Lespinasse 1913, S. 1869. Enderlen 1921, S. 1441.

131 Sigfrid Knauer 1919, S. 127, 133.

132 Unger 1909, S. 1059. Lobenhoffer 1913, S. 206.

133 Widerlegungen z.B.: Ibuka, Homogenous 1926, S. 429-430. Shambaugh 1936.

134 Woodruff 1960, S. 490, 497, billigte dem Halsted-Prinzip noch eine begrenzte Gültigkeit für endokrine Transplantationen zu. Brooks/Levy 1968, S. 271.

135 »The so-called Halsted principle is mentioned only to be discarded«, Gittes 1972, S. 704.

136 Payr 1906, S. 591, Fußnote 1. Sigfrid Knauer 1919, S. 21.

137 Sigfrid Knauer 1919, S. 64.

138 Sigfrid Knauer 1919, S. 127.

139 Jaboulay 1906, S. 577. Carrel, Transplantation 1908, S. 132. Ders., Doppelte 1909.

140 Carrel, Doppelte 1909, S. 384, 409. Borst/Enderlen 1909, S. 143.

mente, die daraufhin mit einer gezielten Denervierung der Niere durchgeführt wurden, deuteten auf eine weitgehende Bedeutungslosigkeit dieses Problems hin.[141] Das wichtigste Gegenargument stellte das gute Funktionieren einiger autotransplantierter Nieren dar – die Autotransplantation war ja das entscheidende Experiment für diese Fragestellung.[142] Damit war auch die Rekonstruktion der Niereninnervation, wie sie noch Floresco 1905 gefordert hatte, unnötig.[143]

Zudem wurde den verschiedenen Gewebsarten und Organen eine unterschiedlich große Verpflanzungsfähigkeit zugeschrieben. Die ausgedehnten Verpflanzungsversuche des Pathologen Lubarsch hatten 1898 ergeben, daß die »immanente Regenerationsfähigkeit« des jeweiligen Gewebes für das Ergebnis einer Transplantation – ob autogen oder allogen – wichtiger sei als der Ort ihrer Einpflanzung, daß z.B. Niere und Leber grundsätzlich schlechter anwuchsen als andere Drüsen.[144] Selbst wenn dieser Wertung in vollem Ausmaß nicht viele folgten, so war man sich doch über Unterschiede in der Verpflanzbarkeit einig. Solche Unterschiede ergaben sich zunächst aus Bau und Funktion. So mußten Organe wie Hoden und Pankreas, die eine Sekretion nach außen besaßen, naheliegenderweise anders behandelt werden als solche, die wie die Schilddrüse ihr Sekret in das Blut abgaben. Im Vergleich zu endokrinen Drüsen galten exokrine Drüsen als stärker umgebungsgebunden. Die innersekretorischen Drüsen konnten zudem ohne weiteres in kleine Stückchen geteilt werden,[145] während Organe wie Leber oder Niere von manchen Autoren als »unteilbar« bezeichnet wurden.[146] Man nahm außerdem an, daß die exokrinen Drüsen sich zurückbildeten, wenn ihr Sekret nicht abgeleitet

141 Vgl. die Übersicht bei Carrel, Transplantation 1908, S. 138-139. Auch Carrel, Doppelte 1909, S. 409.

142 Dies betonte z.B. Papin 1908, S. 64. Unger 1910, S. 577. Morel/Papin 1913, S. 403-404. Zaaijer 1914, S. 227. Ibuka, Autologus 1926, S. 417. Sehr genaue Untersuchungen unternahm Lobenhoffer 1913. Zur Bewertung siehe z.B. Sigfrid Knauer 1919, S. 155. An der Mayo-Klink wurde dieses Problem später noch einmal aufs genaueste untersucht, mit demselben Ergebnis, Ibuka, Autologous 1926, S. 417-418.

143 Sigfrid Knauer 1919, S. 155. Williamson 1926, S. 247-248. Ibuka, Autologous 1926, S. 417.

144 Lubarsch 1898, S. 101. Payr 1906, S. 566.

145 Ribbert 1898, S. 707.

146 Garrè 1907, S. 213.

würde. Dazu kam die schädliche Wirkung der angestauten Sekrete, so z.B. die Selbstverdauung durch den Pankreassaft.[147]

Auch meinte man, der Sauerstoffmangel nach Organentnahme sowie der fehlende Nerveneinfluß würden von kompliziert gebauten Organen, z.B. der Niere, besonders schlecht toleriert.[148] Hier kommt die Vorstellung einer je nach Organ spezifischen Widerstandsfähigkeit ins Spiel, der Lebenskraft oder »Vita propria« ihrer Zellen. Diese Regenerationskraft entspräche dem »Vermögen, nach der plötzlichen Loslösung aus der Umgebung und dem Ausfall der gewohnten Ernährung am Leben zu bleiben« und sei umso geringer, »je höher eine Zelle oder ein Zellverband entwickelt ist,« schilderte z.B. Lexer 1919.[149] Aufgrund dieser Eigenschaft könnten sich manche Organe in einer neuen Umgebung gut regenerieren, ohne dabei ihre Spezifität hinsichtlich der Funktion einzubüßen.[150] Kocher schrieb der gesunden Schilddrüse 1914 eine besonderes starke »Wachtumsenergie« zu.[151] Die Nebenschilddrüsen galten ebenfalls als besonders gut transplantabel.[152] Payr nannte 1906 Schilddrüse und Ovar als die am besten zu verpflanzenden Organe, Niere und Leber als die schwierigsten, dazwischen lägen Nebenniere, Hoden, Speicheldrüsen, Deckepithelien und die drüsigen Organe der Haut.[153] Dagegen meinte z.B. Biedl 1908, mit der Transplantation von Ovarien, Hoden und Nebenieren seien keine Dauererfolge zu erwarten.[154] Häufig wurden die Drüsen mit innerer Sekretion für grundsätzlich »transplantationsfähiger« gehalten als diejenigen, die ihre Sekretion in Gänge abgeben. Sie hätten eine »ihrer Funktion entsprechende selbständigere Stellung im Haushalte der Natur erhalten, sind zumeist morphologisch einfacher gebaut und deshalb leichter zu übertragen«, meinte z.B. Payr.[155]

Auch die »biochemische Differenz« zwischen Individuen erschien vielen

147 Ribbert 1898, S. 701. Garrè 1907, S. 213. Sigfrid Knauer 1919, S. 144-147.

148 Marchand 1901, S. 376-377. Payr 1906, S. 566-567, 591. Vgl. ähnlich auch Kocher 1914, S. 490-492. Lexer 1919, S. 6.

149 Lexer 1919, S. 6.

150 Garrè 1907, S. 203. Lexer 1913, S. 2059. Sigfrid Knauer 1919, S. 19.

151 Kocher 1914, S. 486.

152 Christiani, Propriétés 1905; Halsted 1909, S. 198.

153 Payr 1906, S. 567.

154 Zit. bei Halsted 1909, S. 176.

155 Diskussionsbeitrag Payr, DMW 34 (1908), S. 45. Vgl. schon Ribbert 1898, S. 707. Vgl. auch Payr 1906, S. 561-562.

Forschern nach 1910 als je nach Organ unterschiedlich wichtig. Sie sei z.B. bei Keimdrüsen[156] oder bei der Schilddrüse[157] vergleichsweise unbedeutend. Je mehr man aber die Bedeutung der biochemischen Differenz im Allgemeinen beachtete, desto uninteressanter wurden die Unterschiede hinsichtlich der spezifischen »Regenerationskraft« der verschiedenen Organe. Schließlich wurde ihr eine entscheidende Rolle nur noch hinsichtlich des Erfolgs von Autotransplantationen zugebilligt.[158] Die biologischen Gesetze der Transplantation galten offensichtlich für alle Organe und Gewebe gleichermaßen. Erst in zweiter Linie kamen dann graduelle Unterschiede in der Empfindlichkeit gegenüber einer Schädigung durch die »Säfte des Empfängers«[159] und in der Regenerationsfähigkeit nach eine solchen Schädigung[160] ins Spiel. Die Vorstellung einer unterschiedlichen Empfindlichkeit der Gewebe auf Sauerstoffmangel, Denervierung oder die Immunabwehr des Empfängers spielten auch in der Transplantationschirurgie nach 1945 noch eine Rolle. Eine generell bessere Transplantierbarkeit endokrinen Gewebes wurde für den Menschen jedoch nicht mehr angenommen.[161]

---

156 Schöne, Die heteroplastische 1912, S. 68.

157 Kocher 1914, S. 491.

158 Schöne, Die heteroplastische 1912, S. 69.

159 Borst/Enderlen 1909, S. 79.

160 Lexer 1919, S. 7. Vor allem für die Keimdrüsen wurde von manchen Autoren noch länger ein Sonderstatus reklamiert, begründet mit der besonderen Aktivität und Energie dieser Organe, z.B. Lydston 1914, S. 814, 862-863 für den Hoden.

161 Brooks/Levy 1968, S. 282. Moore 1970, S. 124-145. Gittes 1972, S. 702-704.

3.4. Eine neue Richtung: Die Transplantationsimmunologie

Abgrenzung technischer und biologischer Gründe für den Mißerfolg

Zwar überwogen bei der Allotransplantation die Mißerfolge, die Erfahrung jedoch, daß nicht alle Versuche mißlangen, nährte lange Zeit die Hoffnung, daß ein Erfolg auch bei der Verpflanzung zwischen unterschiedlichen Individuen prinzipiell möglich ist.[1] Eine Strategie, diesen Erfolg zu erreichen, bestand, wie berichtet, darin, den bisher beschrittenen Weg weiter zu gehen, und die Technik zu verbessern. Es war offensichtlich, daß die generellen Einflußgrößen wie Ernährungsbedingungen, unterschiedliche Verpflanzbarkeit verschiedener Gewebearten sowie die technischen Details bei der Entnahme, Zwischenlagerung und Einpflanzung der Transplantate Einfluß auf die Resultate der Allotransplantation besaßen.[2] Die kurzen Transplantatüberlebenszeiten erklärten sich mit einsetzenden Infektionen oder der Thrombosierung von versorgenden Blutgefäßen sowie der Gefäße im Organinneren.[3] Manche Forscher wiesen die Annahme eines chemischen, und mit chirurgischen Mitteln unbeeinflußbaren Hindernisses für allogene Verpflanzungen sogar ausdrücklich zurück und sahen eine große Zukunft für die Allotransplanation voraus.[4] Avramovici in Bukarest glaubte 1924, die allogene Nierentransplantation befinde sich unmittelbar vor der praktischen Anwendung. Alle noch beobachteten Mißerfolge könnten durch eine Perfektionierung der chirurgischen Technik verhindert werden. Mit einer guten Technik könne man »fast alles« erfolgreich transplantieren, schrieb er.[5]

Die »technischen« Einflußfaktoren erklärten jedoch nicht den merkwürdigen Gegensatz, in dem die teilweise exzellenten Ergebnisse von Autotransplantationen zu den schlechten Ergebnissen der Xeno- und Allotransplantationen standen.[6] »An der Technik allein kann es nicht gelegen sein,« meinten

1 Knauer 1900, S. 370. Marchand 1901, S. 388. Schöne, Die Heteroplastische 1912, S. 56-57. Stich 1913, S. 1665. Jeger 1913, S. 174. Kocher 1914, S. 551.

2 Ribbert 1898, S. 707-708. Garrè 1907, S. 203-204. Villard/Tavernier 1910, S. 490-492.

3 Papin 1908, S. 56-61. Unger 1909, S. 1059. Kritisch dazu: Borst/Enderlen 1909, S. 134.

4 Villard/Tavernier 1910, S. 491. Vgl. auch Martin 1907, S. 19 (Ovar). Lichtenstern 1924, S. 18-19 (Hoden).

5 Avramovici 1924, S. 736-237.

6 Knauer 1900, S. 370. Borst/Enderlen 1909, S. 134.

z.B. Borst und Enderlen 1909.[7] Da autogene und allogene Verpflanzungen, selbst wenn sie auf exakt identische Art und Weise vorgenommen wurden, nicht selten zu gegensätzlichen Resultaten führten, wurde es seit 1900 für viele Forscher immer unabweisbarer, daß für das häufige Mißlingen allogener Transplantationen weder die Nerven- und Gefäßverbindungen, noch andere technische Probleme ausschlaggebend waren, sondern ein weiterer, bisher unbekannter Faktor. Dieser Faktor mußte irgendwie mit der »Fremdheit« zwischen Empfängerorganismus und Transplantat zu tun haben, denn darin bestand der einzige prinzipielle Unterschied zwischen Auto- und Allotransplantation.[8] Dies war jedoch keineswegs von Anfang an klar.

Carrel hielt es 1908 noch für unmöglich, zu entscheiden, welcher unter den vielen möglichen Einflußfaktoren in seinen Experimenten zu den beobachteten Komplikationen geführt hatte.[9] Daher stellte er gezielte Vergleichsstudien an, deren Ergebnisse einen entscheidenden Schritt zum Konsens darstellten. Voraussetzung für derartige Vergleichsstudien war die vollkommene technische Beherrschung der Transplantation. In sehr vielen Fällen waren ja auch autogene Transplantationen der Niere durch »Thrombosen, Abknickungen, Verengerungen der Blutgefäße, [oder] durch das Mißlingen der Ureteranastomosen.« gescheitert.[10] Um das »eine unbekannte Moment«, das die autogene von der allogenen Transplantation unterschied, unbeachtet lassen zu können und auschließlich die technischen Aspekte zu untersuchen, konzentrierte sich Carrel zunächst völlig auf die reine Autotransplantation. Damit erzielte er schließlich Dauererfolge, so daß die Nierentransplantation, wie berichtet, um 1909 chirurgisch gesehen vollständig beherrscht war.[11] Es wurde zu einer – allerdings häufig verletzten – Grundregel der Transplantationsmedizin, zunächst die grundsätzliche Verpflanzbarkeit von Gewebe mit der Autotransplantation zu erproben und erst im Erfolgsfalle zur allogenen und xenogenen Transplantation überzugehen.[12] In weiteren Experimenten stellte Carrel fest, daß auch allogen verpflanzte Nieren zunächst ihre Funktion aufnahmen, nach einer Zeit von maximal 60 Tagen jedoch ausnahmslos unter den Zeichen einer

7 Borst/Enderlen 1909, S. 142.

8 Herlitzka, Recherches 1900, S. 102-103. Foà 1900, S. 66. Borst/Enderlen 1909, S. 133-135. Martin 1911, S. 57.

9 Carrel, Transplantation 1908, S. 140.

10 Jeger 1913, S. 190.

11 Carrel, The Ultimate 1911, S. 125.

12 Woodruff 1960, S. 503.

diffusen Nephritis zugrunde gingen. Fortan unterschied er zwischen dem chirurgischen und den biologischen Problemen der Transplantationsmedizin, von denen erstere im Prinzip gelöst seien, während die letzteren das begrenzende Element für die Anwendbarkeit der Organtransplantation überhaupt ausmachten.[13]

Solche Vergleichsexperimente gab es ebenfalls mit anderen Organen.[14] Wiederum mit der Niere wurden sie in Versuchsreihen, die in den 1920er Jahren an der Mayo-Klinik stattfanden, technisch und diagnostisch weiter perfektioniert.[15] Dabei konnten bestimmte Störungen als rein technisch-chirurgisch identifiziert werden. Andererseits ließ sich überzeugend darlegen, daß allogen verpflanzte die Nieren auch dann zugrunde gingen, wenn nachweislich keinerlei technischen Probleme vorlagen.[16] Technische und biologische Faktoren wurden durch ihren jeweils charakteristischen Zeitverlauf voneinander abgegrenzt. So hatte Jaboulay 1906 beispielsweise die Thrombosierung von Gefäßen für das Haupthindernis der erfolgreichen Transplantationen gehalten. Die Unterschiede zwischen den Ergebnissen autogener, allogener und xenogener Nierentransplantation führte er darauf zurück, daß die Gerinnungsbereitschaft des Blutes jeweils unterschiedlich hoch sei.[17] Bei Verlaufsuntersuchungen mit Hilfe von Biopsien wurde 1934 festgestellt, daß Allotransplantate selbst dann abstarben, wenn es gar nicht zur Thrombosierung gekommen war. Dazu kamen die Verlaufsbeobachtungen: Das Verstopfen der Blutgefäße konnte schon deshalb nicht die Ursache für das Absterben sein, weil die Gewebsnekrosen im Transplantat häufig bereits *vor* den Thrombosen einsetzten, so daß möglicherweise sogar umgekehrt die Transplantatschädigung erst zu den Thrombosen führte.[18]

Bereits vor dem Ersten Weltkrieg war gefordert worden, die Probleme der allogenen Transplantation endlich genauer zu erforschen. Auf experimenteller Basis sollten die Gründe für die allmähliche Resorption allogener und xenogener Transplantate ermittelt werden. Dann könne man die Transplantationschirurgie erneut in Angriff nehmen.[19] Carrel forderte seit 1910, herauszu-

13 Carrel, Remote 1910, S. 150. Carrel 1912, S. 14-25.

14 Z.B. Schilddrüse: vgl. Sigfrid Knauer 1919, S. 40.

15 Williamson 1923. Ders. 1926. Ibuka, Autologous 1926. Ders., Homologous 1926.

16 Ibuka, Autogenous 1926, S. 419. Ders., Homologous 1926, S. 424-425.

17 Jaboulay 1906, S. 577.

18 Wu/Mann 1934, S. 905.

19 Lüdke 1909, S. 1470. Payr 1914, S. 674, 684.

finden, warum das Zugrundegehen von Allotransplantaten verschieden schnell und verschieden heftig ablaufen konnte und ob es Bedingungen gebe, unter denen ein Organ des einen Individuums sich an ein anderes Individuum adaptieren könne. Nur eine tiefgehende Erforschung der biologischen Beziehungen zwischen lebenden Geweben würde die Transplantationsmedizin weiterbringen.[20] Solche Forderungen wurden nun immer wieder laut. 1926 meinte Williamson, daß die Möglichkeiten der technischen Verbesserung der Nierentransplantation ausgeschöpft, der Weg zur Lösung des biologischen Problems jedoch versperrt sei.[21] Nun galt es, die biologischen Faktoren zu erforschen, die das Überleben von Gewebe im Körper eines anderen Individuums verhinderten und eine Methode zu finden, die die Wirksamkeit dieser Faktoren herabsetzte.[22] Dies sollte über die Zusammenarbeit verschiedener Fachleute – »Serologen, Endokrinologen, Hämatologen und Chirurgen«[23] – geschehen.

Biochemische Individualität

Es mußte offensichtlich ein Problem vorliegen, daß sich von den üblichen technisch lösbaren Schwierigkeiten unterschied. Als Ursache für das Mißlingen der Transplantation zwischen verschiedenen Tierarten kamen am ehesten strukturelle und chemische Unterschiede, die »Eigenart der zoologischen Species«, in Frage.[24] Die Gewebsflüssigkeit fremder Spezies wirke wegen der verschiedenen Zusammensetzung des Eiweißmoleküls »direkt giftig« auf das Transplantat, glaubte man. Das beste Beispiel für eine solche Wirkung war die Hämolyse nach der Transfusion artfremden Blutes.[25] Die Undurchführbarkeit der Xenotransplantation wurde damit erklärt, daß »die biochemischen Unterschiede und Gegensätze unüberbrückbar sind und stets bleiben müssen.« Ein Erfolg ließe sich nur erwarten »durch eine Art Neuorientierung jeder einzelnen Zelle des verpflanzten Organgewebes,« und dies war »biologisch undenkbar.«[26]

20 Carrel, Remote 1910, S. 150. Ders., 1912, S. 14-25.

21 Williamson 1926, S. 250.

22 Wu/Mann 1934, S. 907.

23 Martin 1922, S. 582.

24 Marchand 1901, S. 387-389. Korschelt 1907, S. 231. Borst/Enderlen 1909, S. 154. Anon., Grafting 1913, S. 383.

25 Barfurth 1910, S. 69. Siehe ebenso Schöne, Die heteroplastische 1912, S. 27.

26 Sigfrid Knauer 1919, S. 64. Für später vgl. Woodruff 1960, S. 138-154.

Bei der Allotransplantation ging es nicht mehr um die Eigenheiten der Spezies sondern um die unterschiedliche Beschaffenheit der Einzelwesen: Marchand meinte 1901, daß man wegen der deutlichen Erfolgsunterschiede zwischen autogener und allogener Transplantation die »Eigenart des Individuums (Individualität, Constitution), welche oft mit Unrecht unterschätzt wird«, in Betracht ziehen solle.[27] Als Grund für die Mißerfolge wurde hier ebenfalls eine biochemischen Differenz von Zelleiweiß und Serum angenommen.[28] Zunächst aber war die Vorstellung, daß chemisch gleiche Substanzen bei verschiedenen Individuen derselben Spezies Unterschiede aufweisen sollten, noch fremd: »Anfangs war Eiweiß nur Eiweiß«, und man wußte daher keinen Unterschied zwischen autogener, allogener und xenogener Transplantation zu machen, wie es 1919 im Rückblick hieß.[29] Später galt gerade das Eiweiß als Träger der biologischen Differenzen. Die Transplantation wurde »zu einer wahren Chemie des Lebenden,« schrieb der Biologe Dietrich Barfurth 1917. Mittels der verschiedenen Lebensdauer der Transplantate stellten sich die Unterschiede hinsichtlich »Individuum, Geschlecht, Mutation, Spezies, Genus usw.« dar.[30] Jedes Individuum einer Art sah man jetzt als »spezifisches biochemisches System« mit charakteristischen biochemischen Unterschieden.[31] Das war neu und für viele Biologen das interessanteste Ergebnis der Transplantationforschungen überhaupt.

Eine solche biologische Individualität hatte man zuvor nämlich nicht gekannt: »Wo ein Teil eines Organismus die gewohnten Bedingungen findet, so vermag er sich zu erhalten, *einerlei auf welchem Individuum*,« zitierten Borst und Enderlen 1909 den Biologen Wilhelm Roux. Roux hatte noch 1895 andere Faktoren der lokalen Lebensumwelt der Gewebe für entscheidend gehalten. Vor allem »Nahrung und Reiz« in der gewohnten Qualität und Quantität sah er, wie erwähnt, als ausschlaggebend an.[32] Borst und Enderlen dagegen schlossen aus ihren Experimenten auf die Existenz von »Lebensbedingungen für die Teile des Organismus, die dem Einzelwesen als solchem zukommen«. Es gebe

27 Marchand 1901, S. 387. Im Rückblick: Schöne, Vergleichende 1908, S. 24.

28 Lexer 1911, S. 1041.

29 Sigfrid Knauer 1919, S. 21.

30 Barfurth 1917, S. 590.

31 Max Borst, zit. in: Anon., Grafting 1913, S. 384.

32 Borst/Enderlen 1909, S. 160, Hervorhebung durch Borst und Enderlen, nicht bei Roux. Vgl. Kap. 3.3.

»›Individuen‹ im strikten Sinne, ›Unteilbare‹[...], und nicht nur ›Personen‹«, betonten sie. Dieser »Individualität« komme bei der Transplantation von Gefäßen und Organen eine große Bedeutung zu,[33] denn die »Schranken der anatomisch-physiologischen Persönlichkeit« ließen sich »nicht ohne weiteres beiseite schieben«.[34] »Die biochemische Eigenart des Individuums« stand der praktischen Verwertbarkeit der Organtransplantation im Wege, und »ob sich dieser Faktor je wird überwinden lassen,« erschien fraglich.[35] Man sprach von »eigenartiger Heterogenität«, »Antagonismus von Blut und Geweben«,[36] einer relativen oder absoluten humoralen Inkompatibilität zwischen Spender und Empfänger,[37] und man wußte, daß sie sich umso weniger bemerkbar machte, je näher Spender und Empfänger miteinander verwandt waren.[38]

Auf welche Weise die Differenz zwischen Individuen eine erfolgreiche Transplantation verhinderte, war aber nicht bekannt. Schon früh war aufgefallen, daß auch allogen oder selbst xenogen verpflanztes Gewebe sich eine gewisse Zeit lang erhielt, ja sogar eine Anheilung stattfand, bevor der allmähliche Schwund des Transplantates einsetzte.[39] Vielleicht, so wurde gemutmaßt, konnte sich das Transplantat nach einer Weile nicht mehr ausreichend ernähren. Barfurth knüpfte die Verbindung zwischen Ernährung und biochemischer Struktur, indem 1917 schrieb, der Erfolg von Transplantationen sei abhängig »von der Ernährung und *demgemäss* von der biochemischen Übereinstimmung«.[40] Damit griff er auf eine Theorie Paul Ehrlichs zurück, die Transplantationsfähigkeit, biochemische Differenz und Ernährung miteinander verband: Ehrlich hatte die Mißerfolge bei der Xenotransplantation von Tumoren mit seiner Lehre von der »athreptischen Immunität« erklärt. Diese Lehre wurde in der Folge auch auf die Transplantation normaler Gewebe angewendet. Danach ging ein Transplantat im fremden Organismus deshalb zugrunde, weil es nicht imstande sei, die in den Gewebssäften des Wirtes enthaltenen Nahrungsstoffe zu assimilieren. Dem auf die Ratte verpflanzten Mausgewebe z.B.

33 Borst/Enderlen 1909, S. 160-161. Enderlen/Borst 1910, S. 1870.

34 Stich 1913, S. 1866.

35 Enderlen/Borst 1910, S. 1867, 1871. Ähnlich: Payr 1914, S. 673-674. Stich 1913, S. 1865-1866.

36 Martin 1911, S. 61. Siehe auch Martin 1915. Storer 1915, S. 44.

37 Morel/Papin 1913, S. 408-410.

38 Martin 1911, S. 61. Siehe auch Martin 1915. Storer 1915, S. 44.

39 Marchand 1901, S. 388. Borst/Enderlen 1909, S. 135.

40 Barfurth 1917, S. 578 (Hervorhebung nachträglich).

fehle, so Ehrlichs These, wahrscheinlich nur ein einziger Stoff.[41] Etwas allgemeiner ausgedrückt, war es letztlich wiederum die »Eiweißdifferenz«, die die Ernährung des Transplantats erschwerte.[42] Barfurth erklärte 1917: »Während die organischen Bestandteile des Körpers wie die Fette, Kohlehydrate, niederen Stickstoffverbindungen usw. in allen Tieren die gleichen sind, zeigte der eigentliche Träger des Lebensvorganges die unerwartete Eigenschaft, bei jeder Tierspezies etwas anderes zu sein.« Artfremdes Eiweiß sei nicht zur Ernährung der Gewebe, »d.h. zum Ersatz verbrauchten arteigenen Materials verwendbar.« Das als Nahrung aufgenommene Protein müsse deshalb aufgespalten und dann wieder in der »körpereigenen Beschaffenheit und Struktur« aufgebaut werden.[43] Die Lehre von der athreptischen Immunität sollte ebenfalls die Mißerfolge der Allotransplantation erklären. Auch hier nahm man an, daß der fremde Boden wegen der biochemischen Unterschiede nicht die geeigneten Ernährungsstoffe für das Transplantat bot.[44]

Die Vorstellung von einer biochemischen Differenz hatte also zunächst nichts mit der Immunabwehr zu tun. Diese Verbindung wurde erst später gezogen.[45] Parallel dazu wurde die nicht-immunologische Erklärung der Transplantatabstoßung durch eine toxische Wirkung der biochemischen Differenz noch lange neben der von der Mehrheit akzeptierten immunologischen Erklärung vertreten. Ihr prominentester Vertreter war seit 1918 der Embryologe und Physiologe Leo Loeb, der sich in seinen Arbeiten mit der Idee eines Differentials zwischen individuellen Lebewesen als fundamentaler biologischer Gegebenheit befaßte. Seiner Ansicht nach äußerte sich in den chemischen Unterschieden der Gewebssubstanzen eine genetisch determinierte individuelle Differenz. Loeb faßte diese biologische Individualität im Sinne eines Mosaiks von Eigenschaften auf, die unterschiedliche Individuen in jeweils unterschiedlichem Ausmaß gemeinsam besitzen. An der Transplantation war Loeb in erster Linie deshalb interessiert, weil er damit diese Differenzen darstellen wollte. Die Mißerfolge der Transplantation erklärte er mit der Annahme, daß das in einen fremden Organismus verpflanzte Gewebe nicht die für das Überleben not-

41 Referiert bei Schöne, Vergleichende 1908, S. 30. Ders., Die heteroplastische, 1912, S. 24-26. Siehe auch: Borst/Enderlen 1909, S. 81. Jeger 1913, s. 172-173. Villard/Tavernier 1910, S. 491 (Xenotransplatantion der Niere).

42 Schöne, Vergleichende 1908, S. 25.

43 Barfurth 1917, S. 579.

44 Schöne, Vergleichende 1908, S. 30. Lexer 1919, S. 7.

45 Barfurth 1913, S. 4. Ders. 1917, S. 601.

wendigen Verbindungen knüpfen könne. An die Existenz einer erworbenen Immunität gegen nicht-körpereigenes Gewebe glaubte Loeb aber nicht. Die beobachtete Imkompatibilität fremder Gewebe war für ihn eine biologische Grundgegebenheit, die zur Wirksamkeit nicht auf die Tätigkeit des Immunsystems angewiesen war. Loebs Sichtweise übte großen Einfluß auf die wissenschaftliche Meinung der 1920er bis 40er Jahre aus, besonders in den USA. Erst nach dem Zweiten Weltkrieg setzte sich die immunologische Auffassung der Transplantatabstoßung endgültig durch.[46]

Transplantationsimmunologie

Neben der Athrepsie nach Ehrlich und den biochemischen Unterschieden nach Loeb begannen zu Anfang des 20. Jahrhunderts einige Forscher einen Immunmechanismus als Erklärung für den Unterschied zwischen autogenen und allogenen Transplantationen zu vermuten. Derartige Immunmechanismen waren von der Infektabwehr her bekannt. Als Träger der Abwehrfunktion kannte man Zellen und Flüssigkeiten. Zu dieser Zeit stand die flüssigkeitsgebundene, humorale Abwehr im Zentrum des wissenschaftlichen Interesses.[47] Die humorale Abwehr wirkte über Substanzen, die vom Körper gebildet wurden und sich mehr oder weniger spezifisch gegen Krankheitserreger und andere fremde Zellen oder Stoffe wendeten. Diese Abwehrsubstanzen wurden nach ihrem Effekt (und damit gleichzeitig der Nachweismethode) als Hämolysine, Präzipitine, Zytolysine usw.[48] bezeichnet, zum Teil wurden sie nach der Ehrlichschen Terminologie, die sich später durchsetzte, bereits *Antikörper* ge-

---

46 Wu/Mann 1934, S. 906. Woodruff 1960, S. 68, 485. Silverstein 1989, S. 280. Löwy 1989, S. 379. Moulin 1991, S. 192-196, 202.

47 Silverstein 1989, S. 38-58. Die Klassifizierung »immunologisch« unterlag gewissen zeitlichen Veränderungen, vgl. Löwy 1989, S: 357-359. In diesem Kapitel soll die Richtlinie vor allem die zeitgenössische Einordnung sein, so daß das Kriterium der strengen Spezifität einer Reaktion z.B. nicht im Vordergrund steht.

48 Moulin 1991, S. 76, 100-120. »Agglutination« bezeichnet das sichtbare Zusammenklumpen von Zellen (Erythrozyten, Bakterien), die mit Antikörpern besetzt sind, bezieht sich also auf eine Art des Antikörpernachweises. Mit »Präzipitation« meint man eine sichtbare Kombination von Antigenen und spezifischen Antikörpern, die im Reagenzglas ein Sediment bilden, Silverstein 1989, S. 883, 390.

nannt.[49] Die Verbindung zwischen diesen Vorstellungen der Immunabwehr und den Mißerfolgen bei der Allotransplantation wurde erst allmählich während des ersten Jahrzehnts des 20. Jahrhunderts geknüpft.

Die immunologische Erklärung der Transplantatabstoßung hatte ihren Ursprung in der Tumortransplantation, die um die Jahrhundertwende eine wichtige Methode der Krebsforschung darstellte. Bei der Tumortransplantation ging es darum, herauszufinden, von welchen Faktoren die Entstehung[50] und das Wachstum malignen Gewebes abhängt. Dazu konnte man von einer Geschwulst Gewebe abtrennen und autogen, allogen oder xenogen verpflanzen. Das Ziel war es, die Entstehungs- und Wachstumsfaktoren eventuell im Sinne der Krebsbekämpfung beeinflussen zu können. Die Ergebnisse der Tumortransplantation waren aber ebenfalls für die mit der Organtransplantation befaßten Chirurgen interessant. Sie glaubten z.B., daraus etwas über die Wachtumsenergie im allgemeinen erfahren zu können.[51] Andere benutzten die positiven Erfahrungen mit überpflanzten Tumoren als Argument für die grundsätzliche Durchführbarkeit der Allotransplantation auch normaler Gewebe.[52] Obwohl sich Krebsgewebe insgesamt besser verpflanzen ließ als normales, machten die Krebsforscher ähnliche Erfahrungen wie die Chirurgen: Autogene Verpflanzungen gelangen in der Regel, schwieriger war es mit den allogenen Transplantationen, Übertragungen auf eine andere Spezies funktionierten meist gar nicht.[53] Um zu erklären, warum etwa die Hälfte der allogenen Übertragungen von Tumoren erfolglos blieb, wurde zum einen eine natürliche Resistenz des Empfängerorganismus angenommen. Zum anderen vermutete man aber auch eine *erworbene* Immunität, ähnlich der gegen Mikroorganismen. Da sich das Wachstum überpflanzter Tumoren anscheinend hemmen ließ, indem man die

49 Die Terminologie unterschied sich je nach Loyalität zu bestimmten Schulen und war zudem einem Wandel unterworfen, Silverstein 1989, S. 190-213.

50 So wurde z.B. normales Gewebe verpflanzt, um festzustellen, ob es sich an einem anderen Ort in Krebsgewebe umwandeln würde, etwa weil dort die normalerweise wirkenden Hemmmechanismen des Wachstums wegfielen. Lubarsch 1898, S. 102-103. Vgl. auch die Versuche hinsichtlich der Beziehung von Nebenniere und Hypernephrom: Diskussionsbeitrag M.L. Coplin, Philadelphia, JAMA 51 (1908), 642. Stoerk/Haberer 1908. Klages 1938.

51 Borst/Enderlen 1909, S. 124. Lexer 1911, S. 1041.

52 Kocher 1914, S. 485. Heimann 1925, S. 858.

53 Z.B. Anon., The Transplantation of Tumours 1901. Woodruff 1960, S. 199-208. Löwy 1989, S. 359-361.

Empfänger mit Geschwulstmaterial vorbehandelte, mußte es einen Zustand der »Geschwulstimmunität« geben. Nach dem Muster der Bakteriologie benutzte Paul Ehrlich für solche Anti-Krebs-»Impfungen« nicht-virulentes Material – Tumorgewebe, das nach Überpflanzung nicht anging – und konnte damit ebenfalls eine immunisierende Wirkung erzielen. Ja sogar völlig normales, von einem anderen Organismus stammendes Gewebe wirkte offenbar immunisierend gegen die Tumorübertragung.[54]

Obwohl Krebsforschung und Transplantationsmedizin hier entgegengesetzte Ziele verfolgten – die Krebsforscher zielten darauf, eine »eine künstliche (aktive) Immunität« »*gegen* das Wachstum von Gewebe« zu erzeugen, bei der chirurgischen Organübertragung ging es dagegen darum, »die natürliche Immunität zu schwächen und die Wachstumsenergie des verpflanzten Gewebes zu stärken«[55] – begannen die Chirurgen, sich für die Geschwulstimmunität zu interessieren. Besonders einflußreich in dieser Richtung waren die Veröffentlichungen Georg Schönes, der seit 1908 den Begriff »Transplantationsimmunität«[56] prägte. Schöne untersuchte, ob eine Immunität auch gegen Transplantate von *normalem* Gewebe – er benutzte Hautlappen von Mäusen – auftritt. Schöne hatte sich schon seit seiner Zeit als chirurgischer Assistent gefragt, warum Haut bei der Transplantation von einem Individuum auf ein anderes so schlecht anheilte. Seit 1903 war er mit diesem Problem beschäftigt, aber erst über das aus dem Gebiet der Geschwulsttransplantation übernommene Konzept einer Immunisierung kam er damit weiter.[57]

Die Transplantatabstoßung trat typischerweise mit einer Verzögerung von fünf bis zehn Tagen ein. Man konnte sich daher vorstellen, daß der Empfängerorganismus in dieser Zeit durch die Gegenwart des körperfremden Gewebes immunisiert wurde und dann mit Abwehr reagierte.[58] Wenn diese Vermutung zutraf und der Abstoßung eine Immunität zugrunde lag, so mußte sich diese ebenso künstlich, wie bei einer Impfung, erzeugen lassen. Zu diesem Zweck

---

54 Übersicht: Schöne, Vergleichende 1908, S. 1-6. Woodruff 1960, S. 69-76. Löwy 1989, S. 360-364. Moulin 1991, S. 203-204.

55 Kocher 1914, S. 487 (Hervorhebung wie im Original). Es gab allerdings auch Versuche, mit einer Transplantation eine Immunität gegen Krebs zu erzeugen. Sippel 1926, S. 270, pflanzte zu diesem Zweck Patientinnen mit inoperablem Uteruskarzinom Gewebe in die Bauchwand, das aus dem Ovarialkarzinom anderer Frauen stammte.

56 Schöne, Vergleichende 1908, S. 25.

57 Schöne, Vergleichende 1908, S. 24-25. Ders., Die heteroplastische 1912, S. 57.

58 Schöne, Vergleichende 1908, S. 37-40.

injizierte Schöne einer Anzahl von Ratten Zubereitung aus Leber, Milz und Nieren von Mäusen und transplantierte zehn Tage später Mäusehaut auf dieselben Tiere. Tatsächlich gingen diese Xenotransplantate auf den vorbehandelten Ratten schneller zugrunde, als bei den unbehandelten Kontrolltieren.[59] 1912 berichtete er über die gleiche Beobachtung bei der *allogenen* Transplantation am Kaninchen. Die Immunisierung war dabei mit zerkleinerter embryonaler Haut vorgenommen worden. Auch hier stießen die vorbehandelten Tiere allogene Hautlappen (die allerdings nicht vom selben Spender stammten) schneller ab als die unbehandelten Kontrolltiere. Da diese Reaktion nicht die gleichzeitig an denselben Tieren durchgeführten Autotransplantationen umfaßte, war sie spezifisch für fremdes Gewebe.[60] Für das Mißlingen xenogener und allogener Transplantationen war offensichtlich derselbe Mechanismus in jeweils unterschiedlich starker Ausprägung verantwortlich.[61]

Die bekannte »Geschwulstimmunität« ließ sich also bei der Übertragung normalen Gewebes ebenfalls nachweisen, sie war damit charakteristisch für nicht-autogene Transplantationen insgesamt, unabhängig von der Malignität der Transplantate. Schöne faßte das Gesamtphänomen als »Transplantationsimmunität« zusammen. Damit meinte er ausdrücklich eine Immunität, wie sie bei Diphtherie oder Cholera oder gegenüber roten Blutkörperchen einer fremden Spezies bekannt war.[62] Als Wirkungsmechanismus dachte er an die »Wirkung natürlicher und künstlich erzeugter Hämolysine und anderer Cytolysine«, also an Antikörper.[63] Zur Erklärung der Vorgänge im einzelnen griff Schöne auf das immunologische Wissen seiner Zeit zurück: Wie bei der Übertragung von fremdem Blut führe die Einverleibung artfremden Eiweißes zu einer reaktiven Produktion von Antikörpern, die dann die betreffenden artfremden Zellen schädigten, indem sie »das als Antigen dienende Eiweiß« ausfällen.[64]

59 Schöne, Experimentelle 1908. Ders., Vergleichende 1908, S. 40-49.

60 Schöne, Ueber Transplantationsimmunität, S. 458.

61 Schöne, Die heteroplastische 1912, S. 71. Bei Transplantationen zwischen weit voneinander entfernten Tierarten stünden die primär toxischen Wirkungen im Vordergrund, bei wachsendem Verwandtschaftsgrad würde die Immunisierung immer wichtiger, ebd., S. 31.

62 Schöne, Vergleichende 1908, S. 48-49.

63 Schöne, Vergleichende 1908, S. 41. 1910 hieß es in einer Übersicht, es sei sicher nachgewiesen, daß die Transplantation von Schilddrüsen zwischen Individuen unterschiedlicher Spezies nutzlos sei, die Cytolysine des Empfängers würden den sekretorischen Teil des Transplantates rapide zerstören, Groves/Joll 1910, S. 1966.

64 Schöne, Die heteroplastische 1912, S. 32-33.

Die zellulärer Ebene bezog er ebenfalls mit ein, indem er vermutete, daß »gewiß auch ein *Kampf der zelligen Elemente* zwischen Transplantat und Wirt« stattfände.[65] Nach Tumortransplantationen hatte man gesehen, daß Freßzellen – Makrophagen – die übertragenen Tumoren zerstörten. Diese zelläre Abwehrfunktion war jedoch nach damaligem Mehrheitskonsens unspezifisch, also nicht an eine Immunisierung gebunden.[66] Zur Verbindung der lokalen Tätigkeit der Makrophagen mit »den allgemein immunisatorischen Reaktionen des Organismus« bediente sich Schöne der damals gängigen »Opsonintheorie«. Dieser Theorie zufolge wirkten die spezifischen Antikörper als »Opsonine« mit den Makrophagen zusammen. Dabei hüllten sie ein in den Körper gedrungenes Pathogen spezifisch ein und machten es dadurch für die Phagozyten angreifbar.[67] Trotz vielfacher Bemühungen gelang es aber nicht, solche Antikörper im Blut zu finden. Die in Frage kommenden Cytolysine seien außerordentlich empfindlich und schwer nachzuweisen, erklärte Schöne dazu. Daß bei allogenen Immunisierungen die Wirkung häufig ausbleibe, erinnere »an die Unregelmäßigkeit, mit der sich z.B. Hämolysine nach Injektion körperfremden, artgleichen Blutes entwickeln.« Im Prinzip sei es aber ebenso möglich, daß es sich um »ein uns bisher unbekanntes Immunisierungsprinzip handelt.«[68]

Schöne hoffte auf einen Nutzen seiner Erkenntnisse für das »Gelingen chirurgisch bedeutsamer Transplantationen.«[69] Seine Arbeiten wurden von Transplantationschirurgen und Biologen sofort und ausgiebig rezipiert.[70] So sprach Schöne auf der 40. Versammlung der *Deutschen Gesellschaft für Chirurgie* 1911 zum Hauptthema Transplantation,[71] und Kocher stellte seinen Kollegen 1914 die Aufgabe, die Bedingungen für das Gelingen der Allotransplantation nach Schönes Vorbild zu erforschen.[72]

---

65 Schöne, Die heteroplastische 1912, S. 33 (Hervorhebungen wie im Original).

66 Löwy 1989, S. 362.

67 Schöne, Die heteroplastische 1912, S. 33-34. Auch Lexer 1919, S. 5-8, verband die systemische Immunität mit der lokalen Bildung eines serösen oder leukozytenreichen Exsudats und schließlich eines Granulationswalles. Zur Opsonintheorie: Silverstein 1989, S. 135-137.

68 Schöne, Vergleichende 1908, S. 23, 48-49.

69 Schöne, Vergleichende 1908, S. 49.

70 Barfurth 1909, S. 45-46. Stich 1913, S. 1866. Jeger 1913, S. 173-174. Lexer 1913, S. 2062. Barfurth 1913, S. 4. Tschernischoff 1914, S. 186-187. Woodruff 1960, S. 69-75.

71 MMW 48,1 (1911), S. 1041-1042.

72 Kocher 1914, S. 488. Kocher meinte allerdings, die »Immunitätsreaktion« des Empfän-

Es hatte allerdings ähnliche Gedankengänge schon vor Schöne gegeben: Der Chirurg Robert Morris sprach 1906 vom Prinzip der »Intoleranz« der Gewebe eines Individuums gegen das Gewebe eines anderen. Die bekannten Prinzipien der Hämolyse hätten ihn veranlaßt, an der *Cornell University* eine Versuchsreihe mit Kaninchen vorzunehmen. Dabei machte er die Tiere zuerst gegen das Serum von Artgenossen »immun« und tauschte im nächsten Schritt ihre Eierstöcke aus. Morris stellte fest, daß die Transplantate hier schneller resorbiert wurden, als es bei denjenigen Tieren der Fall war, die keine Immunität gegeneinander aufwiesen.[73]

Termini wie »Zytolysine«, »zytolytische Reaktionskörper«, »spezifische Abwehrfermente« usw. tauchten seit dieser Zeit in den Aufsätzen der Chirurgen zur Bezeichnung der möglichen Ursache für die Mißerfolge allogener und xenogener Transplantationen auf. Die Zytolysine waren spezifische Antikörper mit einer schädigenden Wirkung auf fremdes Gewebe. Am bekanntesten waren die Hämolysine, die nach Injektion fremder Erythrozyten gebildet wurden. Das Auftreten von Hämolysinen war ebenso nach Injektion arteigenen Blutes beobachtet worden. Diese Hämolysine wurden als *Iso*hämolysine bezeichnet. Das Auftreten derartiger »Isolysine« war auch als Folge allogener Organübertragungen denkbar.[74] Wenn von solchen Stoffen die Rede war, meinten die Autoren in der Tat einen immunologischen Vorgang im engeren Sinne, mit Spezifität und vorausgegangener Sensibilisierung. Dies zeigt sich daran, daß sie mit Ehrlichs Isozytolysinen verglichen wurden und man ihren Wirkungsmechanismus ausdrücklich von einer einfachen Toxizität abgegrenzte.[75]

Fortsetzung Fußnote 72

gers dadurch abschwächen zu können, daß er die seiner Auffassung nach durch den Schilddrüsenmangel des Empfängers bedingte »biochemische Differenz« mittels Vorbehandlung des Empfängers mit Schilddrüsenpräparaten behandelte, Kocher 1914, S. 488-490.

73 Morris 1906, S. 396. Auch Carrel vermutete seit 1909 einen langsam wirkenden schädlichen Einfluß des Empfängerserums auf das Transplantat. Carrel, Doppelte 1909, S. 385-386, 404, 410. Carrel, Remote 1910, S. 150. Carrel 1912, S. 14-25.

74 Siehe z.B. Lüdke 1909. Zu den Isohämolysinen: Silverstein 1989, S. 191.

75 Z.B.: Carrel, Transplantation 1908, S. 138. Lüdke 1909, S. 1540-1542. Siehe auch den Bericht Lüdkes auf der Sitzung der »Physikalisch-medizinischen Gesellschaft in Würzburg« vom 1.7.1909, DMW 36,1 (1910), S. 151. Groves/Jolly 1910, S. 1966. Smith 1911, S. 166. Morel/Papin 1913, S. 410. Tschernischoff 1914, S. 167, 191-192. Lexer 1919, S. 5-8, ließ die athreptische und die immunologische Theorie gelten. Vgl. auch Silverstein 1989, S. 279-285.

Eindeutig immunologisch gemeint war gleichfalls die Nennung der »Anaphylaxie« als Abstoßungsursache.[76] Die 1902 eingeführte Bezeichnung »Anaphylaxie« bezog sich auf eine stark ausgeprägte Reaktion des Körpers auf die zweite Gabe einer sehr kleinen Menge fremden Serums, die beim ersten Kontakt nur wenig geschadet hatte. Es handelte sich dabei also um einen Fall von Immunisierung.[77] Immunität – Resistenz gegen Krankheitserreger oder eingepflanzte Tumoren – und Anaphylaxie – ein schädigender Immunmechanismus – wurden als Manifestation desselben Vorganges und als Ursache für das Mißlingen xeno- oder allogener Transplantationen aufgefaßt.[78] Als Anaphylaxie im Sinne einer immunologisch bedingten Überempfindlichkeitsreaktion verstand man aber auch eine rasch eintretende Schädigung des *Empfängers* durch das Transplantat.[79] Wie bei der Bluttransfusion gab es auch nach allogenen Organtransplantationen Berichte über Fieber und plötzliche Todesfälle nach Einbringen des fremden Gewebes. Ebenfalls immunologisch und in Analogie zur Bluttransfusion erklärte man das »langsame Dahinsiechen des Wirtes« nach Allo- und Xenotransplantationen.[80]

Eine Immunisierung gegen Transplantate wurde 1924 auch klinisch beobachtet, als man sah, daß Patienten, die zuvor schon einmal eine Transplantation erhalten hatten, Hauttransplantate vom selben Spender beschleunigt abstießen.[81] Die Annahme, daß es zu einer systemischen Immunisierung gegen fremdes Gewebe kommt, wurde zwar von vielen Forschern akzeptiert, sie konnte aber nicht nach den allgemein anerkannten Kriterien belegt werden: So ließen sich mit den serologischen Methoden keine spezifischen Antikörper finden und mit dem Erfolg oder Mißerfolg der Transplantationen korrelieren.[82] Ebensowe-

76 Korreferat Ullmann, MMW 61,1 (1914), S. 1192.

77 Moulin 1991, S. 141. Silverstein 1989, S. 214-251.

78 Schöne, Die heteroplastische 1912, S. 67, 74. Barfurth 1913, S. 4. Cramer 1919, S. 475. Williamson 1926, S. 247. Silverstein 1989, S. 164.

79 Lydston 1914, S. 812, warnte von einer »Anaphylaxie«, die bei wiederholten Implantationen von Hodengewebe auftreten könne. Demarest/Monier-Vinard 1934, S. 1131, über dem Schock durch die der Resorption fremder Eiweißstoffe, die mit der Gewebsveränderung einer transplantierten Nebenniere frei geworden seien.

80 Schöne, Die heteroplastische 1912, S. 30-31, 73-75. Sigfrid Knauer 1919, S. 162.

81 Woodruff 1960, S. 70-73. Silverstein 1989, S. 277. Die »second-set graft rejection« wurde später von Medawar noch einmal entdeckt.

82 Ingebrigsten am Rockefeller-Institut z.B. versuchte dies vergeblich mit Isoagglutininproben: Lit.-Bericht MMW 62,1 (1915), S. 586. Tschernischoff 1914, S. 191-192. Woronoy 1932. Löwy 1989, S. 369.

nig konnte man die Transplantationsimmunität nach dem Muster der passiven Immunisierung gegen Krankheiten oder Toxine mit Seruminjektionen übertragen.[83]

Bestätigt wurde eine Beteiligung der Immunabwehr durch die histologisch-morphologischen Beobachtungen. Carrel beschrieb 1908 nach allogener Nierentransplantation das Bild einer interstitiellen Nephritis mit Infiltration plasmazell-ähnlicher Abwehrzellen.[84] In den Labors der Mayo-Klinik wurden im Rahmen der Transplantationsversuche der 1920er und 30er Jahre in bestimmten Zeitabständen systematisch histologische Untersuchungen vorgenommen. Das Muster der Schädigung von Allotransplantaten – eine rasch verlaufende, destruktive, atypische Nephritis – ließ darauf schließen, daß das unbekannte schädigende Prinzip sich im Blut befinden müsse und die unterschiedlichen histologischen Elemente der Niere in einer bestimmten Reihenfolge angriff. Auch hier fanden sich viele Abwehrzellen.[85] Auf der Basis systematischer Biopsien konnten die Forscher feststellen, daß die morphologischen Veränderungen nach Allotransplantation bereits auftraten, bevor die Nierentransplantate ihre Funktion einbüßten, daß also ein Funktionieren der Niere nicht etwa bedeutete, daß keine Immunreaktion stattfand. Diese Schädigungen blieben nur bei Autotransplantationen ganz aus.[86] Obwohl damit weitere Information zur Verfügung stand, besaß man auch durch die exakten morphologischen und funktionellen Untersuchungen dieser Versuchsreihen keine Handhabe gegen die Abstoßungsreaktion. Die anatomisch-pathologische Beschreibung »erklärte« zwar auf einer bestimmten Ebene durchaus die Vorgänge, eine Ursache für diese anatomisch-pathologischen Veränderungen selbst jedoch, das wußte man, ergab sich daraus nicht. In der Diskussion dieser Beobachtungen neigten die Wissenschaftler eher den biologischen Differentialen Loebs zu als einer immunologischen Erklärung.[87] Die Tatsache, daß das Versagen von Allotransplantaten nicht sofort eintrat und vor allem, daß es Berichte über Ausnahmefälle von

83 Woodruff 1960, S. 80-93. Silverstein 1989, S. 281. Das traf auch auf die Tumorimmunität zu: Löwy 1989, S. 366.

84 Carrel, Transplantation 1908, S. 135-136.

85 Williamson 1926, S. 245-250. Ibuka, Homologous 1926, S. 429.

86 Wu/Mann 1934, S. 897-908.

87 Ibuka, Homologous 1926, S. 430. Wu/Mann 1934, S. 906-908.

wochenlangen Erfolgen gab,[88] ließ die Forscher auf die Möglichkeit einer Beeinflussung der biologischen Faktoren hoffen.[89] Wollte man dieses Problem einer Lösung näher bringen, so gab es verschiedene Ansatzpunkte.

Auswahl von Spender und Empfänger

Wenn man davon ausging, daß ein Bruchteil allogener Transplantationen gelang, ohne daß dabei technisch irgendetwas anders gemacht wurde, als bei den mißlungenen Übertragungen, lag die Vermutung nahe, daß manche Spender und Empfänger besser zueinander paßten als andere. »Die biologische Differenz zwischen zwei artgleichen Tieren ist eben offenbar sehr verschieden«, kommentierte Stich 1913.[90] Wenn sich schon die Immunreaktion selbst nicht verhindern ließ, dann war vielleicht die Auswahl zueinander passender Spender und Empfänger die beste Strategie zur Verbesserung der Ergebnisse.[91] Zwar wurde nicht selten gefordert, daß Rasse, Wohnort, Lebensweise oder Ernährung übereinstimmten,[92] am wichtigsten aber war der Faktor der Blutsverwandschaft zwischen Spender und Empfänger.[93] Mit steigendem Verwandtschaftsgrad würde sich die Allotransplantation mehr und mehr einer Autotransplantation annähern, meinte man.[94] Dazu paßte die 1927 erstmals beschriebene erfolgreiche Hauttransplantation zwischen eineiigen Zwillingen.[95] Bei Berichten, die dem Stand der Wissenschaft entsprechen sollten, mußten seit der Jahrhundertwende nicht nur Auto-, Allo- und Xenotransplantationen getrennt erörtert wer-

---

88 Carrel beobachtete am Tier bei einem Durchschnitt von 16 Tagen Überlebensdauer eine Schwankungsbreite von 3 bis 36 Tagen (Ibuka, Homogenous 1926, S. 422), Avramovici 1924, S. 746, berichtete ebenfalls im Tierversuch sogar über eine Überlebenszeit von 73 Tagen.

89 Schöne, Die heteroplastische 1912, S. 71. Jeger 1913, S. 172. Sigfrid Knauer 1919, S. 160-166.

90 Stich 1913, S: 1865.

91 Schöne, Die heteroplastische 1912, S. 81.

92 Z.B. Schöne, Die heteroplastische 1912, S.81.

93 Garrè 1907, S. 203. Barfurth 1910, S. 45. Schöne, Vergleichende 1908, S. 36. Schöne, Die heteroplastische 1912, S. 42. Payr 1914, S. 675. Kocher 1914, S. 487. Williamson 1919, S. 276.

94 Foà 1900, S. 67. Halsted 1909, S. 181.

95 Woodruff 1960, S. 59. Silverstein 1989, S. 277.

den, ebensowenig durften Angaben zu den Verwandschaftsbeziehungen zwischen Spender und Empfänger fehlen (was nicht heißt, daß diese Bedingungen bei allen Aufsätzen wirklich erfüllt wurden).[96]

Da hier nur die biochemischen Differenzen zählten, nicht aber die Art und Weise wie diese sich auswirkten, konnte dieser Weg auch von denjenigen vorgeschlagen werden, die sich nicht einer immunologischen Auffassung anschlossen.[97] Meist jedoch erfolgte eine Verknüpfung mit der Immunologie: Man stellte sich vor, daß Unterschiede in der Verwandschaft sich in Unterschieden der Eiweißzusammensetzung ausdrückten, die wiederum die immunologischen Reaktion bestimmten.[98] Damit wurde die immunologische Diagnostik zum Werkzeug, um das Ausmaß der biologischen Übereinstimmung zwischen einzelnen Menschen festzustellen: Die »Intensität der Isopräzipitin- und der Isolysinbildung«, so Schöne 1912, bot »einen gewissen Maßstab« für den Grad chemischer Differenzen zwischen Individuen.[99]

Carrel fragte sich 1912, wie man Individuen erkenne, zwischen denen Organe ohne negative Folgen ausgetauscht werden können.[100] Diese Frage stellte sich ebenfalls in dem analogen Fall der Bluttransfusion. Auch hier lief eine immunologische Reaktion gegen Körperbestandteile eines Individuums derselben Spezies ab. Und – das war das interessante – es existierte mit den Blutgruppen ein Ordnungsprinzip, das es erlaubte, passende Spender und Empfänger einander zuzuordnen. Als Analogfälle begann man Bluttransfusion und Organtransplantation erst nach der Jahrhundertwende zu betrachten.[101] Die Idee, daß die Hämolysephänomene nach Transfusionen und die Transplantatabstoßung auf ähnlichen Vorgängen beruhe, veranlaßte Robert Morris bereits 1906 zu Tierexperimenten, mit denen er zeigen wollte, daß die Absorption von Ovarialtransplantaten auf einer spezifischen Immunisierung des Empfän-

---

96 Ribbert 1898, S. 708. Borst/Enderlen 1909, S. 142. Payr 1914, S. 675. Anon., Ovarian Transplantation or Grafting 1921, S. 909. Williamson 1923, S. 276.

97 Ohne Immunreaktion argumentierte z.B. Max Borst, vgl. Anon., Grafting 1913, S. 383-384. Leo Loeb schlug 1930 vor, bei Verwandtschaft zwischen Spender und Empfänger nicht von »Homotransplantation« – seinem Terminus für Allotransplantation – sondern von »Syngenesiotransplantation« zu sprechen, nach Wu/Mann 1934, S. 906.

98 Barfurth 1917, S. 601. Lexer 1919, S. 5-8.

99 Schöne, Die heteroplastische 1912, S. 72.

100 Carrel 1912, S. 25.

101 Z.B. wurde die Bluttransfusion als »Transplantation eines flüssigen Gewebes« bezeichnet, Barfurth 1910, S. 67.

gers gegen den Spender beruhte.[102] 1910 wurden Erfolgsberichte hinsichtlich der Transfusion von Affenblut auf den Menschen als Hinweis auf die Durchführbarkeit auch von Transplantationen zwischen Affen und Menschen bewertet.[103] Ullmann vermutete 1914, daß die Ergebnisse der Allotransplantation vom Ausmaß der Ähnlichkeit der Blutseren zwischen Spender und Empfänger abhingen.[104]

Die Blutgruppen[105] waren bereits 1901 beschrieben worden, man hielt sie lange Zeit aber für unwichtig. Nachdem die Bluttransfusion im Ersten Weltkrieg auf alliierter Seite eine größere Bedeutung erlangt hatte und die Blutgruppenbestimmung fester Bestandteil der Transfusionsvorbereitung geworden waren,[106] achtete man auch bei der Transplantation häufiger auf eine Blutgruppenübereinstimmung.[107] Seit 1918 wurde explizit gefordert, die Ergebnisse von Transplantationen durch die Berücksichtigung der Blutgruppen zu verbessern.[108] Manche Autoren hofften, daß man die Erfolge, die mit der Bluttransfusion im Weltkrieg durch die Zuordnung von Spendern und Empfängern von gleicher Blutgruppen verbucht worden waren, auf demselben Wege auch für die allogene Hauttransplantation erzielen könne.[109] Konkret wurde z.B. 1927 empfohlen, vor einer Eierstocküberpflanzung eine Viertropfenblutprobe zwischen Spender und Empfänger, wie man sie vor der Bluttransfusion üblicherweise vornahm, durchzuführen.[110]

Manche Forscher sahen die Wirkung des Empfängerblutes selbst als den entscheidenden Bestandteil des Schädigungsmechanismus bei der Allotransplantation. Sie vermuteten, daß das Blut von Spender und Empfänger bei Kontakt entweder hämolysierte oder agglutinierte.[111] Meist wurden die Blutgrup-

---

102 Morris 1906, S. 396. Ergebnisse gab er nicht bekannt.

103 Villard/Tavernier 1910, S. 492.

104 Korreferat Ullmann, MMW 61,1 (1914), S. 1192.

105 Moulin 1991, S. 147-177.

106 Vgl. dazu: Schlich, Welche Macht 1996.

107 Bainbridge 1923, S. 496-497. Magian 1927. Schreiner 1927, S. 2084. Pybus 1924, S. 550. D'Abreu 1933, S. 1479. Demarest/Monier-Vinard 1934, S. 1127. Beer/Oppenheimer 1934, S. 692. Wu/Mann 1934, S. 907, schilderten die unterschiedlichen Meinungen. Voronoy 1934, S. 296-298.

108 Moulin 1991, S. 196-200.

109 Shawan 1919.

110 Schreiner 1927, S. 2084. Ähnlich Sippel 1926, S. 269.

111 Z.B. Stich und Makkas, nach Borst/Enderlen 1909, S. 124. Martin 1915, S. 572.

pen jedoch lediglich als ein Merkmal der biologischen Übereinstimmung oder Differenz zwischen Individuen betrachtet, ohne daß damit gesagt war, daß die Blutgruppendifferenz selbst den Mißerfolg bewirkte. Williamson hoffte 1923 auf eine noch zu entwickelnde Methode, mit der man die Reaktion von Blut oder Geweben des Empfängers auf Blut und Gewebe des Spenders und umgekehrt bestimmen könne.[112] 1926 schlug er vor, prospektive Spender und Empfänger mittels Blutgruppentypisierung auf ihren biologischen Verwandtschaftsgrad zu untersuchen, schränkte aber ein, daß leider noch nicht erwiesen sei, ob Blutgruppen und Gewebeeigenschaften tatsächlich korrespondierten.[113] In der Tat zeigten die Erfahrungen bald, daß die Probleme der Transplantation sich nicht mit der Blutgruppenzuordnung lösen ließen.[114] Es stand, wie sich herausstellte, kein serologischer oder biologischer Indikator der Individualität zur Verfügung.[115] Erst als die Laborwissenschaftler in den 1920er und 30er Jahren lernten, die Verwandtschafts- und Vererbungsverhältnisse von Labormäusen durch Inzucht immer besser zu kontrollieren, waren sie schließlich in der Lage, die enge Verbindung von genetischer Verwandtschaft und der Übertragbarkeit von Gewebe darzustellen. Die Transplantatierbarkeit wurde als eine phänotypische Darstellungsweise des Genotyps angesehen – eine Entwicklung, die schließlich zur Beschreibung der Histokompatibilitätsgene führte, auf deren Kenntnis das System der Zuordnungen von Spender und Empfänger seit den 1960er Jahren basiert.[116]

Vorbehandlung und Züchtung von Transplantaten

Kocher meinte, man könne die »Virulenz« des zu verpflanzenden Thyroideagewebes durch eine Vorbehandlung des Spenders mit Jod steigern und damit eine selbstständige, kräftige Entwicklung des Transplantats »gegenüber Widerständen umgebender Gewebe« herbeiführen.[117] Auf immunologischen Spe-

112 Williamson 1923, S. 286.

113 Williamson 1926, S. 249.

114 Woronoy 1932, S. 361-363. Woodruff 1950, S. 67-68. Moulin 1991, S. 196-197.

115 Vgl. schon früher: Lit.-Bericht MMW 62,1 (1915), S. 586. Tschernischoff 1914, S. 191-192.

116 Woodruff 1960, S. 60-64. Löwy 1989, S. 378. Silverstein 1989, S. 280-283, 295-300. Moulin 1991, S. 204-215.

117 Kocher 1914, S. 555.

kulationen basierte die Idee, den Spender mit dem Serum des prospektiven Empfängers zu immunisieren, »um das Transplantat wenigstens eine Zeitlang mit Schutzstoffen gegen das Serum des neuen Nährbodens auszurüsten.«[118]

Daneben gab es die Vorstellung einer Überwindung der individuellen oder artbedingten Unterschiede durch Eingewöhnung. So überlegte der Breslauer Gynäkologe Fritz Heimann 1925, ob ein allogen transplantiertes Ovar sich im Laufe der Zeit mit seinen Säften dem fremden Gewebe anpasse.[119] Solche Überlegungen hatten Konsequenzen für die Bewertung der verschiedenen Transplantationstechniken: Es lag nahe, zu vermuten, daß die biochemischen Gegensätze bei der Transplantation mit Gefäßanschluß besonders ins Gewicht fielen. Dort wurde das Organ ja »plötzlich vom körperfremden Blute überschwemmt und bis in die einzelnen Zellen hinein durchtränkt«. Ein stückchenweise transplantiertes Organ dagegen könnte sich, so vermutete man, vielleicht durch den allmählichen Anschluß an den Kreislauf »langsam in das körperfremde Gewebe eingewöhnen«.[120]

Nach einer anderen Strategie sollte »das Transplantat selbst nach der Exstirpation und vor der Verpflanzung so weit in seinen Elementen« umgebaut werden, »daß es im körperfremden Organismus zur lebenden Einheilung zu kommen vermag.«[121] Eine derartige »Unterdrückung der Individualität« sollte z.B. über Hitze zu erreichen sein. Wenn man, wie zwei Autoren im Jahre 1934, davon ausging, daß die Abwehrreaktion des Wirtes die Folge der Anwesenheit sehr labiler Substanzen war, dann mußte es im Prinzip möglich sein, ein Transplantat vorsichtig so weit zu erhitzen, daß es zwar noch weiter wachsen und sich regenerieren könne, die labilen Substanzen jedoch zerstört würden, so daß sie nicht mehr die Lymphozyten des Empfängers anlockten.[122]

Eine andere Möglichkeit der Transplantatvorbereitung schien sich über die Gewebekultur abzuzeichnen. Schon im 19. Jahrhundert hatten Biologen das Verhalten von »explantierten« Zellen und Geweben außerhalb des Körpers studiert. Daß es gelang, lebende Gewebe *in vitro* zu kultivieren, wurde von den Transplantationschirurgen mit großem Interesse betrachtet.[123] Besonders als Carrel nach 1910 auf diesem Gebiet die Meinungsführerschaft übernom-

118 Sigfrid Knauer 1919, S. 24.

119 Heimann 1925, S. 859. Zur Person: Fischer 1929, Bd. 1, S. 601.

120 Sigfrid Knauer 1919, S. 20-21.

121 Sigfrid Knauer 1919, S. 24.

122 Wu/Mann 1934, S. 906.

123 Z.B. Kocher 1914, S. 484. Lydston 1914, S. 749, 751. Eher vorsichtig: Lexer 1919, S. 8-9.

men hatte, wurde die Zukunft der Gewebekultur zunächst sehr optimistisch eingeschätzt. Dieser Optimismus wich jedoch in den 1920er Jahren einer zunehmend nüchterneren Einschätzung.[124] Manche Forscher sahen die Transplantation lebenden Gewebes in einen anderen Körper als eine Art Gewebskultur *in vivo* an.[125] Im Gegensatz zur Transplantation war man bei der Gewebekultur *in vitro* jedoch in der Lage, den Einfluß von Variationen bestimmter Faktoren auf das Wachstum lebenden Gewebes zu untersuchen. So ließ sich etwa mit Variationen des Nährmediums Ehrlichs Theorie der »athreptischen Immunität« überprüfen und schließlich widerlegen.[126] In den 1930er Jahren versuchte man, die chemische Disharmonie zwischen Transplantat und Empfänger zu mildern und kultivierte das zu verpflanzende Gewebe unter Zusatz von kleinen Mengen von Blutserum des Empfängers.[127] Es gab sogar Versuche, »menschliches Gewebe nach dem Verfahren von Carrel in vitro zu züchten«, um es später zur Transplantation zu verwenden.[128]

Behandlung des Empfängers und Immunsuppression

Auch auf der Empfängerseite gab es Ansatzpunkte, um die Resultate der Transplantation zwischen verschiedenen Individuen zu verbessern. Payr sah es 1914 als bedeutungsvollste Aufgabe der Chirurgie, die Allotransplantation »durch künstliche Verkleinerung der biochemischen Differenzen der Individuen neu zu beleben.«[129] Das Ideal, »die biologische Differenz zwischen dem Spender und dem Empfänger auf Null herunterzuschrauben«[130], die Allotransplantation quasi zur Autotransplantation zu machen[131], wie ein Chirurg schrieb, führte zu

124 Anon., Grafting 1913, S. 383. Barfurth 1913, S. 13. Barfurth 1917, S. 591-592. Witkowski 1979.

125 Moulin 1991, S. 186.

126 Schöne, Die heteroplastische 1912, S. 24. Anon., Thyroid Grafting 1920, S. 248. Woodruff 1960, S. 67.

127 Stone/Owings/Gey 1934, S. 1324. Ravitch 1982, S. 753. Woodruff 1960, S. 112-113, 488.

128 Zondek 1914, S. 1201. Woodruff 1960, S. 156-159.

129 Payr 1914, S. 680.

130 Stich 1913, S. 1868. Ähnlich: Martin 1911, S. 61. Siehe auch Martin 1915. Storer 1915, S. 44 (Ovar).

131 Lexer 1919, S. 8. Ullmann wollte 1914 die Blutseren »ähnlich oder identisch« machen, Korreferat Ullmann, MMW 61,1 (1914), S. 1192.

einer Reihe Angleichungsversuchen. Häufig bestanden sie in der Verabreichung von Spendermaterial: Fütterung des Empfängertieres mit Fleisch des Spendertiers, Injektionen des Empfängers mit Spenderblut oder wechselseitige Seruminjektionen.[132] Blutplasma, Hautextrakte, Autolysate der übrigen Organe des Spendertieres wurden lokal oder systemisch verabreicht.[133] Die Ergebnisse waren allerdings enttäuschend: Wenn überhaupt eine Änderung auftrat, kam allenfalls zu einer *Verkürzung* der Überlebensdauer des Transplantates.

Die Vorstellung einer Angleichung lag auch dem Vorschlag zugrunde, Tiere vor Transplantationen eine zeitlang in Parabiose leben zu lassen, also ihre Körper chirurgisch miteinander zu verbinden,[134] um damit »Bedingungen ähnlich wie bei der Autotransplantation« zu schaffen.[135] Die Parabiose war 1908 als Forschungsmethode von Sauerbruch und Heyde populär gemacht worden. Sie wollten damit die gegenseitige Beeinflussung der miteinander vereinigten Organismen beobachten und stellten diese Experimente in den Rahmen der Erforschung der Organtransplantation. Gedacht war dabei an einen Beitrag zur neuen Richtung der Serum- und Immunitätsforschung. Die beiden Forscher wollten an der, wie es heißt, durch die Ehrlichsche Schule begründete Forschungsrichtung mitarbeiten, die mittels Transplantationen von Mäusekarzinomen die biologischen Eigenschaften der Organe und Körpersäfte untersuchte.[136] Borst und Enderlen berichteten 1910, wie sie im Experiment durch End-zu-End-Anastomosen der Karotiden und Jugularvenen einen direkten Blutaustausch zwischen zwei Hunden bewirkten. Zur Vorbereitung einer Transplantation brachte das nichts: Als anschließend die Nieren der Tiere vertauscht wurden, kam es dennoch zur Nekrose der Transplantate.[137] Diese negativen

---

132 Schöne, Die Heteroplastische 1912, S. 81-82. Stich 1913, S. 1868. Jeger 1913, S. 174-175. Der Rumäne Avramovici 1924, S. 747, glaubte durch die gegenseitige Injektion von Serum zwischen Spender und Empfänger sogar die Xenotransplantation möglich machen zu können, erzielte aber nur Unverträglichkeitsreaktionen.

133 Wortmeldung Rohde (Düsseldorf) in: ZC 52 (1925), S. 1179. Für Versuche zur Vorbehandlung des Empfängers mit organfremdem Gewebe des Spenders siehe Tschernischoff 1914, S. 186-189.

134 Borst/Enderlen 1909, S. 142. Übersicht: Woodruff 1960, S. 48-50.

135 Sigfrid Knauer 1919, S. 165.

136 Sauerbruch/Heyde 1908, besonders S. 153. Dies. 1909. Sauerbruch 1923. Bauknecht 1980, S. 37-48.

137 Enderlen/Borst 1910, S. 1867.

Erfahrungen mit der Parabiose wurden immunologisch erklärt: Durch die Mischung der Körpersäfte würde gerade das Gegenteil von dem erreicht, was man erreichen wollte, »denn«, so heißt es, »die fremden Eiweißsubstanzen erzeugen ständig bei der Einwirkung aufeinander Gegenstoffe, die durch die dauernde Zunahme eine stetig sich steigernde Abstoßungstendenz bedingen, wodurch eine Einheilung irgendwelcher Gewebe unmöglich wird.«[138] Die Bakteriologen, die mit dem Gedankengang der Immunisierung vertraut waren, hatten die Chirurgen schon vorher, nämlich 1908, darauf hingewiesen, daß so etwas zu erwarten sei.[139] Man versuchte die Differenzen auch durch wiederholte Verpflanzung des betreffenden Gewebes auszugleichen. Die Ergebnisse waren unterschiedlich: Manchen Berichten zufolge brachte jede weitere Allotransplantation von Schilddrüsengewebe bessere Ergebnisse,[140] andere sahen ein jeweils schlechteres Anwachsen, was gut zu der immunologischen Erklärung paßte, daß »immer mehr Stoffe zur Abwehr körperfremden Gewebssaftes gebildet wurden.«[141]

Ein weiterer Ansatzpunkt war die gezielte Unterdrückung der Immunreaktion des Empfängerorganismus. Dazu konnten unterschiedliche Mittel eingesetzt werden: Kurz vor der Jahrhundertwende hatte man erstmals Antikörper gegen andere Antikörper erzeugt. Diese Anti-Antikörpern, denen man eine regulatorische Funktion für die Immunvorgänge zuschrieb, erlaubten es, die Wirkung bestimmter anderer Antikörper zu neutralisieren.[142] Verschiedene Autoren schlugen vor, dieses Prinzip anzuwenden und die Transplantatabstoßung durch Antizytotoxine zu verhindern, verfolgten diesen Ansatz aber nicht weiter, zumal das Konzept der Anti-Antikörper nach 1905 generell wieder aufgegeben wurde.[143]

Ziel einer Intervention konnten ebenso die Abwehrzellen sein: James B. Murphy, Direktor des Krebsforschungslabors am New Yorker Rockefeller In-

---

138 Sigfrid Knauer 1919, S. 23, 165.

139 Dikussionsbeitrag Wullstein (Halle a.S.), VDGC 37 (1908), S. 176-178. Der Chirurg Ludwig Wullstein (Biogr. Hirsch 1929, Bd. 2, S. 1710) hatte den Bakteriologen Georg Sobernheim (Biogr.: Hirsch 1929, Bd. 2, S. 1472) vor seinen Parabioseversuchen konsultiert.

140 Kocher 1914, S. 488, 552-553, 556. Sigfrid Knauer 1919, S. 46.

141 Sigfrid Knauer 1919, S. 23.

142 Silverstein 1989, S. 252-274.

143 Lüdke 1909, S. 1542. Schöne, Die heteroplastische 1912, S. 82. Silverstein 1989, S. 268-270.

stitut, publizierte dazu zwischen 1912 und 1926 eine Reihe von Versuchsergebnissen. Wie Schöne sah er bei Tumortransplantationen dieselben Gesetzmäßigkeiten am Werk wie bei anderen Verpflanzungen. Aufgrund histologischer Untersuchungen machte Murphy die Lymphozyten für das Mißlingen von Allotransplantationen verantwortlich. Diese Zellen waren von einigen Forschern bereits seit 1910 mit der Transplantatabstoßung in Zusammenhang gebracht worden.[144] 1913 beobachtete Murphy, daß Rattentumoren, die er auf Hühnerembryonen überpflanzt hatte, dort zunächst toleriert wurden. Erst ab einem bestimmten Stadium der Embryonalentwicklung, besonders aber vom Zeitpunkt des Schlüpfens an, gingen die Transplantate zugrunde. Offensichtlich erwarb der Organismus erst auf einer bestimmten Entwicklungsstufe die Fähigkeit, fremdes Gewebes zu eliminieren. In einem nächsten Schritt verpflanzte Murphy wiederum Rattentumoren auf Hühnchenembryonen, fügte aber verschiedene Gewebe erwachsener Hühner wie Milz, Niere, Leber, Knochenmark usw. hinzu. Auffälligerweise gingen nur diejenigen Tumoren zugrunde, die zusammen mit Milz, Knochenmark oder Lymphozyten verplanzt worden waren. Murphy schloß, daß die in diesem Gewebe enthaltenen Lymphozyten die Träger Immunabwehr darstellten. Folglich müßte man das Überleben von Transplantaten durch Ausschaltung der Lymphozyten des Empfängers fördern können. Um die Lymphzyten auszuschalten, wandte Murphy drei verschiedene Methoden an: Röntgenbestrahlung, Behandlung mit dem für Knochenmark giftigen Benzol und die Entfernung der Milz. Als effizient stellte sich nur die Bestrahlung heraus: Xenogene und allogen Tumortransplantate zeigten danach eine deutlich längere Überlebenszeit als ohne Vorbehandlung. Demnach könnte man also durch eine Aktivitätshemmung des lymphatischen Gewebes der Transplantationsmedizin zu neuen Erfolgen verhelfen.[145] Andere Wissenschaftler, u.a. Murphys Rockefeller-Kollege Carrel, sahen hier ebenfalls einen möglichen Weg für die Zukunft der Allotransplantation.[146] Murphy untersuchte dies jedoch nicht weiter, sondern wandte sich 1915 einem anderen Problembereich zu, der Krebsbehandlung durch stimulierte Lymphozyten.[147]

---

144 Silverstein 1989, S. 281.

145 Silverstein 1989, S. 281-282. Moulin 1991, S. 188-189.

146 Carrel 1914, S. 839-840. Heimann 1925, S. 858. Löwy 1989, S. 368-369.

147 1922 zeigte er in diesem Zusammenhang, daß man auch die Anaphylaxie und die Antikörperproduktion mit Röntgenstrahlen unterdrücken kann, Löwy 1989, S. 369-375.

Auch andere Abwehrzellen gerieten in den Blick der Forscher: Carrel hatte beobachtet, daß die Transplantation von Gliedmaßen bessere Resultate ergab, wenn das betreffende Tier unter einem Infekt litt. Dies wurde als eine Folge der »Fesselung der Makrozyten«, denen normalerweise die Zerstörung von Fremdkörpern im Organismus obliege, interpretiert.[148] 1912 erwog ein Chirurg, auf diesem Wege die Ergebnisse der Ovarialtransplantation zu verbessern. Solange sich die Makrozyten mit der Bekämpfung der Mikroben beschäftigten, sei ihre Fähigkeit, das Transplantat anzugreifen, herabgesetzt. Allerdings hielt er die künstliche Erzeugung von Infektionen durch den Arzt für ethisch nicht gerechtfertigt und sprach die Hoffnung aus, »daß irgendeine chemische Substanz entdeckt wird, die man dazu benutzen kann, das verpflanzte Ovar zu schützen.«[149]

Um die »Immunitätsreaktion oder deren Wirkung« auf chemischen Wege zu verhindern[150], kamen unterschiedliche Substanzen zur Anwendung. Benzol brachte, wie Murphy feststellte, nichts. 1925 wurde berichtet, wie man im Tierversuch mit »Milzexstirpation, Herstellung von Terpentin- oder Staphylokokkenabszessen und Atropininjektion« erfolglos versucht hatte, die Anheilung allogener Hauttransplantate zu begünstigen.[151] Nach Injektion einer Pepton-Lösung wurde sogar eine *Herabsetzung* der Toleranz festgestellt.[152] Das bevorzugte Ziel solcher Hemmungsversuche waren die hämatopoetischen Organe Milz und Knochenmark und ihre Zellen als mutmaßliche Produktionsstätten von Antikörpern.[153] 1913 hatte man bestimmte an der Körperabwehr beteiligte Bindegewebszellen zum »Retikoendotheliale System« (RES) zusammengefaßt. Mit der Tätigkeit des RES und der Wucherung des lymphatischen Zellgewebes erklärte z.B. Sauerbruch 1923 die negativen immunologischen Auswirkungen der Parabiose.[154] Die Zellen des RES besaßen, wie festgestellt wurde, im lebenden Zustand die Fähigkeit, elektiv bestimmte Farbstoffe – Karmin, Pyrrol, Trypan u.a. – in feinkörnig löslicher Form aufzunehmen. Man ging davon aus, daß eine derart vorbehandelte Zelle eine Verminderung ihrer Abwehrkräfte erfuhr, also quasi blockiert war. Hauttransplantationen bei der Maus

148 Sigfrid Knauer 1919, S. 23.

149 Nach Martin 1915, S. 572.

150 Schöne, Die heteroplastische 1912, S. 82.

151 Wortmeldung Rohde, ZC 52 (1925), S. 1179.

152 Sigfrid Knauer 1919, S. 23.

153 Löwy 1989, S. 381.

154 Sauerbruch 1923, S. 866. Bauknecht 1980, S. 39.

z.B. gelangen besser, so wurde berichtet, wenn die Empfängertiere zuvor Trypanblau injiziert bekommen hatten.[155] Die Erprobung dieses Prinzips an Eierstocktransplantationen beim Kaninchen ging jedoch so eindeutig negativ aus, daß die ganze Blockade-These in Frage gestellt war.[156] Dennoch wurde in den 1930er Jahren die RES-Blockade mit Trypanbau im Zusammenhang mit der Transplantation weiter untersucht.[157] Quecksilber war eine weitere Substanz, die eine RES-Blockade verursachte. Die erste Allotransplantation der Niere beim Menschen 1936 wurde unter der Vorstellung unternommen, daß die Quecksilbervergiftung, die das Nierenversagen verursacht hatte, gleichzeitig auch das RES blockierte. Dadurch sei möglicherweise die »immunobiologische Reaktion« und die Ausbildung spezifischer Antikörper abgeschwächt. Diese These konnte jedoch nicht weiter überprüft werden, da das Transplantat seinen Dienst nach einer Bluttransfusion versagte und die betreffende Patientin starb.[158]

Die immunologischen Phänomene der Transplantation wurden nicht mehr weiter erforscht. Die Beziehung zwischen Transplantatabstoßung und Immunabwehr fand zwar breite Anerkennung, spezifische Transplantat-Antikörper, die als definitiver Beweis gezählt hätten, ließen sich jedoch nicht finden. Zudem ergaben sich aus alldem keine praktikablen Therapievorschläge. Auch mit der Feststellung, daß die Abstoßung über die Tätigkeit der Lymphozyten vermittelt wurde, konnten die Chirurgen nicht viel anfangen. Murphys Idee der Röntgenbestrahlung oder der chemischen Immunsuppression waren für den klinischen Gebrauch viel zu gefährlich und eine harmlosere Art der Lymphyzyteninaktivierung war in den 1920er und 30er Jahren nicht in Sicht.[159] Für den heutigen Betrachter ist es erstaunlich, wie sehr die Auffassungen über die Transplantatabstoßung denen ähnelten, die seit den 1940er Jahren weitgehend unabhängig und in Unkenntnis ihrer Vorgänger entwickelt wurden. Genauso scheinen praktisch alle Prinzipien der Überwindung dieses Phänomens bereits bekannt gewesen zu sein.[160]

---

155 Siehe dazu auch: ZC 52 (1925), S. 1179, MMW 72 (1925), S. 831.

156 Arnold 1927, S. 551.

157 Voronoy 1934, S. 297 (Hoden). Übersicht: Woodruff 1960, S. 101-102, 506.

158 Voronoy 1934, S. 296-298. Die vorausgegangenen Nierentransplantationen am Menschen waren alle xenogen gewesen, vgl. Kap. 2.8.

159 Löwy 1989, S. 378. Zur weiteren Entwicklung vgl. Woodruff 1960, S. 98-117.

160 Vgl. auch Silverstein 1989, S. 275-285. Löwy 1989 betont in ihrer Studie zu Murphy eher die Unterschiede. Zur Erklärung siehe Kap. 3.5.

3.5. Zufall und Notwendigkeit: Scheitern und Neubeginn der Organtransplantation

»Universitätsmedizin« und »Technomedizin«

Seit dem Ersten Weltkrieg hatte sich die Frage der Organtransplantation auf die Erforschung und Beherrschung der Abstoßung von Allotransplantaten zugespitzt. Letztlich scheiterte die Organtransplantation um 1930 an diesem Problem. Alle beteiligten Disziplinen und Forschungsrichtungen – Chirurgie, Krebsforschung, Biologie – verloren spätestens seit der zweiten Hälfte der 1930er Jahre ihr Interesse an der weiteren Erforschung der immunologischen Vorgänge bei der Transplantation. Jede Gruppe hatte ihre spezifischen Gründe dafür: Den Grundlagenwissenschaftlern fehlten experimentelle Methoden, die ihnen eine Beschäftigung mit derart komplexen Problemen als ein vielversprechendes Thema hätten erscheinen lassen.[1] Für die Chirurgen war eine direkte praktische Anwendung der Erkenntnisse zu der Zeit nicht möglich. Die Methoden der Immunsuppression erwiesen sich als ineffektiv oder, wie die Röntgenbestrahlung, einer Dosierung und Standardisierung schwer zugänglich.[2] Für das Erkenntnisinteresse der einzelnen Disziplinen hatte die Transplantation keine greifbaren Ergebnisse mehr gebracht, und eine Immunologie, deren Interesse auf die immunologischen Vorgänge an sich gerichtet gewesen wäre, gab es noch nicht. Andererseits waren die Prinzipien der Transplantatabstoßung in großen Teilen bereits bekannt, es gab eine ganze Reihe von Ansätzen zu ihrer Überwindung. Im Prinzip, so scheint es im Rückblick, waren die Forscher auf dem richtigen Weg. Man fragt sich, warum die Organtransplantation dennoch aufgegeben wurde, warum ein Großteil der bereits vor 1930 bekannten Tatsachen und Lösungsansätze in Vergessenheit geriet und nach 1945 noch einmal neu entdeckt werden mußte.

Möglicherweise läßt sich das Scheitern der praktischen Anwendung der Organtransplantation auf die Eigenheiten des Typs von Medizin und Wissenschaft zurückführen, aus dem das Konzept hervorgegangen war. So wie bei der Erfindung der Organtransplantation die bis dahin sehr erfolgreiche resezierende Chirurgie an die Grenzen ihrer Effektivität stieß, so könnte auch beim Rückgang ein bestimmtes Prinzip im Vorgehen und in der sozialen Organisa-

1 Silverstein 1989, S. 283.

2 Löwy 1989, S. 359, 369-370, 378, 391.

tion an seine Grenzen gestoßen sein. Der oben als Universitätsmedizin charakterisierte Typ von Heilkunde war in konkurrierenden Disziplinen mit eigenen Fachinstituten organisiert, sie orientierte sich am Ideal einer Autonomie der Forschung, der Unabhängigkeit der Wissenschaft von direkter Nutzanwendung.

Es fällt auf, daß das erneute Aufgreifen der Organtransplantation in einem anderen Kontext stattfand: Die Entwicklung der Transplantationsmedizin nach 1945 gehörte einem Typ von Wissenschaft an, den der Wissenschaftshistoriker John Pickstone »Technomedizin« genannt hat. Der einzelne Forscher oder Arzt war darin nicht so sehr Vertreter einer bestimmten Disziplin, er mußte nicht mehr ein ganzes Fach in Forschung und Lehre vertreten und konnte sich daher stärker spezialisieren. Überhaupt wurde nicht mehr so sehr das Wissen bestimmter Disziplinen vermehrt und verbessert. Die interdisziplinären Grenzen waren durchlässiger, so daß das Spezialwissen an bestimmten Stellen – in den großen medizinischen Zentren der USA – Rockefeller Institut, Mayo-Klinik, später z.B. Stanford und das Peter-Bent-Brigham-Hospital in Boston – zusammenfließen konnte. Die disziplinären und epistomologischen Abgrenzungen wurden schwächer zugunsten von Programmen, die auf die Lösung bestimmter Probleme zielten, z.B. die Therapie bestimmter Krankheiten oder die Entwicklung bestimmter Therapieprinzipien. Dabei orientierte sich die medizinische Wissenschaft stärker an der praktischen Anwendung.[3] Typischerweise arbeitete der Chirurg hier im Team mit anderen Medizinern und Wissenschaftlern in Kliniken, Universitäten und industriellen Labors an einem interdisziplinären Projekt. Die Chirurgie, die sich vom ausgehenden 19. Jahrhundert in das beginnende 20. Jahrhundert als wissenschaftliche und selbständige Disziplin entwickelt hatte, verlor nun an Eigenständigkeit und Geschlossenheit. Mehr und mehr chirurgiefremdes Wissen und *know-how* flossen in die wissenschaftlich betriebene Chirurgie ein. Als Disziplin zerfiel sie zudem zunehmend in Spezialgebiete, wovon eines die Transplantationchirurgie war.[4]

So war es charakteristisch, daß die wichtigste Anregung zur Lösung des Problems der Transplantatabstoßung nicht von einem Chirurgen, sondern von

3 Pickstone 1994, S. 16-17. Der disziplinübergreifende Charakter der Organtransplantationen nach 1945 wird sehr häufig, besonders auch von selbst involvierten Autoren betont, vgl. z.B. Murray 1965.

4 Tröhler 1993, S. 984-985, 1008-1024.

einem Zoologen, Peter B. Medawar, ausging. Genauso typisch war es, daß Medawar seine Forschungen nicht innerhalb der disziplinären Grenzen der Biologie betrieb, sondern im Zusammenhang mit der Hauttransplantation bei Kriegsverwundeten.[5] Die konsequente Interpretation der Transplantatabstoßung auf immunologischer Basis in den 1950er Jahren war ein Produkt der engen Kooperation von Chirurgen und Immunologen.[6] Auch in der Folgezeit entwickelte sich die Organtransplantation immer weiter aus dem Gebiet der klassischen Chirurgie heraus in Richtung Biotechnologie. Der Transplantationschirurg Murray bezeichnete 1965 die Transplantationsmedizin als gemeinsames Terrain von Spezialisten aus Zoologie, Immunologie, Genetik, Hämatologie, Biochemie, Innerer Medizin, Embryologie, Pathologie, Strahlenbiologie und Chirurgie mit all ihren Zweigen.[7]

Transplantation und Technomedizin vor 1930

Es gibt allerdings eine Reihe von Fakten, die gegen die These sprechen, daß der Kontext bestimmter Typen von Medizin den Mißerfolg und den späteren Erfolg der Organtransplantation erklärt. So ist der Bedeutungsrückgang der Universitätsmedizin lange vor 1930 festzustellen. Bereits nach dem Ersten Weltkrieg war die wissenschaftliche Welt nicht mehr dieselbe. Viele der ehemaligen Zentren der medizinischen Wissenschaften auf dem europäischen Kontinent lagen darnieder. Die neuen Zentren befanden sich nicht mehr in Europa sondern in Amerika, wo sich die Tendenz zu einem neuen Typ von Wissenschaft besonders ausgeprägt zeigte und wo später auch die entscheidenden Schritte der neuen Transplantationsmedizin gemacht wurden. Spätestens nach dem Zweiten Weltkrieg hatte die Vorbildfunktion Europas ausgedient und das Verhältnis kehrte sich um.[8]

Die Technomedizin trat nicht erst nach 1945 auf. Auch die Organtransplantation neigte schon früher in diese Richtung: Viele Transplantationchirurgen

5 Murray 1965, S. 343. Medawar wurde vom »War Wounds Committee« des Britischen »Medical Research Council« finanziert.

6 Dazu genauer: Löwy 1987.

7 Murray 1965, S. 343. Auf der symbolischen Ebene ist jedoch nach wie vor jedoch der Chirurg die Hauptperson, vgl. Fox/Swazey 1974, S. 109-110.

8 Vgl. Hamilton 1986, S. 23-24.

strebten lange vor 1930 eine Interdisziplinarität an. Die Transplantationschirurgie vereinigte nicht nur das Wissen der Organtransplantation, Gefäßchirurgie und plastischen Chirurgie, die biologische Forschungsergebnisse fanden ebenso mehr und mehr Beachtung.[9] Georg Schöne, selbst Chirurg, betonte 1912, daß »auch der Chirurg die Transplantationsfragen nicht mehr im Zusammenhang behandeln« könne, »ohne die Ergebnisse der experimentellen Geschwulstpathologie, der botanischen und zoologischen Arbeiten mit heranzuziehen.«[10] Schönes Werk verdeutlicht diese neue interdisziplinäre Ausrichtung der Transplantationschirurgie: Er hatte bereits im Winter 1902/03 als chirurgischer Assistent in Heidelberg überlegt, ob »mit Immunitätswirkungen verwandte Vorgänge« für das Nichtangehen körperfremder Hautransplantate verantwortlich zu machen seien.[11] Wie beschrieben, kamen die entscheidenden Anregungen für Schöne aus dem Gebiet der Geschwulsttransplantation.[12] Hinsichtlich der Tumortransplantation war der Chirurg Schöne ein Schüler des Grundlagenwissenschaftlers Paul Ehrlich. Seine Transplantationsexperimente führte er an der Abteilung für Krebsforschung an Ehrlichs Frankfurter Institut mit den dort gezüchteten Mäusen durch.[13] Außerdem stand er mit dem Biologen Eugen Korschelt in Verbindung.[14]

Schon damals stellte also die Transplantationschirurgie Wissenschaft und Technik auf höchstem Niveau dar und erforderte einen hohen Grad an Spezialisierung. Tierversuche zur Schilddrüsentransplantation waren so etwas wie die medizinische High-tech ihrer Zeit: Sie seien, so Payr 1906, »ungemein schwierig, zeitraubend und eines grossen Apparates bedürfend.«[15] Besonders die Transplantation mit Gefäßanschluß stellte in dieser Hinsicht höchste Anforderung. Einzelversuche damit mißlangen fast immer. Nur eine kontinuierliche langandauernde Beschäftigung mit der Methode versetzte einzelne Forscher in die Lage, gute Ergebnisse zu erzielen.[16] Und nur die vollkommene

9 Garrè 1907, S. 202, 211, 216. Und umgekehrt, vgl. z.B. Korschelt 1907, S. 202-212, 230-231.

10 Schöne, Die heteroplastische 1912, S. 2.

11 Schöne, Vergleichende 1908, S. 24-25.

12 Schöne, Die heteroplastische 1912, S. 57. Vgl. auch Kap. 3.4.

13 Schöne, Vergleichende 1908, S. 7.

14 Schöne, Die heteroplastischen 1912, S. 2.

15 Payr 19006, S. 522.

16 Sigrid Knauer 1919, S. 156.

technische Beherrschung erlaubte es schließlich, die prinzipiellen Unterschiede zwischen autogener und allogener Transplantation wahrzunehmen und auf einen Faktor jenseits der chirurgischen Technik zurückzuführen.

Alexis Carrel nahm hier eine Führungsrolle ein.[17] Zusammen mit seinem Mitarbeiter Charles Claude Guthrie erzielte er die besten Überlebenszeiten von Transplantaten und Versuchstieren. Ihre Operationstechnik war äußerst ausgefeilt und diffizil. Mit ihren umfangreichen prä- und postoperativen Laboruntersuchungen sowie den histologischen Nachkontrollen betrieben sie einen hohen diagnostischen Aufwand. Carrels Arbeiten bildeten sozusagen die Speerspitze chirurgischer Forschung. Er setzte die Maßstäbe für die Transplantationsforschung[18] und erhielt 1912 den Nobelpreis für seine Leistungen auf dem Gebiet der Gefäßchirurgie und Transplantation. Diese Forschungen fanden im Prinzip bereits unter den Bedingungen der Technomedizin statt: Von November 1904 bis August 1906 arbeitete Carrel mit dem Physiologen Guthrie in der Abteilung für Physiologie der Universität Chicago zusammen. In einer Serie von Versuchen perfektionierten die beiden Forscher die Gefäßnaht und erkundeten deren Anwendungsmöglichkeiten, vor allem in Hinsicht auf Transplantationen. 1906 wechselte Carrel zum Rockefeller Institut nach New York, wo er weiter an der Gefäßchirurgie arbeitete. Das Rockefeller Institut war eine Einrichtung neuen Stils. Von dort kam seit der Zeit Carrels eine große Zahl wichtiger wissenschaftlicher Entdeckungen. John D. Rockefeller hatte es zur Förderung der medizinischen Forschung nach dem Vorbild der außeruniversitären Institute Pasteurs und Kochs eingerichtet. Die Politik des Instituts basierte auf der Annahme, daß medizinische Forschung in direkter Beziehung zur klinischen Praxis stünde.[19] Die Arbeitsbedingungen am Rockefeller-Institut waren außergewöhnlich günstig, wie andere Untersucher neidvoll zugeben mußten.[20] So meinte z.B. der Gefäßchirurg Stich, daß die aseptischen Kautelen der dort durchgeführten Tierversuche diejenigen der menschlichen Operationen an den besten deutschen Kliniken bei weitem übertrafen.[21] Hier konnte Carrel systematisch und ausführlich seinen Studien zur Organtrans-

---

17 Borst/Enderlen 1909, S. 56, 139-140. Jeger 1913, S. 176-177. Zu Carrel: Malinin 1979. Soupault 1972.

18 Borst/Enderlen 1909, S. 56, 139. Unger 1909, S. 1060.

19 Löwy 1989, S. 371, 390. Moulin 1991, S. 187-190.

20 Z.B. Unger 1910, S. 574.

21 Stich 1913, S. 1865.

plantation nachgehen.[22] Eine ähnliche Situation herrschte an der Mayo-Klinik in Rochester/Minnesota. Seit 1918 bis in die 30er Jahre kamen von dort systematische und aufwendige Untersuchungen zur Organtransplantation, die wiederum neue Maßstäbe setzten.[23] Diese Zentren, wo die Zusammenarbeit zwischen verschiedenen Disziplinen sowie zwischen Grundlagenwissenschaften und Anwendung absichtlich angeregt und gezielt gefördert wurden, verkörperten einen neuen Typ von Wissenschaft und Medizin.[24] Hier wurde schon derselbe Typ interdisziplinärer, themenzentrierter und hochauf-wendiger Forschung betrieben, die an derselben Art von Zentren nach dem Zweiten Weltkrieg zur praktischen Anwendung der Organtransplantation führte. Überhaupt war der neue Typ von Medizin und Wissenschaft auf anderen Gebieten schon deutlich vor 1930 erfolgreich. Beispielsweise gingen die Produktion von Salvarsan und Insulin auf die neue Organisations- und Finanzierungsform und ihre typischerweise enge Zusammenarbeit mit der Industrie zurück. Die Institute Kochs und Ehrlichs repräsentierten genauso wie die in vielen Ländern der Welt gegründeten Pasteur-Institute bereits die »Techno-Medizin«.

Kontingenz

Letztlich ist es also nur zum Teil befriedigend, das Scheitern vor 1930 und den Neubeginn nach 1945 mit dem Wechsel von einem Typ von Medizin zum anderen zu erklären. Andererseits erklärt aber auch der fehlende technische und wissenschaftliche Fortschritt das Aufgeben der Transplantation nicht ausreichend: Wäre dies der Grund für das Scheitern vor 1930 gewesen, dann müßte sich der Stand von Wissenschaft und Technik auf diesem Gebiet nach 1945 grundlegend gebessert haben. Die Ergebnisse der klinischen Versuche waren aber auch nach 1945 für lange Zeit nicht besser als vor 1930. Die erste erfolgreiche Nierentransplantation zwischen eineiigen Zwillingen im Jahre 1954 stellte eine geschickte Umgehung des zentralen Problems dar, sie war aber keine wirkliche Lösung. Jetzt waren anhaltende Mißerfolge offenbar kein Grund mehr, um auf ganze Vorhaben zu verzichten.

---

22 Carrel 1912, S. 20.

23 Dederer 1918. Dederer 1920. Williamson 1926, S. 248. Williamson 1923. Ders., 1926. Ibuka, Autogenous 1926. Ders., Homogenous 1926. Mann et al. 1933 (Herztransplantation). Wu/Mann 1934.

24 Moulin 1991, S. 125.

An solchen Widersprüchen zeigt sich, daß die Frage, warum die Organtransplantation um 1930 scheiterte, falsch gestellt ist. Diese Frage setzt einen Fortschrittsautomatismus voraus, dessen Ablauf durch bestimmte Faktoren gestört werden kann. Es wird nach Hindernissen gefragt, die beseitigt werden mußten, damit der Weg zur heutigen Transplantationsmedizin frei wurde. Sinnvoller ist es, nach Faktoren zu fragen, die dazu beitrugen, daß die Organtransplantation dann doch noch in die Praxis umgesetzt wurde.

Dabei wird eine Reduktion auf den Einfluß übergeordneter Entwicklungen, beispielsweise eines neuen Typs von Medizin, einem solchen historischen Vorgang nicht gerecht. Zum Beleg genügt ein Auschnitt der Entwicklung nach 1945. Allein die Bedeutung der Eigenschaften des neuen Leitorgans Niere macht klar, wie hier das Zusammentreffen verschiedenartiger Umstände die weitere Entwicklung bestimmte: Von Nierenerkrankungen sind oft junge, ansonsten relativ gesunde Menschen betroffen, so daß ein chirurgischer Eingriff durchaus vielversprechend erscheint. Die Niere wird von einzelnen, relativ großen Blutgefäße versorgt, was für eine Wiederherstellung der Durchblutung durch den Gefäßanschluß ideal ist. Sie ist zudem doppelt angelegt, kann also aus einem Organismus entfernt werden, ohne daß dies den Tod zur Folge hat. Dies ermöglichte die Lebendspende.[25] Der Verlauf des chronischen Nierenversagens geht unaufhaltsam in Richtung Tod, läßt aber genügend Zeit für ärztliche Maßnahmen. Für die weitere Entwicklung war es wichtig, daß als eine solche ärztliche Maßnahme nach dem Zweiten Weltkrieg erstmals die Hämodialyse zur Verfügung stand, mit der die Kranken bis zur Operation am Leben erhalten werden konnten. Da wichtigste Zentrum der neuen Transplantationsmedizin, das Peter-Bent-Brigham-Hospital in Boston, verfügte als eine der ersten Institutionen der Welt über diese Behandlungsmöglichkeit. Auch dies war von Bedeutung: Da eine Dialysebehandlung damals nur als Überbrückung dienen konnte, war der Bedarf nach einer Dauerlösung für diejenigen Patienten, deren Nieren sich nicht von selbst erholten, umso größer.[26] Durch die Dialyse existierte in Boston eine Gruppe von Patienten, denen eine erfolgreiche Transplantation eine reelle Überlebenschance bot, die jedoch ohne Transplantation bald sterben würden. Schon allein die Existenz der Dialysebehandlung kann also als ein Faktor betrachtet werden, ohne den es vielleicht nie zur erfolgreichen Weiterentwicklung der Nierentransplantation gekommen

25 Murray 1965, S. 235.

26 Moulin 1991, S. 211.

wäre. Dazu kamen die genannten günstigen Eigenschaften der Niere, ein neues Interesse an immunologischen Vorgängen, der Nachweis der erworbenen Immuntoleranz, das Vorhandensein gut ausgestatteter und interdisziplinär angelegter medizinischer Zentren und vieles andere mehr.

Es wäre übertrieben, hier von Zufall zu sprechen. Eine Notwendigkeit der Entwicklung lag aber genausowenig vor. Die beste Erklärung liegt im Zusammentreffen einer Reihe von Faktoren und damit letztlich in der historischen Kontingenz, d.h. der speziellen Abfolge von Ereignissen, die nicht auf irgendwelche Gesetzmäßigkeiten zurückzuführen ist. Ebenso wie die *Erfindung* der Organtransplantation sich nicht aus einer quasi selbstläufigen Fortschrittslogik sondern als ein historisch kontingentes Produkt vieler Faktoren erklärt, war auch die praktische Umsetzung der Organtransplantation historisch kontingent und nicht etwa ohnehin irgendwann einmal zu erwarten gewesen, weder vor 1930 noch nach 1945.

4. Zusammenfassung und Fazit

Heute wird die Tatsache, daß man mit der Organtransplantation Krankheiten sinnvoll behandeln kann, nicht mehr in Frage gestellt. Sie ist zu einer Selbstverständlichkeit geworden. Diese Selbstverständlichkeit, auf der die gesamte weitere Entwicklung der Organtransplantation auch nach 1945 aufbaut, wurde in der Zeit von 1880 bis 1930 geschaffen. Ihr liegt eine menschliche Aktivität zu einer bestimmten Zeit, unter bestimmten Bedingungen des Wissens, der Technik und der Gesellschaft zugrunde, so daß man von einer »Erfindung« der Organtransplantation sprechen kann. Der Prozeß dieser Erfindung ist das Thema der vorliegenden Arbeit. In Hinsicht auf die Schaffung und Verbreitung des Organersatzkonzeptes seit den 1880er Jahren war diese Erfindung der Organtransplantation ein Erfolg. Gescheitert ist allerdings die praktische Umsetzung des Konzepts. Die Bemühungen um die Anwendung des chirurgischen Organersatzes wurden nach 1930 aufgegeben und erst in den Jahrzehnten nach dem Zweiten Weltkrieg wieder aufgenommen.

Die mit der Organtransplantation verbundene Vorgehensweise des Organersatzes war neu. Sie war nicht einfach eine Weiterentwicklung bereits vorhandener Theorien oder Wunschvorstellungen. Die theoretische Begründung des Organersatzes ist gleichzeitig und in Wechselwirkung mit dem praktischen Vorgehen geschaffen worden. Konzept und Praxis der Organtransplantation ergaben sich nicht aus der Sache selbst. Zwar war die Verpflanzung lebenden Gewebes schon als Reparaturtechnik der traditionellen Chirurgie der Körperoberfläche und als Forschungsmethode aus den Naturwissenschaften bekannt. Die Organtransplantation ist davon jedoch als eine spezielle Anwendungsform der Verpflanzung lebenden Gewebes abzugrenzen, da sie einer eigenen und neuen Logik folgte.

Wie im folgenden ausgeführt, setzte die Organtransplantation spezielle Vorstellungen über die Krankheitsverursachung voraus, die mit einer besonderen Vorgehensweise in der Forschung und einer bestimmten Strategie in der

Therapie einhergingen. Diese therapeutische Strategie war wiederum nur dann anwendbar, wenn die Krankheit in einer dazu geeigneten Weise wahrgenommen wurde. Der mit dem Organersatz verbundene Wandel der Theorien zur Krankheitsverursachung und -bekämpfung läßt sich am Beispiel des Kretinismus – einem frühen Anlaß zur Transplantation der Schilddrüse – verdeutlichen: Nach der alten Auffassung resultierte der Kretinismus aus dem Zusammenwirken einer großen Zahl von Faktoren an einem bestimmten geographischen Ort, er war »endemisch« bedingt. Für den Vergleich ist es wichtig festzuhalten, daß keiner dieser Faktoren in jedem Fall vorhanden sein mußte, daß der Kretinismus nach dieser Sichtweise also keine *notwendige Ursache* besaß. Eine solche notwendige Ursache ist dadurch charakterisiert, daß sie immer vorliegt, wenn der von ihr bedingte Effekt auftritt. Ohne die notwendige Ursache bleibt auch der Effekt aus. Damit konnte man durch die Beseitigung der notwendigen Ursache ein Phänomen mit Sicherheit verhindern oder beseitigen. Genau dies war aber zunächst nicht der Fall: Die Ärzte mußten quasi an allen Fronten gleichzeitig kämpfen, um die Vielzahl der Faktoren unter ihre Kontrolle zu bringen. Die Maßnahmen zur Krankheitsbekämpfung schlossen auch die Lebensweise und die sozialen Verhältnisse der Menschen mit ein. Es war geradezu typisch, daß Ärzte in diesem Zusammenhang politische Forderungen zur Verbesserung der sozialen Lage der Bevölkerung stellten. Doch trotz noch so hohen Engagements ließ sich keine Erfolgssicherheit erzielen. Die ohnehin schwer erfüllbaren Forderungen der Ärzte wurden daher, wenn überhaupt, nur ansatzweise befolgt. Auf der Ebene der Individualtherapie sollte das gleiche Prinzip durch die Einrichtung spezieller Heilanstalten für Kretins umgesetzt werden. Auch diese Anstalten waren ein Mißerfolg. Sie wurden nach anfänglichem Enthusiasmus als Fehlschläge beurteilt und schließlich geschlossen oder umgewidmet.

Ein völlig neuer Ansatz zur Kontrolle von Krankheitsursachen ergab sich aus der chirurgischen Praxis der Organentfernung: Die technische Perfektionierung der Chirurgie hatte es erlaubt, die Kropfentfernung so weit zu vervollständigen, daß die gesamte vergrößerte Schilddrüse herausgenommen werden konnte. Im nachhinein wurden die unerwünschten Folgen der totalen Organentfernung offenbar: Die davon betroffenen Patienten entwickelten ein typisches Krankheitsbild, die Kinder unter ihnen zeigten große Ähnlichkeit mit Kretins. Diese unerwartete Beobachtung regte Kliniker und Physiologen zur experimentellen Erforschung der Schilddrüsenfunktion und ihrer Ausfallerscheinungen an. Gezielt wurden nun im Labor Schilddrüsenentfernungen am

Versuchstier durchgeführt und deren Folgen dokumentiert. Da es darum ging, die Auswirkungen des Organausfalls getrennt von allen anderen Einflüssen zu betrachten, mußte die Organfunktion so weit wie möglich isoliert werden. Dies versuchte man chirurgisch durch die selektive, aber dennoch vollständige Organentfernung. Die danach auftretenden Erscheinungen wurden als Folge der Abwesenheit des Organs angesehen, die Gegenprobe bestand in der anschließenden Wiedereinfügung der Organfunktion. Wenn jetzt die nach der Organentfernung aufgetretenen Symptome wieder zurückgingen, war dies ein überzeugendes Argument, daß die Symptomatik tatsächlich durch die Abwesenheit der Organfunktion bedingt war. Die experimentelle Transplantation erlaubte es somit, die Organfunktion weitgehend von anderen Einflußfaktoren zu isolieren und dadurch zu überprüfen, inwieweit die Krankheitszeichen ausschließlich mit der Abwesenheit des Organs korrelierten. Auf diese Weise wurde der Kretinismus und andere ihm ähnliche Erscheinungen als Folge von Schilddrüsenmangel definiert und konkurrierende Auffassungen, darunter die alte endemische Theorie der Verursachung, widerlegt.

Die Isolierung, Entfernung und Wiedereinfügung der Organfunktion mit anschließender Konstruktion einer spezifischen Krankheitseinheit wurde grundlegend für das Organersatzkonzept aller anderen Organe. Der Verlauf der Auseinandersetzungen um dieses Konzept, z.B. beim Diabetes, läßt erkennen, wie wichtig die korrekte Isolierung des vermuteten Kausalfaktors für die Beweisführung war. Die Nebenschilddrüse wurde im Zuge dieses Vorgehens erstmals überhaupt als ein funktionell und anatomisch eigenständiges Organ wahrgenommen. Die Hodentransplantation wurde zur Außenseitermethode, als sie nicht mehr diesem Prinzip folgte. Die Fähigkeit, auf diese Weise das Phänomen der Organmangelerscheinungen willkürlich hervorrufen und beseitigen zu können, entsprach dem wissenschaftlichen Ideal der Experimentalphysiologie: Das Erkenntnisinteresse der experimentellen Wissenschaft richtete sich darauf, ein Lebensphänomen kontrollieren oder *beherrschen* zu können, und nicht nur passiv zu beobachten. Dieses Ziel erreichte man über die Beherrschung der notwendigen Ursache des jeweiligen Phänomens. Handelte es sich dabei um eine Organmangelkrankheit, dann bestand die notwendige Ursache in der Abwesenheit des Organs. Damit war das Organ eine unumgehbare Engstelle im Krankheitsgeschehen, es war der Punkt, von dem aus man die Krankheit beherrschen konnte.

Das organzentrierte Krankheitskonzept resultierte in einer speziellen Art der Therapie. Dabei sollte die Macht der Beherrschung von Phänomenen durch die Beherrschung ihrer notwendigen Ursache vom Labor auf die klinische Medizin ausgedehnt werden. Dieser Therapieansatz bot eine bisher ungekannte Erfolgssicherheit: Die Krankheit mußte zwangsläufig verschwinden, sobald der Organmangel beseitigt war. Tatsächlich konnte die Schilddrüsentherapie auf diese Weise innerhalb kürzester Zeit beeindruckende Erfolge aufweisen. Die Verpflanzung der Schilddrüse, als chirurgische Methode des Organersatzes, wurde zum Vorbild für alle weiteren Organtransplantationen.

Dies alles ging jedoch nur dann auf, wenn die Krankheit wirklich die angenommene notwendige Ursache besaß. Damit dies zutraf, mußten die Krankheitseinheiten neu gefaßt, die medizinische Realität auf eine bestimmte Art und Weise strukturiert werden. So wurde der Kretinismus als Auswirkung des Organmangels redefiniert, mit der Folge, daß nun andere Kranke als Kretins bezeichnet wurden als zuvor. Analog wurden auch andere Krankheiten entsprechend des Organersatzkonzeptes rekonstruiert. Die wichtigsten weiteren Organe, die nach demselben Muster, mit jeweils spezifischen Besonderheiten, in das Organersatzkonzept einbezogen wurden, waren Nebenschilddrüse, Pankreas, Nebenniere, Eierstock, Hoden und Niere. In manchen Fällen konnte man sich auf allgemein akzeptierte Vorannahmen stützen: So waren Schädigungen von Niere und Nebenniere bereits in der ersten Hälfte des 19. Jahrhunderts mittels anatomisch-pathologischer Methoden mit bestimmten Krankheitsbildern in Zusammenhang gebracht worden. Beim Diabetes stand eine klinisch definierte Krankheitseinheit im Mittelpunkt, die weitgehend unverändert mit einem Organversagen in ursächlichen Zusammenhang gebracht werden konnte. Bei Schilddrüse und Nebenschilddrüse sowie Mark und Rinde der Nebenniere wurden zunächst gemeinsam wahrgenommene Krankheitheitsbilder später aufgetrennt und unterschiedlichen Organgeweben zugeschrieben. Die Transplantation von Ovar und Hoden wichen zum Teil von diesem Grundkonzept ab, da sie vielfach nicht gegen sorgfältige konstruierte Organmangelkrankheiten sondern gegen unspezifische körperliche oder psychische Krankheitserscheinungen eingesetzt wurden. Besonders beim Hoden kann man eine unspezifische Vitalisierungstherapie vom spezifischen Organersatz unterscheiden.

Das Organersatzkonzept profitierte von der Konvergenz mit einem anderen Konzept: Am Anfang war es für die Überzeugungskraft der neuen Auffassung wichtig, daß die Organfunktion als Abgabe einer Substanz in die Blutbahn – als innere Sekretion – präzisiert wurde. Damit wurde diese Vorstellung durch einen weiteren machtvollen Argumentationstrang verstärkt, der damals die Aufmerksamkeit der Medizin auf die Funktion von Organen und Geweben lenkte: die Organotherapie. Diese Behandlungsmethode beanspruchte, zunächst mit Hodenextrakten, schließlich mit Auszügen aus jeder Art von Körpergewebe, eine große Zahl von Krankheiten zu heilen. Im Unterschied zum Organersatz versuchte die Organotherapie jedoch nicht, den entscheidenden Punkt im Krankheitsgeschehen zu beherrschen, sondern wollte den Organismus insgesamt stärken. Da die Ergebnisse nach den Kriterien des herrschenden Wissenschaftsideals kaum überprüfbar waren, setzte sich die Organotherapie in einer zunehmend an der Experimentalwissenschaft orientierten Medizin nicht durch. Es blieb jedoch ein grundsätzliches Interesse an physiologisch und therapeutisch wirksamen Organsubstanzen erhalten, was dazu führte, daß dieses Thema für die experimentell-physiologische Forschungsmethode erschlossen wurden. Für diese Erschließung waren die Nebennierenforschungen von großer Bedeutung: Dort gelang es um die Jahrhundertwende erstmals, einem Organextrakt einen physiologisch meßbaren Effekt zuzuordnen. Damit war die innere Organsekretion einer experimentellen Erforschung zugänglich, was entscheidend zur Durchsetzung des Organersatzkonzepts und zur Entwicklung der modernen Hormonlehre, der Endokrinologie, als anerkanntem wissenschaftlichen Forschungsgebiet beitrug.

Die ersten transplantierten Organe besaßen alle eine innere Sekretion. Auch die Niere, das zukünftige Leitorgan der Transplantationsmedizin, wurde in die Organtransplantation integriert, indem das Organersatzkonzept von der Schilddrüse und anderen endokrinen Organen auf dieses Organ übertragen wurde. In einer Art Zwischenstufe dieser Übertragung betrachtete man die Auswirkungen des Nierenversagens als einen Mangel an innerem Sekret der Niere und den Organersatz als den Ersatz dieser inneren Sekretion.

Die geschilderten Vorstellungen und Vorgehensweisen waren an den sozialen und epistemologischen Kontext eines bestimmten Typs von Medizin und Wissenschaft gebunden. Die Erfindung der Organtransplantation, ihr Erfolg als Konzept und ihr Scheitern in der Praxis fanden im Rahmen der physiologisch experimentell orientierten Universitätsmedizin statt. Diese Art von Medizin entstand in der zweiten Hälfte des 19. Jahrhunderts und blieb bis in die erste Hälfte des darauffolgenden Jahrhunderts dominierend. Ihr Ort war die Universität, wo es in der untersuchten Zeitperiode weniger um das Erbringen bestimmter Dienstleistungen ging, als um die Produktion neuen Wissens. Das Ziel der Wissensproduktion wurde von verschiedenen Disziplinen in gegenseitiger Konkurrenz verfolgt. Die Bedingungen der Universitätsmedizin erlaubten es den Wissenschaftlern, dem geschilderten Ideal der Beherrschung von Lebens- und Krankheitsphänomenen im Labor nachzustreben. Dies mündete in die naturwissenschaftlich orientierte, therapeutisch effiziente Medizin, die seit der zweiten Hälfte des 19. Jahrhunderts immer mehr in den Vordergrund trat. Die Ärzte zielten hier nicht auf eine Veränderung der Lebensweise oder der sozialen Verhältnisse, wie es einer Heilkunde entsprochen hätte, die sich vor allem für den ganzen Menschen und seine Umwelt interessierte. Statt dessen sollte ein technisch und wissenschaftlich kompetenter Experte mittels einer gezielten chirurgischen oder pharmazeutischen Intervention eine bereits vorliegende Krankheit mit vorhersehbarem Erfolg behandeln.

Die chirurgische Anwendung des Organersatzes war naheliegenderweise vor allem für die Chirurgen interessant, da die Transplantation eine direkte Erweiterung des chirurgischen Kompetenzbereichs und damit eine Stärkung der Position der Chirurgie als Disziplin bedeutete. Auch die Universitätschirurgie übernahm in dieser Zeit das experimentalphysiologische Ideal. Vorher war das Interesse der Chirurgen vor allem auf anatomische Strukturen gerichtet gewesen und chirurgische Innovationen hatten sich meist auf die Resektion erkrankter Körperstrukturen bezogen. Mit der Organtransplantation ging nun eine neue Generation von Chirurgen dazu über, Funktionen von inneren Organen zu rekonstruieren. Damit wandte sich die Chirurgie von der lokalen, strukturellen Sichtweise ab und begann den Körper mit Hilfe der experimentellen Wissenschaft funktionell-systemisch zu betrachten. Als Leitwissenschaft wurde die beschreibende pathologische Anatomie nun von der Physiologie abgelöst, die sich charakteristischerweise nicht auf Beobachtung und Beschreibung beschränkte, sondern mit dem Ziel der Beherrschung von Körperfunktionen aktiv in den lebenden Organismus eingriff. Wie andere Kliniker nahmen jetzt auch die Chirurgen Laborexperimente vor, was sie in die Lage versetzte, im Rahmen der Universitätsmedizin erfolgreich mit anderen Disziplinen zu konkurrieren.

Die Erfindung der Organtransplantation spielte sich im Schnittpunkt von Labor und Klinik ab. Da die im Labor erzielte Beherrschung der Lebensphänomene im Idealfall als Macht über die Krankheit auf den Arzt am Krankenbett oder im Operationssaal übertragen werden sollte, überrascht es nicht, daß die Erfolgssicherheit der Organersatztherapie immer wieder explizit mit der Wiederholbarkeit eines physiologischen Experimentes verglichen wurde. Auf dem gemeinsamen Boden der experimentalphysiologischen Sichtweise beteiligten sich unterschiedliche Disziplinen an der Organtransplantation, wobei je nach Situation die Kooperation oder die Konkurrenz überwog. Das Ziel der

Beherrschung von Krankheiten mittels der Kontrolle ihrer notwendigen Ursache war allen Disziplinen gemeinsam, so wie diese Vorgehensweise überhaupt ein charakteristisches Merkmal der experimentell orientierten Universitätsmedizin dieser Zeit darstellt.

Die Erfindung der Organtransplantation fand also unter bestimmten sozialen Bedingungen der Wissensproduktion und -anwendung statt. Bei der Keimdrüsenverpflanzung zeigt sich, wie diese Therapiemethode in einer Wechselwirkung mit sozialen Gegebenheiten und kulturellen Vorstellungen auch außerhalb der Medizin und Wissenschaft stand. So ging es bei der Ovarialtransplantation häufig darum, den Körper auf chirurgischem Wege für weibliches Verhalten, insbesondere für Ehe und Schwangerschaft tauglich zu machen. Auch bei der Hodentransplantation wird der Hintergrund der Biologisierung – und »Chirurgisierung« – geschlechtsspezifischer Rollenerwartungen deutlich. Eigenschaften wie die Fähigkeit zu logischem Denken, Kraft, Mut und Ehrlichkeit, aber auch sexuelle Potenz sowie körperliche und geistige Leistungsfähigkeit, wurden als direkte Folgen erfolgreicher Transplantationen geschildert. Diesen Berichten lag offensichtlich ein Männlichkeitsideal zugrunde, dessen Realisierung man mit der Hodenfunktion verband und so einer chirurgischen Behandlung zugänglich machte. Ebenso galt Homosexualität als Folge des Vorherrschens weiblicher Hormonzellen im Hoden und sollte durch die Einpflanzung eines heterosexuell wirksamen Hodentransplantats korrigiert werden.

Derartige Wechselwirkungen mit Bereichen außerhalb der Wissenschaft und Medizin im engeren Sinne werden auch daran deutlich, daß sich mit der Anwendung der Organtransplantation von Anfang an ethische Fragen stellten. So wurde die Zulässigkeit der Organgewinnung vom Tier sowie vom lebenden oder toten Menschen kontrovers diskutiert. Auch die Möglichkeit, daß aus allogen verpflanzten Keimdrüsen Kinder hervorgehen könnten, sah man als ein ethisches, oder zumindest juristisches Problem an. Was die Aufklärung und Zustimmung des Empfängers zur Transplantation angeht, wurde die Entscheidung, ob ein Patient ein Transplantat erhalten sollte oder nicht, in erster Linie als Sache des Arztes angesehen. Im Laufe des Untersuchungszeitraumes findet man in den Fachaufsätzen jedoch immer häufiger Hinweise auf die ärztliche Aufklärung und das Einverständnis des Empfängers. Es gibt aber auch Ausnahmefälle regelrechter Humanexperimente, in denen Transplanationen ohne Wissen des Empfängers stattfanden.

In der Bilanz etablierte sich die Organtransplantation zwischen 1880 und

1930 erfolgreich als Konzept: Seit etwa 1900 galt sie als eine im Prinzip ideale Therapie. Gescheitert ist die Organtransplantation jedoch an der praktischen Umsetzung. Inzwischen hatte sich das disziplinäre Umfeld geändert: Als nach der Jahrhundertwende der theoretische Begründung der Organtransplantation weitgehend akzeptiert war, konstituierte sich um die Erforschung der klinischen Anwendung ein neuer Zweig der Chirurgie, die Transplantationschirurgie. In diesem Tätigkeitsgebiet flossen Organtransplantation, plastische Chirurgie, Gefäßchirurgie und biologische Forschung zusammen. Es wurde festgestellt, daß die autogene Transplantation bei technisch perfekter Ausführung zwar sehr gute Ergebnisse brachte, sich aber nicht zum Ersatz eines versagenden Organs eignete. Da die Xenotransplantation seit etwa 1905 als realistische Therapieoption weitgehend ausgeschieden wurde, war es für die Zukunft der therapeutischen Organtransplantation entscheidend, inwieweit sich die Transplantation zwischen Individuen derselben Art als praktikabel erwies. Hier setzte sich trotz der immer wieder auftauchenden Erfolgsmeldungen seit etwa 1914 die Ansicht durch, daß die allogene Transplantation keine Dauererfolge bringen könne. Die beobachtete kurzfristige Wirksamkeit von Drüsenverpflanzungen wurde im Sinne einer Hormonresorption aus dem verpflanzten Gewebe interpretiert, und auch das Interesse an der Nierentransplantation ging seit den frühen 1930er Jahren aufgrund der anhaltenden Mißerfolge vollständig zurück. Dabei ergab sich auch dieses Scheitern nicht einfach aus der Sache selbst, sondern beruhte darauf, daß die bisher um die Transplantation bemühten Forscher nicht mehr an die Möglichkeit eines Erfolges glaubten. Dies hing unter anderem damit zusammen, daß sich zunehmend genauere Methoden und strengere Kriterien zur Beurteilung der dauerhaften Erhaltung und Funktion der Transplantate im Empfängerkörper durchsetzten. Zwischen 1930 und 1945 wurde die Organtransplantation praktisch nicht mehr weiter erforscht.

Bevor die Chirurgen sich von der Organtransplantation abwandten, hatten sie sich um eine Verbesserung der Ergebnisse bemüht. Zunächst überwogen dabei die Versuche einer rein technisch-chirurgischen Perfektionierung. So erprobte man die verschiedensten Einpflanzungsorte und variierte die Art der Verbindung zwischen Transplantat und Empfänger. Als einige Chirurgen die Autotransplantation so perfekt beherrschten, daß sie damit wirkliche Langzeiterfolge erzielten, konnten sie im Vergleich feststellen, daß die Allotransplantation selbst bei technisch identischer Ausführung sehr viel schlechtere Ergebnisse brachte. Es mußte also ein Erfolgshindernis geben, das nur dort wirksam war – ein Schluß, der nicht von Anfang an auf der Hand lag, sondern erst durch die technische Perfektionierung möglich wurde. Als Erklärung nahm man an, daß sich die Gewebe von Individuen derselben Art in ihren biochemischen Eigenschaften unterschieden, und es daher zu Imkompatibilitäten wechselnden Ausmaßes komme. Zu der Frage, auf welchem Wege sich diese biochemische Individualität auswirkte, gab es mehrere Theorien. Am wichtigsten wurde die immunologische Auffassung, der zufolge der Untergang körperfremder Transplantate auf eine Abwehrreaktion des empfängereigenen Immunsystems zurückging. Zwar wurde die Abstoßungsreaktion auf der zellulären Ebene über histologische Untersuchungen mit der Tätigkeit von Abwehrzellen, insbesondere Lymphozyten, in Zusammenhang gebracht, eine wirkliche Spezifität der Abwehrreaktion wie bei der Infektionsimmunität konnte aber nicht gezeigt werden. Ebensowenig gelang der von vielen Forschern erwartete Nachweis spezifischer Antikörper.

Da man aus Erfahrung wußte, daß bei steigendem Verwandtschaftsgrad zwischen Spender und Empfänger die Chancen auf einen Erfolg der Allotransplantation wuchsen, bestand eine Strategie zur Verbesserung der Resultate allogener Transplantationen in der Spenderauswahl. Der Versuch, die Kompatibilität von Spendern und Empfängern an den Blutgruppen abzulesen, scheiterte jedoch, so daß kein effektives Kriterium für die Spenderauswahl zur Verfügung stand. Andere Wissenschaftler versuchten, das Einwachsen der Transplantate durch verschiedene Arten der Transplantatvorbehandlung oder durch *in vitro*-Anzüchtung von Gewebe zu fördern. Ein dritter Weg war die Behandlung des Transplantatempfängers mit dem Ziel, die Reaktion gegen das Transplantat durch eine Unterdrückung der empfängereigenen Immun-abwehr abzuschwächen. Keine der angewandten Maßnahmen – Anti-Antikörper, Milzentfernung, chemische Substanzen, Röntgen-Bestrahlung, absichtlich hervorgerufene Infektionen – erwies sich jedoch als praktikabel.

Obwohl es also durchaus Ansätze gab, die Vorgänge bei der Transplantatabstoßung zu verstehen und sogar zu beeinflussen, wurde die Organtransplantation und die Erforschung der Abstoßungsreaktion in den 1920er und 30er Jahren aufgegeben. Keiner der beteiligten Disziplinen erschien es lohnend, in dieser Richtung weiter zu arbeiten. Erst nach 1945 wurde die Organtransplantation wieder aufgenommen. Dieser Neuanfang ist nicht einfach auf den Fortschritt der Wissenschaft zurückzuführen: Der Wissensstand zur Transplantation hatte sich seit 1930 kaum verändert, es waren im Gegenteil sogar einige bereits bekannte Fakten in Vergessenheit geraten. Neu waren allerdings die Bedingungen der Wissenschaftsorganisation: Jetzt war der einzelne Forscher zwar stärker thematisch spezialisiert, die Disziplingrenzen aber weniger ausgeprägt als dies in der Universitätsmedizin der Fall war. Die großen Erfolge der Wissenschaft kamen nun aus interdisziplinär orientierten Zentren, wo das Wissen und Können von hochspezialisierten Experten zusammenfloß. Typisch ist das Peter-Bent-Brigham Hospital in Boston, von wo die wichtigsten Entwicklungen der Nierentransplantation nach 1945 ausgingen.

Allerdings können die unterschiedlichen Typen von Medizin und Wissenschaft nicht als alleiniger Grund für den Mißerfolg und Erfolg der Organtransplantation angesehen werden: Schon vor 1930 spielte sich ein Teil der Transplantationsforschung im Kontext des neuen Typs von Medizin ab. Dennoch wurde die Organtransplantation aufgegeben. Es war letzlich das Zusammentreffen verschiedenartiger begünstigender Faktoren, was zur Weiterentwicklung der Organtransplantation nach 1945 führte. Darunter befanden sich technische und anatomische Gegebenheiten – wie die günstigen anatomischen Eigenschaften der Niere und die Existenz der Hämodialyse – ebenso wie die epistemologischen und sozialen Bedingungen.

Die Wiederaufnahme der Organtransplantation läßt sich damit genausowenig wie ihre Erfindung als logische Konsequenz aus dem Verlauf der Geschichte verstehen. Beides ist als zeit- und kontextgebundener Vorgang zu beschreiben, bei dem Wissen, therapeutisches Handeln und sozialer Kontext in Wechselwirkung standen: Mit der Erfindung der Organtransplantation wurde ein Wissen geschaffen, das durch die experimentell orientierte Universitätsmedizin geprägt war und damit in vielfältiger Abhängigkeit zu ganz bestimmten chirurgischen und wissenschaftlichen Praktiken sowie sozialen Beziehungen stand. Die in diesem Wissen enthaltenen Auffassungen über den Körper in Krankheit und Gesundheit implizierten die Möglichkeit und Erwünschtheit der Organtransplantation. Diese Koppelung von Konzept und therapeutischer Praxis bestand schon deshalb, weil das Konzept »interaktiv« mit den angewandten Praktiken entstanden war. Das heißt aber nicht, daß chirurgisches Handeln und Wissensproduktion etwa willkürlich erfolgen konnten – die Eigenschaften der Objekte – Körper, Organe, Gefäße, Abwehrzellen usw. – bestimmten die Möglichkeiten und Grenzen mit. Die Möglichkeiten und Grenzen des Wissens und Handelns wurden aber auch durch die beteiligten Wissenschaftler und Ärzte mit ihren professionellen Interessen sowie durch den Rahmen der Universitätsmedizin, die eine bestimmte Art der Sozialbeziehungen zwischen Menschen darstellte, bestimmt. Umgekehrt wirkte das in diesem Kontext geschaffene Wissen und Können auf die Beziehungen von Menschen untereinander zurück: Die Erfolge der Organtransplantation in Labor und Operationssaal trugen zur Autorität der Universitätsmedizin und ihrer Vertreter, speziell der Chirurgen und Physiologen, bei. Ihr Scheitern begrenzte diese Autorität. Die Erfindung der Organtransplantation lag im Interesse der beteiligten Wissenschaftler und Ärzte als Personen und als Vertreter von Disziplinen, sowie bestimmter Patienten. Allerdings war die Organtransplantation nicht einfach eine Folge bereits bestehender Interessen: Ebenso wie die Organtransplantation nicht aus bereits vorliegenden Theorien hervorging, sondern ihrerseits die Vorstellungen über Krankheiten und Körperfunktionen veränderte, formte sie auch die Interessen der Beteiligten neu. So entstand mit der Organtransplantation z.B. erst eine Transplantationsmedizin mit eigenen Interessen.

Wie die moderne Medizin überhaupt, sind damit auch die Organtransplantation und die ihr zugrundeliegenden Krankheitsvorstellungen als eine Konsequenz aus bestimmten Entscheidungen in der Vergangenheit zu verstehen. Diese Entscheidungen waren nicht durch Sachzwänge vorgegeben. Auch eine Logik des Fortschritts, der Medikalisierung oder Technisierung kann sie nicht erklären. Es mußten die geschilderten sozialen, wissenschaftlichen, technischen Wirkfaktoren in den Prozeß der »Erfindung der Organtransplantation« einfließen, damit der uns bekannte und selbstverständlich erscheinende chirurgische Organersatz ein Teil der medizinischen Realität wurde.

Personenregister

Sachregister

Literatur

Abkürzungen

AEPP – Archiv für experimentelle Pathologie und Pharmakologie
AIB – Archives italiennes de Biologie
AKC – Archiv für klinische Chirurgie
BHM – Bulletin for the History of Medicine
BMJ – The British Medical Journal
CBSÄ – Correspondenzblatt für Schweizer Ärzte
CRSB – Comptes rendus hebdomadaires des séances et mémoires de la société de biologie
DMW – Deutsche medizinische Wochenschrift
DZC – Deutsche Zeitschrift für Chirurgie
HS – History of Science
JAMA – Journal of the American Medical Association
JEM – Journal of Experimental Medicine
JHM – Journal for the History of Medicine and the Allied Sciences
Lancet – The Lancet
MGMC – Mitteilungen aus den Grenzgebieten der Medizin und Chirurgie
MH – Medical History
MHJ – Medizinhistorisches Journal
MMW – Münchener medizinische Wochenschrift
PA – Pflügers Archiv
RMSR – Revue médicale de la Suisse Romande
SA – Sudhoffs Archiv
SGO – Surgery, Gynaecology and Obstetrics
VA – Virchows Archiv. Archiv für pathologische Anatomie und Physiologie und für klinische Medicin
VDGC – Verhandlungen der Deutschen Gesellschaft für Chirurgie
WKW – Wiener klinische Wochenschrift
ZC – Zentralblatt für Chirurgie
ZG – Zentralblatt für Gynäkologie

Quellen

Abelous, J.-E.: La physiologie des glandules à sécrétion interne. Corps thyroïde et capsules surrénales, Revue générale des sciences pures et appliqueés 4 (1893), 273-278.

Allan, William W.: Transplantation of the Pancreas in Diabetes, and of Suprarenal Gland in Addison's Disease, BMJ 1903, 1, 523.

–: Transplantation of the Pancreas, BMJ 1903, 1, 711.

–: Transplantation of the Pancreas in Diabetes, BMJ 1903, 1, 764.

Allen, Frederick M.: Studies Concerning Glycosuria and Diabetes, Cambridge, Mass. 1913.

Allen, F.M./ Stillmann, E. und Fitz, R.: Total Dietary Regulation in the Treatment of Diabetes, New York 1919.

Allen, William: Gland Implantation for Rheumatoid Arthritis, BMJ 1929, 1, 1189.

Anon.: Transplantation of the Human Ovary, BMJ 1899, 1, 1297-1298.

Anon.: Transplantation of the Ovaries, BMJ 1900, 1, 341.

Anon.: Ovarian Grafts, BMJ 1910, 2, 145.

Anon.: Grafting of Normal Tissues, BMJ 1913, 2, 383-384.

Anon.: Ovarian Grafts, BMJ 1913, 2, 474.

Anon.: Grafts and Transplantation, Lancet 1914, 1, 1493-1495.

Anon.: Transplantation of the Ovaries, Lancet 1914, 2, 348-349.

Anon.: Thyroid Grafting, BMJ 1920, 2, 248-249.

Anon.: Ovarian Transplantation or Grafting, BMJ 1921, 2, 909-910.

Anon.: Addison's Disease Treated by Suprarenal Grafting, BMJ 1922, 1, 268-269.

Anon.: Testicular Grafts, BMJ 1922, 2, 763.

Anon.: Ovarian Transplantation, BMJ 1926, 2, 347.

Anon.: Ovarian Grafts, BMJ 1928, 2, 531-532.

Anon.: Voronoff's Experiments on the Improvement of Livestock, BMJ 1928, 1, 505.

Anon.: Gland Grafting, BMJ 1928, 1, 510.

Anon.: Dr. Voronoff and Grafting Experiments (Medical Notes in Parliament), BMJ 1928, 1, 1094.

Anon.: Testicular Grafting, BMJ 1933, 1, 661.

Arendt (Berlin): Demonstration und Bemerkungen zur Ovarientransplantation, ZG 22 (1898), 1116-1117.

Arnaud, H.: Présentation d'un lapin avec ectopie artificielle des deux reins, CRSB 43 (1891), 8-10.

Arnold, Willy: Ovarialtransplantation und Retikulo-Endothelialsystem, Klinische Wochenschrift 6 (1927), 551-552.

Arthaud, G. und Magon, L.: De l'innocuité de l'ablation du corps thyroïde et de la cause des accidents graves de la thyroïdektomie, CRSB 43 (1891), 548-550.

Avramovici, Aurel: Les transplantations du rein (étude expérimentale), Lyon chirurgical: bulletin officiel de la Societé de Chirurgie de Lyon 21 (1924), 734-757.

Avullani: Der therapeutische Wert von Nierenextrakt, DMW 31 (1905), 1363.

Bab, Hans: Ist es berechtigt, an einem männlichen Individuum eine künstliche Scheide operativ zu bilden?, DMW 47 (1921), 186-187.
Bailey, Hamilton: Testicular Grafting, Lancet 1927, 1, 284.
Bainbridge, William Seaman: Transplantation of Human Ovaries: Present Status and Future Possibilities, American Journal of Obstetrics and Gynaecology 5 (1923), 493-498.
Bardeleben (Berlin): Diskussionsbeitrag zu Kochers »Ueber Kropfexstirpation und ihre Folgen«, VDGC. 12, II (1883), S. 4-9.
Barfurth, Dietrich: Regeneration und Transplantation in der Medizin, Jena 1910.
–: Transplantation, in: Handwörterbuch der Naturwissenschaften 8 (1913), 1-18.
–: Regeneration und Transplantation. Rückblick auf die Ergebnisse fünfundzwanzigjähriger Forschung, Wiesbaden 1917.
Beatty, Wallace: A Case of Myxodema Successfully Treated by Massage and Hypodermic Injections of the Thyroid Gland of a Sheep, BMJ 1892, 1, 544-545.
Beer, Edwin und Oppenheimer, B.S.: Transplantation of the Adrenal Cortex for Addison's Disease, The Annals of Surgery 100 (1934), 689-697.
Beneke, Rud.: Untersuchungen über gleichzeitige peritoneale Transplantation verschiedener Organstücke, MMW 73, 1 (1926), 670.
Bell, W. Blair: An Address on the Nature of the Ovarian Function and the Medical and Surgical Methodes Adopted to Secure the Benefits of the Ovarian Secretions, Lancet 1920, 2, 878-884.
Bernard, Claude: Chiens rendu diabétique, CRSB 1 (1849), 60.
–: Einführung in das Studium der experimentellen Medizin, Paris 1865 (übersetzt, mit Kommentar von Karl. E. Rothschuh, Leipzig 1961).
–: Leçons sur le diabète et la glycogénèse animale, Paris 1877.
Berthold, Arnold Adolf: Transplantation der Hoden, Archiv für Anatomie, Physiologie und wissenschaftliche Medicin, Jg. 1849, 42-46.
Bettencourt und Serrano: Un cas de myxoedème traité par la greffe hypodermique du corps thyroïde d'un mouton, La semaine médicale 10 (1890), 294.
Biedl, Artur: Innere Sekretion. Ihre physiologischen Grundlagen und ihre Bedeutung für die Pathologie, 3. Aufl., Berlin und Wien 1916.
Bircher, Heinrich: Der endemische Kropf. Beziehungen zur Taubstummheit und zum Cretinismus, Basel 1883.
–: Das Myxödem und die cretinische Degeneration, Leipzig 1890 (Sammlung klinischer Vorträge, hg. von Richard Volkmann, Nr. 357).
Blum, F.: Neues und Altes zur Physiologie und Pathologie der Schilddrüse, in: von Leyden/ Pfeiffer 1906, 183-221.
Borst und Enderlen: Über Transplantation von Gefäßen und ganzen Organen, DZC 99 (1909), 54-163.
–: Beiträge zur Gefässchirurgie und zur Organtransplantation, MMW 57 (1910), 1865-1871.
von Bramann: Ueber Schilddrüsentransplantation bei Myxödem und Kretinismus, DMW 35, 2 (1909), 1738-1739.
Brandt und Lieschied: Klinisches und Experimentelles zur Frage der Hodentransplantation, Zeitschrift für urologische Chirurgie 12 (1923), 460-466.

Brown-Séquard, Charles-Edouard: The Effects Produced on Man by Subcutaneous Injections of a Liquid Obtained from the Testicles of Animals, Lancet 1889, 2, 105-107.
–: Seconde note sur les effets produits chez l'homme par des injections sous-cutanées d'un liquide retiré des testicules frais de cobaye et de chien, CRSB 1889, 420-422.
–: On a New Therapeutic Method Consisting in the Use of Organic Liquids Extracted from Glands and Other Organs, BMJ 1893, 1, 1145-1147, 1212-1214.
–: Importance de la sécrétion interne des reins, démontrés par les phénomènes de l'anurie et de l'urémie, Archives de physiologie normal et pathologique 1893, 778-786.
Brown-Séquard, Charles-Edouard und D'Arsonval: De l'injection des extraits liquides provenant des glandes et de tissue de l'organisme comme méthode thérapeutique, CRSB 43 (1891), 248-250.
–: Innocuité de l'injection dans le sang d'extraits liquides du pancréas, du foie, du cerveau et de quelques autres organes, CRSB 43 (1891), 722-725.
Bulgakow, Michail: Hundeherz, München 1988 (russ. Original 1925).
Busch, F.C. und van Bergen, C.: Suprarenal Transplantation with Preservation of Function, The American Journal of Physiology 15 (1906), 444-455.
Busch, F.C. und Wright, Thew: Three Cases of Addison's Disease, One with Adrenal Transplantation, Archives of Internal Medicine 5 (1910), 30-36.
Busch, F.C./ Leonard, T.M. und Wright, T.: Further Results in Suprarenal Transplantation, JAMA 51 (1908), 640-642.

Carrel, Alexis: Transplantation in Mass of the Kidneys, JEM 10 (1908), 98-140.
–: Doppelte Nephrektomie und Reimplantation einer Niere, AKC 88 (1909), 379-411.
–: Remote Results of the Replantation of the Kidney and the Spleen, JEM 12 (1910), 146-150.
–: The Ultimate Result of a Double Nephrectomy and the Replantation of One Kidney, JEM 14 (1911), 124-125.
–: Suture of Blood-Vessels and Transplantations of Organs. Nobel Lecture, in: Les Prix Nobel en 1912, Stockholm 1913, 14-25.
–: The Transplantation of Organs, New York Medical Journal and Medical Record 99 (1914), 839-840.
Carrel, Alexis und Guthrie, C.-C.: Transplantation biterminale complète d'un segment de veine sur une artère, CRSB 59 (1905), 412-413.
–: Extirpation et replantation de la glande thyroïde avec reversion de la circulation, CRSB 59 (1905), 413-414.
–: The Transplantation of Veins and Organs, American Medicine 10 (1905), 1101-1102.
–: Circulation et sécrétion d'un rein transplanté, CRSB 59 (1905), 669-670.
–: Functions of a Transplanted Kidney, Science 22 (1905), 473.
–: Anastomosis of Blood Vessels by the Patching Method and Transplantation of the Kidney, JAMA 47 (1906), 1648-1651.
–: Successful Transplantation of Both Kidneys from a Dog into a Bitch with Removal of Both Normal Kidneys from the Latter, Science 23 (1906), 394.
–: Transplantation of Blood Vessels and Organs, BMJ 1906, 2, 1790.

Carter, Ernest C.: A Case of Myxoedema with Insanity Treated by Injection with Extract of Thyroid Gland, BMJ 1892, 1, 805-806.
Choupin – St. Etienne: Die klinischen Resultate mit der Nierensafttherapie nach der Methode von Renault-Dubois, MMW 52, 2, (1905), 1409.
Christiani, H.: Recherches sur le corps thyroïde du rat, RMSR 12 (1892), 729-732.
–: La greffe thyroïdienne chez l'homme, La Semaine Médicale 24 (1904), 81-83.
–: La guèrison du myxoedème par la greffe thyroïdienne, La Semaine Médicale 25 (1905), 109-112.
–: Propriétés différentes des tissus thyroïdien et parathyroïdien, CRSB 58 (1905), 756-757.
Christiani, H. und Ferrari, E.: De la nature des glandules parathyroïdiennes, CRSB 49 (1897), 885-886.
Christiani, H. und Kummer, E.: Ueber funktionelle Hypertrophie überpflanzter Schilddrüsenstückchen beim Menschen, MMW 53, 2 (1906), 2377-2380.
Clairmont, P. und Ehrlich, H.: Über Transplantation der Hypophyse in die Milz, ZC 36 (1909), 51-52.
Clinical Society of London (Sitzung v. 23.11.1883): BMJ 1883, 2, 1071-1074.
Cramer, H.: Transplantation menschlicher Ovarien, MMW 53 (1906), 1906-1909.
–: Transplantation der Ovarien, DMW 36, 1 (1910), 294.
–: a) Zur Theorie und Therapie der Osteomalazie, b) Erfahrungen über Ovarientransplantationen bei Menschen und Tieren, DMW 45 (1919), 475-476.
Croom, J. Halliday: A Case of Heteroplastic Ovarian Grafting, Followed by Pregnancy and a Living Child. Query – Who is the Mother?, Transactions of the Edinburgh Obstetrical Society 31 (1905-1906), 194-200.
Currie, Morley: Report of a Case of Addison's Disase Treated with Benefit by a Suprarenal Transplant, The Canadian Medical Association Journal, Toronto 14 (1924), 626-628.
Curschmann, Hans: Ueber vergebliche Transplantation einer menschlichen Nebenniere bei Morbus Addisonii, DMW 1928, 1, 428-429.

D'Abreu, Frank: Transplantation of Suprarenal Glands in Addison's Disease, Lancet 1933, 2, 1478-1479.
von Decastello, A.: Ueber experimentelle Nierentransplantation, WKW 15 (1902), 317.
Dederer, Carleton: Studies in the Transplantation of Whole Organs. I. Autotransplant of the Left Kidney to the Neck with Right Nephrectomy in the Dog, JAMA 70 (1918), 6-9.
–: Successful Experimental Homotransplantation of the Kidney and the Ovary, SGO 31 (1920), 45-50.
Demarest und Monier-Vinard: Greffe surrénale sur un addisonien, Bulletins et mémoires de la Société Médicale des Hôpitaux de Paris 50 (1934), 1125-1132.
Demel, R. (Wien): Ein Beitrag zur homoplastischen Transplantation des Hodens im Tierversuch. Die Hodentransplantation und ihre Erfolge im allgemeinen, MMW 75, 1 (1928), 706.
Dimitrijew: Über Nebennierentransplantation bei Morbus Addisoni, ZC 52 (1925) 1082-1083.
Donovan, William: The Treatment of Chronic Albuminuria by Kidney Extract, BMJ 1895, 1, 15.

Drobnick, Thomas: Experimentelle Untersuchungen über die Folgen der Exstirpation der Schilddrüse, AEPP 25 (1889), 136-160.

Dudley, A. Palmer: Results of Ovarian Surgery. With Further Report upon Intra-Implantation of Ovarian Tissue, JAMA 37 (1901), 357-360.

von Düring, A.: Ursache und Heilung des Diabetes mellitus, Hannover 1868.

Eiselsberg, Anton Freiherr von: Ueber erfolgreiche Einheilung der Katzenschilddrüse in die Bauchdecke und Auftreten von Tetanie nach deren Exstirpation, WKW 5 (1892), 81-85,

–: Zur Frage der dauernden Einheilung verpflanzter Schilddrüsen und Nebenschilddrüsen, zugleich ein Beitrag zur postoperativen Tetania parathyreopriva, VDGC 43 (1914), 655-669.

–: Zur Behandlung der Tetania parathyreopriva, AKC 118 (1921), 387-410.

Enderlen, [Eugen]: Untersuchungen über die Transplantation der Schilddrüse in die Bauchhöhle von Katzen und Hunden, MGMC 3 (1898), S. 474-531.

Engel, Emil: Kann die Ovarientransplantation als erfolgreiche Behandlung der Ausfallserscheinungen kastrierter Frauen angesehen werden? Berliner klinische Wochenschrift 49 (1912), 985-986.

–: Zehn Jahre beobachteter Fall einer homoioplastischen vaginalen Ovarientransplantation, DMW 50 (1924), 1378-1379.

–: Über Hodentransplantation beim Menschen, Medizinische Klinik 17 (1921), 1439-1442.

Eulenburg, A. und Guttmann, P.: Die Pathologie des Sympathicus auf physiologischer Grundlage, Berlin 1873.

Fenwick, E. Harry: The Diuretic Action of Fresh Thyroid Juice, BMJ 1891, 2, 798.

Floresco, N.: Transplantation des organes. Conditions anatomiques et technique de la transplantation du rein, Journal de Physiologie et de Pathologie Générale 7 (1905), 27-34.

–: Recherches sur la transplantation du rein, Journal de Physiologie et de Pathologie Générale 7 (1905), 47-59.

Foà, C.: La greffe des ovaires, en relation avec quelques questions de biologie générale, AIB 34 (1900), 43-73.

Förster, W.: Ein Fall von Hodentransplantation mit Kontrolle nach einem Vierteljahr, MMW 68 (1921), 106-107.

Foges, Artur: Zur Hodentransplantation bei Hähnen, Zentralblatt für Physiologie 12 (1898), 898-901.

–: Demonstration einer Ovarientransplantation in die Milz, WKW 20 (1907), 615.

Forschbach, J.: Parabiose und Pankreasdiabetes, DMW 34 (1904), 910-911.

–: Zur Pathogenese des Pankreasdiabetes, AEPP 60 (1909), 131-153.

Frank: Über Transplantation der Ovarien, ZG 22 (1898), 444-447.

Fürbringer, P.: Über die moderne Behandlung von Krankheiten mit Gewebsflüssigkeiten, DMW 20 (1894), 293-296, 318-321.

Fuhr, Ferdinand: Die Exstirpation der Schilddrüse. Eine Experimentelle Studie, AEPP 21 (1886), S. 387-460.

–: Einige Bemerkungen zu der Arbeit Th. Drobnick's: Experimentelle Untersuchungen über die Folgen der Exstirpation der Schilddrüse, AEPP 25 (1889), 363-366.

Garrè, K.: Transplantationen in der Chirurgie, Verhandlungen der Gesellschaft deutscher Naturforscher und Ärzte, 78. Versammlung zu Stuttgart, 1. Teil, Leipzig 1907, 202-216.
Gibson, John L.: The Function of the Thyroid Gland, with Observations on a Case of Thyroid Grafting, BMJ 1893, 1, 58-62.
Giordanengo, G.: Experimentelle Untersuchungen über die Adrenalinfunktion des Nebennierentransplantates, MMW 77, 2 (1930), 1646.
Glass, J.H.: Transplantation des Ovariums, MMW 46, 2 (1899), 1227.
Gley, E.: Sur les effets de l'extirpation du corps thyroïde. Remarques au sujet de la note de Mm. Arthaud et Magon, CRSB 43 (1891), 551-554.
–: Note sur les fonctions de la glande thyroïde chez le lapin et chez le chien, CRSB 43 (1891), 843-847.
–: Sur la fonction des glandules parathyroïdes. Remarques à propos de la communication de M. Moussu, CRSB 49 (1897), 46-47.
–: Des effets de l'extirpation des glandules parathyroïdes chez le chien et chez le lapin, CRSB 49 (1897), 18-20.
Gley, E. und Thiroloix, J.: Contribution á l'ètude du diabète pancréatique. Des effets de la greffe extra-abdominale du pancréas, CRSB 44 (1892), 686-688.
Göbell, R.: Versuche über Transplantation des Hodens in die Bauchhöhle, Zentralblatt für Allgemeine Pathologie und Pathologische Anatomie 9 (1898), 737-739.
Gregory, Arthur: Ein Verjüngungsversuch mit Transplantation von Hoden, die einer Leiche entnommen wurden, ZC 49 (1922), 1326-1327.
Griesinger, Wilhelm: Die Pathologie und Therapie der psychischen Krankheiten, 2. Aufl., Stuttgart 1861.
Grigorieff, Woldemar: Die Schwangerschaft bei der Transplantation der Eierstöcke, ZG 21 (1897), 663-668.
Groves, Ernest W. Hey und Joll, Cecil: Thyroid Grafting and the Surgical Treatment of Exophthalmic Goître, BMJ 1910, 2, 1965-1968.
Gull, William W.: On a Cretinoid State Supervening in Adult Life in Women, Transactions of the Clinical Society of London 7 (1873/74), S. 180-185.

von Haberer, Hans: Ueber Versuche, frisches Nierengewebe zu transplantieren, AKC 84 (1907), 1-28.
Halban, Josef: Ueber den Einfluss der Ovarien auf die Entwicklung des Genitales, Geburtshülfe und Gynaekologie 12 (1900), 496-506.
–: Beitrag zur Lehre von der Menstruation, ZG 25 (1901), 736.
Hallauer: Ueber Eierstocktransplantation, DMW 50 (1924), 1201.
Halsted, W.S.: Auto- and Isotransplantation, in Dogs, of the Parathyroid Glandules, JEM 11 (1909), 175-199.
Hammond, Levi J. und Sutton, Howard A.: An Abstract Report of a Case of Transplantation of a Testicle, International Clinics 22 (1912), 150-154.

Handelsmann und Horsley, Victor: Preliminary Note on Experimental Investigations on the Pituitary Body, BMJ 1911, 2, 1150-1151.
Hannan, John H.: Further Observations on Ovarian Transplantation, BMJ 1934, 1, 137-138.
Hédon, E.: Greffe sous-cutanée du pancreas; ses résultats au point de vue de la théorie du diabète pancréatique, CRSB 44 (1892), 678-680.
–: Sur la sécrétion interne du pancréas et la pathogénèse du diabète pancréatique, Archives internationales de physiologie 13 (1913), 4-53, 255-288.
Heimann, Fritz: Ovarialtransplantationen, DMW 51 (1925), 857-860.
Herlitzka, Amadeo: Einiges über Ovarientransplantation, Biologisches Zentralblatt 20 (1900), 619-624.
–: Recherches sur la transplantation. La transplantation des ovaires, AIB 34 (1900), 89-110.
Hirsch, August: Handbuch der historisch-geographischen Pathologie, 2. Aufl., Stuttgart 1883.
Hoffmeister, W.: Homo- und heteroplastische Organtransplantation unter Berücksichtigung der Lebendfärbung, DMW 54, 1 (1928), 413.
Horsley, Victor: The Brown Lectures on Pathology, BMJ 1885, 2, 111-115, 211-213.
–: Note on a Possible Means of Arresting the Progress of Myxoedema, Cachexia Strumipriva, and Allied Diseases, BMJ 1890, 1, S. 287-288.
–: Further Note on the Possibility of Curing Myxoedema, BMJ 1890, 2, S. 201-202.
–: Remarks on the Function of the Thyroid Gland: A Critical and Historical Review, BMJ 1892, 1, 215-219, 265-268.
Hunt, H. Lyons: Experiences in Testicle Transplantation, Endocrinology 6 (1922), 652-654.
Hunter, John: The Natural History of the Human Teeth: Explaining their Structure, Use, Formation, Growth, 2. Aufl., London 1778.
Hurst, A.F./Tanner, W.E. und Osman, A.A.: Addison's Disease, with Severe Anaemia, Treated by Suprarenal Grafting, Proceedings of the Royal Society of Medicine 15 (1922), 19-20.

Ibuka, Kenji: Function of the Autogenous Kidney Transplant, The American Journal of the Medical Sciences 171 (1926), 407-420.
–: Function of the Homogenous Kidney Transplant, The American Journal of the Medical Sciences 171 (1926), 420-433.
Ingebrigsten, Ragnvald: Homoioplastische Nierentransplantation, ZC 41 (1914), 1740.
Ivy, A.C. und Farrell, J.I.: Contributions to the Physiology of the Pancreas. I. A Method for the Subcutaneous Auto-Transplantation of the Tail of the Pancreas, The American Journal of Physiology 77 (1926), 474-479.

Jaboulay, M.: La greffe de corps thyroïde et de capsules surrénales dans les maladies de ces glandes, Lyon médicale 84 (1897), 399-400.
–: Greffe de reins au pli du coude par soudures artérielles et veineuses, Lyon médicale. Revue lyonnaise de médicine 107 (1906), 575-577.
Jacob, Stanley W. und Dunphy, J. Engelbert: »Successful« Parathyroid Transplantation. A Review of the Literature, American Journal of Surgery 105 (1963), 196-204.
Jordan, George L./Foster, Riley P. und Curd, G.W.: The Treatment of Hypoparathyroidism by Homotransplantation, Transplantation Bulletin 5 (1958), S. 49-50.

Jeger, Ernst: Die Chirurgie der Blutgefäße und des Herzens, Berlin 1913. Nachdruck Berlin 1973, mit Notizen zur Geschichte der Gefäßchirurgie von Ekkhard Vaubel.
Jianu, Ioan: Notiz über eine neue Methode von viszeraler Transplantation, MMW 56, 2 (1909), 1393.
Joslin, Elliott P.: The Treatment of Diabetes, 3. Aufl., London 1924.

Kaufmann, C.: Die Schilddrüsenexstirpation beim Hunde und ihre Folgen, AEPP 18 (1884), 260-269.
Khoor, Edmund: Ueber einen durch Thymusdrüsentransplantation geheilten Fall von Osteomalazie, MMW 77, 1 (1930), 465.
Klages: Transplantation von Nebennierengewebe in die Niere, DMW 64, 2 (1938), 1308-1309.
Knauer, Emil: Einige Versuche über Ovarientransplantation bei Kaninchen, ZG 20 (1896), 524-528.
–: Zur Ovarientransplantation (Geburt am normalen Ende der Schwangerschaft nach Ovarientransplantation beim Kaninchen), ZG 22 (1898), 201-203.
–: Zu Dr. Arendt's »Demonstration und Bemerkungen zur Ovarientransplantation« auf der 70. Versammlung deutscher Naturforscher und Ärzte zu Düsseldorf, ZG 22 (1898), 1257-1260.
–: Ueber Ovarientransplantation, WKW 12 (1899), 1219-1222.
–: Die Ovarientransplantation. Experimentelle Studie, Archiv für Gynäkologie 60 (1900), 322-375.
Knauer, Sigfrid: Organtransplantationen, in: Lexer 1919, Teil 1, 17-186.
Kocher, Albert: The Treatment of Hypothyroidism by Thyroid Transplantation, BMJ 1923, S. 560-561.
Kocher, Theodor: Die Indicationen zur Kropfexstirpation beim gegenwärtigen Stande der Antisepsis, CBSÄ 9 (1892), 225-236, 260-267.
–: Ueber Kropfexstirpation und ihre Folgen, VDGC 12, II (1883), 1-84.
–: Zur Verhütung des Cretinismus und cretinoider Zustände nach neuen Forschungen, DZC 34 (1892), 586-626.
–: Gesuch an die schweizerischen Herren Collegen, CBSÄ 23 (1893), 804-805.
–: Die Schilddrüsenfunktion im Lichte neuerer Behandlungsmethoden verschiedener Kropfformen, CBSÄ 25 (1895), 3-21.
–: Ein Fall von Kachexia thyreopriva mit Struma, CBSÄ 28 (1898), 143.
–: Eine neue Serie von 600 Kropfoperationen, CBSÄ 28 (1898), 545-553.
–: Die Pathologie der Schilddrüse. Zweites Referat, in: von Leyden/Pfeiffer 1906, 59-98.
–: Ueber Schilddrüsentransplantation, VDGC 37 (1908), 231-237.
–: Concerning Pathological Manifestations in Low-Grade Thyroid Diseases. Nobel Lecture, December 11, 1909, in: Nobel Lectures. Physiology or Medicine 1901-1921, Amsterdam 1967, 330-383.
–: Ueber die Bedingungen erfolgreicher Schilddrüsentransplantation beim Menschen, VDGC 43 (1914), 484-566.
Korschelt, E.: Regeneration und Transplantation, Jena 1907.

Kraus, Friedrich: Die Pathologie der Schilddrüse. Erstes Referat, in: von Leyden/Pfeiffer 1906, 23-59.
Krehl, L.: Oscar Minkowski (Nachruf), AEPP 163 (1932), 621-629.
Kreuter, E.: Über Hodenimplantation beim Menschen, ZC 46 (1919), 954-956.
–: Hodentransplantation und Homosexualität, ZC 49 (1922), 538-540.
Küttner, Hermann: Die Transplantation aus dem Affen und ihre Dauererfolge, MMW 64, 2 (1917), 1449-1452.
Kyrle, J.: Über die Regenerationsvorgänge im tierischen Pankreas. Archiv für mikroskopische Anatomie und Entwicklungsgeschichte 72 (1908), 1414-159.

Lancereaux, Etienne: Notes et reflexions á propos de deux cas de diabète sucré avec altération du pancréas, Bulletin de l'Academie de Medecine (Paris) 2. sér., 6 (1877), 1215-1240.
Landois, Felix : Die Transplantation in die Blutbahn, MMW 48, 1 (1911), 1042.
Lannelongue: Transplantation du corps thyroïde sur l'homme, Le Bulletin médicale 4 (1890), 225.
Lanz, Otto: Zur Schilddrüsenfrage, Sammlung klinischer Vorträge begründet von Richard von Volkmann, N.F. 98 (Chirurgie Nr. 27), Band Chirurgie, Leipzig 1894-1897, 29-62.
–: Zur Schilddrüsentherapie des Kropfes, CBSÄ 25 (1895), 45-49.
Leischner, H.: Ueber Epithelkörperchen-Transplantationen und deren practische Bedeutung in der Chirurgie, AKC 84 (1907), 208-222.
–: Schilddrüsen- und Epithelkörperchentransplantation beim Tier, DMW 36, 2 (1910), 1828.
Leschke, Erich: Nebennierentransplantation und Organtherapie bei Addisonscher Krankheit, Verhandlungen der Berliner Medizinischen Gesellschaft 59 (1929), 172-175.
Lespinasse, Victor D.: Transplantation of the Testicle, JAMA 61 (1913), 1869-1870.
von Leyden, E. und Pfeiffer, Emil (Hg.): Verhandlungen des Kongresses für Innere Medizin, Dreiundzwanzigster Kongress, Gehalten zu München, vom 23.-26. April 1906, Wiesbaden 1906.
Lexer, Erich: Ueber freie Transplantationen, MMW 48, 1 (1911), 1041.
–: Die praktische Verwendung der freien Transplantation, MMW 60, 2 (1913), 2059-2064, 2123-2127.
–: Die freien Transplantationen, 2 Teile, Stuttgart 1919.
–: Allgemeines über freie Transplantationen, in: Lexer 1919, Teil 1, 1-16.
–: 20 Jahre Transplantationsforschung in der Chirurgie, ZC 52 (1925), 1175-1178.
Lichtenstern, Robert: Mit Erfolg ausgeführte Hodentransplantation am Menschen, MMW 63, 1 (1916), 673-675.
–: Die freie Hodentransplantation beim Menschen, Zeitschrift für urologische Chirurgie 6 (1921), 305-313.
–: Die Überpflanzung der männlichen Keimdrüse, Wien 1924.
Lipschütz, A.: Weitere Versuche mit Transplantation von konserviertem Ovarium, DMW 54, 1 (1928), 177-178.
–: Hodenverpflanzung auf die Niere, DMW 59, 2 (1933), 1306.
Lipschütz, A. und Kallas, H.: Verpflanzung von getrocknetem Eierstock, DMW 57, 1 (1931), 820.

Lipschutz, A. und Krause, W.: Sur l'hétérotransplantation testiculaire chez l'homme, Journal d'urologie médicale et chirurgicale 7 (1924), 308-310.
Lobenhoffer, Wilhelm: Funktionsprüfung an transplantierten Nieren, MGMC 26 (1913), 197-238.
Lode, Alois: Zur Transplantation der Hoden bei Hähnen, WKW 8 (1895), 345-346.
Loeb, Leo: Heterotransplantation of Kidney, The Journal of Medical Research 42 (1920), 137-246.
Lombard, H.-Cl.: Sur les fonctions du corps thyroïde d'après des documents récents, RMSR 3 (1883), 594-604.
Lombroso, Ugo: Kann das nicht in den Darm sezernierende Pankreas auf die Nährstoffresorption einwirken? AEPP 60 (1909), 99-114.
–: Die Gewebselemente, welche die innere Sekretion des Pankreas besorgen, Ergebnisse der Physiologie 9 (1910), 1-89.
–: Sur la sécrétion d'un segment de pancréas complètement séparé des ses rapports nerveux normaux, AIB 55 (1911), 57-64.
Lubarsch – Rostock: Ueber Gewebsembolien und Gewebsverlagerungen, Verhandlungen der Deutschen Pathologischen Gesellschaft, Erste Tagung, gehalten zu Düsseldorf vom 19.-22. September 1898, Berlin 1899, 97-103.
Lüdke, Hermann: Ueber Milztransplantation, MMW 56, 2 (1909), 1469-1472, 1539-1542.
Lundie, R.A.: A Case of Myxoedema Treated with Thyroid Extract and Thyroid Feeding, BMJ 1893, 1, 64-65.
Lydston, G. Frank: Implantation of the Generative Glands and its Therapeutic Possibilities, New York Medical Journal 100 (1914), 745-753, 812-819, 862-870, 913-918.
–: Cases Showing the Remote Results of Testicle Implantation, JAMA 70 (1918), 907-908.
–: Two Remarkable Cases of Testicle Implantation, New York Medical Journal 113 (1921), 232-233.

MacCallum, W.G. und Voegtlin, Carl: On the Relation of Tetany to the Parathyroid Glands and to Calcium Metabolism, JEM 11 (1909), 118-151.
Macpherson, John: Notes on a Case of Myxoedema Treated by Thyroid Grafting, Edinburgh Medical Journal 37 (1892), 1021-1024.
Maffei, Johann Jacob: Der Kretinismus in den Norischen Alpen, in: Maffei/Rösch 1844, Bd. 2.
Maffei, Johann Jacob und Rösch, Carl (Hg.): Neue Untersuchungen über den Kretinismus, Erlangen 1844.
Magian, A.C.: Ueberpflanzung der menschlichen Eierstöcke, DMW 52, 2 (1927), 1451.
Magnus, Wilhelm: Transplantation von Ovarien mit spezieller Rücksicht auf den Abkömmling, MMW 54, 2 (1907), 2150.
Mann, Frank C./ Priestley, James T./ Markowitz, J. und Yater, Wallace M.: Transplantation of the Intact Mammalian Heart, Archives of Surgery 26 (1933), 219-224.
Marchand, F.: Der Process der Wundheilung mit Einschluss der Transplantation, Stuttgart 1901.
Marcuse, Max: Bericht über die I. Internationale Tagung für Sexualreform 15.-20.IX.1921 in Berlin, DMW 47, 1 (1921), 1247-1248.
Martin, Franklin H.: Transplantation of Ovaries, SGO 7 (1908), 7-20.

–: Ovarian Transplantation. A Review of the Literature and Bibliography Up to and Including the Earlier Months of 1915, SGO 21 (1915), 568-578.
–: Ovarian Transplantation in Lower Animals and Women, SGO 13 (1911), 53-63.
–: Ovarian Transplantation, SGO 35 (1922), 572-585.
Marshall, F.H.A. und Jolly, W.A.: Results of Removal and Transplantation of Ovaries, Transactions of the Royal Society of Edinburgh 45 (1908), 589-599.
Mayor, A.: La cachexie pachydermique (myxoedème des auteurs anglais), RMSR 3 (1883), 523-539.
McLeod, John J.R.: Diabetes: Its Pathological Physiology, London 1913.
Mering, J. und Minkowski, O.: Diabetes mellitus nach Pankreasexstirpation, AEPP 26 (1890), 371-387.
Merklen: Sur un cas de myxoedème amélioré par la greffe thyroïdienne, La Semaine médicale 10 (1890), 426.
Minkowski, O.: Untersuchungen über den Diabetes mellitus nach Exstirpation des Pankreas, AEPPP 31 (1893), 85-189.
–: Bemerkungen über den Pankreasdiabetes: Zur Abwehr gegen Eduard Pflüger, AEPP 53 (1905), 331-338.
–: Über die Zuckerbildung im Organismus beim Pankreasdiabetes: Zugleich eine Entgegnung auf die wiederholten Angriffe von Eduard Pflüger, PA 111 (1906), 13-60.
Moll, Albert: Ärztliche Ethik. Die Pflichten des Arztes in allen Beziehungen seiner Thätigkeit, Stuttgart 1902.
Morel, L. und Papin, E.: Les applications physiologiques et chirurgicales des transplantations rénales, Biologie médicale. Revue bimestrielle des sciences biologiques considérées das leurs rapports avec la médicine 11 (1913), 397-413.
Morris, Robert T.: The Ovarian Graft, New York Medical Journal and Medical Records 62 (1895), 436-437.
–: A Case of Heteroplastic Ovarian Grafting, Followed by Pregnancy, and the Delivery of a Living Child, with Discussion, Buffallo Medical Journal 2 (1906), 939-402.
–: Heteroplastic Grafting of Testicle, New York Medical Journal 100 (1914), 753-754.
Mühsam, Richard: Ueber die Beeinflussung des Geschlechtslebens durch freie Hodenüberpflanzung, DMW 46 (1920), 823-825.
–: Weitere Mitteilungen über Hodenverpflanzung, DMW 47 (1921), 354-355.
–: Endergebnisse der Hodenverpflanzung, DMW 48 (1922), 1341-1343.
Munk, Hermann: Zur Lehre von der Schilddrüse, VA 150 (1897), 271-305.
–: Die Schilddrüse und Prof. Dr. Freih. v. Eiselsberg, VA 154 (1898), 177-186.
Murray, George R.: Note on the Treatment of Myxoedema by Hypodermic Injections of an Extract of the Thyroid Gland of a Sheep, BMJ 1891, 2, 796-797.
–: Remarks on the Treatment of Myxoedema with Thyroid Juice, with Notes of Four Cases, BMJ 1892, 2, 449-451.

Nattrass, J.H.: Autoplastic Ovarian Transplantation, BMJ 1923, 1, 1051-1052.
Naunyn, B.: Der Diabetes mellitus, Wien 1898 (= Specielle Pathologie und Therapie, hg. v. Hermann Nothnagel, Bd. 7, 6. Teil).

von Noorden, Carl: Die Zuckerkrankheit und ihre Behandlung, Berlin 1895.

Opie, Eugene: The Relation of Diabetes Mellitus to Lesions of the Pancreas. Hyaline Degeneration of the Islands of Langerhans, JEM 5 (1900-1901), 527-540.

Ottolenghi, D.: Sur la transplantation du pancréas, AIB 36 (1901), 557-454.

Pässler, H.: Beiträge zur Pathologie der Nierenkrankheiten, nach klinischen Beobachtungen bei Anurie, in: Verhandlungen des Kongresses für Innere Medizin, 23. Kongreß, gehalten zu München, vom 23.-26. April 1906, Wiesbaden 1906, 325-340.

Pankow, O.: Über Reimplantation der Ovarien beim Menschen, Verhandlungen der Gesellschaft Deutscher Naturforscher und Ärzte, 78. Versammlung, 2. Teil, 2. Hälfte, Leipzig 1907, 177-178.

Papin, E.: A propos des essais de transplantations du rein et du tissue rénal, Biologie médicale. Revue bimestrielle des sciences biologiques considerées dans leurs rapports avec la médicine 6 (1908), 45-65.

Payr, Erwin: Transplantation von Schilddrüsengewebe in die Milz; experimentelle und klinische Beiträge. (Bemerkungen über Organtransplantationen überhaupt), VDGC 35 (1906), 503-599.

–: Beiträge zur Technik der Blutgefäß- und Nervennaht nebst Mittheilungen über die Verwendung eines resorbirbaren Metalles in der Chirurgie, AKC 62 (1900), 67-92.

–: Drainage der Hirnventrikel mittelst frei transplantirter Blutgefäße: Bemerkungen über den Hydrocephalus, VDGC 37 (1906), 600-685.

–: Zur Frage der Schilddrüsentransplantation, VDGC 43 (1914), 670-684.

Peycelon, M. und Guillemin, G.: Tétanie parathyréoprive, La Presse Médicale 54 (1946), 607.

Pflüger, Eduard: Glykogen, PA 96 (1903), 1-398.

–: Über die im tierischen Körper sich vollziehende Bildung von Zucker aus Eiweiß und Fett: Zur Lehre vom Diabetes mellitus, PA 103 (1904), 1-66.

–: Die Bedeutung der neuesten Arbeiten über den Pankreas-Diabetes: Vorläufige Mitteilung, PA 106 (1905), 168-172.

–: Ob die Totalexstirpation des Pankreas mit Notwendigkeit Diabetes bedingt, PA 106 (1905), 181-188.

–: Ein Beitrag zur Frage des im Pankreasdiabetes ausgeschiedenen Zuckers, PA 108 (1905), 115-188.

–: Das Glykogen und seine Beziehungen zur Zuckerkrankheit, 2. Aufl., Bonn 1905.

–: Professor O. Minkowskis Abwehr gegen meine ihn betreffende Kritik: Eine Antwort, PA 110 (1905), 1-20.

–: O. Minkowskis neueste Verteidigung seiner über den Pankreasdiabetes aufgestellten Lehren: Eine zweite Antwort, PA 111 (1906), 61-93.

–: Über die durch chirurgische Operationen angeblich bedingten Glykosurien: Als Nachtrag zu meiner zweiten Antwort an O. Minkowski, PA 11 (1906), 144-151.

–: Ob der Zucker im Harn durch Gärung mit Sicherheit nachgewiesen werden kann?, PA 111 (1906), 241-250.

–: Über die Zuverlässigkeit der Zuckerproben von Hammarsten-Nylander und Worm-Müller, PA 116 (1907), 265-283.
–: Untersuchungen über den Pankreasdiabetes, PA 118 (1907), 267-321.
–: Über die Natur der Kräfte durch welche das Duodenum den Kohlehydratstoffwechsel beeinflußt, PA 119 (1907), 227-248.
–: Über die durch Resektion des Duodenums bedingten Glykosurien, PA 124 (1908), 1-28.
–: Parabiose und Pankreasdiabetes, PA 124 (1908), 633-638.
–: Experimental-Untersuchungen über den Darmdiabetes, PA 128 (1909), 125-135.
Picard, Hugo: Zur Sexustherapie: Hoden oder Hypophyse?, DMW 55, 1 (1929), 778-782.
Podleschka, K. und Dworzak, H.: Ueber Autotransplantation von Ovarien und Uterusstücken in die vordere Augenkammer des Kaninchens, MMW 80, 2 (1933), 1456.
Pratt, Joseph H.: The Internal Function of the Pancreas, JAMA 59 (1912), 322-325.
Pybus, F.C.: Notes on Suprarenal and Pancreatic Grafting, Lancet 1924, 2, 550-551.

Quinquaud, E.: Expériences sur la thyroïdectomie double, CRSB 43 (1891), S. 450-451.

Reinhart, A.: Mitteilung über Nebennierenimplantation bei Addisonscher Erkrankung, MMW 75, 1 (1928), 1027-1028.
Report of a Committee of the Clinical Society of London Nominated December 14, 1883, to Investigate the Subject of Myxoedema, London 1888.
Reverdin, Jacques-Louis und Reverdin, Auguste: Note sur vingt-deux opérations de goître, RMSR 3 (1883), 170-198, 234-278, 309-364.
Ribbert, Hugo: Über Veränderungen transplantirter Gewebe, Archiv für Entwicklungsmechanik der Organismen 6 (1898), 131-147.
–: Über Transplantation von Ovarium, Hoden und Mamma, Archiv für Entwicklungsmechanik der Organismen 7 (1898), 688-708.
–: Beiträge zur Regeneration und Transplantation, DMW 30 (1904), 1405-1406.
Robin, V.: Myxoedème congénital traité par des injections hypodemiques de suc thyroïdien et par la greffe des corps thyroïdes, Gazette Hebdomadaire de Médecine et de Chirurgie 29 (1892), 451-453.
Rösch, Carl: Untersuchungen über den Kretinismus in Württemberg, in: Maffei/Rösch 1844, Bd. 1.
Rohleder, H.: Hodeneinpflanzung bei Prostatismus? DMW 47 (1921), 185-186.
–: Zur Hodenüberpflanzung, DMW 50 (1924), 1796-1798.
Rosemann, R.: Pflügers Lebenswerk, PA 222 (1929), 548-562.
Rouxeau, Alfred: Résultats de l'extirpation isolée des glandules parathyroïdes chez le lapin, CRSB 49 (1897), 17-18.

Salzer (Wien): Zur Frage der Schilddrüsentransplantation, ZC 36 (1909), 54-55.
Sauerbruch, F.: Zelluläre Abwehrvorgänge und ihr Ausdruck im Parabioseversuche, MMW 79 (1923), 866.
Sauerbruch, F. und Heyde, M.: Über Parabiose künstlich vereinigter Warmblüter, MMW 55, 1 (1908), 153-156.

–: Weitere Mitteilungen über die Parabiose bei Warmblütern mit Versuchen über Ileus und Urämie, MMW 56, 2 (1909), 1480.
Schafer, Edward Sharpey (= Edward Schäfer): The Relations of Surgery and Physiology, BMJ 1923, 2, 739-744.
Schickele: Welche Aussichten bietet die Transplantation der Ovarien beim Menschen?, DMW 44 (1918), 1263.
Schiff, Moritz: Untersuchungen über die Zuckerbildung in der Leber und den Einfluß des Nervensystems auf die Erzeugung des Diabetes, Würzburg 1859.
–: Bericht über eine Versuchsreihe betreffend die Wirkungen der Exstirpation der Schilddrüse, AEPP 18 (1884), 25-34.
–: Résumé d'une nouvelle série d'expériences sur les effets de l'ablation des corps thyroïdes, RMSR 4, 425-445.
Schleyer, E.: Ueber die Transplantation von Affenhoden auf den Menschen und ihre klinischen Ergebnisse, MMW 77, 1 (1930), 664-669.
Schön, Theodor: Die Entwicklung des Krankenhauswesens und der Krankenpflege in Württemberg, Medizinisches Korrespondenzblatt des Württembergischen Ärztlichen Vereins 73 (1903), 917-922.
Schönbauer, L. und Hogenauer, F. (Wien): Klinische und experimentelle Beiträge zur Frage der Hodentransplantation, MMW 75, 1 (1928), 1010.
Schöne, Georg: Experimentelle Untersuchungen über die Transplantation körperfremder Gewebe, VDGC 37 (1908), 174-178.
–: Vergleichende Untersuchungen über die Transplantation von Geschwülsten und von normalen Geweben, Beiträge zur klinischen Chirurgie 61 (1908), 1-49.
–: Ueber Transplantationsimmunität, MMW 59 (1912), 457-458.
–: Die heteroplastische und homöoplastische Transplantation. Eigene Untersuchungen und vergleichende Studien, Berlin 1912.
Schreiner, Rudolf: Ueber Ovarientransplantation, DMW 53, 2, (1927), 2084.
Schultz, Walther: Ueber Ovarienverpflanzung, Monatsschrift für Geburtshilfe und Gynäkologie 16 (1902), 989-1013.
Sermann, Chava: Über eine neue Methode der Transplantation des Schilddrüsengewebes, ZC 36 (1909), 756-757.
Shambaugh, Philip: Autotransplantation of the Parathyroid Gland in the Dog, Archives of Surgery 32 (1936), 709-720.
Shawan, Harold K.: The Principles of Blood Grouping Applied to Skin Grafting, American Journal of the Medical Sciences 157 (1919), 503-509.
Sick, Paul: Ueber die totale Exstirpation einer kropfig entarteten Schilddrüse und über die Rückwirkung dieser Operation auf die Circulationsverhältnisse am Kopfe, Medizinisches Korrespondenzblatt des Württembergischen ärztlichen Vereins 37 (1867), S. 199-205.
Siegert (Düsseldorf): Ergebnisse der Ovarientransplantation, DMW 57, 2 (1931), 1723.
Sippel, P.: Schwangerschaft nach homoioplatischer Ovarientransplantation bei Hypovarismus, MMW 71, 1 (1924), 145.
–: Das Transplantationsmaterial bei der homöoplastischen Ovarientransplantation, Klinische Wochenschrift 5 (1926), 269-270.

Stanley, L.L.: Testicular Substance Implantation, Endocrinology 5 (1921), 708-714.
–: An Analysis of One Thousand Testicular Substance Implantations, Endocrinology 6 (1922), 787-794.
Stanley, L.L. und Kelker, G. David: Testicle Transplantation, JAMA 74 (1920), 1501-1503.
Smith, E. Archibald: Thyroid Transplantation, BMJ 1911, 1, 166.
Société Médicale de Genève, Séance du 13 Septembre 1882, RMSR 2 (1882), 538-540.
Ssobolew, L.W.: Zur normalen und pathologischen Morphologie der inneren Sekretion der Bauchspeicheldrüse, VA 168 (1902), 91-128.
Steinach, E. und Lichtenstern, R.: Umstimmung der Homosexualität durch Austausch der Pubertätsdrüsen, MMW 65 (1918), 145-148.
Stich, Rudolf: Zur Transplantation von Organen mittelst Gefässnaht, AKC 83 (1907), 494-504.
–: Ueber den heutigen Stand der Organtransplantation, DMW 39 (1913), 1865-1868.
Stich, R. und Makkas: Zur Transplantation der Schilddrüse mittels Gefäßnaht, ZC 36 (1909), 467-468.
Stoerk, Oskar und v. Haberer, Hans: Ueber das anatomische Verhalten intrarenal eingepflanzten Nebennierengewebes, VDGC 37 (1908), 692-729.
Stone, H.B./ Owings, J.C. und Gey, G.O.: Ueberpflanzung von lebendem Schilddrüsen- und Nebenschilddrüsengewebe, MMW 81, 2 (1934), S. 1323-1324.
Storer, Malcolm: On Ovarian Transplantion: With Report of a Case of Implantation into the Uterus With Resulting Pregnancy, Boston Medical and Surgical Journal 172 (1915), 41-46.
Sultan, Curt: Zur Histologie der transplantirten Schilddrüse, Centralblatt für Allgemeine Pathologie und Pathologische Anatomie 9 (1898), 388-390.

Thiroloix, J.: Greffe pancréatique, CRSB 44 (1892), 966-967.
Tiberti, N.: Nouvelles recherches expérimentales sur les îlots de Langerhans, AIB 51 (1909), 123-126.
Tiberti, N. und Franchetti, A.: Sur les effets de l'extirpation partielle et de l'extirpation totale du pancréas chez les chiens, AIB 51 (1909), 127-131.
Tschernischoff, A.: Die Eierstocküberpflanzung speziell bei Säugetieren. Zugleich ein Beitrag zur Transplantationsimmunität, Beiträge zur pathologischen Anatomie und zur allgemeinen Pathologie 59 (1914), 162-206.

Ullmann, Emerich: Experimentelle Nierentransplantation. Vorläufige Mittheilung, WKW 15 (1902), 281-282.
Unger, Ernst: Ueber Nierentransplantation, Berliner klinische Wochenschrift 46, 1 (1909), 1057-1060.
–: Nierentransplantationen, Berliner klinische Wochenschrift 47, 1 (1910), 573-578.
Unterberger, F.: Hat die Ovarientransplantation praktische Bedeutung?, DMW 44 (1918), 903-904.

Villard, E. und Tavernier, L.: La transplantation du rein, La Presse Médicale 18 (1910), 489-492.
Virchow, Rudolph: Ueber den Cretinismus, in: ders., Gesammelte Abhandlungen zur wissenschaftlichen Medicin, Frankfurt a.M. 1856, 891-939.
–: Krankheitswesen und Krankheitsursachen, VA 79 (1880), 1-19, 185-228.

Vötsch, Oberamtsarzt Dr.: Zur Orientierung in der der Cretinenfrage, Medizinisches Korrespondenzblatt des Württembergischen ärztlichen Vereins 37 (1867), 327-333, 335-341, 348-349, 351-354.

Voronoff, Serge: Testicular Grafts, Medical Times: Journal for the Family Physician 50 (1922), 305-309, 324.

–: Greffe animale. Application utilitaires au cheptel, 2. ed., Paris 1925.

Voronoff, Serge und Alexandrescu, George: La greffe testiculaire du singe à l'homme, Paris 1930.

Voronoy: Sobre el bloque del aparato retículoendotelial del hombre en algunas formas de intoxicación por el sublimado y sobre la transplantación del riñón cadavérico come método de tratamiento de la anuria consecutiva a aquella intoxicación, El siglo médico: boletin de medicina y gaceta médica; periódico de medicina, cirurgia y farmacia 97 (1936), 296-298.

Waitzfelder, E.: Hypophysentransplantation in einem Falle kongenitaler Dystrophia adipositogenitalis, MMW 62, 1 (1915), 548.

Walker, Kenneth M.: Testicular Grafts (Hunterian Lecture), Lancet 1924, 1, 319-326.

White, Edmund: A New Preparation of the Thyroid Gland for the Treatment of Myxoedema, BMJ 1893, 1, 289.

Whitehouse, Beckwith: The Autoplastic Ovarian Graft and its Clinical Value, BMJ 1913, 2, 783-784.

Wildermuth: Die Fürsorge für Idioten und Epileptische in Württemberg, Medizinisches Korrespondenzblatt des Württembergischen ärztlichen Vereins 72 (1902), 760-765, 7161, 763-764.

Williams, Leonard: Texticular Grafts, BMJ 1923, 1, 130.

Williams, P. Watson: Notes on Diabetes Treated with Extract and by Graft of Sheep's Pancreas, BMJ 1894, 2, 1303-1304.

–: Transplantation of Pancreas in Diabetes, BMJ 1903, 1, 580.

Williamson, Carl S.: Some Obervations on the Length of Survival and Function of Homogenous Kidney Transplants. Preliminary Report, The Journal of Urology 10 (1923), 275-287.

–: Further Studies on the Transplantation of the Kidney, Journal of Urology 16 (1926), 231-253.

Wilmoth, P.: Tétanie après thyroïdectomie extracapsulaire. Guérison d'un cas par transplantation d'un appareil thyro-parathyroïdien, La Presse Médicale 39 (1931), 1650-1652.

Wood, Neville: The Treatment of Diabetes by Pancreatic Extracts, BMJ 1893, 1, 64.

Woronoy, Ü.: Die Immunität bei Organtransplantation, AKC 171 (1932), 361-396.üb

Wu, P.P.T. und Mann, Frank C.: Histologic Studies of Autogenous and Homogenous Transplants of the Kidney, Archives of Surgery 28 (1934), 889-908.

Zaaijer, J.H.: Nierentransplantation, DMW 34, 2 (1908), 1777.

–: Dauerresultat einer autoplastischen Nierentransplantation bei einem Hunde, Beiträge zu klinischen Chirurgie 93 (1914), 223-227.

Zimmermann, Robert: Fortschritte der gesamten Medizin: Frauenheilkunde, DMW 51 (1925), 994-995.

Zondek, B.: Ueber Explantation und Transplantation des Ovariums, DMW 50 (1924), 1201.

Sekundärliteratur

Ackerknecht, Erwin H.: Medicine in the Paris Hospital 1794-1848, Baltimore 1966.

–: Geschichte der Medizin, 4. durchgesehene Aufl., Stuttgart 1979.

Anon.: After 25 Centuries, 1968 Became »The Year of Transplants«, JAMA 206 (1968), 2834-2835.

Bange, Christian: La controverse entre Gley et Moussu sur la spécificité des fonctions de la thyroïde et des parathyroïdes, in: Claude Debru (Hg.), Essays in the History of the Physiological Sciences, Amsterdam 1995, 153-177.

Barker, Wiley F.: A History of Vascular Surgery, in: Wesley S. Moore (Hg.), Vascular Surgery. A Comprehensive Review, Philadelphia 1991, 1-19.

Barnard, Christian: Das zweite Leben: Erinnerungen des weltberühmten Herzchirurgen, München 1994.

Bauknecht, Bernhard: Parabiose. Geschichte und Bibliographie von den Anfängen bis zur Gegenwart (Kieler Beiträge zur Geschichte der Medizin und Pharmazie 17), Neumünster 1980.

Bell, Susan E.: Changing Ideas. The Medicalization of Menopause, in: Ruth Formanek (Hg.), The Meanings of Menopause. Historical and Clinical Perspectives, Hillsdale, NJ 1990, S. 43-63.

Ben-Hur, N. und Converse, J.M.: The Impact of of Plastic Surgery on Transplantation. From Skin Graft to Microsurgery, Transplantation Proceedings 12 (1980), 616-620.

Billingham, Rupert E.: Contributions of Transplantation to Modern Biology and Medicine, Transplantation Proceedings 9 (1977), xxxix-xlvii.

Billingham, Rupert E. und Neaves, W.B.: Paratransplantaion and Tissue Therapy, Perspectives in Biology and Medicine 22 (1979), 320-332.

Bleker, Johanna: Die Naturhistorische Schule 1825-145. Ein Beitrag zur Geschichte der klinischen Medizin in Deutschland, Stuttgart 1981 (Medizin in Geschichte und Kultur 13).

–: Die historische Pathologie, Nosologie und Epidemiologie im 19. Jahrhundert, MHJ 19 (1984), 33-52.

–: Biedermeiermedizin – Medizin der Biedermeier? Tendenzen, Probleme, Widersprüche 1830-1850, MHJ 23 (1988), 5-22.

Bliss, Michael: The Discovery of Insulin, Toronto 1982.

Borel, J. F.: Cyclosporin: Historical Perspectives, Transplantation Proceedings 15 (1983), Nr. 4, Supplement 1, 2219-2229.

Borell, Merriley E.: Origins of the Hormone Concept: Internal Secretions and Physiological Research, 1889-1905, phil. Diss., Yale University 1976.

–: Organotherapy, British Physiology, and Discovery of the Internal Secretions, Journal of the History of Biology 9 (1976), 235-268.

–: Brown-Séquard's Organotherapy and its Appearance in America at the End of the Nineteenth Century, BHM 50 (1976), 309-320.

–: Setting the Standards of a New Science: Edward Schäfer and Endocrinology, MH 22 (1978), 282-290.

–: Organotherapy and the Emergence of Reproductive Endocrinology, Journal of the History of Biology 18 (1985), 1-30.

Bornhauser, Sigmund: Zur Geschichte der Schilddrüsen- und Kropfforschung im 19. Jahrhundert (unter besonderer Berücksichtigung der Schweiz), Aarau 1951 (Veröffentlichungen der Schweizerischen Gesellschaft für Geschichte der Medizin und der Naturwissenschaften 19).

Bos, Michael A.: The Diffusion of Heart and Liver Transplantation Across Europe, London 1991.

Braun, Karl: Die Krankheit Onania. Körperangst und die Anfänge moderner Sexualität im 18. Jahrhundert, Frankfurt a.M. 1995.

Breimer, Lars und Sourander, Patrick: The Discovery of the Parathyroid Glands in 1880: Triumph and Tragedy of Ivar Sandström, BHM 55 (1981), 558-563.

Brooks, John R. und Levy, Janice: Endocrine Transplantation, in Rapaport/Dausset 1968, 271-283.

Brügelmann, Jan: Der Blick des Arztes auf die Krankheit im Alltag 1779-1850. Medizinische Topographien als Quelle für die Sozialgeschichte des Gesundheitswesens, phil. Diss., FU Berlin 1982.

Bynum, William F.: »C'est un malade« – Animal Models and Concepts of Human Disease, JHM 45 (1990), 397-413.

–: Science and the Practice of Medicine in the Nineteenth Century (Cambridge History of Science), Cambridge 1994.

Calne, Roy Y.: Organ Transplantation: From Laboratory to Clinic, BMJ 291 (1985), 1751-1754.

Canguilhelm, Georges: Macht und Grenzen der Rationalität in der Medizin, in: ders., Grenzen medizinischer Rationalität. Historisch-epistemologische Untersuchungen, Tübingen 1989, 41-68.

Carter, K. Codell: Ignaz Semmelweis, Carl Mayrhofer and the Rise of Germ Theory, MH 29 (1985), 33-53.

–: The Development of Pasteur's Concept of Disease Causation and the Emergence of Specific Causes in Nineteenth-Century Medicine, BHM 65 (1991), 528-548.

Cartwright, Frederick F.: The Development of Modern Surgery, London 1967.

Coleman, William: The Cognitive Basis of the Discipline. Claude Bernard on Physiology, Isis 76 (1985), 49-70.

Converse, J.M. und Casson, P.R.: The Historical Background ofTransplantation, in Rapaport/Dausset 1968, 3-9.

Cooter, Roger: Rezension von Lawrence 1992, Social History of Medicine 6 (1992), 289-290.

Crowe, Samuel James: Halsted of Johns Hopkins. The Man and His Men, Sprinfield, Illinois 1975.

Cunningham, Andrew: Transforming Plague. The Laboratory and the Identity of Infectious Disease, in: Cunningham/Williams (Hg.) 1992, 209-243.

Cunningham, Andrew und Williams, Perry (Hg.): The Laboratory Revolution in Medicine, Cambridge 1992.

Cunningham, Andrew und Williams, Perry: De-Centring the »Big Picture«: The Origins of Modern Science and the Modern Origins of Science, British Journal for the History of Science 26 (1993), 407-432.

Dally, Ann: Women Under the Knife: a History of Surgery, London 1991.

De Moulin, Daniel: A History of Surgery, Dordrecht 1988.

Delkeskamp-Hayes, Corinna und Cutter, Mary Ann Gardell (Hg.): Science, Technology, and the Art of Medicine. European-American Dialogues (Philosophy and Medicine 44), Dordrecht 1993.

Dewey, Martina: Die Bedeutung Alexis Carrels bei der Herausbildung einer modernen Transplantationschirurgie, med. Diss., Humboldt-Universität Berlin 1985.

Dinsmore, Charles E. (Hg.): A History of Regeneration Research. Milestones in the Evolution of a Science, Cambridge 1991.

Dolev, Eran: A Gland in a Search of a Function: The Parathyroid Glands and the Explantations of Tetany 1903-1926, JHM 42 (1987), 186-198.

Eckart, Wolfgang U.: Geschichte der Medizin, 2. Aufl., Berlin 1994.

Eckart, Wolfgang U. und Gradmann, Christoph (Hg.): Ärztelexikon. Von der Antike bis zum 20. Jahrhundert, München 1995.

Elliott, Paul: Vivisection and the Emergence of Experimental Physiology in Nineteenth-Century France, in: Rupke 1987, 48-77.

Elkeles, Barbara: Die schweigsame Welt von Arzt und Patient. Einwilligung und Aufklärung in der Arzt-Patient-Beziehung des 19. und frühen 20. Jahrhunderts, Medizin, Gesellschaft und Geschichte 8 (1989), S. 63-91.

von Engelhardt, Dietrich (Hg.): Diabetes in Medizin- und Kulturgeschichte. Grundzüge – Texte – Bibliographie, Berlin 1989.

Eulner, Hans-Heinz: Die Entwicklung der medizinischen Spezialfächer an den Universitäten des deutschen Sprachgebietes (Studien zur Medizingeschichte des neunzehnten Jahrhunderts 4), Stuttgart 1970.

Fagot-Largeault, Anne M.: On Medicine's Scientificity – Did Medicine's Accession to Scientific ›Positivity‹ in the Course of the Nineteenth Century Require Giving Up Causal (Etiological) Explanation?, in: Delkeskamp-Hayes/Cutter 1993, 105-126.

Fantini, Bernardino: La révolution pastorienne et les théories sur l'étiologie du goitre et du crétinisme, Gesnerus 49 (1992), 21-38.

Fichtner, Gerhard: Transplantatio. Zur Geschichte eines Begriffs und einer Vorstellung in der Medizin, med. Diss., Tübingen 1968.

–: Das verpflanzte Mohrenbein – zur Interpretation der Kosmas-und-Damian-Legende, MHJ 3 (1969), 87-100.

–: Vorstellungen über die Wirkung der Bluttransfusion im 17. Jahrhundert, SA 54 (1970), 20-29.

–: Die Idee der Transplantation, im: Tagungsführer der 92. Tagung der Deutschen Gesellschaft für Chirurgie, München, 7.-10.5.1975, 8-14.

Fischer, I. (Hg.): Biographisches Lexikon der hervorragenden Ärzte der letzten fünfzig Jahre, 2 Bde., 2. und 3. unveränd. Aufl., Nachdruck München und Berlin 1962 (orig. 1929) (zitiert: Fischer 1929).
Floersheim, G. L.: Transplantationsbiologie: Eine Einführung, Berlin 1971.
Foucault, Michel: Die Geburt der Klinik. Eine Archäologie des ärtzlichen Blicks, Frankfurt a.M. 1988 (franz. orig. 1963).
Fox, Renée C. und Swazey, Judith P.: The Courage to Fail: A Social View of Organ Transplant and Dialysis, Chicago 1974.
–: Spare Parts. Organ Replacement in American Society, New York 1992.
Frey, E. F.: Saints in Medical History, Clio Medica 14 (1979), 35-70.
Friedmann, Steven G.: A History of Vascular Surgery, Mount Kisco, NY 1989.

Gabka, Joachim und Vaubel, Ekkehard: Plastic Surgery, Past and Present: Origin and History of Modern Lines of Incision, Basel 1983.
Gelfand, Toby: Professionalizing Modern Medicine: Paris Surgeons and Medical Science and Institutions in the Eighteenth Century (Contributions in Medical History 6), Westport/Ct. 1980.
Gittes, Ruben F.: Endocrine Tissues, in: Najarian/Simmons 1972, 698-710.
Göschel, Gesine: Die Geschichte der Hornhauttransplantation, Marburg a.d. Lahn 1992.
Guarnieri, Patrizia: Moritz Schiff (1823-96): Experimental Physiology and Noble Sentiment in Florence, in: Rupke 1987, 105-124.
Gutkind, Lee: Many Sleepless Nights. The World of Organ Transplantation, New York und London 1988.

Hamilton, D.: A History of Transplantation, in: P.J. Morris (Hg.), Tissue Transplantation, London 1982, 1-13.
Hansen, Bert: American Physcians' »Discovery« of Homosexuals, 1800-1900: A New Diagnosis in a Changing Society, in: Rosenberg/Golden 1992, S. 104-133.
Hardy, J.D.: Organ Transplantation, in R.H. Mead (Hg.), An Introduction to the History of General Surgery, Philadelphia, London 1968, 264-374.
Hauck, Waltraud und Müller, Frank: Zur Sache: Organspende, Düsseldorf 1994.
Hauk, Joachim: Carl Harko Hermann Johannes von Noorden (1858-1944). Sein Leben und Werk unter besonderer Berücksichtigung seiner Theorien über die Ursachen des Diabetes mellitus, med. Diss., Mainz 1980.
Hess, Volker: Von der semiotischen zur diagnostischen Medizin: Die Entstehung der klinischen Methode zwischen 1750 und 1850, Husum 1993 (Abhandlungen zur Geschichte der Medizin und Naturwissenschaft 66).
Hirsch, August (Hg.): Biographisches Lexikon der hervorragenden Ärzte aller Zeiten und Völker, 2. Aufl., durchges. u. ergänzt von W. Haberling, F. Hübotter, H. Vierordt, 5. Bde. Berlin 1929-1934 (Nachdruck München und Berlin 1962).
Holmes, Frederic L.: The »Milieu Intérieur« and the Cell Theory, BHM 37 (1963), 315-335.
Hommel, Andrea: Hermann Rohleder (1866-1934) und die Anfänge der künstlichen Befruchtung in Deutschland, MHJ 29 (1994), S. 121-148.

Houssay, Bernardo Alberto: Die Entdeckung des pankreatogenen Diabetes. Die Rolle Oscar Minkowskis, in: von Engelhardt 1989, 386-395 (zuerst erschienen 1952).
Hume, D.M.: Early Experiences in Organ Homotransplantation in Man and the Unexpected Sequelae Thereof. American Journal of Surgery 137 (1979), 152-161.
Hutter, Jörg: Die gesellschaftliche Kontrolle des homosexuellen Begehrens. Medizinische Definitionen und juristische Sanktionen im 19. Jahrhundert, Frankfurt a.M. 1992.

Jewson, N.D.: Medical Knowledge and the Patronage System in Eighteenth Century England, Sociology 8 (1974), 369-385.
–: The Disappearance of the Sick Man From Medical Cosmology, Sociology 10 (1976), 225-244.
Jensen, Uffe Juul: A Critique of Essentialism in Medicine, in: Nordenfelt/Lindahl 1984, 63-73.
Jørgensen, C. Barker: John Hunter, A.A. Berthold, and the Origins of Endocrinology, Odense 1971 (Acta Historica Scientiarum Naturalium et Medicinalium, Bd. 24).
Jordanova, Ludmilla: Sexual Visions. Images of Gender in Science and Medicine between the Eighteenth and Twentieth Centuries, New York 1989.
–: The Social Construction of Medical Knowledge, Social History of Medicine 8 (1995), 361-381.
Jütte, Robert: Ärzte, Heiler und Patienten. Medizinischer Alltag in der frühen Neuzeit, München 1991.

Kahan, B.D.: Cosmas and Damian in the 20th Century?, New England Journal of Medicine 305 (1981), 280-281.
–: Cosmas and Damian revisited, Transplantation Proceedings 15 (1983), Nr. 4, Supplement 1, 2211-2216.
–: Ganesha: The Primeval Hindu Xenograft, Transplantation Proceedings 21 (1989), Nr. 2, Supplement 1, 1-8.
Kanner, Leo: Johann Jakob Guggenbühl and the Abendberg, BHM 33 (1959), 489-502.
King, Lester S.: Medical Thinking. A Historical Preface, New Haven 1982.
Klabundt, Per: Psychopatia sexualis – die ärztliche Konstruktion der sexuellen Perversionen zwischen 1869 und 1914, Medizin, Gesellschaft und Geschichte 13 (1995), 107-130.
Klasen, Henk J.: History of Free Skin Grafting: Knowledge or Empiricism?, Berlin 1981.
Kremer, Richard L.: Institutes for Physiology in Prussia, 1836-1846: Contexts, Interests and Rhetoric, in: Cunningham/Williams 1992, 72-109.
Krohn, P.L.: Bibliography of Ovarian Transplantation, Transplantation Bulletin 1955, 15-29.
Küss, René und Bourget, Pierre: An Illustrated History of Organ Transplantation. The Great Adventure of the Century, Laboratoires Sandoz, Rueil-Malmaison 1992.

Labisch, Alfons und Spree, Reinhard (Hg.): »Einem jeden Kranken in einem Hospitale sein eigenes Bett«. Zur Sozialgeschichte des Allgemeinen Krankenhauses in Deutschland im 19. Jahrhundert, Frankfurt a.M. 1996.
Lachmund, Jens und Stollberg, Gunnar (Hg.), The Social Construction of Illness (Medizin, Gesellschaft und Geschichte Beiheft 1), Stuttgart 1992.

Lansman, Steven L./ Ergin, M. Arisan und Griepp, Randall B.: History of Cardiac Transplantation, in: Wallwork 1989, 3-20.

Laqueur, Thomas: Auf den Leib geschrieben. Die Inszenierung der Geschlechter von der Antike bis Freud, Frankfurt a.M. 1992.

Largiadèr, F.: History of Organ Transplantation, in: ders. (Hg.), Organ Transplantation, Stuttgart 1970, 2-12.

Latour, Bruno und Woolgar, Steve: The Social Construction of Scientific Facts, Beverly Hills 1979.

Latour, Bruno: Science in Action. How to Follow Scientists and Engineers Through Society, Milton Keynes 1987.

–: The Pasteurization of France, Cambridge,Mass. 1988

Lawrence, Christopher: Incommunicable Knowledge: Science, Technology and the Clinical Art in Britain 1850-1914, Journal of Contemporary History 20 (1985), 503-520.

–: Democratic, Divine and Heroic: The History and Historiography of Surgery, in: ders. (Hg.), Medical History and Surgical Practice. Studies in the History of Surgery (The Wellcome Institute Series in the History of Medicine), London 1992, 1-47.

Lawrence, Ghislaine: Surgery (Traditional), in: William F. Bynum und Roy Porter (Hg.), Companion Encyclopedia of the History of Medicine, Bd. 2, London 1993, 961-983.

Lederer, Susan E.: Subjected to Science: Human Experimentation in America Before the Second World War (The Henry E. Sigerist Series in the History of Medicine), Baltimore 1995.

Leickert, Karl-Heinz: Insulin-Vorläufer – ein historischer Abriß, in: von Engelhardt 1989, 440-448 (zuerst veröffentlicht 1975).

Lenoir, Timothy: The Strategy of Life. Teleology and Mechanics in Ninteenth-Century German Biology, Chicago 1982.

–: Laboratories, Medicine and Public Life in Germany 1830-1849, in: Cunningham/Williams 1992, 14-71.

Lesch, John E.: Science and Medicine in France. The Emergence of Experimental Physiology, 1790-1855, Cambridge/Mass. 1984.

Lesky, Erna: Die Wiener geburtshilflich-gynäkologische Schule. Geist und Leistung, DMW 87 (1962), 2096-2102.

–: Die erste Nierentransplantation. Emerich Ullmann (1861-1937), MMW 116 (1974), 1081-1084.

Li, Alison: J.B. Collip, A.M. Hanson and the Isolation of the Parathyroid Hormone, or Endocrines and Enterprise, JHM 47 (1992), 405-438.

Löwy, Ilana: The Impact of Medical Practice on Biomedical Research: The Case of Human Leucocyte Antigen Studies, Minerva 15 (1-2) (1987), 171-200.

–: Biomedical Research and the Constraints of Medical Practice: James Baumgardner Murphy and the Early Discovery of the Role of Lymphcytes in Immune Reactions, BHM 63 (1989), 356-391.

–: Medicine and Change, in: Löwy 1993, 1-20.

–: (Hg.), Medicine and Change: Historical and Sociological Studies of Medical Innovation (Colloque INSERM 220), Montrouge 1993.

Lohff, Brigitte: Die Suche nach der Wissenschaftlichkeit der Physiologie in der Zeit der Romantik, Stuttgart 1990 (Medizin in Geschichte und Kultur 17),

Lorber, Marc I.: Kommentar zu Ohnuki-Tierney 1994, Current Antropology 35, 247-248.

Malinin, Theodore J.: Surgery and Life. The Extraordinary Career of Alexis Carrel, New York 1979.

Maluf, Noble S.R.: Owen's Gland, SA 64 (1980), 25-54.

Martin, C.H.: John Hunter and Tissue Transplantation, SGO 131 (1970), 306-310.

Maulitz, Russell C.: Morbid Appearances. The Anatomy of Pathology in the Early Nineteenth Century (Cambridge History of Medicine) Cambridge 1987.

–: The Pathological Tradition, in: William F. Bynum und Roy Porter (Hg.), Companion Encyclopedia of the History of Medicine, Bd. 1, London 1993, 169-191.

Mauri, Heinrich: Die Entwicklung des Kretinenproblems. Die Kretinismusforschung in der 1. Hälfte des 19. Jahrhunderts und ihre Auswirkungen auf die Schwachsinnigenfürsorge, med. Diss., Freiburg 1976.

Moore, Francis D.: Give and Take, The Development of Tissue Transplantation, Philadelphia 1964.

Moulin, Anne Marie: Le dernier langage de la médecine. Histoire de l'immunologie de Pasteur au Sida (Practiques Théoriques), Paris 1991.

Murray, Joseph E.: Organ Transplants: A Type of Reconstructive Surgery, Canadian Journal of Surgery 8 (1965), 340-350.

Murray, Joseph E. und Wilson, Richard E.: The Role of Organ Transplantation in Biological Research, Annals of the New York Academy of Science 129 (1966), 585-597.

Murray, Joseph E. et al: Renal Transplantation: A twenty-five Year Experience, Annals of Surgery 184 (1976), 565-573.

Najarian, J.S. und Simmons, R.l. (Hg.): Transplantation, München 1972.

Nicolson, Malcolm: The Metastatic Theory of Pathogenesis and The Professional Interests of the Eighteenth-Century Physician, MH 32 (1988), 277-300.

Nielubowicz, J.: The Contribution of European Surgeons to the Development of Modern Vascular Surgery, in: W. Bircks, J. Ostermeyer und H.D. Schulte (Hg.), Cardiovascular Surgery 1980. Proceedings of the 29th International Congress of the European Society of Cardiovascular Surgery, Berlin 1981, 1-21.

Nordenfelt, Lennart und Lindahl, B. Ingemar B. (Hg.): Health, Disease, and Causal Explanations in Medicine (Philosophy and Medicine 16), Dordrecht 1984.

ÖBL: Österreichisches Biographisches Lexikon 1815-1950, Graz 1957.

Ohnuki-Tierney, Emiko: Brain Death and Organ Transplantation. Cultural Bases of Medical Technology, Current Anthropology 35 (1994), 231-254.

Oppenheimer, Jane M.: Analysis of Development: Methods and Techniques, in: dies., Essays in the History of Embryology and Biology, Cambridge, Mass. 1967, 173-205.

–: Historical Relationships Between Tissue Culture and Transplantation Experiments, Transactions and Studies of the College of Physicians of Philadelphia 39 (1971), 26-33.

–: Taking Things Apart and Putting Them Together Again, BHM 52 (1978), 149-161.
Oudshoorn, Nelly: Beyond the Natural Body. An Archeology of Sex Hormones, London 1994.

Paget, Stephen: Sir Victor Horsley: A Study of His Life and Work, New York 1920.
Peitzman, Steven J.: Bright's Disease an Bright's Generation- Toward Exact Medicine at Guy's Hospital, BHM 55 (1981), 307-321.
–: Nephrology in America from Thomas Addis to the Artificial Kidney, in: Russel C. Maulitz und Diana E. Long (Hg.), Grand Rounds. One Hundred Years of Internal Medicine, Philadelphia 1988, 211-241.
–: From Bright's Disease to End-Stage Renal Disease, in: Rosenberg/Golden 1992, 3-19.
Peltier, Leonard F.: Fractures. A History and Iconography of their Treatment, San Francisco 1990.
Peset, José Luis: On the History of Medical Causality, in: Delkeskamp-Hayes/Cutter 1993, 57-74.
Pichlmayr, R.: Organtransplantation, in: Schreiber/Carstensen 1983, 74- 79.
Pickstone, John V.: Introduction, in: ders. (Hg.), Medical Innovations in Historical Perspective (Science, Technology and Medicine in Modern History), Houndmills, Basingstoke, 1992, 1-16.
–: The Biographical and the Analytical. Towards a Historical Model of Science and Practice in Modern Medicine, in: Löwy 1993, 23-42.
–: Ways of Knowing: Towards a Historical Sociology of Science, Technology and Medicine, British Journal for the History of Science 26 (1993), 433-458.
–: Objects and Objectives: Notes on the Material Cultures of Medicine, in: Ghislaine Lawrence (Hg.), Technologies of Modern Medicine, London 1994, 13-24.
–: Past and Present Knowledges in the Practice of the History of Science, HS 33 (1995), 203-224.

Rapaport, F.T. und Dausset, J. (Hg.): Human Transplantation, New York und London 1968,
Ravitch, Mark M.: A Century of Surgery. The History of the American Surgical Association, Bd. 1, Philadelphia, Toronto 1982.
Reitz, B.A.: Development of Heart-Lung Transplantation, in: Wallwork 1989, 437-448.
Rosenberg, Charles E. und Golden, Janet (Hg.): Framing Disease. Studies in Cultural History (Health and Medicine in American Society), New Brunswick/NJ 1992.
Rothschuh, Karl Eduard: Geschichte der Physiologie, Berlin 1953.
Rudolph, Gerhard: Les débuts de la transplantation experimentale – consideratios de Charles Bonnet (1720-1793) sur la »greffe animale«, Gesnerus 34 (1977), 50-68.
Rupke, Nicolaas A. (Hg.): Vivisection in Historical Perspective (The Wellcome Institute Series in the History of Medicine), London 1987.

Sander, Sabine: Handwerkschirurgen. Sozialgeschichte einer verdrängten Berufgruppe (Kritische Studien zur Geschichtswissenschaft 83), Göttingen 1989.
Saunders, J.B. de C. M.: A Conceptual History of Transplantation, in Najarian/Simmons 1972, 3-25.

Schadewaldt, Hans: Die Geschichte des Diabetes mellitus, in: von Engelhardt 1989, 47-110 (zuerst erschienen 1975).
Schlich, Thomas: Vom physiologischen Experiment zur Therapie: Die Pankreastransplantation, MHJ 28 (1993), 29-54.
–: Making Mistakes in Science: Eduard Pflüger, His Scientific and Professional Concept of Physiology, and His Unsuccessful Theory of Diabetes (1903-1910), Studies in History and Philosophy of Science 23 (1993), 411-441.
–: Changing Disease Identities: Cretinism, Politics and Surgery (1844-1892), MH 38 (1994), 421-443.
–: Medizingeschichte und Ethik der Transplantationsmedizin. Die Erfindung der Organtransplantation, in: F.W. Albert, W. Land und E. Zwierlein (Hg.), Transplantationsmedizin und Ethik. Auf dem Weg zu einem gesellschaftlichen Konsens (Beiträge zur Transplantationsmedizin 20), Lengerich 1995, 11-32.
–: How Gods and Saints Became Transplant Surgeons: The Scientific Article as a Model for the Writing of History, HS 33 (1995).
–: The Early History of Renal Transplantation (Kongreßbericht), Berichte zur Wissenschaftsgeschichte 18 (1995), 46-48.
–: »Wichtiger als der Gegenstand selbst«: Die Bedeutung des fotografischen Bildes in der Begründung der bakteriologischen Krankheitsauffassung durch Robert Koch, in: Martin Dinges und Thomas Schlich (Hg.), Neue Wege in der Seuchengeschichte (Medizin, Gesellschaft und Geschichte Beiheft 6), Stuttgart 1995, 143-174.
–: Die Konstruktion der notwendigen Krankheitsursache: Wie die Medizin Krankheit beherrschen will, in Cornelius Borck (Hg), Anatomien medizinischen Wissens (Philosophie der Gegenwart), Frankfurt a. M. 1996.
–: Repräsentationen von Krankheitserregern: Wie Robert Koch Bakterien als Krankheitsursache dargestellt hat, in: Hans-Jörg Rheinberger, Michael Hagner und Bettina Wahrig-Schmidt (Hg.), Räume des Wissens: Spur, Codierung, Repräsentation, Berlin 1996, 165-190.
–: Die Geschichte der Herztransplantation: Chirurgie, Wissenschaft, Ethik, in: A. Frewer, M. Köhler und C. Rödel (Hg.), Herztransplantation und Ethik (Erlanger Studien zur Ethik in der Medizin 3), Erlangen 1996, S. 13-38.
–: Pathological Theory – Surgical Practice? The Rationale of the First Organ Transplantations (1880s-1920s), in Cay-Rüdiger Prüll (Hg.), Essays in the History of Pathology and its Problems (European Association for the History of Medicine and Health Publications, Network Series Bd. 2), Sheffield 1997 (im Druck).
Schmiedebach, Heinz-Peter: »Ist nicht wirklich diese ganze zersetzende Naturwissenschaft ein Irrweg?« Virchow und die Zellularpathologie, MHJ 27 (1992), 26-42.
Schreiber, H.W. und Carstensen, G. (Hg.): Chirurgie im Wandel der Zeit 1945-1983, Berlin 1983.
Schroth, Hans Henning: Zum Onanieproblem. Die Abhandlung der Onanie in den populärmedizinischen Handbüchern der Jahrhundertwende, med. Diss., Bonn 1994.
Schuhmacher, Horst und Schuhmacher, Joseph: Einst und jetzt: 100 Jahre Diabetes mellitus, in: von Engelhardt 1989, 263-294 (zuerst erschienen 1956).

Shumacker Jr., Harris B.: The Evolution of Cardiac Surgery, Indianapolis 1992.
Silverstein, Arthur M.: A History of Immunology, San Diego 1989.
Simmer, Hans H.: Robert Tuttle Morris (1857-1945): A Pioneer in Ovarian Transplants, Obstetrics and Gynecology 35 (1970), 314-328.
–: Pflüger's Nerve Reflex Theory of Menstruation: The Product of Analogy, Teleology and Neurophysiology, Clio Medica 12 (1977), 57-90.
–: Arnold Adolph Berthold (1803-1861). Vorläufer oder Begründer der Experimentellen Endokrinologie?, Endokrinologie-Informationen 4 (1980), 101-111.
–: Innere Sekretion der Ovarien als Ursache der Mensstruation. Halbans Falsifikation der Pflügerschen Hypothese, in: Kurt Ganzinger, Manfred Skopec und Helmut Wyklicky (Hg.), Festschrift für Erna Lesky zum 70. Geburtstag, Wien 1981, 123-148.
–: Organotherapie mit Ovarialpräparaten in der Mitte der neunziger Jahre des 19. Jahrhunderts. Medizinische und pharmazeutische Probleme, in: Erika Hickel und Gerald Schröder (Hg.), Neue Beiträge zur Arzneimittelgeschichte. Festschrift für Wolfgang Schneider zum 70. Geburtstag, Stuttgart 1982, 229-264.
–: Bilaterale Oophorektomie der Frau im späten 19. Jahrhundert. Zum methodologischen Wert der Kastration für die Entdeckung ovarieller Hormone, Geburtshilfe und Frauenheilkunde 43, Sonderheft 1 (1983), 54-59.
–: Rudolf Virchow und der Virilismus ovarioprivus, MHJ 28 (1993), 375-401.
Simmer, H.H. und Süß, J.: Östrogenforschung 1844-1948. Vom Postulat eines weiblichen Sexualhormons zur Isolierung und Synthese der drei klassischen Östrogene. Eine kommentierte Bibliographie – 3. Teil, Mitteilungen der Deutschen Gesellschaft für Gynäkologie und Geburtshilfe 16 (1992), 323-328.
Siraisi, Nancy G.: Medieval and Early Renaissance Medicine, Chicago 1990.
Soupault, Robert: Alexis Carrel, Paris 1972.
Starzl, Thomas E.: The Puzzle People. Memoirs of a Transplant Surgeon, Pittsburgh 1992.
Stoffregen, Malte: Zur historischen Entwicklung der experimentellen Physiologie der Nebennierenrindeninsuffizienz, SA 65 (1981), 266-298.

Tattersall, Robert: The Quest for Normoglycaemia: A Historical Perspective, Diabetic Medicine 11 (1994), 618-635.
–: Pancreatic Organotherapy for Diabetes, 1889-1921, MH 39 (1995), 288-316.
Temkin, Owsei: The Role of Surgery in the Rise of Modern Medical Thought, BHM 25 (1951), 248-259.
–: The Scientific Approach to Disease: Specific Entity and Individual Sickness, in: A.L. Caplan, T.H. Engelhardt, Jr., J.J. MacCartney (Hg.), Concepts of Illness and Disease, Reading, Mass. 1981, 247-263.
Terasaki, Paul I. (Hg.): History of Transplantation: Thirty-five Recollections, Los Angeles 1991.
Tröhler, Ulrich: Der Nobelpreisträger Theodor Kocher 1841-1917. Auf dem Weg zur physiologischen Chirurgie, Basel 1984.
–: Die Wechselwirkung von Anatomie, Physiologie und Chirurgie im Werk Kochers und einiger Zeitgenossen, in: Urs Boschung (Hg.), Theodor Kocher 1841-1917, Bern 1991, 53-71.

–: Was ist therapeutische Erfahrung? Die historische Entwicklung der Therapiebewertung zwischen subjektiv sicherem Wissen und objektiv wahrscheinlichen Kenntnissen, Deutsches Ärzteblatt 88 (1991), B-2156-B-2162.
–: »To Operate or not to Operate?« Scientific and Extraneous Factors in Therapeutical Controversies Within the Swiss Society of Surgery 1913-1988, Clio Medica 22 (1991) (= W.F. Bynum und Vivian Nutton (Hg.), Essays in the History of Therapeutics), 89-113.
–: Chirurgie und Ethik, Gesnerus 49 (1992), 119-135.
–: Surgery (Modern), in: William F. Bynum und Roy Porter (Hg.), Companion Encyclopedia of the History of Medicine, Bd. 2, London 1993, 984-1028.
Tröhler, Ulrich und Maehle, Andreas-Holger: Anti-Vivisection in Nineteenth-Century Germany and Switzerland: Motives and Methods, in: Rupke 1987, 149-187.
–: Die Knochenbrüche – Wege zur modernen Behandlung, Basel 1991.

Wallace, Antony F.: The Progress of Plastic Surgery. An Introductory History, Oxford 1982.
Wallwork, John (Hg.): Heart and Heart-Lung Transplantation, Philadelphia 1989.
Wangensteen, Owen H. und Wangensteen, Sarah D.: The Rise of Surgery. From Craft to Scientific Discipline, Folkestone 1978.
Warner, John Harley: The History of Science and the Sciences of Medicine, Osiris 10 (1995), 164-193.
Welbourn, Richard B.: The History of Endocrine Surgery, New York 1990.
Wilson, Leonard G.: Internal Secretions in Disease: The Historical Relations of Clinical Medicine and Scientific Physiology, JHM 39 (1984), 263-302.

Winau, Rolf: Auf dem Weg zum »Ersatzteil-Menschen«, in: ders. (Hg.), Technik und Medizin (Medizin und Kultur 4), Düsseldorf 1993, 171-201.
Witkowski, J.A.: Alexis Carrel and the Mysticism of Tissue Culture, MH 23 (1979), 279-296.
Wolf-Heidegger, Gerhard: Über die Transplantation von Organen und Organteilen beim Menschen, Basel 1965 (Basler Rektoratsreden 54).
Wolff, H.: Zelluläre Transplantation, in: Schreiber/Carstensen 1983, 80-85.
Woodruff, Michael F.A.: The Transplantation of Tissues and Organs, Springfield/Ill. 1960.
Woolgar, Steve: Science: The Very Idea (Key Ideas), London 1988.
Wright, Peter und Treacher, Andrew (Hg.): The Problem of Medical Knowledge: Examining the Social Construction of Medicine, Edinburgh 1982.

Young, F.G.: The Evolution of Ideas About Animal Hormones, in: Joseph Needham (Hg.), The Chemistry of Life, Cambridge 1970, 125-155.

Zeis, Eduard: Die Literatur und Geschichte der plastischen Chirurgie, Leipzig 1863 (Nachdruck Bologna 1963).

Nachbemerkung

Diese Arbeit wurde 1997 von der Medizinischen Fakultät der Universität Freiburg als Habilitationsschrift angenommen.

Ich danke Prof. Dr. med. Ulrich Tröhler, PhD für die Anregung des Themas und seine wissenschaftliche Begleitung und Unterstützung während der verschiedenen Phasen des Forschungsprojektes.

Die Arbeit entstand während meiner fünfjährigen Tätigkeit als wissenschaftlicher Mitarbeiter am Institut für Geschichte der Medizin der Robert Bosch Stiftung in Stuttgart. Ich danke dem Institutsleiter Prof. Dr. phil. Robert Jütte dafür, daß er mir die nötigen Freiräume geschaffen und mich mit Rat und Tat unterstützt hat. Auch den anderen Mitarbeitern des Instituts sei für ihre Unterstützung meiner Tätigkeit gedankt. Nur dadurch war es möglich, mich in ausreichendem Maße der Forschungsarbeit zu widmen.

Schon früh hat Prof. Dr. Gerhard Fichtner, Tübingen mein Forschungsvorhaben unterstützt. Ich danke ihm für seine außerordentlich nützliche Hilfe bei der Literatursuche und die Bereitschaft, immer wieder kritisch und konstruktiv Konzept und Inhalte der Arbeit zu besprechen. Prof. Dr. Hans H. Simmer, Bräuningshof hat mir durch Zusendung wertvoller Literatur geholfen. Für die kritische Lektüre von Teilen des Manuskripts danke ich Dr. Thomas Faltin, Sylvelyn Hähner-Rombach MA und Dr. Eberhard Wolff.

Zu besonderem Dank verpflichtet bin ich auch der Robert Bosch Stiftung, Stuttgart, die mich an Ihrem Institut für Geschichte der Medizin beschäftigt hat und so die Abfassung der Arbeit ermöglichte.